LA MALADIE DE L'AME

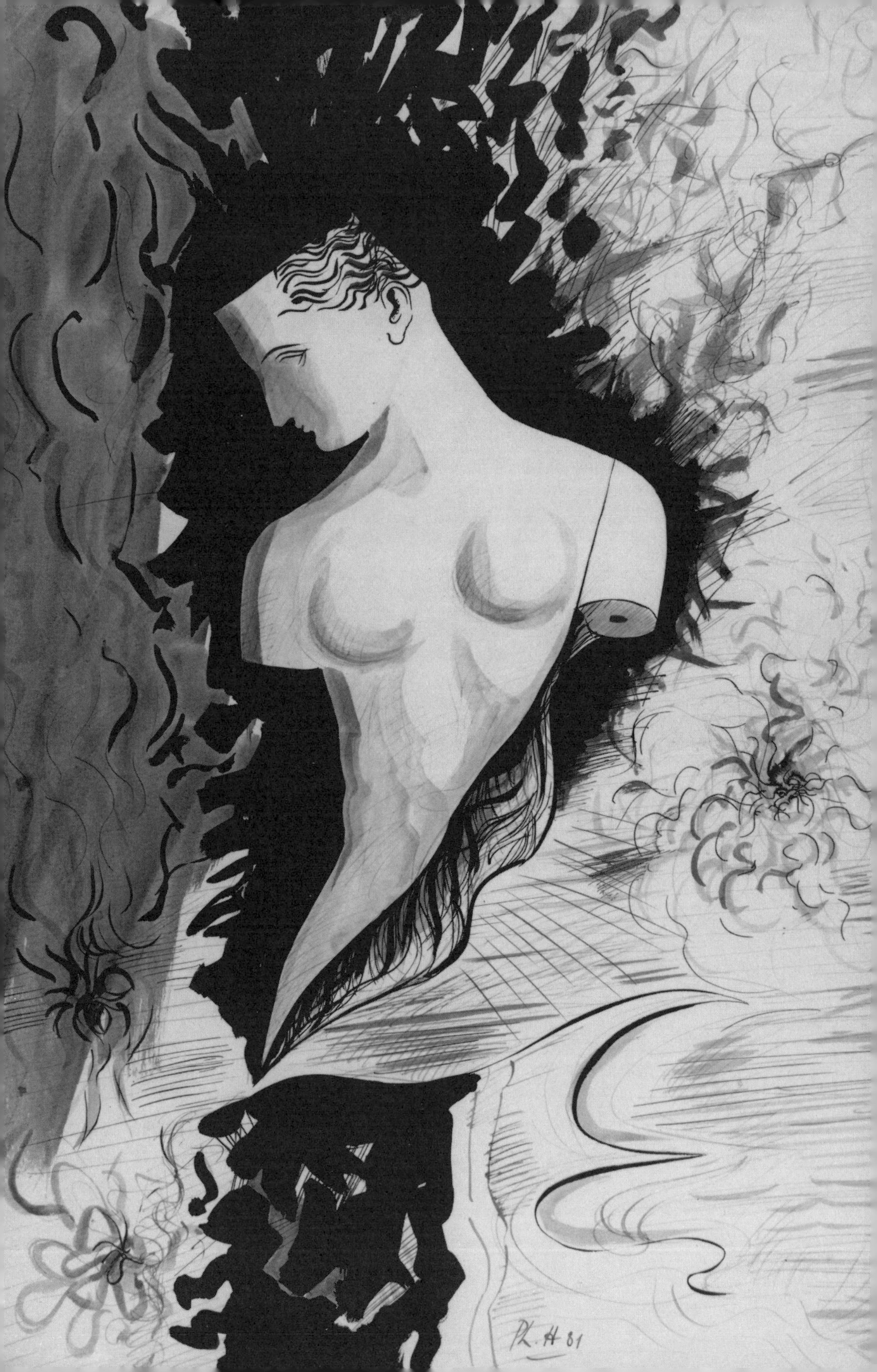

COLLECTION D'ÉTUDES ANCIENNES
publiée sous le patronage de l'ASSOCIATION GUILLAUME BUDÉ

LA MALADIE DE L'AME

Etude sur la relation de l'âme et du corps dans la tradition médico-philosophique antique

PAR

JACKIE PIGEAUD

PARIS
SOCIÉTÉ D'ÉDITION *«LES BELLES LETTRES»*
95, Boulevard Raspail – 75006 - PARIS

1981

ISBN : 2.251.32 842-4

à Friedchen

AVANT-PROPOS

Au moment de publier un travail de dix ans, il est bon de dire quelques mots un peu personnels, sinon un tantinet intimes. Dix ans. Dix ans de bonheur finalement, même si le bonheur fut rude parfois.

Et tout d'abord ce m'est une profonde joie de remercier Mr. le Professeur Alain Michel, par qui cette thèse a été possible. Tous ses élèves connaissent sa rapidité de jugement, sa faculté d'exalter le dialogue, son appétit d'idées, sa promptitude à saisir l'essentiel, à dégager la route où aller plus loin, et la générosité de son accueil, sa liberté, son amour de la pensée, son savoir encyclopédique. Il me permettra aussi de saluer notre maître commun, Mr. Marcoux. Je veux remercier tout spécialement Mr. le Professeur Grmek, pour la manière si amicale avec laquelle il m'a reçu à son séminaire des Hautes Études, et lui dire mon admiration devant sa science et sa rigueur. Je lui dois tant d'indications bibliographiques et de précisions. Je remercie les autres membres de mon Jury, Mr. le Professeur Guillermit, à qui me lie une affection toute filiale, Mr. le Professeur Bompaire, à qui je dois tant, et Mr. le Professeur Marache. Mais je voudrais dire l'émotion toute particulière que j'ai ressentie aux paroles de Mr. le Professeur Grimal, qui sut viser le centre et la substance d'un travail qui a tenté de ne pas séparer l'érudition de la vie, l'objectivité de la confidence.

J'ai souvent eu la chance que mes maîtres devinssent des amis : mais j'ai aussi toujours considéré mes amis comme des maîtres. Quelle magnifique école que l'amitié ; et combien elle m'est essentielle. Tous vos talents mes amis ! Je pense à certains de vous qui sont morts déjà. Et je veux inscrire le nom ici de mon ami d'enfance, Jean Debreuil. Te souviens-tu, mon ami, de ces parties de barque ; la lumière éclate l'eau ; la tête penchée, au pur rebord du bateau, qui guette le poisson paresseux ; le lent bruit du moulin lent. Mon

Dieu, que tout est lent ! Laisse aller la barque héraclitéenne ! Encore un coup de pigouille mon frère, sur cette Vendée qui nous unit.

Mes parents, à l'ombre de qui a poussé cette thèse, je les remercie et je les embrasse. Ils m'ont tout donné. Mes enfants, ils poussèrent, ils naquirent cependant. Tout travailleur de thèse sait que c'est une œuvre familiale. C'est à Friedchen que je donne cette thèse ; parce qu'elle lui appartient. Sans son énergie, son acribie et son amour, elle n'existerait pas.

Je voudrais pour finir saluer quelques lieux qui me furent fastes ; Dangy, Sanary, Briançon.

Il est bon de dire aussi, peut-être, à quel autel on prie. J'ai devant mes yeux, les images de Rabelais, Hölderlin, Épicure, Euripide, Hippocrate, Ronsard, sans oublier le vieux Tirésias : Jorge Luis Borgès.

La Châtaigneraie de l'Étang, Octobre 1979.

Je remercie Madame Y. David-Peyre d'avoir relu l'ensemble de mon travail. Merci à mon ami Philippe Heuzé pour son illustration.

INTRODUCTION

La maladie de l'ame

Nous avons été toujours intéressé par ce que l'on pourrait appeler la psychopathologie des Anciens; et nous avions entrepris une thèse sur l'*Histoire de la folie* dans l'Antiquité grécoromaine. Le sujet est passionnant, mais sa limitation fort imprécise, et comme le dit Drabkin dans son article programme pour une étude sur la psychopathologie antique, il faut associer des spécialistes d'horizons divers à une telle recherche [1]. Il est évident que notre travail n'est qu'une pierre apportée à l'édifice d'une étude sérieuse et systématique de la psychologie des Anciens. Mais nous avons voulu donner à notre recherche des limites très précises, limites dans le temps, et dans le corpus des textes étudiés, limites fondées sur ce que nous croyons une bonne définition du champ épistémologique que nous avons choisi, ou plutôt qui s'est imposé à nous. L'on ne saurait en effet mettre ensemble ces différents secteurs du savoir et de la pratique qui s'intéressent à la psychopathologie, pour former une mosaïque. «Biologie, psychologie, philosophie, médecine, magie, religion, loi, art, littérature, tous ces territoires ont un réel et intime contact avec le sujet de l'esprit et de ses aberrations.» écrit Drabkin [2]. C'est vrai; mais l'histoire ne sera pas une simple totalisation; il faut trouver une problématique qui unisse ces territoires. Et nous avons cherché, en ce qui nous concerne, à réunir la médecine, l'histoire de la philosophie, et parfois la littérature, (si le *tragique* par exemple relève de la littérature), autour d'un problème que ces disciplines différentes ont connu, posé, discuté, celui de la *maladie de l'âme.* Une telle expression peut nous paraître désuète. Elle nous est imposée par la tradition médico-philosophique antique et nous verrons sa profondeur [3].

1. I. E. Drabkin, *Remarks on ancient psychopathology,* in *Isis,* vol. 46, part 3, n° 145, Sept. 1955, p. 223.

2. *Loc. cit.*, p. 223.

3. L'on pourrait s'étonner de nous voir utiliser le terme de psychopathologie à côté de celui de maladie de l'âme. Ce n'est pas une simple redondance. Nous donnons au terme de psychopathologie une valeur spécifiquement médicale.

La maladie de l'âme vient de ce que nous avons un corps. Cette formule est vraie de bien des façons. Cela va de cette *tristitia,* de ce *taedium uitae,* de cette mélancolie où médecins, poètes et philosophes, Hippocrate comme Lucrèce, comme Cicéron et Sénèque ont leur mot à dire, et qui repose sur l'évidence douloureuse que nous sommes mortels, jusqu'à la définition plus technique, plus précise, de la maladie de l'âme comme manie ou ignorance chez Platon [4], ou comme passion chez les Stoïciens.

La maladie de l'âme vient de ce que nous avons un corps, mais, et c'est ici la première limite que nous donnons à notre étude, nous dirons qu'il ne s'agit pas de n'importe quel corps, mais de notre corps. Ce n'est pas une banalité que de le préciser; car il y a une histoire de la découverte de notre corps, comme corps particulier et individuel. Cela veut dire que nous ne nous occuperons pas du problème théologique ou métaphysique de l'union de l'âme et du corps, par exemple chez Pythagore ou dans le *Phédon* de Platon. Nous ferons nôtre la limitation d'Aristote dans le *De anima,* qui vise les Pythagoriciens. «On rattache l'âme à un corps et on l'introduit en lui, sans aucunement définir la cause de cette union ni *l'état du corps en question.* Il semblerait pourtant que ce fût indispensable... Or nos théoriciens s'efforcent seulement de déterminer quelle sorte d'être est l'âme, mais pour le corps qui doit le recevoir ils n'apportent plus aucune détermination; comme s'il se pouvait, conformément aux mythes pythagoriciens, que n'importe quelle âme pénètre dans n'importe quel corps ! Opinion absurde, car il semble que chaque corps possède une forme et une figure particulière.» [5]

Le corps qui nous intéresse, c'est le corps individuel et senti comme tel; et la complication du corps va compliquer le problème de l'âme et de ses rapports avec le corps, étant donné que le philosophe va être tenté de lire ce qu'il appellera les maladies de l'âme par l'analogie avec ce que les médecins appellent, de manière peut-être quelquefois contestable, les maladies du corps. Pour revenir à ce corps particulier et senti comme tel, il nous faut redire l'importance théorique fondamentale d'un texte que nous avons déjà étudié et qui nous paraît avoir été souvent mal compris,

4. *Timée* 86 b.

5. *De anima* 407 b; traduction Barbotin, Paris, Belles Lettres, 1966. Sur la question du rapport de l'âme et du corps chez Aristote, cf. F. Nuyens, *L'évolution de la psychologie d'Aristote,* Louvain, 1973, notamment p. 220-226, et en dernier lieu, entre autres, E. Hartman, *Substance, body and soul,* Princeton University Press, 1977; H. M. Robinson, *Mind and body in Aristotle,* in *Classical Quarterly, new series,* vol. XXVIII, 1978, n° 1, p. 105-124; et W. F. R. Hardie, *Concepts of consciousness in Aristotle,* in *Mind,* vol. LXXXV, n° 339, Juillet 1976, p. 388-411.

celui de l'*Ancienne médecine* [6]. Que l'on nous permette de reprendre ici quelques unes de nos conclusions, qui montreront aussi la cohérence de l'ouvrage.

– L'Ancienne médecine nous propose une théorie de la connaissance médicale fondée sur le dialogue.

οὐδὲν γὰρ ἕτερον ἢ ἀναμιμνήσκεται ἕκαστος ἀκούων τῶν ἑωυτῷ συμβαινόντων. εἰ δέ τις τῆς τῶν ἰδιωτέων γνώμης ἀποτεύξεται καὶ μὴ διαθήσει τοὺς ἀκούοντας οὕτως, τοῦ ἐόντος ἀποτεύξεται. [7]

que Festugière traduit :
«Car il ne s'agit alors pour chacun que de se rappeler, en écoutant le médecin, ce qui lui est arrivé à lui-même. Si l'on manque à se faire comprendre des profanes et si l'on ne met les auditeurs dans cette disposition d'esprit, on n'atteindra pas le vrai.»

Contrairement à ce que l'on croit généralement, il ne s'agit pas, selon nous, d'information ni de pédagogie, mais de connaissance. La question est celle du savoir du médecin, du savoir du malade, et de la vérité. Or la vérité n'est ni dans le médecin (qui ne décrit qu'une forme abstraite), ni dans le malade tout seul, qui n'a qu'un vécu informe. Qui donc est propriétaire du savoir ? Le médecin et le malade indivis. Où est l'origine du savoir ? Dans le malade de toutes façons. *Ancienne médecine,* écrivions-nous, fait entrer la médecine dans le genre du dialogue [8]. La vérité médicale est issue de la collaboration du médecin et du malade, dans un dialogue où le rôle du médecin est de faire remonter à la mémoire du malade le vécu qui va devenir signifiant.

– L'Ancienne médecine intègre la maladie dans le procès culturel et historique.

La médecine naît de la constatation d'une *différence* : la même chose donnée aux malades et aux bien-portants fait du mal aux uns et du bien aux autres. En fait, tout repose sur une idée conditionnelle, qui est que *l'alimentation même est née de la perception d'une différence* : le même aliment ne convient pas aux hommes

6. Cf. *Qu'est-ce qu'être malade ? Quelques réflexions sur le sens de la maladie dans Ancienne Médecine*, in *Corpus Hippocraticum*, Université de Mons, 1977, p. 196-219.

7. II. 37 H 16; texte et traduction par A. J. Festugière, Paris, Klincksieck, 1948.

8. Sans que l'on puisse, comme H. Diller, dans son article *Hippokratische Medizin und attische Philosophie,* in *Hermes* 80, 1952, p. 394, rapprocher le texte du *Ménon.* Comme nous le signalons (*loc. cit.*, p. 204) il y a quelque chose de très différent entre la démarche heuristique du *Ménon* et celle de l'*Ancienne Médecine;* Socrate n'est que le καιρός dans la maïeutique; une fois que l'autre est en possession de son savoir, Socrate s'efface. Tandis que dans le dialogue médical c'est le médecin qui doit savoir pour agir, et son savoir naît du dialogue avec le malade.

et à tous les autres animaux. Au début la nourriture est indifférenciée [9]. Et la *souffrance* arrive. C'est la souffrance qui fait la différenciation entre l'homme et l'animal. C'est ainsi que *l'homme apprend qu'il n'est pas de la même nature que les animaux,* ou plutôt qu'il a une *nature spécifique,* qui ne se confond pas avec la Nature. La souffrance apprend à l'homme qu'il est un être de *culture.* L'homme relève de l'histoire. Il se définit dans l'histoire. Cette histoire c'est le passage de l'animalité à la civilisation, de la nature à la culture; et cette histoire a comme moteur la souffrance. La souffrance, ou la colique institutrice, apprend à l'homme qu'il est *différent,* et d'abord différent des animaux. Passer au stade de la culture (ou de la civilisation), c'est prendre conscience de sa différence. Et cela se fait par l'acte de *manger,* qui est l'acte culturel par excellence. *L'homme se définit par rapport à ce qu'il mange.*

– *L'homme, en mangeant, apprend qu'il est un être différent, un être de la différence.* Il est différent des animaux (stade de la culture et de l'alimentation) et il est différent des autres (stade de la médecine). C'est ainsi que nous comprenons le chapitre IX de l'*Ancienne médecine,* et en particulier les fameuses phrases :

> δεῖ γὰρ μέτρου τινὸς στοχάσασθαι· μέτρον δὲ οὔτε ἀριθμὸν οὔτε σταθμὸν ἄλλον, πρὸς ὃ ἀναφέρων εἴσῃ τὸ ἀκριβές, οὐκ ἂν εὕροις ἀλλ' ἢ τοῦ σώματος τὴν αἴσθησιν. [10]

«Il faut viser à une sorte de mesure. Or de mesure, nombre ou poids par référence à quoi on connaîtrait l'exacte vérité, on n'en saurait trouver aucune autre que la sensibilité du corps.» [11]

Dans l'interprétation de l'*αἴσθησις τοῦ σώματος*, nous tournons délibérément le dos à ceux qui croient, comme le R. P. Festugière [12] ou H. Diller [13], qu'il s'agit d'une sensibilité qu'on peut généraliser et même universaliser. Il n'est pas d'autre critère, d'autre mesure que la sensibilité individuelle à chaque aliment. Si l'on accepte cette interprétation, l'on perçoit dans l'*Ancienne médecine* une extraordinaire cohérence.

Ancienne médecine est un écrit fondamental dans la mesure où il témoigne de l'importance de la prise de conscience du corps par le malade et par le médecin, de l'émergence du se sentir soi-même, comme norme de la santé, comme régulation du régime et comme l'élément qui détermine le passage de nature à culture. Nous sommes

9. 38 H 1.
10. 41 H 19.
11. Traduction Festugière.
12. Cf. *op. cit.*, p. 30-31.
13. *Loc. cit.*, p. 400.

apparemment très loin du problème de la maladie de l'âme. Pourtant notre étude va montrer, espérons-nous, que nous sommes au centre de la question.

C'est donc un corps physiologique, un corps vivant, un corps souffrant, qui se constitue; et un corps qui a sa fonction dans le procès de l'histoire. Le passage de nature à culture repose sur un donné qu'il faut du temps à l'homme pour découvrir.

L'homme apprend, par son alimentation, qu'il est autre. D'où vient qu'il est autre, c'est une question à laquelle le médecin ne répond pas, il ne rentre pas, pourrait-on dire comme Descartes, «au conseil de Dieu». C'est de la même façon que dans *Les airs, les eaux et les lieux,* l'on ne sait d'où vient le *nomos* qui s'impose à la nature. Ce corps, d'ailleurs, commence à s'unifier, à se constituer dans l'imaginaire. Que l'on songe à ce corps divisé, ce corps séparé, ce corps énuméré que nous montre admirablement B. Snell, à l'époque homérique ! [14]. A l'époque de l'*Ancienne médecine,* justement, ce corps commence à prendre quelque profondeur, avec un début d'anatomie, dont la signification la plus large est justement une «ouverture pour voir les parties profondes.» [15]. Mais quelle distance sépare ce corps esthétique de l'époque homérique, délié, disjoint, du corps que décrit Galien, relevant, lui, d'une autre esthétique, et conçu dans sa perfection intérieure.

«Un Praxitèle, un Phidias ou quelque autre statuaire se bornent à former la matière extérieure, celle qu'on peut toucher; quant à la partie profonde, ils la laissent privée d'ornement, brute, non travaillée et ne s'en occupent même pas, incapables qu'ils sont d'y pénétrer, d'y descendre et de toucher toutes les parties de la matière...» écrit Galien [16].

La nature est un Phidias de l'intérieur; le corps de la statue n'est qu'un néant inerte. Le corps du vivant est d'un travail splendide. Et, supériorité absolue, ce Phidias transforme la matière et l'accroît en la transformant.

«Phidias n'a pu faire de l'ivoire ou de l'or avec de la cire, ni de la cire avec de l'or. Chacune de ces substances conserve son caractère primitif et ne fait que revêtir extérieurement la figure et la

14. *The discovery of the mind,* New York, 1960, p. 7 :
«In their eyes the individual links are clearly distinguished from each other, and the joints are, for the sake of emphasis, presented as extraordinarily thin, while the fleshy parts are made to bulge just as unrealistically... Thus the early Greeks did not, either in their language or in the visual arts, grasp the body as a unit.»

15. Comme le rappelle Daremberg, in *Œuvres de Rufus d'Éphèse,* édition et traduction Daremberg-Ruelle, Paris, Baillière, 1879, p. 630.

16. *Des Facultés naturelles* II. 3, Loeb Classical Library; traduction Daremberg, in *Œuvres choisies de Galien,* Paris, Baillière, 1856, tome 2, p. 254.

forme que lui donne l'artiste pour devenir une statue achevée. Mais la nature ne conserve à aucune substance sa forme première. Autrement toutes les parties de l'animal ne seraient autre chose que du sang qui dès la conception se mêle au sperme.» [17].

Que de temps, que d'idées, que de rêveries séparent ces deux représentations imaginaires du corps. Il a fallu, entre autres conceptions, le finalisme aristotélicien, le Dieu artiste stoïcien, les progrès d'une anatomie conçue comme une étude des profondeurs, la vivisection d'Hérophile et d'Érasistrate, la description analogique du corps et sa rhétorique et, finalement, la découverte de la spécificité de la vie. La vie a ses lois propres; et la vie suffit à expliquer la vie. Le vivant est supérieur à sa reproduction artistique. La raison du vivant n'est pas extérieure, mais intérieure à lui-même. Si les monstres n'ont pas peuplé le monde, c'est à cause de la régulation naturelle. «Pourquoi l'homme n'a-t-il pas quatre jambes et en outre les mains, comme les Centaures ? D'abord, parce qu'il serait impossible à la nature d'unir des corps aussi différents; car il ne lui suffisait pas, comme aux statuaires et aux peintres, d'associer des couleurs et des formes, mais il lui fallait encore mélanger intégralement des substances qui ne sont ni combinées ni tempérées. Supposez le commerce d'un homme et d'une cavale, la matrice ne pourra jamais élaborer le sperme.» [18].

Au fur et à mesure que le corps se constitue, l'âme aussi se complique et se structure; on lui cherche une place dans le corps, on lui donne des puissances et des fonctions; on lui attribue même des parties; on cherche comment elle peut bien se servir de son corps et se comporter dans ce corps. Que de traités perdus, que d'œuvres disparues sur ces questions ! [19]

En quelque sorte nous écrivons une *découverte du corps*, dans sa spécificité de vivant, dans son appréhension par le sujet conscient, dans son entité; or tout montre que cette découverte est plus difficile et plus lente que la découverte de l'âme. En cela l'histoire vérifie le point de vue métaphysique de la *VIe Méditation* de Descartes. Nous nous voulons historien de cette naissance à la conscience et à l'écriture de ce qu'on peut appeler le mal d'être, ou le malaise de vivre. Il est évident qu'à ce propos d'autres points de vue, d'autres recherches, d'autres textes peuvent s'intégrer à ce que les

17. *Ibidem.*

18. *De usu partium* III. 1, éd. Helmreich, Leipzig, 1907, tome 1, p. 124; traduction Daremberg, in *op. cit.*, tome 1, p. 216.

19. Ainsi les quatre volumes de Soranus sur l'âme et qui nous seraient si précieux pour la philosophie de la médecine; cf. Tertullien, *De anima* VI, 6, in H. Waszink, Tertullian, *De anima, mit Einleitung, Uebersetzung und Kommentar,* Paris-Amsterdam, 1933.

Anciens ont appelé la maladie de l'âme. Nous avons voulu nous placer du point de vue des thérapeutes et non des malades.

La tradition médico-philosophique

Nous avons mis comme sous-titre à notre recherche sur la maladie de l'âme : «étude sur le rapport de l'âme et du corps dans la tradition médico-philosophique.» Il faut préciser ce que nous appelons la tradition médico-philosophique en employant une terminologie que nous empruntons à Ph. Pinel [20]. C'est la manière dont nous proposons d'appeler la réflexion des médecins et des philosophes anciens sur la psychopathologie. L'on pourrait dire, et nous verrons que c'est vrai, qu'il existe une tradition médicale et une tradition philosophique indépendante, mais la question de leur indépendance ou de leur interdépendance est posée dans l'Antiquité, et c'est dans cette mesure que l'on peut parler d'abord de tradition médico-philosophique. Mais ce qui nous intéresse, c'est l'utilisation de l'analogie médicale par les philosophes pour approfondir le rapport de l'âme et du corps et pour définir, de manière diverse, la maladie ou les maladies de l'âme. L'expression de tradition médico-philosophique n'est pas pour nous une simple formule, ni l'emprunt à Pinel une simple coquetterie. Nous verrons, dans notre conclusion, que c'est justement Pinel qui va réunir deux expériences que nous pouvons appeler la psychopathologie médicale et la psychopathologie philosophique, et que dans l'expérience philosophique apparaissent comme déterminantes les *Tusculanes* de Cicéron, l'œuvre de Sénèque et l'œuvre morale de Plutarque. Nous nous intéressons à la maladie de l'âme dans la mesure où ses définitions chez les philosophes apportent une connaissance positive et complètent le savoir médical antique; les médecins, quand ils en parlent, ne parlent de maladie de l'âme que par allusion aux définitions des philosophes.

Nous avons dit, ce qui peut paraître paradoxal au premier abord, que la maladie de l'âme est liée à la découverte du corps. Toute notre thèse va montrer que ce paradoxe n'en est pas un. Mais il nous faut considérer ce qu'implique l'expression de *maladie de l'âme.* C'est une analogie, qui suppose que l'âme, comme le corps, souffre de maladies. Pour que l'analogie soit féconde, il faut qu'elle repose sur une conception intéressante de la maladie; ce sont

20. Qui a écrit, comme l'on sait, le *Traité médico-philosophique sur l'aliénation mentale ou la manie,* Paris, An IX. Nous employons l'expression dans un sens historique alors qu'il l'utilise à fin de définition; mais nous verrons dans notre conclusion comme l'histoire et la définition de la folie se rencontrent chez Pinel.

les médecins qui fournissent un matériau cohérent à la définition de la maladie, mais le lieu d'origine de l'analogie est la philosophie qui en a éprouvé le besoin pour décrire certains comportements de l'individu. Cela peut paraître très simple, et même un lieu commun, mais nous savons que rien n'est plus complexe, ni plus significatif, qu'un lieu commun. D'autre part cette analogie facile sous-entend un dualisme du corps et de l'âme, au moins au niveau du langage; elle suppose, à première vue, que l'âme peut avoir des maladies spécifiques, ce qui, nous le verrons, n'est pas sans poser de redoutables questions.

La maladie de l'âme repose donc sur une prise de conscience médicale, puisqu'il s'agit de maladie, et philosophique, puisque l'âme est en question. L'on voit immédiatement que la réflexion va être très complexe, dans la mesure où les conceptions de la maladie et les conceptions de l'âme sont extrêmement diverses; un des dangers que nous avons envisagé avec effroi, aurait été de nous perdre dans les conceptions médicales et les partitions de l'âme. En vérité, le péril est moins grave qu'on ne le croirait parce que, mis à part Asclépiade, la réflexion médicale est beaucoup plus unifiée qu'on ne pourrait le penser, et qu'en ce qui concerne l'âme, la question fondamentale est celle du dualisme ou du monisme, quelles que soient les parties dénombrées de cette âme. Mais le lieu de la rencontre de l'âme et du corps, lieu en lui-même mythique, s'il en est, est en même temps le lieu du mythe et de la poésie et la cible de la rhétorique. Nous ne pouvions étudier la maladie de l'âme, et ce fut pour nous une grande difficulté, en oubliant la dimension de l'imaginaire. Nous le verrons : ce n'est pas un hasard si la maladie qui, plus que toutes les autres, met en rapport l'âme et le corps, la *mélancolie,* est celle dont le *Problème XXX* de la tradition péripatéticienne fait la maladie du génie et si, comme nous avons pu le montrer, le trope du mélancolique est la métaphore [21].

L'importance de l'imaginaire apparaît aussi dans la problématique tragique du rapport de l'âme et du corps. La souffrance de Médée, ou la souffrance d'Hercule, la tension de leur être et leur incertitude, tiennent à l'origine de leurs actes. D'où sort la décision de Médée de tuer ses enfants, d'où jaillissent, de quel fonds obscur, les actes dont Hercule étonné contemple les conséquences ? Mais il existe un autre domaine, plus complexe encore; il s'agit de ce que l'on pourrait appeler l'univers pré-scientifique de la maladie qu'orga-

21. *Une physiologie de l'inspiration poétique. De l'humeur au trope,* in *Les Études Classiques,* tome XLVI, n° 1, 1978, p. 23-31.

nise une rhétorique savante et qui aboutit à tisser ce que nous définirons, dans un moment, comme une cohérence imaginaire.

DÉTERMINATION DU CORPUS DES TEXTES ÉTUDIÉS

– La tradition philosophique

L'analogie de la maladie de l'âme et de la maladie du corps a peut-être une origine lointaine et religieuse; mais elle ne nous occupe ici que dans la mesure où elle s'appuie sur un modèle médical intéressant. Le moment des définitions qui nous intéressent ne saurait précéder la naissance d'une médecine cohérente, c'est-à-dire l'avènement des textes hippocratiques. En fait, c'est avec Démocrite et Platon que l'utilisation de l'analogie des maladies de l'âme et du corps devient systématique. L'on connaît, par exemple, le fragment attribué à Démocrite :

> *ἰατρικὴ μὲν γὰρ κατὰ Δημόκριτον σώματος νόσους ἀκέεται, σοφίη δὲ ψυχὴν παθῶν ἀφαιρεῖται* [22].
>
> « La médecine, selon Démocrite, soigne les maladies du corps, la sagesse libère l'âme de ses passions. »

Ce n'est pas par cette analogie que Démocrite est important dans l'histoire de la maladie de l'âme; mais par sa définition de l'euthymie.

Les textes importants sont platoniciens et stoïciens. Chez Platon il s'agit du *Gorgias* [23], qui fait du châtiment une thérapeutique des âmes malades d'injustice et d'intempérance; du *Sophiste* [24], qui donne deux maladies de l'âme, la méchanceté et l'ignorance. Ces textes n'ont qu'un intérêt limité dans notre perspective parce que l'utilisation de la médecine est tout à fait négligeable. L'essentiel est bien évidemment, parce qu'il est accompagné d'une théorie physiologique, le texte du *Timée,* qui définit la maladie de l'âme comme démence (*ἄνοια*) qui se divise entre manie et ignorance (*μανία - ἀμαθία*) [25]. L'autre théorie fondamentale

22. D. K. II. B 31.
Le fragment est transmis par Clément (*Paed.* 1, 6); cf. Diels, tome 2, p. 152. Nous sommes d'accord avec Diels pour trouver ce fragment douteux. Il le rapproche des *Lettres d'Hippocrate* (D. K. II. 227, ligne 11); contre : Vlastos, *Ethics and Physics in Democritus,* in *Philosophical Review,* 1945, p. 578 ss., 1946, p. 53 ss, repris in *Studies in Presocratic Philosophy,* vol. II : *Eleatic and Pluralists,* édité par Allen et Furley, p. 381-408.
23. 477 e ss.
24. 228 d, e.
25. 86 b.

est donnée dans la définition stoïcienne des passions comme maladies de l'âme, et l'analogie de ces maladies de l'âme avec les maladies du corps. Cette affirmation est, comme nous le verrons, essentiellement chrysippéenne [26]. Mais l'Épicurisme ne pouvait être absent; c'est lui qui nous a donné le plus de problèmes. Nous avons étudié, de notre point de vue, Épicure, Asclépiade et Lucrèce. La difficulté n'est pas seulement d'ordre doxographique. Elle est d'ordre philosophique, épistémologique et méthodologique. Comment aborder chez Épicure le rapport de l'âme et du corps ? Certes Épicure est dualiste; il connaît et utilise dans la *Lettre à Ménécée* l'analogie de la santé de l'âme et de la santé du corps : « Que personne, sous prétexte qu'il est jeune, ne tarde à philosopher; car il n'est personne qui ne soit d'âge pour la santé de l'âme » [27]. Épicure sait que l'ataraxie est l'absence de souffrances et d'angoisse. « Car c'est en vue de cette fin (la vie bienheureuse) que nous faisons tout pour ne pas souffrir et ne pas connaître l'angoisse (*ὅπως μήτε ἀλγῶμεν μήτε ταρβῶμεν*) [28]. Il faut donc travailler à préserver le corps de la souffrance et l'âme du désordre [29], du *θόρυβος* [30], ce beau mot grec qui désigne le tumulte, le bouleversement sous toutes les formes, et le bruit sourd de la terreur. La thérapeutique essentielle est pour l'âme la délivrance de la crainte de la mort. Mais si l'on va plus profond, l'on voit qu'on ne peut s'arrêter au parallélisme de l'âme et du corps et que la santé fait un tout indivis [31]. Il nous a paru que nous devions attaquer la doctrine en son point essentiel, c'est-à-dire le sens du plaisir, ce qui nous a permis de réfléchir sur le rapport de l'âme et du corps, sur la santé et la maladie, en faisant apparaître un nouveau rapport beaucoup plus intéressant et que confirme Asclépiade, celui de nature et de droit.

Cela étant, il nous faut définir notre point de vue, au sens le plus matériel du terme : c'est-à-dire le lieu où nous nous situons pour examiner le problème de la maladie de l'âme. Le point de vue de la philosophie latine, avec Lucrèce, Cicéron et Sénèque, s'est imposé à nous pour plusieurs raisons. La première tient à notre spécialisation de latiniste; mais il se trouve que cette raison coïncide avec cette autre beaucoup plus fondamentale : chez Lucrèce,

26. *S. V. F.* III. 104, 8, 120, 33.
27. 122 = Ar. 4 (107).
28. 128 = Ar. 4 (111).
29. 131 = Ar. 4 (115).
30. 132 = Ar. (115).
31. Instructive à ce propos est la tradition de la *Lettre* (cf. Ar. 111 = US 62) à propos de l'expression : *ἐπὶ τὴν τοῦ σώματος ὑγίειαν καὶ τὴν τῆς ψυχῆς ἀταραξίαν*. La plupart des manuscrits porte *τὴν τοῦ σώματος ἀταραξίαν*.

Cicéron et Sénèque aboutissent et se mêlent les diverses traditions de la maladie de l'âme (nous verrons, par exemple, chez Lucrèce coïncider Épicure et le Platon du *Timée*). Mais les auteurs latins ont un autre intérêt considérable. Cicéron et Sénèque ont finalement imposé la tradition stoïcienne de la maladie de l'âme; du point de vue de l'histoire de la psychopathologie c'est un phénomène dont nous mesurons l'importance. Les *Tusculanes* de Cicéron ont eu un rôle éminent en apportant une lecture dualiste à la théorie moniste de Chrysippe. Nous essayerons de le montrer. Mais l'originalité de Lucrèce ou de Sénèque est d'avoir donné un sens nouveau à la maladie de l'âme, avec ce *taedium uitae*, ce dégoût de vivre, décrit au chant III du *De rerum natura* ou dans le *De tranquillitate animi* de Sénèque. Nous verrons se constituer, entre le *taedium* de Sénèque et l'*aegritudo* cicéronienne, une opposition de grande valeur épistémologique. Cette découverte du *taedium* est-elle due, pour Lucrèce et Sénèque, à un tempérament particulièrement sensible au problème de la maladie de l'âme, disons à la mélancolie ? C'est possible, quoique nous pensions qu'il faille se méfier des interprétations psychologiques tant que l'on n'a pas analysé les textes et que l'on ne les a pas replacés dans leur problématique philosophique. Peut-être l'époque qui va de Lucrèce à Sénèque est-elle plus attirée par les problèmes de la psychopathologie; en ce sens le témoignage indirect, dans la tradition démocritéenne, des *Lettres du Pseudo-Hippocrate*, ce document qui tient de la vulgarisation philosophique et du roman, nous paraît intéressant.

– La tradition médicale

Les médecins que nous étudions principalement sont Asclépiade, Galien et Caelius Aurélien. Évidemment, en fervent lecteur d'Hippocrate que nous sommes, nous n'avons garde d'oublier le *Corpus hippocratique*. Nous n'avons pas le point de vue d'un hippocratisant, mais celui d'un historien des idées qui a établi son champ d'observation à une époque où les maladies sont constituées, conceptualisées, définies, et qui considère le *Corpus hippocratique* comme une totalité, à laquelle les médecins se réfèrent sans cesse pour y chercher l'origine de leur pensée, ou pour s'en distinguer et même pour le contredire, comme c'est le cas d'Asclépiade.

Nous avons utilisé ces médecins à des fins diverses. Le *Corpus hippocratique* nous a fourni, le plus souvent, l'origine des concepts et leur première définition; c'est le cas, par exemple, pour la phrénitis et la mélancolie. Il est d'autre part, le lieu de l'émergence d'un individu nouveau, qui, comme nous avons essayé de le montrer [32], est le malade. La pratique même du médecin, telle que nous la concevons dans les *Épidémies* III, par exemple, l'amène à supposer dans le malade un être cohérent, avec une personnalité et un caractère. Toute la médecine antique se comprend en référence avec Hippocrate.

Le cas d'Asclépiade est beaucoup plus difficile. L'importance de ce médecin, dont il ne reste que des fragments épars, est à démontrer. Du point de vue de sa qualité de médecin, même si, comme on le verra, Celse et Apulée en font grand cas, l'on ne saurait soutenir que son mépris de l'anatomie, par exemple, fût une grande chose. D'autre part, la question se pose de sa situation, de son appartenance à l'Épicurisme. Nous l'avons maintenu avec les Épicuriens pour plusieurs raisons que nous expliquerons. Comme nous le montrerons, Asclépiade représente un moment indispensable de l'histoire de la médecine. Il est l'inventeur d'un monisme mécaniste, ou plutôt instrumentaliste, comme nous l'appelons. D'autre part, son rôle dans la psychopathologie des Anciens est de tout premier ordre et nous aurons à le montrer notamment à propos de la phrénitis.

L'étude de Caelius Aurélien est aussi très complexe. Comme on le sait, il est le traducteur de Soranus, ce médecin méthodiste dont la pensée fut très remarquable. L'on peut le constater par sa *Gynécologie.* Son traité sur l'âme en quatre livres, dont nous parle Tertullien était aussi de tout premier ordre. Mais la question se pose dans les *Maladies aiguës* et les *Maladies chroniques,* que nous donne Caelius, de savoir si cela représente uniquement Soranus ou si Caelius a ajouté de son propre cru. Disons tout de suite que nous penchons pour la deuxième solution; nous croyons à l'originalité de Caelius et nous nous en expliquerons ailleurs [33]. D'autre part, la date de Caelius est fort douteuse, même si un certain consensus philologique tend à le placer au Ve siècle après J.-C. [34]. Mais en ce qui nous concerne, et dans la mesure où nous ne faisons pas ici l'histoire du Méthodisme, que ce soit de Soranus ou de Caelius qu'il s'agisse, du premier ou du Ve siècle après J.-C., cela n'a pas d'importance *du point de vue épistémologique;* car, comme nous le montrons, la fixation des concepts médicaux est sans doute faite

32. Cf. notre article *Écriture et médecine,* in *Texte et Langage,* n° 1, Université de Nantes, 1978, p. 134-165.

33. Dans l'édition que nous préparons de *Maladies aiguës I, De phrenitide.*

34. Nous traitons la question dans la préface de notre édition. Certains l'ont placé avant Galien, car le difficile est d'admettre, en effet, qu'il ne cite jamais Galien qui a, comme l'on sait, réfuté les Méthodistes.

vers le premier siècle avant J.-C., et il n'y aura guère de modifications jusqu'au XIXe siècle. La définition de la phrénitis et de la manie est encore la même dans la *Nosographie philosophique* de Pinel. D'autre part, du point de vue philosophique, les discussions de Soranus et de Caelius sont de toute première importance, ainsi que les renseignements qu'elles nous donnent sur l'histoire de la médecine.

Galien est finalement l'auteur médical auquel nous nous référons le plus, d'abord en tant que médecin qui a traité du problème des relations de l'âme et du corps, comme on verra dans notre premier chapitre, avec le *Platonisme de Galien,* puis en tant qu'historien de la philosophie. C'est lui qui nous transmet un Chrysippe très vivant, dans sa discussion des *Dogmes d'Hippocrate et de Platon.* C'est lui qui restitue les disputes et les polémiques, qui nous donne des renseignements très précieux sur Posidonius, qui fait des objections très sensées à Chrysippe. Nous verrons que les discussions de Galien contribuent à éclairer les *Tusculanes.* Nous n'aurons garde, même si nous les citons moins souvent, d'oublier Celse ni Arétée de Cappadoce.

A l'intérieur du *corpus* des philosophes comme de celui des médecins se pose, comme on le voit immédiatement, le rapport du grec et du latin. Les écrivains latins sont nécessaires, le problème de la maladie de l'âme est inhérent à la pensée d'un Lucrèce, d'un Cicéron et d'un Sénèque. Mais l'on ne saurait évidemment toucher à l'histoire de la philosophie et de la médecine sans se référer continuellement aux textes grecs, dont la complexité technique exige des prises de position philologiques et philosophiques. Nous avons dû beaucoup traduire et interpréter. Il est évidemment impossible de comprendre les *Tusculanes* sans Chrysippe et Posidonius, Lucrèce sans Épicure, Sénèque sans Chrysippe, Panétius et Posidonius. La problématique même de la passion, ce sont Zénon et surtout Chrysippe qui l'ont mise en place. Il fallait dégager les problématiques originelles, pour comprendre les choix latins, pour voir apparaître, par exemple, ce phénomène très simple mais capital pour l'histoire de la passion : la lecture dualiste du monisme de Chrysippe. D'autre part, si l'on met de côté la définition si importante du *Timée* et les fragments de Démocrite, le moment intéressant pour nous est la période hellénistique avec la constitution de ces deux blocs dogmatiques, irréductibles et fascinants, que sont l'Épicurisme et le Stoïcisme, si importants pour le rapport de la philosophie et de la médecine. Que cela coïncide avec des phénomènes historiques de tout premier plan, nous sommes le dernier à en nier l'importance et le R. P. Festugière a bien marqué, par exemple, le rapport de l'histoire et de l'apparition de l'angoisse de l'homme dans son *Hermès Trismégiste* [35]. Mais nous avons eu assez à faire avec les textes médicaux et philosophiques, et nous verrons qu'il existe une cohérence de l'histoire de la culture considérée à l'intérieur des textes. L'histoire fait-elle autre chose que révéler ou intensifier le malaise, le mal d'être, qui tient à des raisons biologiques ou métaphysiques, comme l'on voudra, au fait tout simple que nous sommes mortels ? Il existe d'ailleurs, entre les Grecs et les Latins, d'une part, les philosophes et les médecins, de l'autre, une unité d'expérience qui devrait apparaître à la lecture de notre travail.

Plan de notre étude

Notre étude comporte cinq chapitres.

a) – La psychopathologie des médecins

Comme nous l'avons dit, l'analogie que représente l'expression de la maladie de l'âme est d'origine philosophique, mais elle n'est intéressante que si le domaine auquel se réfère l'analogie est constitué. Il nous semble donc tout à fait logique de commencer par l'étude des médecins et des *définitions* des maladies qui nous paraissent mettre en question le rapport de l'âme et du corps.

b) – Les atomistes et la maladie de l'âme

Nous étudions dans ce chapitre Épicure, Asclépiade et Lucrèce en affrontant des difficultés différentes. Chez Épicure et Asclépiade nous découvrons un corps imaginaire et l'importance de la relation nature et droit qui se substitue à la relation de l'âme et du corps. Chez Épicure, l'émergence du plaisir fonde l'unité de l'être et concilie l'opposition nature et droit; avec Asclépiade nous assistons à la naissance d'un mécanisme dirigé contre le vitalisme d'Hippocrate. Chez Lucrèce nous étudions le problème de la maladie de l'âme dans sa perspective traditionnelle avec le chant III et dans son lien avec la maladie pestilentielle, la question de la contagion et le problème de la providence avec le chant VI.

c) – Stoïcisme et maladie de l'âme

Dans ce chapitre nous étudions les *Tusculanes* III et IV de Cicéron, texte fondamental pour la connaissance du problème

35. Paris, Gabalda, 1950-1954, cf. surtout, tome II.

de la passion chez les Stoïciens; mais il ne faudrait pas croire que Cicéron se contente de transmettre la pensée de Chrysippe. En vérité, les *Tusculanes* représentent un travail pour conserver la définition stoïcienne de la maladie de l'âme tout en revenant au dualisme pythagorico-platonicien. Nous étudierons dans la perspective médico-philosophique que nous avons définie, le *De ira* et les *Lettres à Lucilius* de Sénèque. Nous terminerons ce chapitre par une réflexion sur le *De sera numinis uindicta* de Plutarque afin de montrer les limites de l'utilisation de l'analogie médicale, et, en dernière analyse, la sagesse de Platon et des Stoïciens qui ont refusé l'identification de la maladie de l'âme et de la maladie du corps.

Si les deux chapitres précédents sont plutôt théoriques, les deux suivants concernent la pratique et s'intéressent plutôt au *vécu de la maladie de l'âme* et à la souffrance.

d) – **Tragique et maladie de l'âme**

Ce n'est pas une étude sur le tragique que nous avons entreprise, mais sur le rapport de l'âme et du corps tel qu'il apparaît dans deux histoires tragiques, celle de Médée et celle d'Hercule. Le problème de Médée est au centre de la réflexion de Chrysippe sur la passion et son origine; *Hercule furieux* ou *Hercule sur l'Œta* proposent une réflexion magnifique sur l'origine de l'acte, la cohérence de l'être, la liberté, la responsabilité, la maladie du sage et du fort.

e) – **L'euthymie : connaissance et guérison de la maladie de l'âme**

Nous tentons de montrer, dans ce dernier chapitre, la rencontre de la médecine et de la philosophie autour du problème de l'euthymie. L'on perçoit l'originalité de la tradition démocritéenne, vulgarisée par les *Lettres du Pseudo-Hippocrate*. Nous rentrons dans l'univers d'une pratique médico-philosophique. Nous étudions le concept d'euthymie chez les médecins et les philosophes. Nous étudions le tissu subtil des thèmes rhétoriques, médicaux et moraux dans les *Lettres d'Hippocrate;* nous examinons le rôle et la pratique du vin, comme instrument de connaissance chez Platon et dans le *Problème XXX,* comme instrument de connaissance et de cure dans la tradition médicale. Le *De tranquillitate animi* réfléchit sur le *taedium uitae;* en revenant à la tradition démocritéenne Sénèque décrit un territoire de la psychopathologie très proche de la mélancolie des médecins. Nous opposons, à ce propos, *aegritudo* et *taedium* comme le deuil et la mélancolie définis par Freud.

Dans tous ces chapitres nous avons toujours voulu maintenir le dialogue entre médecine et philosophie. La grande difficulté de la recherche que nous avons entreprise est évidemment la clarification, la classification, l'articulation et l'ordre des idées et des textes. Il y a une imagination des médecins qu'il faut se garder d'ignorer; il y a une vérité des philosophes, des découvertes épistémologiques chez les moralistes, et il arrive que souvent cela se mêle de manière que l'on croirait aléatoire. Il n'en est rien; nous croyons à la cohérence de l'imaginaire, à la rigueur de l'imagination. Pour accepter notre étude il faut admettre avec nous que les textes que nous étudions ne sont pas n'importe quoi. Et nous donnons, d'entrée de jeu, quelques précisions.

– Se précipiter tout de suite, à propos d'un texte médical, par exemple, sur des concepts, les relier immédiatement à d'autres concepts, pris à certaines philosophies, c'est penser que le texte est n'importe quoi; c'est refuser sa spécificité. L'échange d'un concept n'est jamais gratuit. Le fait même de l'insérer dans une pratique différente a de fortes chances de gauchir le concept, de le transformer en l'assimilant.

– Il est dangereux d'introduire des outils conceptuels modernes, mal maîtrisés, pour analyser des textes de l'Antiquité; par exemple la notion bachelardienne d'obstacle épistémologique. «C'est en termes d'obstacles», écrit Bachelard, «qu'il faut poser le problème de la connaissance scientifique. Et il ne s'agit pas de considérer des obstacles externes, comme la complexité et la fugacité des phénomènes, ni d'incriminer la faiblesse des sens et de l'esprit humain : c'est dans l'acte même de connaître, intimement, qu'apparaissent, par une sorte de nécessité fonctionnelle, des lenteurs et des troubles. C'est là que nous montrerons des causes de stagnation et même de régression, c'est là que nous décélerons des causes d'inertie que nous appellerons des obstacles épistémologiques.» [36]. Il n'est pas du tout question de nier la valeur opératoire en épistémologie d'un tel concept. Mais l'obstacle épistémologique, tel qu'il est défini par Bachelard n'a de sens, n'est fonctionnel pour l'épistémologie, qu'à l'intérieur d'un savoir déjà proche de sa constitution, d'une pré-science suffisamment saturée de rationalité «scientifique». En fait Bachelard n'utilise son concept que dans le domaine du XVIIe, XVIIIe et début du XIXe siècle. Voyons par exemple ce qu'il dit de «l'obstacle animiste dans les sciences physiques» : «Il a été presqu'entièrement surmonté par la physique du XIXe siècle; mais comme il est bien apparent au XVIIe et au XVIIIe siècle, au point d'être, d'après nous, un des traits caractéristiques de l'esprit préscientifique, nous nous ferons une règle presqu'absolue de le carac-

36. *Formation de l'esprit scientifique*, Paris, 4e édition, 1960, p. 16.

tériser en suivant les physiciens du XVIIe et XVIIIe siècle. Cette limitation rendra peut-être la démonstration plus pertinente puisqu'on verra la puissance d'un obstacle dans le temps même où il va être surmonté.» En fait, utiliser trop tôt cette notion d'obstacle risque de tourner à la catastrophe et de donner lieu à une description de la misère intellectuelle des Anciens [37]. Utiliser, comme le fait R. Lenoble, la notion d'obstacle épistémologique chez Pline l'Ancien nous paraît n'avoir aucun sens [38]. Tout est obstacle épistémologique et l'on aboutit alors à un catalogue de sottises qui masque la richesse des connexions de l'imagination. En vérité, l'obstacle épistémologique se révèle en lui-même ce que nous pouvons appeler un obstacle esthétique, dans la mesure précisément où il masque le travail de l'imagination.

La perspective change complètement si l'on accepte de nous suivre. Ce qui faisait obstacle à la science devient le cristallisateur de faisceaux de pensées, qui fait communiquer des domaines différents du savoir. Prenons, par exemple, un terme que nous étudions à plusieurs reprises, celui de *diadose,* qui désigne la distribution, la communication. Il sert aussi bien à rendre compte de la distribution de la nourriture que de la communication du contage. Or, comme nous le verrons, la circulation du contage est un problème épistémologique pour le médecin; mais la maladie pestilentielle est un problème moral et métaphysique, comme le montrent le chant VI de Lucrèce et le *De sera...* de Plutarque. Le concept de *diadose* est justement utilisé par Plutarque, pour démontrer la circulation dans le temps comme dans l'espace de la «contagion morale». Il se trouve, comme nous le dirons, que le *De sera...* systématise l'analogie de la médecine et de la morale. La maladie pestilentielle met en rapport des univers différents et la morale emprunte à la médecine un concept comme celui de *diadose* qui, loin d'être une notion offrant toutes les garanties de la science, relève de l'imaginaire des médecins. Mais en quoi cela intéresse-t-il la maladie de l'âme ? Nous montrerons que la peste, maladie physique s'il en est, est liée au problème de la maladie de l'âme par l'incertitude de son origine, par l'athymie qui l'accompagne, par le désordre radical des valeurs qu'elle suscite dans la cité, par la relation avec autrui qu'elle oblige à repenser, par l'injustice totale avec laquelle elle

37. C'est le risque qu'a pris R. Joly dans son intéressant livre *Le niveau de la science hippocratique*, Paris, Belles Lettres, 1966, qui fait le tableau des erreurs d'Hippocrate.

38. *Les obstacles épistémologiques dans l'Histoire naturelle de Pline*, in *Thales*, tome 8, 1955, p. 87-106; cf. aussi *Le thème du poison. Recherches objectives et aspects psychologiques*, in *Archives internationales d'histoire des sciences*, janvier-mars 1955, p. 41-52.

touche les hommes. C'est ce que nous montrent Thucydide, Lucrèce, Philon d'Alexandrie et Plutarque.

L'on pourrait se demander sur quoi porte notre discours : sur la médecine, sur la morale, sur la philosophie ? Est-ce un discours épistémologique, est-ce un discours historique, est-ce un travail sur l'imaginaire ? Nous devrions répondre que notre recherche est tout cela à la fois. Ce n'est pas prétention de notre part; mais cela tient de la nature des choses. C'est une recherche historique, dans la mesure où nous décrivons la genèse et l'exploitation de notions et de problèmes; c'est une recherche épistémologique non seulement parce que nous étudions l'univers de la médecine, mais parce que, comme nous le verrons, la rencontre de l'éthique et de la médecine a fourni selon nous un champ nouveau du savoir médical. L'analogie que suppose l'expression de «maladie de l'âme», même si elle est due, à l'origine au hasard d'une métaphore, a vraiment fait communiquer la médecine et la morale comme techniques et comme pratiques, nous le montrerons, avec des notions comme la *mélancolie,* le *taedium uitae* et l'*euthymie.* D'autre part, nous aurons l'occasion de le dire, Pinel, au début du XIXe siècle, assumera la rencontre de la médecine et de l'éthique en créant la médecine philosophique. Enfin, c'est une recherche sur l'imaginaire, parce que la maladie de l'âme met en jeu, de bien des façons, l'imagination. D'abord, comment l'imagination ne serait-elle pas présente dans la maladie de l'âme réunie à son corps ? Imaginaires la bile noire, la nausée mélancolique, l'épine de l'hypochondriaque, ou le clou hystérique décrit plus tard par Sydenham [39]. Mais que signifie imaginaire, pour le malade qui souffre réellement dans tel ou tel lieu qu'il désigne ? Il existe un imaginaire du malade et un imaginaire du médecin dont on sait qu'ils ne se rencontrent pas forcément. Nous avons, comme nous l'avons dit, limité notre recherche à l'imaginaire des thérapeutes, ceux de l'âme comme ceux du corps. Nous n'entrerons pas, évidemment, dans des discussions de technique médicale moderne. Mais ce qui nous a passionné, c'est de voir que les Anciens ont tenté d'explorer méthodiquement ce lieu mythique, d'en donner des relevés, une topologie. C'est vrai pour les médecins, mais c'est aussi vrai pour Chrysippe ou Cicéron ou Sénèque. Nous avons pris au sérieux l'analogie de l'âme et du corps, de la maladie de l'âme et de la maladie du corps. Nous avons pensé

39. *Médecine pratique,* traduction A. F. Jault, Paris, 1799, p. 477 : «D'autres fois l'affection hystérique attaque la partie extérieure de la tête entre le crâne et le péricrâne, et demeurant fixée dans un seul endroit de la largeur simplement d'un travers de doigt, elle y cause une douleur insupportable, qui est accompagnée de vomissements énormes. C'est ce que j'appelle le *clou hystérique...* ».

que ce lieu commun de l'éthique et de la médecine est aussi un lieu commun à l'éthique et à la médecine, dans la mesure où cette dernière accepte la notion de maladie de l'âme, et c'est une vraie découverte. L'éthique et la médecine, même s'il s'agit de deux disciplines définies séparément, ont inventorié ensemble un territoire qui est la révélation de la psychopathologie antique.

Dans son étude *Ancient philosophy and medicine,* L. Edelstein affirme que l'influence de la médecine sur la philosophie de l'Antiquité fut assez négligeable et que c'est surtout la réflexion sur la maladie et la préservation de la santé qui, en fournissant une analogie, servit à renforcer la validité de la philosophie. Il ajoute, que quant à la question de savoir quelles sont les raisons de cette prédilection particulière que les philosophes ont montré pour l'analogie médicale, personne n'y a trouvé d'explication satisfaisante [40]. Nous ignorons si, dans notre étude, l'on trouvera une explication satisfaisante; mais nous avons voulu montrer que la réflexion médicale en tant que telle et considérée par des philosophes et des moralistes parfaitement au courant de ses problèmes et des évolutions, a aidé à fixer la problématique spécifique de l'éthique; mais aussi que l'éthique a contribué à donner des éléments à la médecine, ce que comprit Pinel en réunissant la médecine et l'éthique ancienne, comme nous le verrons en conclusion. Cela revient à dire enfin que la notion de maladie de l'âme a contribué à donner un contenu technique à la moralité, mais aussi que la médecine n'a jamais été coupée de l'éthique. Elle n'en est pas séparée; elle éclaire l'âme par une réflexion sur le corps, pour parler un langage ancien; nous la verrons sans cesse reconnaître le domaine de la philosophie morale, et finalement accepter de lui être subordonnée. La médecine et l'éthique ne se sont pas développées comme deux techniques indépendantes, elles sont liées profondément par une certaine conception de l'homme.

40. In *Ancient Medecine, selected papers of L. Edelstein,* édité par O. Temkin et C. L. Temkin, Baltimore, 1967, p. 349 ss.

CHAPITRE I

LA PSYCHOPATHOLOGIE DES MÉDECINS

Ce chapitre comporte deux parties : la première est consacrée à l'étude du rapport de l'âme et du corps dans certains textes hippocratiques et galéniques, la deuxième à la monographie des maladies qui nous paraissent significatives du point de vue de ce que nous appelons la tradition médico-philosophique.

PREMIÈRE PARTIE

Il semblerait de bonne logique qu'une étude sur la maladie de l'âme se demandât d'abord ce que c'est que l'âme, ou plus modestement, ce qu'est l'âme pour les médecins, l'âme pour les philosophes. Cette question de bon sens se révélerait vite assez vaine pour ce qui nous intéresse ; elle aboutirait soit à des apories, car, par exemple, qu'est-ce que l'âme dans la *Collection hippocratique*; soit à un catalogue, si l'on transforme la question qu'est-ce que l'âme ? en question : où se situe l'âme ? Cette seconde formulation a permis des variantes nombreuses dont nous parlerons à propos du concept de phrénitis. Mais le problème devient, à notre avis, plus intéressant et même fructueux pour notre recherche, si nous le considérons comme un problème de pratique médicale et philosophique, c'est-à-dire que nous posons la question du point de vue *sur l'homme* : sommes-nous un, sommes-nous deux ? Telle est la problématique que sous-entend la définition de la *maladie de l'âme*. Ce qui nous intéresse est la *relation* et le point de vue sur la relation [1]. C'est une question d'attitude, de comportement, de manière de se considérer, de se sentir être et vivre. La question intéressante n'est pas : qu'est-ce que l'âme ? et qu'est-ce que le corps ? mais qu'est-ce que l'âme réunie à son corps ? Ce n'est pas un sophisme, ni un simple point de vue behavioriste. Il s'agit de quelque chose de plus complexe qu'il faut saisir : la maladie de l'âme pose la question de la relation entre deux inconnues : l'âme et le corps. Pensons-nous, par exemple, que le corps décrit par Hippocrate, ou le corps asclépiadien, ou le corps galénique, ou le corps méthodiste soit moins mythique que la représentation de

1. Ce que les anglais appellent *the mind / body problem.*

l'âme chez Platon ou chez Aristote ? Mais la relation est ancrée en nous, éprouvée par nous. Si nous nous mettons à décrire les conceptions diverses des corps et des âmes, nous oublierons cette essentielle question : sommes-nous un ou deux ? sommes-nous dualistes ou monistes ? Nous allons voir que ce problème philosophique s'est posé à la médecine antique. Nous allons l'étudier dans *Maladie sacrée* où le dualisme n'a curieusement jamais paru suspect; nous allons montrer qu'il y est justement en question; et dans les *Humeurs* où nous paraît formulé le dualisme fonctionnel qui fonde la séméiotique hippocratique, la parataxe de l'âme et du corps. L'étude sur le platonisme de Galien a une double fonction. La première est de nous introduire au texte fondamental du *Timée*, dans sa définition de la maladie de l'âme, en tant que texte philosophique et médical. Il donne une définition *princeps* de la maladie de l'âme qui repose sur une conception physiologique. D'autre part, en cela il fournit à Galien l'occasion d'une référence continuelle qui conduit, chez lui, à l'établissement de la dépendance de l'âme à l'égard du corps. La réflexion galénique nous paraît aussi le terme le plus conséquent de la réflexion philosophique chez les médecins.

LE RAPPORT DE L'AME ET DU CORPS DANS *MALADIE SACRÉE* ET *HUMEURS IX*

Nous allons commencer par réfléchir sur la *Maladie sacrée* pour une raison très précise ; c'est que, à notre avis, *Maladie sacrée* pose pour la première fois la question du monisme ou du dualisme pour les médecins, et cela, comme nous l'allons montrer, en fonction de l'affectivité et de l'émotivité qui sont bien la source d'une certaine tradition, la stoïcienne, de la maladie de l'âme [2]. Une comparaison avec le chapitre du traité des *Humeurs* éclairera, à notre avis, cette question du dualisme.

Dans son beau livre, en collaboration avec J. Eccles, où il fait dans la première partie l'histoire du problème du rapport de l'âme et du corps, *The self and its brain* [3], K. Popper ne cite dans la *Collection hippocratique* que *Maladie sacrée*, et pour dire que

2. Nous reprenons ici l'exposé que nous avons fait au 3e Colloque hippocratique de Paris, septembre 1978. Cf. *Hippocratica*, Actes du Colloque hippocratique de Paris, 1980 p. 417-432. Nous ne parlerons pas, à propos de *Maladie sacrée*, de Cnide ou de Cos, surtout après ce colloque qui a montré, à la suite de tant d'études consacrées à ces deux écoles, que l'attitude sceptique était encore la plus raisonnable.

3. *The self and its brain, an argumentation for interactionism*, Berlin-Heidelberg-London-New-York, Springer International, 1977, p. 95, 117, 153, et surtout 161.

son auteur est *dualiste*. En vérité la question est plus complexe et nous ne pensons pas que *Maladie sacrée* soit un choix très heureux pour prouver l'existence d'un dualisme naturel.

Maladie sacrée

Nous laissons de côté la question de savoir si la *maladie sacrée* désigne l'épilepsie ou un ensemble plus vaste de maladies [4], pour ne considérer que le rapport *âme/corps* dans ce traité. Et ce sont, bien évidemment, les chapitres 14 à 17 qui sont, en cela, les plus intéressants. Ils forment un tout et ont, depuis longtemps déjà, été l'objet d'une certaine perplexité; certains philologues ont voulu considérer que ce sont des rajouts postérieurs [5]. Ces trois chapitres en tout cas nous parlent du rôle du cerveau dans la connaissance, considérée dans ses rapports avec l'air. Nous disons tout de suite que nous ne reviendrons pas sur l'influence de Diogène d'Apollonie, en ce qui concerne le rôle de l'air intelligent, ni sur celle d'Alcméon, en ce qui concerne le rôle du cerveau. Ces influences ont été bien étudiées; et nous allons nous contenter de l'examen du mécanisme de la connaissance [6].

Considérons le chapitre 16 qui décrit le processus de la connaissance et le rôle du cerveau [7] :

> 1 « Pour ces raisons je pense que le cerveau possède la fonction (δύναμιν) la plus importante chez l'homme ; car il est pour nous un interprète (ἑρμηνεύς) de ce qui nous vient de l'air, s'il est en bonne santé; 2 mais la pensée (φρόνησιν), c'est l'air qui la lui fournit (παρέχεται) ; les yeux, les oreilles, la langue, les mains et les pieds agissent (πρήσσουσι [8]) comme le cerveau connaît (οἷα ἂν ὁ ἐγκέφαλος γινώσκῃ), 3 car il y a de la pensée (φρόνησις) dans tout le corps dans

4. La question est discutée par O. Temkin, *The falling sickness*, Baltimore, 1945, p. 15 ss. : *Sacred disease and epilepsy*.

5. C'est la thèse de Wilamowitz, *Die hippokratische Schrift π. ἱ. ν.*, Sitzungsberichte der königlich-preussischen Akademie der Wissenschaften, Berlin, 1901, confirmée par Regenbogen, *Symbola hippocratea*, Diss. Berlin, 1914, p. 31 ss., contre M. Wellmann, *Die Schrift π. ἱ. ν. des Corpus hippocraticum*, Sudhoffs Archiv für Geschichte der Medizin, herausgegeben von E. Sigerist, 1929/1965, p. 290-312.

6. Notamment par M. Wellmann, *op. cit.*, et par H. Miller, *A medical theory of cognition*, in *TAPA*, 1948, vol. LXXIX, p. 168-183. D'ailleurs déjà Diels-Kranz, *Die Fragmente der Vorsokratiker*, 64 C 3 a, met les chapitres 16-17 dans la tradition de Diogène et attribue deux phrases de 14 et 17 à Alcméon (24 A 11) : ὁκόσον δ' ἂν ἀτρεμήσῃ ὁ ἐγκέφαλος χρόνον, τοσοῦτον καὶ φρονεῖ ἄνθρωπος. (14); διό φημι τὸν ἐγκέφαλον εἶναι τὸν ἑρμηνεύοντα τὴν ξύνεσιν (17).

7. Nous suivons, sauf précision, le texte de H. Grensemann, édition de *Maladie sacrée*, avec commentaire et traduction, Berlin, de Gruyter, 1967.

8. πρήσσουσι – Θ – : ὑπηρετέουσι – C. Grensemann.

la mesure où il participe à l'air. Mais pour la connaissance (ἐς δὲ τὴν σύνεσιν) le cerveau est le messager (διαγγέλλων) 4 Car quand l'homme attire à lui le souffle, il va d'abord vers le cerveau et ainsi l'air se disperse dans le reste du corps, laissant dans le cerveau sa force (ἀκμὴν) et ce qu'il comporte de pensée et de compréhension (φρόνιμόν τε καὶ γνώμην). 5 Car s'il parvenait d'abord au corps et ensuite au cerveau, il laisserait dans la chair et les veines le jugement (τὴν διάγνωσιν) et parviendrait chaud au cerveau et non pur, mais mélangé à l'humeur issue des chairs et du sang, de sorte qu'il n'aurait plus sa netteté (ὥστε μηκέτι εἶναι ἀκριβής). 6 C'est pourquoi je dis que le cerveau est l'interprète de la connaissance (σύνεσιν).»

Nous avons maintenu πρήσσουσι (agissent) contre ὑπηρετέουσι (obéissent), qu'adopte Grensemann, car la métaphore du serviteur nous paraît aller dans le sens d'une compréhension de la relation de cerveau à membres comme de maître à serviteurs qui effectivement est celle du dualisme (le pilote dans le bateau, le fantôme dans la machine [9]); choisir la métaphore nous paraît dangereux et en quelque sorte la *lectio facilior*. Elle obscurcit plutôt qu'elle n'éclaire la métaphore du cerveau considéré comme messager et interprète. Cela contraint à donner au cerveau des allures de maître; et nous ne sommes pas d'accord non plus avec H. Grensemann pour la traduction de γινώσκῃ par juger bon (*für richtig erkennen*) [10]. Il n'y a aucune raison, comme nous allons le voir, pour confondre ici connaissance et jugement de valeur; même s'il est vrai que le jugement de valeur appartient, mais entre autres fonctions, au domaine du cerveau [11].

Nous avons essayé de traduire par des mots différents σύνεσις, φρόνησις et φρόνιμον, γνώμη, διάγνωσις. Nous voulons bien croire avec Jones qu'il est douteux que l'auteur les distingue très clairement [12]. Mais ce qui nous paraît important, c'est moins la distinction entre des termes dont effectivement la compréhension n'est pas claire, que leur variété et leur accumulation; de toutes façons ils signifient *connaissance* et il faut ajouter à ces termes la force (ἀκμή) et l'acribie, la distinction (ἀκριβής). Il semble qu'il y ait là un effort pour concentrer toutes les manières d'évoquer la connaissance, la clarté et le discernement.

9. Selon l'expression de S. Ryle, in *Concept of the mind,* Hutchinson, London, 1949 : *« the ghost in the machine. »*
10. *Op. cit.*, p. 86.
11. *Maladie sacrée,* 14, 2, 3.
12. W.H.S. Jones, *Hippocrates,* vol. II, Loeb Classical Library, 1952, p. 179, note 1.

Si l'on examine le processus de la connaissance, il y a d'abord un problème de *distinction*. Le cerveau joue le rôle d'une espèce de filtre où se sédimente l'air, qui laisse, au fur et à mesure de sa répartition dans le corps, ce qu'il a de meilleur. Le cerveau récupère la vigueur et la netteté de l'air [13]. Il y a là une sorte de physique du filtre et du récipient. C'est parce que le cerveau est creux qu'il reçoit l'air et peut le contenir; tandis que si le diaphragme perçoit à cause de sa minceur et de son extension, il n'a pas de cavité, dit l'auteur de *Maladie sacrée*, pour conserver le bien et le mal qui survient [14].

Mais il semble bien qu'entre la connaissance et l'action il n'y ait pas de différence de nature. L'*ἀκμή* et l'*ἀκριβής*, la force et la netteté, sont des qualités d'une même substance qui est l'air. Il y a médiation du cerveau; nous allons y revenir; mais cette médiation n'intervient pas entre la connaissance et l'action. Elle intervient au niveau de la connaissance même, comme nous allons essayer de le montrer. Autrement dit, de la connaissance à l'action il y a consécution immédiate. C'est beaucoup plus difficile à comprendre à cause d'un schéma dualiste habituel qui, entre une substance qui connaît (l'air) et une substance qui agit (le corps), envisage très facilement la médiation d'un organe. H. Grensemann va jusqu'à traduire *σύνεσις* par organe de la pensée (*Denkorgan*) [15]. De la même façon que la langue annonce aussitôt ce que le cerveau voit, ainsi la totalité du corps agit comme le cerveau connaît. *Maladie sacrée* nous dit, en effet, que lorsque le cerveau est balloté, «la langue annonce comme le cerveau voit et entend.» [16] :

τήν τε γλῶσσαν τοιαῦτα διαλέγεσθαι οἷα ἂν βλέπῃ τε καὶ ἀκούῃ ἑκάστοτε.

Évidemment, il n'est pas facile, dans une telle théorie, de comprendre le rapport entre connaissance et action, et encore pis, le rapport entre connaissance et jugement. Pour la relation entre la connaissance et l'action, c'est par la force de l'air, par son *ἀκμή*, que l'auteur de *Maladie sacrée* tente de l'expliquer; pour la relation entre connaissance et jugement il peut se contenter du caractère acribique de l'air (*ἀκριβής*). La force et l'acribie sont des qualités de l'air lui-même.

13. Il reste, semble-t-il, de la connaissance pour «ailleurs», si l'on en croit 14.2 : *καὶ τούτῳ φρονέομεν μάλιστα*... «et c'est par là que nous pensons surtout...».

14. 17, 3.

15. 16, 3; *op. cit.*, p. 87 : *denn die Denkfähigkeit befindet sich im ganzen Körper, solange er Luft enthält, das Gehirn aber vermittelt die Denkfähigkeit an das Denkorgan.*

16. 14, 6.

Mais nous sous-estimons donc le rôle du cerveau ? Le cerveau a un rôle primordial comme instrument de médiation ; mais sa médiation s'exerce, répétons-le, au niveau de la connaissance elle-même. Il est messager et interprète *ἐς σύνεσιν* (pour la connaissance) ; il interprète la connaissance (*τὸν ἑρμηνεύοντα τὴν σύνεσιν*) [17]. Là se situe évidemment la grande difficulté ; nous avons d'un côté un modèle physique extrêmement rudimentaire, et de l'autre une théorie de la signification. La connaissance est un procès physique ; la physiologie, en somme, n'intervient que pour contrarier, sous la forme de phlègme, de bile, de chaleur, de sécheresse, de froid et d'humidité, le phénomène d'irruption dans le cerveau et de sédimentation des qualités de l'air. Donc la connaissance est d'abord un phénomène objectif, dans la mesure où elle existe hors du cerveau et s'identifie avec la substance *air.* Qu'est-ce que c'est que cette herméneutique ? S'il est vraisemblable, comme le pense H. Miller [18], que le cerveau en lui-même n'a aucune importance dans la théorie de Diogène d'Apollonie pour qui vie et connaissance (*νόησις*) sont liées à l'air [19], il y a pourtant dans les courts fragments de Diogène, extraits de son *περὶ φύσεως*, un emploi intéressant de *ἑρμηνεία* :

> *λόγου παντὸς ἀρχόμενον δοκεῖ μοι χρεὼν εἶναι τὴν ἀρχὴν ἀναμφισβήτητον παρέχεσθαι, τὴν δὲ ἑρμηνείαν ἁπλῆν καὶ σεμνήν* [20].
>
> «Celui qui commence un discours, selon moi, il faut que chez celui-ci le point de départ qu'il présente soit indiscutable, mais sa façon de s'exprimer simple et digne.»

Si ce texte n'a aucun rapport apparent avec une théorie de la connaissance, il fournit en tout cas un usage intéressant du terme *ἑρμηνεία*, qui désigne la manière de dire. Le discours n'est pas considéré comme matière et forme, mais origine, source et modulation, si l'on peut dire, de cette source. Si l'on conserve ce schéma, il convient parfaitement à l'herméneutique du cerveau. L'air est source de la connaissance ; le cerveau a pour fonction de transmettre (il est messager) de manière compréhensible (il est herméneute) la connaissance. L'on pourrait dire qu'il est *l'instrument du passage du signifiant au signifié.* Et les conditions de possibilité de ce passage sont des conditions physiques, un bon accès possible de l'air au cerveau. Mais entre le signifié et l'action, il n'y a pas de

17. 16, 3 – 16, 6.
18. *Op. cit.*, p. 170.
19. D.K. II. B 4, B 5.
20. D.K. II. B 1.

médiation, il y a conséquence immédiate ; c'est la poursuite dans le reste du corps de l'air et de sa force après le passage dans le cerveau.

Dans la théorie de *Maladie sacrée* il y a donc perte progressive de substance par la circulation de l'air ; le modèle physique de la sédimentation est particulièrement simpliste, si on le compare avec le modèle très intéressant de l'orgue que nous apporte Tertullien, et qui répond à une identité et une conservation de la substance malgré une inégalité de distribution :

> « Considère l'étonnante merveille d'Archimède, je veux dire cette machine hydraulique, où il y a tant de membres, tant de parties, tant d'assemblages, tant de chemins pour les voix, tant de renforcements de sons, tant de réunions de tons, tant de séries de flûtes, et tout cela ne formant qu'une seule construction. De même l'air qui gémit sous l'effet de la torture de l'eau ne se fractionnera pas en parties parce qu'il est distribué dans ses parties, étant dans sa substance un tout indivisible, quoique divisé dans ses fonctions. Cet exemple se rapproche assez de Straton, d'Aenésidème et d'Héraclite ; car ils soutiennent l'unité de l'âme, qui, répandue dans tout le corps et partout la même, comme le souffle qui sort d'un roseau à travers les différents trous, se manifeste de toutes manières par nos sens, moins divisé que réparti... » [21]

Qu'est-ce donc que connaître pour *Maladie sacrée* ? Connaître c'est percevoir, et percevoir c'est recevoir une information qui est extérieure à soi ; l'herméneutique, c'est la manière de percevoir cette information, dans la mesure où il est évident que nous ne recevons pas la totalité de celle-ci. La pensée du sujet et en quelque sorte son moi s'identifient avec le quantum d'information que le cerveau peut recevoir, la qualité de cette information correspondant à la qualité physique du cerveau. On le voit dans l'explication de la *manie* que donne *Maladie sacrée*, 15, 6 :

> « Nous devenons maniaques par l'humide ; quand, en effet, le cerveau est plus humide que normal, il est nécessairement en mouvement ; et quand il est en mouvement, ni la vue ni l'ouïe ne sont stables ; mais l'on voit et entend tantôt une chose, tantôt une autre et la langue raconte ce qu'on entend ou voit, selon le cas... »

L'on ne met donc pas en doute la source de l'information, sa réalité ; la folie vient de ce que le cerveau, comme une caméra qui serait ballotée, reçoit des informations désordonnées que la langue

21. Tertullien, *De anima*, édition J.H. Waszink, Amsterdam-Paris, 1933. Chap. 14.

nous restitue immédiatement. C'est la succession trop rapide de perceptions qui explique le délire.

Le chapitre 14 précise ce à quoi le cerveau participe et à l'origine de quoi il se trouve. Il vaut mieux employer une expression de ce genre plutôt que de parler de fonctions, comme le montre le texte :

> 14, 1 « Il faut que l'on sache qu'il n'y a pas d'autre origine que celle-là, pour nous, en ce qui concerne les plaisirs, les joies, les rires et les enjouements ainsi que les chagrins, les tristesses, les mécontentements et les plaintes (*ἡδοναὶ... εὐφροσύναι καὶ γέλωτες καὶ παιδιαὶ ... καὶ λῦπαι καὶ ἀνίαι καὶ δυσφροσύναι καὶ κλαυθμοί*). 2 Et c'est par là que nous pensons surtout, que nous connaissons, voyons, entendons et distinguons le laid du beau, le mal du bien, l'agréable du désagréable. 3 Nous discernons (*διακρίνοντες*) pour la première partie selon la coutume ; pour le reste nous sentons selon l'utile, et pour cela aussi nous distinguons le plaisant et le déplaisant selon les circonstances, les mêmes choses ne nous plaisant pas toujours. »[22].

Autrement dit, le cerveau est à l'origine des émotions et des passions, de la pensée et de la connaissance, des perceptions, du jugement pratique et du jugement esthétique, du jugement selon le *nomos* et l'utile, ce dernier se faisant par la distinction de l'agréable et du désagréable ; mais, à l'intérieur du plaisir, l'auteur réintroduit le jugement, dans la distinction du *kairos*, les mêmes choses n'étant pas toujours aussi agréables. Donc l'on remarque dans ce chapitre plusieurs tendances très nettes : d'abord l'affirmation du rôle primordial du cerveau ; l'attribution au cerveau de l'origine de tout ce qui est jugement, affectivité, émotivité ; et même, comme si ce n'était pas suffisant, l'affirmation, à l'intérieur de la sensation et du sentiment, du rôle du jugement. L'on voit bien que ce groupement est systématique et méthodique. Mais comme le prouve le chapitre 16 par lequel nous avons commencé notre étude, c'est moins l'activité du cerveau (car nous savons que le fonctionnement du cerveau est passif), que le primat de la connaissance qui est affirmé. A l'intérieur du plaisir, par exemple, il y a un jugement

22. Le texte dit : *τὰ μὲν νόμῳ διακρίνοντες, τὰ δὲ τῷ συμφέροντι αἰσθανόμενοι, τῷ δὲ καὶ τὰς ἡδονὰς καὶ τὰς ἀηδίας τοῖσι καιροῖσι διαγινώσκοντες οὐ ταὐτὰ ἀρέσκει ἡμῖν*. Nous comprenons comme Littré, c'est-à-dire que *τῷ δέ* représente le groupe *τὰ δὲ τῷ συμφέροντι αἰσθανόμενοι* et non comme Grensemann qui comprend *τῷ δέ* comme représentant le cerveau (*damit*). Il est beaucoup plus intéressant de voir l'intellectualisme de *Maladie sacrée* s'affirmer même dans le sentiment du plaisir.

de plaisir. Pourquoi l'auteur précise-t-il cela, sinon pour affirmer que tout est connaissance. *Maladie sacrée* valorise le jugement et l'introduit partout pour valoriser la connaissance, pour dire qu'il y a de la connaissance partout.

L'assimilation de la pensée, de la connaissance, de l'émotivité et de l'affectivité est renforcée par l'utilisation des verbes *ἀνιᾶται* et *ἀσᾶται* (15, 4). *ἀνίη* et *ἄση* représentent la parataxe classique du malaise moral et du malaise physique, leur présence simultanée. Peut-être faut-il en chercher l'origine dans le lyrisme :

μή μ' ἄσαισι μηδ' ὀνίαισι δάμνα πότνια θῦμον. [23]

« Ne dompte pas mon thymos par les nausées et les peines »,

dit Sappho. Nous retrouvons le même type d'expression dans le *Timée,* sous la forme *λύπας καὶ ἄσας* [24]. Les traductions de ce groupe de mots sont souvent modifiées par leur contexte. Si l'on se trouve dans un environnement plutôt physiologique, dans le cas du *Timée* par exemple où il s'agit d'une pathologie du foie, l'on a tendance à donner à *λύπη* un sens vague et plutôt physique ; Rivaud traduit par *souffrances* [25], alors qu'il faut, selon nous, maintenir chagrin. Platon veut ici établir que chagrin et nausée appartiennent au foie, c'est-à-dire dans ce contexte où Platon fait une lecture systématique de la moralité vue du côté du corps, le chagrin est attiré dans le domaine du corps. Dans le chapitre de *Maladie sacrée,* à cause de la vision intellectualiste que nous propose l'auteur, l'on a tendance à atténuer l'aspect physique d'*ἄση*. Ainsi Littré traduit par *tristesses et angoisses* [26], Jones par *distress and anguish* [27], Grensemann par *Unlust und Ekel* [28]. Le caractère physique d'*ἀσᾶται* doit être renforcé pour comprendre l'effort de *Maladie sacrée* qui veut arracher la nausée, si l'on peut dire, au registre du corps pour la donner à la connaissance. Il y a là un effort épistémologique pour affirmer que la passion et ses manifestations physiques relèvent de la connaissance [29].

Le chapitre 17 arrache la pensée aux phrènes et au cœur :

« Les phrènes ont un nom qu'ils doivent au hasard et à l'usage, mais non à la vérité naturelle. 2 Je ne vois pas, pour moi,

23. *Fragment ᾱ* 1.

24. 71 c. La force du *νοῦς*, quelquefois, courbe et contracte le lobe du foie,... ferme les issues des canaux cholédoques et provoque ainsi *λύπας καὶ ἄσας*.

25. Cf. son édition et traduction, Paris, Belles Lettres.

26. VI L 389.

27. *Op. cit.*, p. 177.

28. *Op. cit.*, p. 85.

29. Nous reviendrons sur cette question très importante dans le chapitre *Tragique et maladie de l'âme.*

la puissance des phrènes en ce qui concerne la connaissance et la pensée. 3 Néanmoins si l'homme éprouve un excès de joie à l'improviste, ou de la tristesse, les phrènes sautent et procurent de la nausée (*ἄσην*) [30]... 6 Certains disent aussi que nous pensons par le cœur (*τῇ καρδίῃ* [31]) et que c'est par le cœur que nous éprouvons chagrin et souci; mais il n'en est pas ainsi; mais le cœur se contracte comme le diaphragme, et davantage encore, pour les raisons suivantes... 8 Nécessairement le corps, dans l'état de chagrin, frissonne et se contracte; de même dans l'excès de joie; c'est pourquoi le cœur ressent le plus, ainsi que les phrènes. Mais ni l'un ni les autres n'ont part à la pensée (*φρονήσιος*), mais c'est le cerveau qui est origine (*αἴτιος*) de tout cela.»

L'on voit que c'est bien l'émotivité et l'affectivité qui font problème. H. Miller affirme que l'association du cerveau et des émotions est originale [32]. C'est vraisemblable. En dehors de toute question d'influence et du point de vue strictement épistémologique, nous avons vu un rapport avec le *Timée*. Cependant l'affirmation de l'identité d'origine entre la connaissance et l'affectivité ne peut que nous évoquer une autre identité de ce type qui est stoïcienne et développée surtout par Chrysippe; mais elle est absolument inversée, dans la mesure où elle est attribuée à la *καρδία* [33]. Chez l'auteur de *Maladie sacrée* comme chez Chrysippe, il y a un *monisme* de la pensée et de l'affectivité; mais Chrysippe raisonne comme ceux que condamne *Maladie sacrée* en adoptant le raisonnement populaire, celui, comme dit Galien, des poètes, des femmes et des gens du peuple, qui croient qu'ils pensent par où ils éprouvent des émotions, par où ils ressentent. *Maladie sacrée* affirme que l'on ressent par où l'on pense; Chrysippe que l'on pense par où l'on ressent. Il existe certainement chez l'auteur de *Maladie sacrée* l'idée qu'il est scientifique dans la mesure où il s'éloigne justement de la pensée immédiate, de la croyance populaire en l'évidence de la sensation et du sentiment.

Pour revenir à notre question, «qu'en est-il donc du dualisme de *Maladie sacrée* ?», nous croyons qu'il faut beaucoup nuancer.

– Considérons d'abord le rapport de l'*âme et du corps*. C'est la tradition qui a parlé de l'âme à propos de *Maladie sacrée*; il faut

30. Grensemann maintient *ἄσην* qui est la leçon de la vulgate; Littré et Jones adoptent *ἄλσιν* – ξ – le soubresaut.

31. C'est le cas de *Chairs* et du *Cœur*.

32. *Op. cit.*, p. 179.

33. Cf. par exemple Galien, *Des dogmes d'Hippocrate et de Platon*, V K 287 ss., Mueller, p. 251.

quand même remarquer que le terme de ψυχή n'est pas dans le texte. C'est le *περὶ μανίης*[34] qui attribue au cerveau les ψυχῆς ἔργα, les fonctions de l'âme; et Tertullien dit que, selon Hippocrate, l'âme se trouve dans le cerveau[35], ce que *Maladie sacrée* ne dit justement pas. Si nous observons le rapport entre l'air-σύνεσις et l'homme, l'on peut bien parler de dualisme; mais ce dualisme n'est pas interne à l'homme; il correspond à un rapport extérieur-intérieur; c'est le rapport de Diogène d'Apollonie. Mais *Maladie sacrée* ajoute à Diogène le cerveau et alors c'est un problème de communication, d'accès de l'air-connaissance, de tuyaux bouchés ou débouchés, de stabilité d'un appareil.

– Si l'on considère plutôt le rôle du cerveau, c'est un rôle de médiation, jamais de production. En fait, comme nous avons essayé de le montrer, son rôle est de médiation au niveau de la connaissance; il permet le passage du signifiant au signifié.

– Si nous considérons l'émotivité et l'affectivité, à propos de quoi se fait généralement la répartition entre monisme et dualisme par une opposition de l'âme et du corps et une interaction de ces deux éléments, nous sommes bien forcé de convenir que *Maladie sacrée* est *moniste*; c'est cette attribution de l'émotivité et de l'affectivité au cerveau, donc à la connaissance, qui nous paraît, de loin, le plus important dans le débat médico-philosophique. Ce qui ne veut pas dire que tout n'est pas physique; bien au contraire, tout est physique. Donc au médecin de s'occuper de la maladie de la connaissance, en donnant au cerveau les conditions de possibilité de percevoir. Cela aussi est très important dans la discussion entre médecins et philosophes pour la répartition des maladies; au coup de force du médecin qui attribue l'univers de l'affectivité à la fois au cerveau et à la connaissance, correspond le coup de force stoïcien, définissant la maladie de l'âme comme passion, en l'attribuant à la philosophie. Mais nous sommes convaincu que l'accentuation du rôle du cerveau sert moins, pour l'auteur de *Maladie sacrée*, à la démonstration d'un dualisme du *cerveau et du corps*, qu'à l'affirmation d'un monisme de la pensée et du sentiment.

Humeurs IX

Nous allons maintenant examiner le chapitre 9 des *Humeurs* que nous citons dans l'édition Jones[36]. L'on sait que les *Humeurs*

34. Cf. la *lettre* 19 des *Lettres* d'Hippocrate, IX L 384, et H. Diels, *Hippokratische Forschungen V*, in *Hermes* 53, 1918, p. 57-87 : τοῦ ἐγκεφάλου, ἐν ᾧ ἐστὶ τὰ τῆς ψυχῆς ἔργα.

35. *In cerebro cubare secundum Hippocratem* (*De anima* 15, 5).

36. Loeb Classical Library, tome IV, 1967, p. 80.

sont à la fois considérées comme un traité de tout premier ordre [37] et comme un carnet de notes assez obscures. La première chose à faire est de tenter une traduction, qui sera forcément une interprétation :

Ψυχῆς, ἀκρασίη ποτῶν καὶ βρωμάτων, ὕπνου, ἐγρηγόρσιος, ἢ δι' ἔρωτάς τινας, οἷον κύβων, ἢ διὰ τέχνας ἢ δι' ἀνάγκας καρτερίη πόνων, καὶ ὥντινων τεταγμένη ἢ ἄτακτος· αἱ μεταβολαὶ ἐξ οἵων ἐς οἷα. ἐκ τῶν ἠθέων, φιλοπονίη ψυχῆς, ἢ ζητῶν, ἢ μελετῶν, ἢ ὁρῶν, ἢ λέγων, ἢ εἴ τι ἄλλο, οἷον λῦπαι, δυσοργησίαι, ἐπιθυμίαι· ἢ τὰ ἀπὸ συγκυρίης λυπήματα γνώμης, ἢ τὰ διὰ τῶν ὀμμάτων, ἢ ἀκοῆς· οἷα τὰ σώματα, μύλης μὲν τριφθείσης πρὸς ἑωυτήν, ὀδόντες ἡμώδησαν, παρά τε κοῖλον παριόντι σκέλεα τρέμει, ὅταν τε τῇσι χερσί τις, ὧν μὴ δεῖται, αἴρῃ, αὗται τρέμουσιν, ὄφις ἐξαίφνης ὀφθεὶς χλωρότητα ἐποίησεν. οἱ φόβοι, αἰσχύνη, λύπη, ἡδονή, ὀργή, ἄλλα τὰ τοιαῦτα, οὕτως ὑπακούει ἑκάστῳ τὸ προσῆκον τοῦ σώματος τῇ πρήξει, ἐν τούτοισιν ἱδρῶτες, καρδίης παλμός, καὶ τὰ τοιαῦτα.

«De l'âme, le manque de contrôle sur les boissons, la nourriture, le sommeil, la veille, ou qui se manifeste aussi à travers certaines amours, comme pour le jeu de dés ; ou de certains métiers ou sous l'effet de contraintes nécessaires, la persévérance dans les efforts ; et, dans ces efforts, la régularité ou l'irrégularité ; les changements de quoi à quoi. Changements qui viennent des *mœurs*, amour de l'effort de l'âme, quand on cherche, agit, voit ou parle ; ou bien encore par exemple les *chagrins*, l'*irascibilité*, les *désirs* ; ou bien des troubles fortuits de la pensée (*γνώμη*) qui viennent des yeux ou de l'ouïe. Changements qui intéressent le corps : quand une meule frotte, les dents sont agacées ; les jambes tremblent quand on passe auprès d'un précipice ; les mains tremblent quand on soulève un poids que l'on n'aurait pas dû soulever ; la vue soudaine d'un serpent fait pâlir ; les peurs, la honte, le chagrin, le plaisir, la colère, et tout le reste ; ainsi obéit à chacune de ces choses ce qui dans le corps convient à l'actualisation, et entre autres, les sueurs, la palpitation du cœur, et le reste.»

Le texte, comme on le voit, est obscur, ce qui ne veut pas dire que nous ne devions pas y chercher une cohérence. La difficulté

37. Cf. Littré, V L 470 : «Je donnerais volontiers à l'opuscule sur les *humeurs* le nom de 8e livre des *Épidémies*...». Jones, *op. cit.*, p. XXX, écrit qu'il s'agit de l'ouvrage *the most puzzling in the Hippocratic Collection. It is obviously a scrap-book of the crudest sort ; it has no literary qualities and it is obscure to a degree.*

vient surtout de la mise en relation de trois termes : *ψυχῆς*, *ἠθεών* et *σώματα*. Il est intéressant de voir que le commentaire pseudo-galénique [38] à la première phrase part sur une théorie tripartite de l'âme, théorie platonicienne confirmée, entre autres, par les *Dogmes d'Hippocrate et de Platon* de Galien. Peut-être l'auteur du commentaire a-t-il cru trouver entre *ψύχη*, *ἦθος* et *σῶμα* la relation entre *λόγος*, *θῦμος* et *ἐπιθυμία*. Il a en tout cas bien senti que le problème de ce texte était le rapport de l'âme et du corps. La phrase

αἱ μεταβολαὶ ἐξ οἵων ἐς οἷα

est évidemment très obscure. On semble l'avoir comprise comme une sentence très générale [39], par exemple Littré ; ou bien on lui donne, comme Jones, un sens très restrictif, en réservant les changements à l'âme (*states of mind before and after changes*) [40]. Nous pensons que *ἐξ οἵων* est repris ensuite par *ἐκ τῶν ἠθέων*, et *οἷα* précisé ensuite par *οἷα τὰ σώματα*. C'est-à-dire que nous comprenons qu'il faut considérer le sens des changements : ils viennent de l'*ἦθος*, et leur point d'application est le corps. Et qu'est-ce que l'*ἦθος* finalement, sinon une qualité de l'âme ?

Si l'on poursuit cette hypothèse, et si l'on reprend le texte : les changements viennent des mœurs : la *philoponie* relève de l'âme (*φιλοπονίη ψυχῆς*), comme nous le dit le texte. De la même façon, dans ce qui précède, l'intempérance (*ἀκρασίη*), la *καρτερίη πόνων*, l'endurance dans l'effort, sont des manifestations de l'*ἦθος*. L'on comprend bien que relèvent de l'âme les chagrins, l'irascibilité, les désirs, puis le reste des troubles, produits de la pensée qui viennent des yeux et de l'ouïe. Mais si l'on interprète *οἷα τὰ σώματα* comme *le lieu où s'adressent les changements,* tout doit s'expliquer comme venant de l'âme et agissant sur le corps. L'on peut comprendre que l'agacement des dents quand une meule tourne, relève de l'ouïe ; le tremblement des jambes peut être considéré comme relevant de la vue (*διὰ τῶν ὀμματῶν*), même chose pour le serpent. La difficulté est le passage : « Quand l'on soulève de ses mains quelque chose qu'il n'aurait pas fallu, les mains tremblent, » L'on est tenté de dire qu'il s'agit d'un phénomène tout à fait somatique. Pour quoi le citer alors ? Il est beaucoup plus intéressant de voir dans le tremblement des mains la sanction d'une estimation, d'un jugement, ou si l'on veut même, d'une hybris.

38. XVI K 302.

39. Comme le commentaire galénique d'ailleurs (XVI K 312), qui traite des changements en général, changements de temps, de nourriture, qui engendrent des maladies, considère l'origine des changements et leur sens, en qualité, quantité, etc. (XVI K 315).

40. *Op. cit.*, p. 81.

L'auteur cite ensuite crainte, honte, chagrins, plaisir, sans clore la liste (*ἄλλα τὰ τοιαῦτα*). Ainsi obéit à chacune de ces choses, qui selon nous relèvent de l'âme, ce qui, dans le corps, convient à l'actualisation. Ainsi rien ne se passe dans l'âme sans passer à l'action, sans se manifester dans le corps par une série non dénombrée de manifestations. Il y a une correspondance déterminée mais indéfinie en nombre, entre les manifestations de l'âme et celles du corps. A notre avis ce texte est important parce qu'il affirme un dualisme de l'âme et du corps, conçu comme un parallélisme rigoureux, où à chaque affection de l'âme correspond une fonction déterminée du corps.

L'on connaît bien les exemples de relation psychosomatique dans le *Corpus hippocratique*. Nous citerons le cas célèbre de Nicanor qui, lorsqu'il se lançait à boire, était effrayé par la joueuse de flûte [41]; celui de Democleès qui, ayant la vue obscurcie et le corps relâché, n'aurait osé passer ni près d'un précipice ni sur un pont [42]. Mais nous préférerions conclure par le cas des *Épidémies* VI, 8e section, n° 10 [43] :

> *Τὰκ τῆς γνώμης, ξύννοια, αὐτὴ καθ' ἑωυτὴν, χωρὶς τῶν ὀργάνων καὶ τῶν πρηγμάτων, ἄχθεται, καὶ ἥδεται, καὶ φοβεῖται, καὶ θαρσέει, καὶ ἐλπίζει, καὶ ἀδοξέει, οἷον ἡ Ἱπποθόου οἰκουρὸς, τῆς γνώμης αὐτῆς καθ' ἑωυτὴν ἐπίστημος ἐοῦσα τῶν ἐν τῇ νούσῳ ἐπιγενομένων.*

> «Cela vient de la connaissance (*γνώμη*), conscience douloureuse, en elle-même par elle-même, sans les organes et les manifestations; elle s'afflige, se réjouit, craint et se calme, espère et désespère, comme c'est arrivé à la servante d'Hippothoüs qui connut, par sa pensée, en elle-même et par elle-même, les événements de sa maladie.»

Le sens de *σύννοια* est très difficile. Peut-être faut-il rapprocher le sens de ce terme de *Définitions* (415 A) du pseudo-Platon :

> *σύννοια διάνοια μετὰ λύπης ἄνευ λόγου.*

> «*Préoccupation,* pensée accompagnée de chagrin sans expression par la parole.»

L'on pourrait songer à l'expression de l'âme qui se récupère elle-même dans le sommeil, comme on le voit dans *Régime* IV que nous citons dans la traduction de R. Joly [44] :

41. *Épidémies* VII.86 (V L 444) = *Épidémies* V.81 (V L 250).
42. *Épidémies* VII.87 (V L 444) = *Épidémies* V.82 (V L 250).
43. V L 348.
44. *Du régime,* Paris, Belles Lettres, 1967.

> « L'âme, quand elle est au service du corps éveillé, se partage entre beaucoup de tâches ; elle n'est pas à elle-même (*οὐ γίνεται αὐτὴ ἑωυτῆς*), mais se donne partiellement à chaque faculté du corps, à l'ouïe, à la vue, au toucher, à la marche, aux activités du corps entier ; l'intelligence ne s'appartient pas (*αὐτὴ δὲ ἑωυτῆς ἡ διάνοια οὐ γίνεται*). Mais quand le corps se tient tranquille, l'âme, mise en mouvement et éveillée, administre son domaine propre et accomplit toute seule toutes les actions du corps. »

Nous sommes, dans le cas de *Régime* IV, dans un contexte orphico-pythagoricien, comme l'a montré A. Palm [45], comme l'ont rappelé M. Détienne [46] et R. Joly [47]. Le vocabulaire des deux textes est le même, il y a bien, dans les deux cas, réclusion, séparation de la *γνώμη* de l'ensemble du corps. Mais la grande différence, à notre avis, c'est que dans le cas de la servante d'Hippothoüs, il s'agit d'un phénomène pathologique, ce qui fait, à notre avis, la nouveauté d'un cas de ce genre. Cette sécession de l'âme est ici un signe de maladie, la *γνώμη* étant séparée des organes et des *πρήγματα*, mot que nous avons traduit par manifestations (au lieu d'objets comme Littré), en songeant au texte d'*Humeurs* IX qui parle de ce qui convient, dans le corps, à ce que nous avons appelé l'actualisation, *τῇ πρήξει*. Nous sommes ici dans une pensée dualiste, interactioniste, qui considère le monisme de la *γνώμη* comme pathologique [48].

O. Temkin écrit que « la coupure radicale entre corps et âme était étrangère aux médecins anciens et qu'ils n'ont pas eu à construire laborieusement comme nous un pont de médecine psychosomatique » ; cela ne nous paraît pas si évident [49]. Il est un peu naïf, bien sûr, de s'étonner de la grande « pré-science » des Anciens, quand ils remarquent les liens entre le sentiment et son effet physique. Tous les médecins ont constaté ces effets psycho-somatiques. En ce sens, si l'on veut, tous sont « naturellement », dans

45. *Studien zur hippokratischen Schrift περὶ διαίτης*, Tübingen, 1933, II. Teil, p. 43 ss.

46. *La notion de δαίμων dans le pythagorisme ancien*, Paris, Belles Lettres, 1963, p. 71 ss.

47. *Op. cit.*, p. 97, note 1.

48. R. Joly, dans son édition *Du régime*, à paraître dans le *C.M.G.*, a, nous a-t-il précisé, rapproché ces deux passages. Nous sommes d'accord avec lui pour voir dans le cas de la servante une imitation du passage de *Régime* IV. Le caractère stéréotypé des formules montre que le médecin cherche des références pour décrire un état. La nouveauté est que, lui, doit décrire ce qui est un état pathologique.

49. *What is health ?* in Jago Galdston, *Epidemiology of health*, New York, Academy of Medicine, 1953, p. 11 ss.

leur langage courant, interactionistes. Même Asclépiade, qui croit que l'âme n'est autre chose que l'union de tous les sens et qui est un moniste, met dans les origines possibles de la phrénitis, le bouleversement par une colère immense, une trop grande terreur, l'oppression d'une tristesse. Mais le problème épistémologique naît au moment de la classification, de la répartition. Faut-il admettre une troisième substance, comme sera le ϑῦμος dans la tripartition platonicienne de l'âme ? L'entreprise de *Maladie sacrée* est, comme nous l'avons vu, réductioniste. L'intellectualisme, si l'on peut dire, de *Maladie sacrée* ne vient pas de ce que le cerveau est impliqué dans le circuit de la connaissance, mais de l'affirmation du fait que tout relève de la connaissance.

Nous faisons, pour notre part, rentrer le texte de *Maladie sacrée* dans le grand débat antique sur la répartition du champ des maladies qui comportent des troubles de comportement ou de connaissance. Il ne faut pas attendre l'*Anonyme de Londres* pour trouver la séparation entre les maladies somatiques qui relèvent du médecin, et les maladies psychiques qui relèvent du philosophe [50].

Ce débat a été évidemment surtout formalisé après la définition des passions comme maladies de l'âme par les Stoïciens, et nous avons dit la parenté formelle avec *Maladie sacrée* de l'annexion, par Chrysippe, des manifestations organiques. Chrysippe affirme que la passion est un recto-verso du jugement et de la manifestation physiologique : morsure, gonflement, systole etc. Il est évident qu'un monisme cohérent est beaucoup plus à l'aise pour expliquer ce tout, dans la passion, du jugement et du phénomène organique qui l'accompagne. Si l'on prend, par exemple, la classification de Posidonius, qui refuse le monisme de Chrysippe pour adopter le dualisme de l'âme et du corps, l'on voit que la situation n'est pas simple. Selon Posidonius, « les maladies concernent les unes l'âme, les autres le corps ; et certaines ne relèvent pas de l'âme, mais touchent l'âme, tout en étant corporelles ; les autres ne relèvent pas du corps, mais touchent le corps, tout en étant psychiques ; les maladies qui sont purement et simplement de l'âme consistent dans les jugements comme les désirs, les craintes, les colères ; les maladies purement et simplement du corps, fièvres, refroidissements, resserrements, relâchements ; maladies physiques touchant l'âme : léthargies, mélancolies, morsures, illusion, épanchements ; inversement, maladies somatiques touchant l'âme : tremblements, pâleurs, changements d'apparences sous l'effet de la terreur ou du chagrin. » [51]

50. *An. Lond.*, II.5 et XXI.13.

51. *Fragment* 154, édition L. Edelstein et I.G. Kidd, *Posidonius*, volume I, *The Fragments*, Cambridge University Press, 1972, p. 140.

Il ne nous paraît pas vrai qu'en se fondant sur *Maladie sacrée*, l'on puisse dire comme Popper [52] que le « dualisme, sous la forme de l'histoire du fantôme dans la machine, ou mieux du fantôme dans le corps, soit aussi vieux que l'on puisse remonter dans une analyse historique ou archéologique. » Il est vrai qu'une lecture très ancienne de *Maladie sacrée* a imposé cette vue et fait rentrer ce traité dans une polémique. Les médecins ont localisé la pensée dans divers endroits du corps. Comme l'écrit Caelius Aurélien [53], « Certains ont dit que le siège est l'encéphale, d'autres son extrémité inférieure ou sa base, que nous pourrions appeler *sessio* [54], d'autres l'artère que les Grecs appellent aorte, d'autres la "veine épaisse" que les Grecs appellent *phleba-pacheian*, d'autres le diaphragme. Mais pourquoi s'étendre sur une chose que nous pouvons expliquer aisément, si nous disons ce qu'ils ont dans l'esprit ? Car chacun d'eux a indiqué comme siège de la phrénitis la partie où il pense que se tient le gouvernement de l'âme. »

D'autre part, contrairement à ce qu'affirme Temkin, la relation de l'âme et du corps est un problème de la médecine ancienne ; il a été posé par l'affectivité et la définition du champ épistémologique du médecin.

MALADIE DE L'AME OU MALADIE DU CORPS : LE PLATONISME DE GALIEN

> *«... the great defenders of that doctrine – the great materialist philosophers – were, nevertheless, almost all upholders of humanist ethics.»*
> Popper and Eccles [55].

Nous nous proposons de réfléchir sur le platonisme de Galien. Cette étude aura, comme nous l'avons déjà dit, un double intérêt : nous introduire aux problèmes du *Timée* et de la définition de la maladie de l'âme par Platon, et d'autre part, montrer la réflexion du médecin Galien sur l'articulation de l'âme et du corps et la solution qu'il donne pour la cure des maladies de l'âme. Il y a eu irruption dans l'histoire de la médecine d'une philosophie qui s'est mêlée de médecine, et dont le texte est devenu pour ce problème capital, une

52. *Op. cit.*, p. 152.
53. *Maladies aiguës*, I.53, 54.
54. C'est le cas d'Hérophile, cf. Diels, *Doxographi graeci*, p. 391, 8.
55. *The Self and its Brain*, Heidelberg-New-York-Londres, Springer International, 1977, p. 5.

autorité médicale (équivalente de ce qu'est, pour la contagion, le texte de Thucydide II.47). Il s'agit de Platon, et de sa réflexion, dans le *Timée*, sur les maladies de l'âme. Platon propose une théorie physiologique du *Nul n'est méchant volontairement.*

> *Κακὸς μὲν γὰρ ἑκὼν οὐδεις, διὰ δὲ πονηρὰν ἕξιν τινὰ τοῦ σώματος καὶ ἀπαίδευτον τροφὴν ὁ κακὸς γίγνεται κακός...*
> 86 e.
>
> « Car nul n'est vicieux volontairement. C'est par l'effet de quelque disposition maligne du corps, ou d'une éducation mal réglée que l'homme vicieux devient vicieux. » [56].

S'il en est ainsi, il faut remplacer la philosophie par la médecine et substituer la diététique à la morale. Quelques textes fort intéressants de Galien posent très bien le problème, comme nous le verrons en reprenant le *Timée*. Dans son *Que les mœurs de l'âme sont la conséquence des tempéraments du corps* [57], il conclut à l'inégalité biologique face à la justice, dont la raison est le tempérament du corps.

La physiologie du *Timée*.

On ne saurait dire que cette question ait été beaucoup étudiée. La physiologie du *Timée* paraît aux commentateurs plutôt comme une curiosité à côté d'une cosmologie et d'une physique qui les intéressent davantage. C'est encore le cas pour le beau commentaire de Luc Brisson [58]. Et il est vrai qu'il faut se garder d'autre part, de réduire le *Timée* à sa biologie. Mais dans notre perspective nous y sommes contraint. Quant à l'article de Miller sur l'étiologie des maladies dans le *Timée*, il ne dit rien des maladies de l'âme [59].

Pour Galien, le *Timée* a l'immense mérite de fonder analogiquement la tripartition de l'âme du livre IV de la *République* [60]. Les sept premiers livres du *De placitis* de Galien sont consacrés à

56. Traduction Rivaud, Paris, Belles Lettres, 1925. *Τροφή* a évidemment le sens double de nourriture et d'éducation, cf. Soranus, qui rappelle que la nourrice à côté de ses qualités physiques doit être grecque de façon que l'enfant tète le meilleur lait et apprenne le meilleur langage (*Gynécologie* II.19) in Soranus, *Gynecology*, traduction avec introduction par O. Temkin, Baltimore, 1956.

57. Que nous citerons en abrégé : *Que les mœurs...* Édition Marquardt-Mueller-Helmreich, Leipzig, Teubner, 1891, t. II.

58. Luc Brisson, *Le même et l'autre dans la structure ontologique du Timée de Platon*, Paris, Klincksieck, 1974.

59. Miller, *The aetiology of disease in Plato's Timaeus*, in *TAPA*, 93, 1962, p. 175-187.

60. Nous ne prenons pas partie pour savoir si la *République* précède ou suit le *Timée*. Notre perspective n'est pas platonicienne. Là-dessus, cf. Rivaud, notice, p. 19.

exposer cette doctrine sur les trois âmes de l'homme ; selon le médecin de Pergame, elle représente un syncrétisme intéressant entre Hippocrate, Pythagore, et Platon ; l'âme concupiscible a son siège dans le foie, l'âme irascible (le *θυμός*) a son siège dans le cœur ; et enfin l'*ἡγεμονικόν*, l'âme rationnelle, a sa place dans le cerveau.

Nous avons déjà parlé de l'importance de la description du corps humain dans le *Timée* (69 d ss.) [61]. Les dieux ont séparé l'âme immortelle du principe mortel par un *isthme* (69 e). Une cloison, le diaphragme (69 e), sépare l'appartement des hommes de celui des femmes. La raison siège au haut de la citadelle (70 b). Les poumons sont une sorte d'édredon pour le cœur (70 d)... Cette description analogique intéresse la rhétorique comme l'épistémologie. Le pseudo-Longin, dans son traité [62], y trouve un exemple du style sublime ; parce qu'il y voit une succession systématique de métaphores. Mais ces métaphores elles-mêmes rentrent dans une tradition médicale de la description du corps humain, comme nous l'avons montré [63]. La question se pose de savoir à quel moment la métaphore devient un modèle et est fonctionnelle. Il faut surtout se garder de parler trop vite de *mécanisme*. La comparaison, par exemple, de la tête ou de la vessie avec la ventouse, dans *V.M.* est dans un contexte vitaliste. Faut-il voir dans l'analogie des vertèbres et des gonds ou charnières un modèle ou une simple métaphore [64] ? Aristote, dit G. Canguilhem, assimile les organes du mouvement animal à des *organa*, c'est-à-dire des machines de guerre. « Aristote... assimile le mouvement des membres à des mécanismes... fidèle du reste sur ce point à Platon qui, dans le *Timée*, définit le mouvement des vertèbres comme celui de charnières ou de gonds. » [65]. Sommes-nous sur le même plan ?

Les métaphores du *Timée* n'ont guère eu de succès dans l'histoire de la médecine, sauf l'une pourtant qui fait exception, celle du *diaphragme* [66].

Nous trouvons les mêmes difficultés dans la description des rapports entre les âmes, et des maladies de l'âme ; c'est-à-dire

61. Cf. notre article *Écriture et médecine hippocratique*, in *Texte et Langage* I, 1978, p. 136.

62. *Du Sublime*, 32, 5.

63. *Op. cit.*

64. 74 a.

65. *La connaissance de la* vie, 2e édition, Paris, Vrin, 1967, p. 106-107.

66. Cf. Rufus, *Du nom des parties du corps*, Daremberg-Ruelle, p. 156 ; *Anatomie des parties du corps* (*ibidem*, p. 179) ; A. Rivaud (note, p. 196 *ad loc.*) écrit que le terme est peut-être emprunté au vocabulaire des médecins, à moins que nous n'en trouvions ici le premier emploi technique.

surtout la rencontre de la rhétorique et de la médecine. Nous laisserons de côté les influences médicales qui sont mal perceptibles, celles, par exemple, des médecins siciliens [67] [68].

Le rôle du foie

Il faut faire une place toute particulière au foie dans la physiologie du *Timée*.

Le foie a cette particularité de se trouver dans la compagnie des organes les plus vils, dans la zone des désirs, et d'être, malgré cela, en communication directe avec le *νοῦς* et avec les dieux, sans l'intermédiaire du logos ni de la phronésis,

ἐπειδὴ λόγου καὶ φρονήσεως οὐ μετεῖχε. 71 d.

Le foie est un miroir (71 b). Il est compact, lisse, brillant et il est dans une situation de grande fragilité à l'égard de l'esprit (*νοῦς*). La force du *νοῦς* l'épouvante ; il utilise à cet effet l'*amer* du foie. Le foie contient en effet du sucré et de l'amer (*γλυκὺ καὶ πικρότητα ἔχον* – 71 b) « Souvent, utilisant à cet effet l'amertume du foie, il lui présente des visions redoutables ; il mêle subtilement l'âcreté dans le foie tout entier ; il y fait apparaître des couleurs de bile (*χολώδη χρώματα*) ou bien il le contracte et le rend tout entier râpeux et couvert de rides. » (71 b) [69]. Cette relation « physico-chimique » de l'esprit et du foie, par l'intermédiaire du *doux-amer* est très intéressante. On y trouve subtilement mêlés le miroir et la bile. L'on ne comprend rien à cette réaction du miroir si l'on pense au miroir comme à une réalité objective. Le miroir est un instrument qui peut réagir à de subtiles transformations de l'être, comme nous le montrent certains textes d'Aristote, et d'autres, repris à la tradition aristotélicienne, de Pline l'Ancien.

> « Une preuve, écrit Aristote, que les organes perçoivent rapidement de petites différences, c'est ce qui se passe sur les miroirs, sujet qui mériterait à lui seul un examen attentif et soulèverait des difficultés. Le fait des miroirs prouve en même temps que, comme la vue souffre de quelque chose, de même elle agit aussi. En effet, sur les miroirs tout à fait nets, quand au moment des menstrues, les femmes jettent un regard dessus, il se forme à la surface comme un nuage

67. Cf. par exemple, les liens avec Empédocle, Philistion, Dioclès. Sur la question cf. A.E. Taylor, *A commentary on Plato's Timaeus,* Oxford, 1928, p. 587-610, et surtout p. 599-608 ; M. Wellmann, *Die Fragmente der griechischen Aerzte,* Berlin, 1901, p. 65 ss.

68. Nous considérons les descriptions du *Timée* comme un texte *princeps,* ce qu'il est pour Galien.

69. Traduction A. Rivaud.

sanglant ; l'airain, parce qu'il est lisse, sent au plus haut point n'importe quel contact ; et si léger soit le contact, la pureté du miroir le rend manifeste. » [70]

Ainsi l'on ne doit pas s'étonner de la « sensibilité » du miroir. Dans le *Timée,* Platon nous donne un élément de cette sensibilité : c'est la *bile* qui fait prendre au foie toutes ces *couleurs* de bile (*χολώδη χρώματα*), dont Thucydide nous dit que les médecins les avaient dénommées [71].

Ce texte sur le foie est aussi un des textes fondamentaux sur l'importance de la bile. Elle est ici l'élément *doux-amer,* le *γλυκὺ / πικρόν*. Dans le *Problème XXX* ce sera la bile noire qui aura la qualité d'être elle-même et son contraire dans l'instant et dans le temps, parce qu'elle est chaude et froide. Les qualités ont changé ; les propriétés restent les mêmes [72]. Un souffle, venu du *νοῦς*, peut susciter des tempêtes, ou en utilisant le sucré du foie, calmer et ramener l'embellie.

Parfois, bouchant les canaux cholédoques, le *νοῦς* provoque *λύπας καὶ ἄσας*, les chagrins et les nausées, ou plutôt les *chagrins-nausées.* Évidemment l'on peut traduire *λύπας* par *souffrances* ou *douleurs*, comme le font Rivaud et Moreau [73]. Mais en lisant ce groupe de mots, on ne peut, à notre avis, ne pas évoquer celui dont nous parlerons abondamment : *ἄσαισι / ὀνίαισι* [74] de Sappho – *Fragment ā* I. Ce groupe *λύπας καὶ ἄσας*, unique chez Platon [75], dans le contexte qui est finalement celui des rapports de l'âme et du corps, ne peut pas ne pas être un souvenir culturel. L'on comprend bien Rivaud et Moreau. Tout ce passage veut expliquer tous les faits de l'âme comme des faits physiques. Mais *λύπη*, bien que ce mot puisse avoir le sens de souffrance physique, associé à la nausée, devient une souffrance plus psychologique, est une nausée psychologique. Nous avons là le recto-verso essentiel de ce que nous appellerons la mélancolie ; ici une picrocholie. La bile est l'élément fondamental du rapport de l'âme et du corps, du mental et du physique [76].

70. *Des rêves, Petits traités d'histoire naturelle,* 459 b ; traduction Mugnier, Paris, Belles Lettres, 1965 ; cf. Pline VII.XV.64, éd. R. Schilling, Paris, Belles Lettres, 1977.

71. II.49, 3 ; cf. notre article *Écriture et médecine hippocratique,* p. 139.

72. Cf. par exemple 954 a 15.

73. Platon, *Œuvres complètes,* Pléiade, Paris, 1950, t. II, p. 497.

74. *μή μ' ἄσαισι μηδ' ὀνίαισι δάμνα πότνια θῦμον* – Ne domptez pas mon thymos par les nausées et les peines (*ὀνίαισι*, forme dorienne de *ἀνίαισι*) ; cf. *infra, Tragique et maladie de l'âme, les viscères de Médée.*

75. C'est l'unique emploi de *ἄσα*, qu'Ast traduit mal par *angor,* cf. *Lexicon platonicum.*

76. 71 e, 72 b. c ; le foie est aussi le miroir des dieux, le lieu des reflets et des visions. Il faut, pour cela, que le bon *sens* (*phronesis*) soit empêché par le sommeil, la maladie, ou

Le nom de bile, comme l'écrit plus loin Platon, est un concept général qui unit des humeurs diverses, tantôt jaunes, vertes ou noires. « Et le nom commun de toutes ces humeurs est celui de bile. Il leur a été donné soit par quelques-uns des médecins, soit simplement par un homme capable de pénétrer la nature d'une foule de faits même dissemblables et d'apercevoir en tous un même et unique genre, digne d'un seul nom. » [77]. En fait, cette bile est capable de secouer les lieux où elle se trouve, et d'y apporter le désordre. Si même elle est en grande quantité dans le sang « elle pénètre jusqu'à la substance de la moelle ; elle la brûle, elle détache les liens, qui, pareils aux amarres d'un vaisseau, y retiennent l'âme, et elle met cette dernière en liberté. » [78]. Si elle est vaincue, elle sort du corps comme les bannis quittant une cité en révolution. Le rôle de la bile rentre d'ailleurs dans une étiologie plus générale des maladies [79].

Cela nous conduit aux maladies de l'âme.

τὰ δὲ περὶ ψυχὴν διὰ σώματος ἕξιν τῇδε. [80]

La phrase présente des difficultés. L'on peut penser qu'il existe des maladies de l'âme consécutives à un état particulier de l'âme. Cela semblerait confirmé par la phrase suivante : la maladie propre de l'âme est la *déraison* [81] :

νόσον μὲν δὴ ψυχῆς ἄνοιαν συγχρωρητέον.

Mais il y a deux espèces de déraison : manie et ignorance (*μανία*, *ἀμαθία*). En ce cas, il faut traduire comme Rivaud :

> « Celles (les maladies) de l'âme, qui surviennent par suite des dispositions du corps ont les caractères que voici. »

Ou alors, comme la suite du texte tend finalement à le montrer, toutes les maladies de l'âme ont une origine physique, et alors l'on peut penser qu'il faut traduire comme Moreau :

> « Quant à celles de l'âme, elles ont pour cause l'état du corps, et se produisent comme suit. »

la transe. La divination est un tout qui comprend deux parties : la réception et l'interprétation. La réception se fait hors du raisonnement ; l'interprétation dans la conscience et le jugement. Cf. L. Brisson, *Du bon usage du dérèglement*, in *Divination et rationalité*, Paris, Seuil, 1974, p. 220-248. La divination, dans ce texte, ne saurait rentrer dans les maladies de l'âme.

77. 82 c ; trad. Rivaud. C'est la couleur qui distingue les variétés de la bile (*ibidem*).

78. 85 e ; trad. Rivaud.

79. Cf. Miller, *op. cit.*

80. 86 b.

81. *Démence* (Rivaud) ; *déraison* (Moreau).

Cela revient à dire que l'ignorance elle-même est d'origine somatique. Et il y a de fortes chances que Moreau ait raison de traduire ainsi, comme le montre l'interprétation du «nul n'est méchant volontairement,» qui vient peu après.

Nous connaissons bien la *manie,* dont l'origine somatique ne fait aucun doute pour un médecin ; l'*ignorance* intrigue davantage. En fait les joies et les chagrins extrêmes relèvent des deux concepts. Ils rendent le patient enragé et l'empêchent de raisonner :

> λυπῇ δὲ καὶ λογισμοῦ μετασχεῖν ἥκιστα τότε δὴ δυνατός. 86 c.

L'origine est avant tout sexuelle, et provient de la trop grande abondance de sperme. «Ainsi il devient maniaque (ἐμμανής) pendant la plus grande partie de sa vie, par l'excès de ses plaisirs et de ses douleurs ; il a l'âme malade et insensée par l'effet du corps...» :

> Νοσοῦσαν καὶ ἄφρονα ἴσχων ὑπὸ τοῦ σώματος τὴν ψυχήν. 86 c.

> «Cependant on le tient non pour malade, mais pour méchant volontairement. Or, nul n'est vicieux volontairement. C'est par l'effet de quelque disposition maligne du corps, ou d'une éducation mal réglée que l'homme vicieux devient vicieux.» [82]

Quant aux passions, selon que les humeurs (pituite ou bile) attaquent les différents niveaux de l'âme, l'on a tristesse, chagrin, audace, lâcheté, oubli, et même δυσμαθία, c'est-à-dire paresse à apprendre ; ce qui explique l'*amathia.* L'ignorance est donc le résultat d'une disposition du corps.

«Le matérialisme» de Platon.

Il est donc clair que médecine et morale doivent se confondre dans une même thérapie de l'âme et du corps :

> τὸ περὶ τὰς τῶν σωμάτων καὶ διανοήσεων θεραπείας. 87 c.

Mais elle ne se résoudra pas à une médecine du corps ; elle sera médecine du *rapport* de l'âme et du corps. Or nous vivons sans songer à ce rapport de *symétrie.* Cela fait que nous avons tantôt l'âme plus forte que le corps, elle «s'exaspère, le secoue tout entier du dedans, l'emplit de maladies et le consume, quand l'âme se jette de toute son ardeur sur quelques sciences et recherches (τινας μαθήσεις καὶ ζητήσεις) [83]. Elle échauffe le corps, et l'ébranle

82. 86 d.e ; traduction Rivaud.

83. 87 e, 88 a ss. ; cf. nos *Lettres d'Hippocrate* et le thème de la santé des gens de lettres, dans le dernier chapitre.

par l'ambition, l'envie, qui surviennent en elle, et y excite des catarrhes (ῥεύματα). Elle trompe ainsi la plupart de ceux qu'on appelle les médecins, et les amène à incriminer des causes contraires aux véritables. Au contraire, si le corps est plus grand et plus fort, le désir de nourriture l'emporte sur le désir de la *phronésis*, et l'âme tombe dans la plus grande des maladies, l'*ignorance*.»

Ce serait, bien sûr, défigurer Platon que de réduire sa conception de la relation de l'âme et du corps au seul *Timée*. Popper a certainement raison de voir, dans le célèbre texte du *Phédon*, la vraie pensée de la philosophie platonicienne à cet égard [84]. Socrate raconte à Cébès la passion qu'il avait jadis pour la recherche περὶ φύσεως. «Je lui trouvais une incomparable splendeur... Est-ce le sang qui fait que nous pensons, ou bien l'air ou le feu ? Ou bien n'est-ce aucune de ces choses, mais plutôt le cerveau, en donnant naissance aux sensations de l'ouïe, de la vue, de l'odorat, desquelles résulteraient d'autre part la mémoire et le jugement, tandis que de la mémoire et du jugement, quand ils ont acquis la stabilité, se formerait par ce procédé un savoir ?...» Socrate rappelle son émoi à l'affirmation par Anaxagore de la toute puissance du νοῦς. Et il termine par cette admirable apologie :

> «Pourquoi d'abord suis-je en ce lieu ? C'est parce que mon corps est fait d'os et de muscles; que les os sont solides et ont des commissures qui les séparent les uns des autres, tandis que les muscles, dont la propriété est de se tendre et se relâcher enveloppent les os avec les chairs... mille choses encore du genre ; et l'on n'aurait cure de nommer les causes qui le sont véritablement. Or les voici : puisque les Athéniens ont jugé meilleur de me condamner, pour cette raison même, moi, à mon tour, j'ai jugé meilleur d'être assis en ce lieu, c'est-à-dire plus juste de subir, en restant où j'étais, telle peine qu'ils m'infligent. Oui, par le chien ! il y a beau temps, je ne me trompe pas, que ces muscles et ces os pourraient être du côté soit de Mégare, soit de la Béotie, là où les aurait portés une certaine conception du meilleur, si mon idée n'avait pas été qu'il était plus juste et plus beau de préférer à la fuite et à l'évasion l'acceptation, due à la cité, de la peine qu'elle me fixerait...» [85].

84. 96 b – 99 a ; *op. cit.*, p. 170.
85. *Phédon* 96 b, 99 a; trad. Robin, Paris, Belles Lettres, 1970.

Il y a là une coupure radicale entre la série des explications causales, et la série des explications en termes de finalité et de valeurs, comme le fait remarquer Popper [86].

Mais parce qu'il concerne plus strictement notre problème des rapports entre les maladies du corps et les maladies de l'âme, nous préférons un passage du livre X de la *République* [87], parce qu'il règle un rapport analogique et marque la spécificité des maladies de l'âme et des maladies du corps. Ainsi la cause de la maladie ou de la mort du corps vient peut-être de la mauvaise qualité des aliments, mais cette qualité n'agit pas directement sur le corps. Elle n'est pas cause première, mais seconde ; elle déclenche un processus spécifique dans le corps. On ne saurait réduire la maladie du corps à la mauvaise qualité de l'aliment [88].

L'aliment est au corps ce que le corps est à l'âme. Si l'aliment est avarié, il peut être la cause occasionnelle de l'apparition du mal propre au corps ; si le corps est malade, il peut être la cause occasionnelle de l'apparition d'un mal propre à l'âme. La maladie du corps peut déclencher un processus qui sera spécifique de l'âme.

> « Quand dans une substance s'introduit un mal qui lui est étranger, si le mal qui lui est propre ne s'y joint pas, ne laissons pas dire que l'âme ou quelque autre chose que ce soit périsse. » [89]

Cette distinction est capitale. Elle oblige à ne pas confondre l'éthique et la médecine. C'est ce qui distingue Platon de Galien, mais aussi Platon de Plutarque, dans l'eschatologie des *Délais de la justice divine*, comme nous le verrons.

Quelle que soit la vérité du Platonisme – et nous avons marqué les limites de notre interprétation du *Timée* – autre chose est l'interprétation galénique de Platon. Il faut bien dire que nous sommes devant une lecture matérialiste du *Timée* et de la *République*. Pour Galien, la vérité de Platon est d'avoir marqué la relation anatomique entre trois sortes d'âme et trois organes : l'âme végétative a son siège dans le foie, l'âme irascible dans le cœur, et l'âme rationnelle dans l'encéphale. Les textes sont très nombreux. Nous n'en

86. Cf. Popper and Eccles, *op. cit.*, p. 170 : *It is meant as a statement distinguishing sharply between an explanation in terms of physical causes, and an explanation in terms of intentions, aims, ends, motives, reasons, and values to be realized.*

87. 609 e ss.

88. 609 e : *ὑπὸ δὲ σιτίων πονηρίας ἄλλων ὄντων ἄλλο ὂν τὸ σῶμα, ὑπ' ἀλλοτρίου κακοῦ μὴ ἐμποιήσαντος τὸ ἔμφυτον κακόν, οὐδέποτε ἀξιώσομεν διαφθείρεσθαι.*

89. 610 b.c ; trad. Chambry, Paris, Belles Lettres, 1964, 5e tirage.

retenons que quelques-uns, pour éclairer le problème. Tel est, par exemple, dans le *De usu partium*, un passage sur le foie [90] :

> «Que le foie soit le siège d'une faculté semblable à celle qui régit les plantes, c'est ce que nous avons montré ailleurs [91]. Cette faculté devait se joindre aux deux autres [92]. Le foie, dit Platon, est une espèce de bête sauvage [93], et c'est une stricte obligation de le nourrir si l'on veut perpétuer la race mortelle. La partie raisonnable qui constitue l'homme, partie située dans l'encéphale, a l'irascibilité (*θυμόν*) pour serviteur, pour appui, pour défenseur contre cette bête sauvage. Au moyen des prolongements qui les unissent l'une à l'autre, l'artisan de notre corps les a disposées pour se servir mutuellement.»

Ainsi, pour Galien, la chose est claire. Les fonctions correspondent à une typologie très précise. Le scalpel de l'anatomiste démontre la vérité du *Timée*. Hérophile et Erasistrate, en découvrant la fonction des nerfs sensitifs n'ont fait qu'approfondir la connaissance platonicienne. «Là où se trouve l'origine des nerfs, là est le principe de l'âme rationnelle», écrit Galien [94], «et l'origine est dans le cerveau» :

> *ἔνθα τῶν νεύρων ἡ ἀρχή, ἐνταῦθα τὸ ἡγεμονικόν· ἡ δ' ἀρχὴ τῶν νεύρων ἐν ἐγκεφάλῳ ἐστίν.*

La physiologie de Galien est en relation étroite avec sa philosophie morale; et nous pensons que c'est d'un grand intérêt non seulement pour la pensée antique, et spécialement galénique, mais pour la problématique moderne de la relation du physique et du moral.

Dans un article fort clair, W. Riese, après avoir remarqué que «le premier élément constitutif de la pensée morale galénique est d'ordre physique», tente de sauver Galien du péché de «matérialisme» : «on ferait œuvre utile», écrit-il, «si on pouvait libérer Galien du reproche qu'on lui a fait, et si on pouvait libérer en même temps sa pensée morale d'un "apanage" apparemment matéria-

90. *De usu partium* IV, 13, édition Helmreich, editio stereotyp., Hakkert, 1962, t. I, p. 227 ; nous citons la traduction de Daremberg, *op. cit.*, t. I, p. 314.

91. *De placitis*... VI.

92. La faculté rationnelle et la faculté animale, ou irascible (conciliation d'Aristote et de Platon).

93. *Timée* 70 e ; mais ce n'est pas le foie, c'est l'âme qui y habite qui est une bête sauvage, comme le rappelle Daremberg (*op. cit.*, p. 314, note 2) ; et cette âme n'est pas logée seulement dans le foie, mais dans toute la région qui s'étend depuis le diaphragme.

94. *De placitis*... : V K 655 ; cf. sur les nerfs, l'article que nous citons souvent de F. Solmsen, *Greek philosophy and the discovery of the nerves*.

liste. Je crois qu'un tel effort sera couronné de succès, si on tient compte de l'idée galénique du corps.» [95].

Ainsi, pour Riese, une conception "idéaliste" du corps, sauverait Galien d'une conception "matérialiste" de l'âme [96]. Ce que nous appelons «idéalisme» du corps, serait représenté par le finalisme tout aristotélicien que l'on rencontre dans le *De usu partium* et par la conception de la Nature artiste des *Facultés naturelles.* Le problème, n'en doutons pas, est bien celui que souligne la phrase de Popper que nous citions au début de ce chapitre [97] : comment se fait-il que les grands tenants du matérialisme philosophique soient pourtant des tenants d'une éthique humaniste ? Popper pense surtout à Démocrite, mais la même question vient pour Galien. C'est la question qui va nous servir à examiner des Traités comme : *Que les mœurs de l'âme sont la conséquence des tempéraments du corps* [98]; *Des habitudes* [99]; *Des passions de l'âme et de ses erreurs* [100].

L'on pourrait retrouver, avec Galien, un certain pessimisme grec à l'égard des possibilités de l'éducation, dont nous pourrions rechercher l'origine chez les Sophistes. Les rapports de la nature et de la culture, le problème de l'éducation, ont inspiré des débats dans la Grèce du Ve et IVe siècles [101]. Mais l'on aurait tort de réduire le discours galénique au discours sophistique. Galien parle à partir d'une pratique, d'une expérience, d'un point de vue de technicien; et c'est le seul médecin de l'Antiquité qui se dise *aussi* philosophe. Il est médecin *et* philosophe; mais d'abord médecin. Il est un médecin qui annexe la philosophie. Tel est le sens de son traité : *Que le bon médecin est philosophe* [102]. C'est ce que nous appellerons, dans notre chapitre sur Cicéron, la *grande exception* de Galien; car l'attitude générale du médecin, nous l'avons vu,

95. *La pensée morale de Galien,* in *Revue Philosophique* n° 3, juillet-sept. 1963, p. 331-346. – la phrase que nous citons :p. 332.

96. L'utilisation d'un tel vocabulaire est évidemment très mauvaise.

97. *Op. cit.*, p. 5.

98. Édition Marquardt, t. II, p. 32-79; traduction, Daremberg, *Œuvres de Galien,* Paris, Baillière, 1854.

99. Édition Marquardt, t. II, p. 9-31 ; Daremberg, *op. cit.*, p. 92-110.

100. Édition Marquardt, t. I, *Des passions,* p. 1-44 ; *Des erreurs,* p. 45-81 ; cf. R. van der Elst, traduction et commentaire, Paris, Delagrave, 1914.

101. Cf. par ex. W. Jaeger, *Paideia,* Paris, Gallimard, 1964, t. I, p. 344 ss. *Les Sophistes : les origines de la théorie éducative et de l'idéal de culture* ; W.K.L. Guthrie, *Les Sophistes,* Paris, Payot, *L'antithèse "nomos"-"physis" en morale et politique,* p. 63 ss.; F. Heinimann, *Nomos und Physis,* Basel, 1965 ; Dumont, *Les Sophistes, Fragments et témoignages,* Paris, P.U.F., 1969, entre autres livres.

102. Édition Marquardt, t. II, p. 1-8 ; Daremberg, *op. cit.*, p. 1-7.

est de se limiter au corps et à la pratique médicale conçue comme une thérapeutique des maladies du corps. Galien pose le problème des maladies de l'âme en médecine *et* en philosophie. L'on peut très bien concevoir que c'est une annexion abusive de la philosophie. Là n'est pas le sujet. En fait Galien constitue une médecine philosophique, et nous employons à dessein la terminologie de Pinel sur laquelle nous reviendrons [103].

« Les puissances de l'âme suivent les tempéraments des corps. » Tel est le principe que Galien a vérifié par l'expérience [104]. De sorte que si nous travaillons pour un bon tempérament du corps (*εὐκρασία*) par les aliments, les boissons, tout ce que nous faisons journellement, nous fabriquons aussi le bon tempérament de l'âme, à l'égard de la vertu. Et il se place immédiatement sous l'autorité de Pythagore et de Platon [105].

Ainsi la morale devrait donc se réduire à une diététique, et à une gymnastique elle-même dépendant d'une médecine, comme on le sait par le *Thrasybule* [106]. La référence à Pythagore et à Platon fait allusion évidemment à l'alimentation. L'on sait que, selon l'expression de M. Détienne, il existe une "cuisine pythagoricienne", des tabous alimentaires, en relation avec une certaine théorie de l'âme et une religion [107]. Pour Platon, il faut songer à la préparation de l'âme pour le sommeil par une nourriture légère [108]. L'on ne saurait cependant réduire, chez Platon, ni chez Pythagore, la philosophie à une diététique. Le tabou de la fève, par exemple, ne saurait se réduire, chez Pythagore, à l'exclusion d'un aliment qui cause des flatulences [109].

Mais là encore l'on voit très bien la démarche constante de Galien, qui est de s'assurer un fondement philosophique dans ce qu'il appelle ailleurs le *παλαιός λόγος*, l'ancien discours [110] sur

103. *Infra*, notre conclusion.

104. Marquardt, t. II, p. 32; Daremberg, p. 47.

105. *Ibidem*.

106. Marquardt, t. III, p. 33-100 ; V K 806-898.

107. Cf. M. Détienne, *Les jardins d'Adonis*, Paris, Gallimard, 1972.

108. *Rép.* IX.

109. Le médecin moderne et l'historien de la médecine ont beaucoup à dire à ce sujet, et nous rappelons ici avec plaisir la remarquable communication de M. D. Grmek sur le *favisme*, à son séminaire de l'École Pratique des Hautes Études, 4e section (article à paraître). Le *favisme* est cette anémie hémolytique qui peut être très grave et même mortelle. Les statistiques des hôpitaux américains ont montré qu'étaient atteints des sujets originaires, pour la plus grande partie, de ce que nous appelions autrefois la « grande Grèce ». – Sur la littérature pythagoricienne de la fève, cf. A. Delatte, *Faba Pythagorae cognota. Serta Leodiensia*, Liège-Paris, 1930, p. 33-57.

110. *De placitis...*, V K 377 = Cicéron, *infra*, p. 274.

l'homme. En fait, la thèse galénique est claire et provocante. Le tempérament de l'âme dépend du tempérament du corps. Si la partie rationnelle de l'âme est une espèce d'âme, «cette espèce sera mortelle, car elle est elle-même un certain tempérament de l'encéphale» [111]. Et, pour conclure, «l'âme mortelle est le tempérament du corps» [112] et non une conséquence du tempérament du corps, comme le voudrait Andronicus. On peut regretter un certain coup de force logique qui fait passer d'une conséquence à une identité [113]. Galien n'hésite pas devant des conclusions fort graves. Ainsi l'âme est empêchée, par le tempérament du corps, de remplir les fonctions qui lui sont propres [114]. L'intelligence, la lâcheté, la hardiesse, ne sont pas à louer ni à blâmer [115]. Évidemment ce texte est polémique, et orienté surtout contre la théorie stoïcienne qui veut que le mal vienne toujours de l'extérieur, de la société, et que tous les hommes soient capables de vertu [116]. En somme pour Galien, les maladies de l'âme *sont* des maladies du corps.

Il vaut la peine d'examiner les preuves qu'apporte Galien. Elles viennent de trois grandes sources qu'on pourrait appeler la génétique, l'anthropologique, la pathologique.

La génétique nous montre l'inégalité naturelle entre les enfants : les uns se montrent lâches, les autres terribles, gourmands, audacieux ou réservés [117]. L'évolution de l'enfance à l'âge adulte est en fait la croissance successive des trois âmes, végétative, irascible, rationnelle. Le petit enfant ne pense qu'à son plaisir ; ensuite il cherche querelle, découvre le sentiment de victoire ; puis, dernière étape, il rencontre la pudeur.

Chaque âge possède une «familiarité naturelle» (*τινὰ φυσικὴν οἰκείωσιν*), avec ces différents sentiments [118]. Il est curieux de voir Galien utiliser ici le concept stoïcien d'*οἰκείωσις* dans une polémique contre Chrysippe. A chacun de ces stades, il peut y avoir des échecs. Il faut donc concevoir qu'il existe au moins deux origines du mal, l'une qui procède de l'enseignement de la société, l'autre de la nature elle-même [119].

111. *Que les mœurs...*, éd. Marquardt, p. 38 ; Daremberg, p. 55.
112. *Ibidem*, éd. Marquardt, p. 44 ; Daremberg, p. 62.
113. Comme le remarque justement E. Chauvet, *La psychologie de Galien*, Caen, Hardel, 1860, p. 11.
114. *Ibidem*, éd. Marquardt, p. 46 ; Daremberg, p. 63.
115. *Ibidem*, éd. Marquardt, p. 46 ; Daremberg, p. 63.
116. *Ibidem*, éd. Marquardt, p. 74-75 ; Daremberg, p. 86.
117. Cf. aussi *De placitis...*, V. 3, V K 459 ss. et la polémique contre Chrysippe.
118. *De placitis...*, V K 460.
119. *Ibidem.*

L'anthropologie est ici surtout représentée par le traité des *Airs, Eaux, Lieux* [120]. Le raisonnement de Galien est remarquable dans la mesure où il se sert d'*AEL* à une fin qui sera poursuivie dans la tradition, notamment au XVIIIe siècle, avec les empiristes, et plus tard les idéologues, dont le représentant le plus éclatant est Cabanis, dans le recueil de ses *Rapports du physique et du moral de l'homme* [121]. Si les mœurs sont malléables, si les sentiments sont liés aux circonstances de la vie, aux régimes, aux influences des climats, c'est que l'âme est corporelle.

A ce propos, Galien nous donne un très précieux commentaire au concept de *nomos*, si important dans *AEL* [122]. Le *nomos* représente ce qui s'ajoute à la nature pour façonner, former les individus et les ethnies. Un des problèmes, à ce propos, est de savoir d'où vient le *nomos*; il existe ainsi spontanément dans tel ou tel pays, dans telle ou telle ethnie ; n'est-il pas, finalement, en quelque sorte «naturel» [123]? L'origine du *nomos* est une des questions sans réponse d'*AEL*. Le point de vue de Galien est donc très précieux. «Hippocrate entend par *loi* la manière constante de vivre dans chaque pays ; elle comprend ce que nous appelons nourriture, éducation des enfants, habitude du pays» :

> *νόμον εἴρηκε δὲ δηλονότι τὴν νόμιμον ἐν ἑκάστῃ χώρᾳ τοῦ βίου διαγωγήν, ἣν δὴ καὶ τροφὴν καὶ παιδείαν καὶ συνήθειαν ἐπιχώριον ὀνομάζομεν.* [124]

Un peu plus loin, Galien précise que ce sont non seulement les mœurs, mais aussi l'obscurcissement ou la perfection de l'intelligence qui dépendent du tempérament et des saisons (*διανοία* et *σύνεσις*) [125].

Pour revenir à *AEL*, et à la différence de «nature» si l'on peut dire, entre nature et culture, l'on sait que Galien naturalise le *nomos* ; entre *physis* et *nomos*, pour lui, la différence est nulle. Nous le savons par le *περὶ ἐθῶν*. Pour Galien l'habitude peut être :

120. En abrégé *AEL* ; Galien ajoute *Épidémies* et *Nature de l'homme* à titre de confirmation d'*AEL ; Que les mœurs...*, éd. Marquardt, p. 57, Daremberg, p. 74 ss.

121. Cf. Paris, Baillière (nouvelle édition) 1824, précédé d'une table analytique par M. le Cte Destutt de Tracy, 3 vol.

122. Cf. F. Heinimann, *Nomos und Physis*, Basel, 1965, p. 42, p. 195 ss. (sur les macrocéphales).

123. C'est, comme nous l'étudions dans notre chapitre sur *Épicure, Asclépiade et Lucrèce*, un des problèmes fondamentaux de l'Épicurisme.

124. *Que les mœurs...*, éd. Marquardt, p. 60, Daremberg, p. 77.

125. *Ibidem*, éd. Marquardt, p. 62 ; Daremberg, p. 77.

– soit le signe d'une conformité de nature (οἰκειότητος φυσικῆς),

– soit la cause d'une conformité de nature (entre un individu et des aliments par exemple).

Et le résultat d'une longue habitude peut devenir égal à une conformité de nature par altération réciproque [126].

La distinction entre *physis* et *nomos* est absolument écrasée au profit d'un concept d'altération réciproque, qui remplace la notion de *contrainte,* de *violence,* du *nomos* sur la *physis,* qui se trouve dans *AEL* au chapitre des *macrocéphales* [127]. S'il en fallait une autre preuve, apparaît ici l'évidence de ce que nous affirmions dans notre introduction : l'on ne peut couper le problème de la relation de l'âme et du corps de ce que nous appelions l'anthropologie.

La pathologie.

Les maux du corps dominent l'âme. On le voit dans la *mélancolie,* la *phrénitis,* la *manie* [128] (c'est l'occasion encore une fois de constater, de manière irréfutable, l'origine physique de ces maladies «mentales»). «Car ne reconnaître ni soi-même ni ses proches, par suite d'une maladie, phénomène que Thucydide a dit s'être montré chez beaucoup d'individus pendant la peste d'Athènes et que nous avons vu nous-même dans la peste qui a régné il y a peu d'années, paraît être la même chose que de ne pas voir à cause d'une chassie ou d'une cataracte, sans que la faculté visuelle soit altérée; mais voir trois choses pour une est une grande affection de la faculté visuelle, affection qui ressemble à la *phrénitis.*» Le *Timée* est encore cité à l'appui de cette affirmation, qui dit que l'âme est lésée par une cacochymie du corps [129].

Ainsi la génétique, l'anthropologie et la pathologie montrent que l'âme est une production de la nature, du milieu.

Nous pourrions résumer la problématique, en nous fondant sur l'histoire de la culture et de la tradition, par le débat qui a opposé, au début du XIXe siècle, des écrivains comme J. de Maistre et Bonald à Cabanis. Ce dernier, que nous avons déjà cité, célèbre auteur des *Rapports du physique et du moral,* recueil d'importance, et qui connut un grand nombre d'éditions, médecin moraliste,

126. Éd. Marquardt, t. II, p. 21-25, Daremberg, p. 103-104.
127. *AEL* 14, II L 58.
128. *Que les mœurs...*, éd. Marquardt, t. II, p. 49, Daremberg, p. 67.
129. *Ibidem* ; *Timée* 86 c.

médecin philosophe, voit très souvent aussi le moral comme un épiphénomène du physique ; et le problème de la moralité se pose à lui de manière aiguë. La moralité repose sur des besoins, des plaisirs, des sentiments [130]. En visant Cabanis, Bonald écrit vigoureusement :

> « Si l'organisation physique était en nous le seul principe d'activité, de pensée, de sentiment, toutes nos peines, même morales, seraient nécessairement des douleurs physiques, et tous nos chagrins des maladies. Cette conclusion est même si rigoureuse que les matérialistes ont été forcés de l'adopter, toute fausse qu'elle est; et, pour être conséquents, ils ont dû placer toute la science de la morale dans l'art de la médecine. » [131].

Éducation ou diététique ?

Si la diathèse de l'âme n'est que le produit, le résultat, ou même le pur reflet de la diathèse du corps, il faut remplacer l'éducation par la diététique, les principes de la morale par le régime. Et nul mieux que le médecin n'est capable de le surveiller. Un passage de Galien est très intéressant à ce sujet [132].

Galien critique l'idéalisme de certains philosophes platonisants qui n'ont rien compris à Platon, et qui pensent que le corps peut apporter des entraves à l'âme, mais que, lorsqu'il va bien, l'âme vit de sa vie propre sans relation avec le corps. D'autre part, les airs, les eaux, les lieux agiraient sur l'intelligence immédiatement et sans médiation. Galien sait qu'il existe une médiation essentielle : c'est la nourriture et l'assimilation.

> « Quant à moi, je sais clairement que chaque espèce de nourriture est introduite dans l'estomac, qu'elle subit une première élaboration (*προκατείργασται*), qu'elle passe ensuite dans les veines qui vont du foie à l'estomac, et qu'elle forme les humeurs du corps, lesquelles nourrissent toutes les parties, et avec elles le cerveau, le cœur et le foie. En même temps qu'elles sont nourries, les parties deviennent plus chaudes, plus froides ou plus humides que dans l'état normal (*θερμοτέρα σφῶν αὐτῶν*...), étant rendues semblables aux humeurs qui prédominent. Que ceux donc qui se refusent à admettre l'efficacité de la nourriture pour rendre

130. Cf. tome II, p. 209-210.

131. M. de Bonald, *Recherches philosophiques sur les premiers objets des connaissances morales*, Paris, Adrien Le Clère, 1838, t. II, p. 69.

132. *Que les mœurs...*, éd. Marquardt, t. II, p. 65-66.

les hommes ou plus sages ou plus dissolus, ou plus incontinents ou plus réservés, ou plus hardis ou plus timides (...), revenant à de meilleurs sentiments, m'interrogent pour apprendre de moi ce qu'il faut boire ou manger, car ils profiteront puissamment sous le rapport de la philosophie morale (τὴν ἠθικὴν φιλοσοφίαν), et en outre ils imprimeront un progrès aux vertus de l'âme logique, en devenant plus intelligents, plus studieux, plus prudents, et en acquérant de la mémoire ; en effet je les instruirai non seulement sur les aliments, sur les boissons et sur les vents, mais aussi sur les tempéraments (κράσεις) de l'air ambiant, et je leur apprendrai aussi quelles régions il faut rechercher ou fuir.» [133].

L'on ne saurait être plus net. La vie intellectuelle et la vie morale dépendent de la vie organique ; elles sont tributaires du monde extérieur; non pas immédiatement par une sorte de réaction allergique ; mais par la transformation de l'aliment. L'on retrouve, dans un autre sens, l'importance de l'alimentation qu'avait mise en valeur l'*Ancienne médecine.* Le meilleur livre de morale sera donc le traité *De alimentorum facultatibus* [134].

«Notre discours, dit Galien, ne supprime pas les biens que procure la philosophie, mais il explique aux philosophes certaines choses qu'ils ignorent.» [135].

«Notre raisonnement est donc d'accord avec les phénomènes, écrit-il encore, puisqu'il explique les causes pour lesquelles nous retirons de l'avantage du vin, de certaines substances appelées médicaments, d'un bon et excellent régime, et aussi des institutions et des sciences, sans accorder pour cela moins d'influence en tant que cause, à la différence physique des enfants.» [136].

Ainsi le précepte agit comme un médicament, s'associe aux nombreuses causes qui forment et façonnent un homme ; il agit comme un médicament, c'est-à-dire qu'on ne peut prévoir, dans une philosophie vitaliste comme celle de Galien, son résultat immédiat ; comme l'aliment, il entre dans un processus de transformation et d'assimilation. Le médecin se situe d'autre part dans une tradition de la puériculture et de la diététique, dont un éminent représentant est Mnésithée [137], médecin que l'on rapproche d'ailleurs souvent de

133. *Ibidem,* éd. Marquardt, p. 66-67 ; Daremberg, p. 80-81.

134. *Que les mœurs...,* éd. Marquardt, p. 67; Daremberg, p. 81 ; cf. VI K 553-748.

135. *Ibidem,* Daremberg, p. 84.

136. *Ibidem,* Daremberg, p. 91 ; éd. Marquardt, p. 79.

137. Qui a été très bien édité, traduit et commenté par J. Bertier, *Mnésithée et Dieuchès,* Leiden, Brill, 1972.

Platon. Sa classification est fondée en effet sur la division (διαίρεσις) [138], et il existe des ressemblances certaines entre sa puériculture et sa diététique et celles du *Timée* et des *Lois* [139].

Mnésithée sait que «les constitutions corporelles que les maladies produisent déterminent chez les animaux des désirs, en amenant différentes aigreurs ou douceurs ou autres qualités inhabituelles et anormales, lors de la modification des humeurs. C'est évident dans le cas des femmes enceintes qui mangent des pierres ou de la terre ; c'est pourquoi les médecins avertis savent, à l'avance, d'après les envies des malades s'ils s'en tireront ou au contraire, si leur cas est désespéré.» Mnésithée raconte que celui qui a envie d'oignon au début de la pneumonie, est sauvé, tandis que celui qui a envie de figues est perdu, *parce que les désirs dépendent de la constitution du corps, qui dépend à son tour de la maladie* [140] :

> διὰ τὸ ταῖς κράσεσι τὰς ὀρέξεις τὰς δὲ κράσεις τοῖς πάθεσιν ἕπεσθαι.

La puériculture et la diététique des enfants obligent le médecin à philosopher quelque peu. Quand le médecin doit-il laisser la place au philosophe dans l'éducation ? Pour Galien, nous pouvons nous en douter, le médecin doit toujours accompagner le philosophe. «Le caractère de l'âme est corrompu par de mauvaises habitudes dans le domaine de l'alimentation, de la boisson, des exercices, des spectacles, de ce qu'on entend et de toute la culture. Il faut donc que celui qui s'occupe d'hygiène connaisse tout cela et ne croie pas qu'il appartient au philosophe seul de le façonner», écrit-il dans le *De sanitate tuenda* [141]. Encore une fois, pour Galien, c'est le médecin qui doit se faire philosophe. En cela, il ne respecte pas la grande partition théorique du savoir, qui veut que le corps appartienne au médecin et l'âme au philosophe. Elle est, par exemple, remarquablement exprimée par Soranus dans sa *Gynécologie* [142]. Il nous faut citer le texte avant de le traduire ; car sa compréhension est de toute première importance :

> Τὸ δὲ πόσων ἐτῶν αὐτὸ γενόμενον παιδαγωγῷ παραδοτέον καὶ ποδαπῷ τούτῳ, καὶ ἣν συνήθειαν αὐτῷ κατασκευαστέον πρὸς τοὺς γονεῖς, ὅτε μὴ τρέφεται παρ' αὐτοῖς, καὶ πᾶν τὸ

138. Éd. Bertier, p. 160, *Fragments* 10 et 11.

139. Éd. Bertier, p. 87 ss.

140. Traduction J. Bertier, *Fragment* 16 (p. 171), transmis par Plutarque, *Quaest. nat.* XXVI, 918 D.

141. Traduction J. Bertier, *op. cit.*, p. 142; Galien, *De sanitate tuenda,* C.M.G. V (éd. G. Helmreich), p. 19, 24 ss.

142. II.XXVIII, 57, p. 93.9-13 (C.M.G. IV, éd. Ilberg).

ἐμφερῶς ζητούμενον τούτοις, οὐ κατ' ἰατρικάς ἐστιν ὑποθή-κας, φιλοσοφωτέραν δὲ τὴν διάταξιν ἔσχηκεν, ὥστε παρὰ τρόπον ἄλλοις ἐπιτρέψαντες φιλοσοφεῖν αὐτοῖς τὸν περὶ παιδοτροφίας λόγον ἐνθάδε τελειοῦμεν.

«A quel âge on doit confier l'enfant au pédagogue et de quel genre, de quelle façon il doit former l'enfant pour ses parents, lorsque celui-ci n'est pas élevé auprès d'eux, toutes les questions de ce genre ne relèvent plus des principes de la médecine, mais elles appartiennent plutôt au domaine de la philosophie ; *ainsi, contre la coutume, remettant à d'autres le soin de philosopher, nous achevons là notre exposé de puériculture.*» [143], traduit J. Bertier.

Contre la coutume... Ainsi la coutume qui prévaudrait serait le mélange de philosophie et de médecine, et la prétention du médecin à philosopher ? Cela nous paraît un contre-sens. Et nous préférons de loin la traduction d'O. Temkin : «Ces problèmes appartiennent davantage au domaine de la philosophie, si bien que nous laissons à d'autres de *rompre avec la coutume,* et de philosopher... (*so that we leave it to others to break with custom and philosophize...*) [144].

Pédagogie ou thérapeutique ?

Pour revenir à Galien, que devient la moralité dans sa perspective ? Existe-t-il seulement un sentiment moral ?

Les conclusions du traité *Que les mœurs*... peuvent paraître assez surprenantes. Ceux qui pensent que tous les hommes sont capables de vertu, entendons les Stoïciens, et ceux qui croient qu'aucun homme ne saurait être juste par choix, n'ont vu qu'une moitié de la nature humaine [145]. Les hommes ne naissent ni tous ennemis ni tous amis de la justice, les bons et les mauvais étant tels à cause du tempérament du corps (*κρᾶσις*) [146]. *Pourtant l'on a le droit de blâmer ou de louer*; parce que nous avons en nous la faculté innée de préférer, de rechercher, d'aimer le bien, de nous détourner du mal, de le haïr ou de le fuir, sans que nous considérions s'il a été engendré ou non. C'est donc avec *raison* que nous haïssons les hommes pervers, sans nous enquérir d'avance de la cause qui les a faits tels ; et d'un autre côté nous aimons les vertueux qu'ils soient vertueux par nature, éducation, choix (*προαίρεσις*) ou exercice (*ἄσκησις*).

143. Trad. J. Bertier, *op. cit.*, p. 142 ; souligné par nous.
144. Soranus, *Gynecology*, Baltimore, 1956, p. 126.
145. Éd. Marquardt, p. 73 ; Daremberg, p. 84.
146. *Ibidem.*

Ainsi Galien nous propose un relativisme des natures humaines et des tempéraments. Pourtant, il existe une nature universelle du sentiment moral.

ὑπάρχει τοῦτο πᾶσιν ἡμῖν [147].

Ce sentiment permet d'apprécier la moralité de l'acte avant tout raisonnement, en dehors de toute considération de mérite. Quelles que soient les conditions de l'acte, de manière quasiment esthétique, je peux apprécier le bien ou le mal de cet acte. Cela suffit, pour Galien, à fonder la société et le châtiment, en particulier la peine de mort [148].

Ainsi le sentiment moral serait la seule chose à échapper au relativisme des tempéraments. «La thèse précieuse d'un caractère moral inné et héréditaire le conduit finalement à la thèse d'une identité de la nature et de la morale, bref à une interprétation naturaliste de la pensée morale», écrit Riese [149]. Mais nous sommes moins sûr que lui de la netteté de cette démarche ; et nous y reconnaissons plutôt les difficultés qu'a l'anthropologie grecque à définir ces *natures,* et les relations entre une nature humaine générale et les natures particulières. Ainsi dans le texte fondamental de l'*Ancienne médecine* chacun se définit par sa sensibilité particulière à l'aliment, à l'intérieur d'une espèce qui s'est définie ainsi globalement, par opposition aux autres vivants. [150]

Nous avons trouvé dans le *Pronostic,* une certaine difficulté aussi à faire coïncider, dans l'idée de santé, la nature particulière et une nature générale. Etre en bonne santé, est-ce se comporter selon une nature générale de l'humanité ou sa nature particulière ? En réalité, dans le *Pronostic,* écrivions-nous, l'intérêt est de trouver réunis la *physis* et l'*éthos,* la norme générale et la norme particulière. La bonne chose, pour la santé, est de faire coïncider son comportement avec la nature, sa norme particulière avec la norme générale qui n'est autre que le *fait de nature* [151].

«C'est... un principe platonique que Galien exprime lorsqu'il dit que par notre nature nous aimons, nous désirons le bien, qu'au contraire nous abhorrons, nous haïssons, et nous évitons le mal.»

147. *Ibidem,* éd. Marquardt, p. 73 ; Daremberg, p. 85.

148. *Ibidem,* éd. Marquardt, p. 74 ; Daremberg, p. 85.

149. *Op. cit.,* p. 336.

150. Cf. *supra,* p. 12.

151. *Écriture et médecine hippocratique,* p. 155. Nous avons aussi dû évoquer les problèmes, dans *AEL,* que pose l'origine de l'*éthos,* et l'existence de natures ethniques par rapport à la physis générale de l'homme.

écrit Daremberg [152], en ajoutant «En même temps, *par une contradiction inexplicable* [153], il accumule les preuves et les témoignages pour démontrer que les changements de l'âme suivent en général ceux du corps, et que presque toutes les opinions sont le résultat de la disposition physique.»

Cette contradiction existe. On doit bien la constater. Elle peut se traduire dans les termes de Popper, que nous citions plus haut; l'on voit des matérialistes soutenir une morale humaniste. Et c'est bien ce qui fera, comme nous le dirons en conclusion, la difficulté théorique de la position de Pinel dans son *Traité médico-philosophique sur l'aliénation mentale* [154].

L'éphédrie.

Galien pense qu'Apollon a raison, qui exige que l'on se connaisse soi-même [155]. A la formule apollinienne et socratique, il donne un sens uniquement psychologique. Mais l'originalité de Galien est de penser que l'on est incapable de se connaître tout seul, par ses propres moyens, à de très rares et difficiles exceptions. La connaissance de soi passe par les autres, ou plutôt par un autre, choisi entre beaucoup à ce propos [156]. La définition de cette relation est l'objet du traité *Des passions. «C'est aux autres de faire le diagnostic de ce que nous sommes, pas à nous-mêmes.»* [157].

Il faut supposer chez le candidat à la connaissance de soi, dans le bagage qu'il a reçu à la naissance, suffisamment de force «morale» pour faire l'effort de rechercher l'autre; car cet autre ne s'impose pas d'une manière fonctionnelle. Qui sera-t-il d'ailleurs ? Un vieillard unanimement institué comme un sage, éprouvé déjà en de nombreuses occasions, serait un bon choix [158]. On se fie d'abord à la rumeur publique, puis à son propre discernement. Il faut choisir en tout cas quelqu'un pour qui l'on n'a ni tendresse, ni haine [159]. Cette relation sociale est tout à fait intéressante; et l'on voit Galien lui-même avoir autour de lui des jeunes gens. C'est même à certains d'entre eux qu'est dédié le traité *Des passions.* Pour définir la

152. *La Médecine. Histoire et Doctrines,* Paris, Baillière, 1865, p. 86.

153. Souligné par nous; pour Daremberg, cette contradiction s'éclaire par un débat, chez Galien, entre son aristotélisme et son platonisme.

154. Paris, An IX, reprod. photogr. Tchou, 1965.

155. *Des passions,* éd. Marquardt, t. I, p. 3.

156. Éd. Marquardt, p. 3, p. 18, p. 22-23.

157. *πρῶτον μέν, ὡς ἑτέροις ἐστὶ διάγνωσιν αὐτῶν ἐπιτρεπτέον, οὐχ ἡμῖν αὐτοῖς.* Éd. Marquardt, p. 22.

158. Éd. Marquardt, p. 22-23.

159. Éd. Marquardt, p. 6.

fonction de cet autre, à la fois surveillant, pédagogue, conseiller, Galien utilise plusieurs termes, dont quelques néologismes, ce qui prouve l'effort de définition, et la nouveauté de la relation qu'il veut établir. Il emprunte son premier terme à Antonius l'Épicurien [160] qui avait écrit un traité *περὶ ἐφεδρείας* [161] que van der Elst traduit par *De l'art de déguster* [162]. C'est bien le sens général; mais est-ce bien l'image ? L'*éphédrie* en ce sens paraît bien être un néologisme d'Antonius lui-même. Ἐφεδρεία désigne l'action de s'asseoir, pour observer, pour guetter. Ainsi pour l'athlète dans son coin qui attend le moment de relever son adversaire [163]. C'est donc une attitude, qui provient d'une pratique; et cela a dû plaire à Galien. Ce point d'observation sert plus à la prophylaxie [164] (*προφυλακή*) au diagnostic (*διάγνωσις*), au redressement, ou, si l'on veut, à la rééducation, au sens où l'on rééduque des muscles ou des articulations (*ἐπανόρθωσις*) [165]. Le guetteur devra en même temps être l'éclaireur, montrer au jeune homme la voie (*τὸν δηλώσοντα*) [166]. Il sera pédagogue (*παιδαγωγός*) [167] et observateur (*ἐπόπτης*) [168]. Il sera aussi *ἐπιστάτης*, surveillant [169].

Cette richesse de vocabulaire sert à montrer des attitudes; l'attention scrupuleuse, minutieuse, du surveillant choisi. Car il doit faire remarquer à son «surveillé» les plus petites choses qui justement échappent à la conscience du jeune homme. Et il doit corriger l'adolescent, afin que s'accomplisse un dressage; il faut apprivoiser, dompter les énergies irrationnelles qui sont les passions :

ὥσπερ τι θηρίον ἡμερῶσαί τε καὶ πραῦναι. [170].

L'on reconnaît là le vocabulaire de Posidonius [171].

Nous sommes, c'est évident, dans l'empirisme et la pratique de la vie quotidienne. Car l'éphédrie consiste à être continuellement présent aux côtés de l'adolescent, à le regarder vivre; et surtout

160. Inconnu autrement.

161. Éd. Marquardt, p. 1.

162. R. van der Elst, *Traité des passions de l'âme et de ses erreurs*, par Galien, Paris, Delagrave, 1914, p. 31.

163. Platon, *Lois* 819 b.

164. Trad. van der Elst, *ibidem*.

165. Éd. Marquardt, p. 1.

166. Éd. Marquardt, p. 18.

167. Éd. Marquardt, p. 41.

168. Éd. Marquardt, p. 41 et 23.

169. Éd. Marquardt, p. 23.

170. Éd. Marquardt, p. 20.

171. Cf. le chapitre III, p. 276 ss.

manger car c'est là que se manifeste la gloutonnerie, la gourmandise, l'impatience [172].

On peut regretter, comme Chaignet [173], que Galien n'ait même pas défini l'homme. On ne saurait non plus, contrairement à ce que fait van der Elst, louer Galien de sa distinction entre *passions et erreurs.* Ce n'est que la séparation, dont nous allons montrer l'arbitraire chez Cicéron, de la totalité, du recto-verso chrysippéen. Mais une chose est intéressante, c'est cette relation de pratique thérapeutique, d'un homme qui garantit l'évolution d'un autre, en dehors des individus que la société réserve pour ces fonctions, comme les maîtres d'école ou les médecins. A un certain moment le jeune homme s'apercevra qu'il lui faut se connaître lui-même [174].

Nous insistons beaucoup sur l'originalité de cette relation, et sur le fait qu'elle ait été conçue par un médecin. Dans cette relation *de iure* que nous avons établie entre le médecin et le philosophe, à propos de la définition de leur champ épistémologique, de la répartition des maladies, des thérapeutiques, il faut voir ici la pointe la plus avancée de la médecine vers la philosophie, comme nous verrons dans le *De tranquillitate animi* et la définition de l'*euthymie,* la pointe la plus avancée de la philosophie vers la médecine. La relation de l'*éphèdre,* si l'on veut bien adopter ce mot, double la relation du sage à son disciple, mais en la dégageant de toute métaphysique, et de toute dogmatique.

La relation que décrit Galien correspond au niveau le plus bas du rapport à la sagesse décrit par Sénèque dans la *Lettre 52.* Le philosophe distingue trois catégories d'individus : ceux qui peuvent aller à la vérité sans aide, par exemple Épicure; ceux qui ont besoin d'aide; c'est le cas de Métrodore; et ceux enfin qui ont besoin d'un moniteur et d'un dresseur (*quibus non duce tantum opus sit, sed adiutore et, ut ita dicam, coactore*) [175]. Galien ne conçoit pas qu'il puisse y avoir d'autre relation pédagogique que de moniteur à élève. L'on peut aussi dire que le médecin s'arrête où le philosophe commence; ou encore qu'ils ont un niveau en commun qui représente le dernier niveau pour le médecin, le premier pour le philosophe dans la relation pédagogique. Dans la répartition du champ épistémologique de la pathologie de l'âme, les textes de Galien et de Sénèque montrent que nous n'inventons

172. Éd. Marquardt, p. 23.

173. *Psychologie des Grecs,* t. III, p. 342 : « L'homme, dont on ne rencontre pas dans Galien une définition philosophique».

174. Éd. Marquardt, p. 23.

175. *Ep.* 52, 4.

rien quand nous disons que ce fut un problème fondamental pour la médecine et la philosophie [176].

L'on voit que la médecine ancienne s'est intéressée au problème de la relation de l'âme et du corps et que la question du dualisme ou du monisme lui est essentielle. Nous avons commencé notre étude sur la psychopathologie des médecins par son aspect le plus philosophique et théorique. Nous allons maintenant étudier, dans le tableau nosologique, ce qui nous paraît à ce propos le plus éclairant.

DEUXIÈME PARTIE

LES MALADIES

Le choix des maladies.

Nous n'avons pas du tout pour objet de faire une description complète de toute la symptomatologie, ni même de toute la nosologie des médecins de l'Antiquité en ce qui concerne ce que nous appelons les «maladies mentales»; il s'agit pour eux des maladies somatiques. Tel n'est pas notre sujet. Nous nous intéressons à certaines maladies dans la mesure où les médecins ont été obligés de considérer *l'âme,* pour parler rapidement, ou plutôt l'articulation du corps et de l'âme, le problème du monisme ou du dualisme, celui de la répartition épistémologique entre médecin et philosophe. Ils ont dû le faire sous l'influence de la philosophie et de la rhétorique; et nous allons tenter de considérer certaines maladies du double point de vue de la définition et de l'histoire.

Nous allons étudier successivement la *phrénitis,* la *manie,* l'*hydrophobie* et la *mélancolie.* L'ordre des maladies que nous avons retenues est lié à la complication. L'on va du plus technique au plus philosophique. La *phrénitis* est, comme nous le verrons, un concept rigoureusement médical, ce qui ne veut pas dire que la philosophie et la rhétorique n'interviennent pas dans sa définition, bien au contraire. La phrénitis n'est en aucune façon une maladie de l'âme, mais à l'intérieur du concept se pose la question du siège et de la relation de l'âme et du corps. D'autre part, c'est par rapport à cette maladie et à sa délimitation que s'institue la *manie,* terme dont l'emploi est beaucoup plus général et qui est utilisé dans des domaines extrêmement divers; mais il

176. Ainsi se réalise cette hiérarchie des techniques définie par Platon où le «télos» de la technique inférieure sert d'*arché* à la technique supérieure.

existe une définition médicale de la manie, et c'est elle qui nous intéresse dans ce chapitre. Définir la manie, pour un médecin comme Caelius Aurélien par exemple, consiste d'abord à exclure l'emploi philosophique du terme et à décrire la *manie* relativement à la *phrénitis*. Mais la manie est une maladie plus complexe que la phrénitis parce qu'elle pose des problèmes philosophiques, par sa longueur, car c'est une maladie chronique avec intervalles de lucidité, et par sa cure, dans la mesure où le médicament doit être doublé par le dialogue et le traitement moral. L'évolution rapide de la phrénitis, maladie aiguë, rend ce dernier tout à fait négligeable. L'*hydrophobie* a la situation complexe, comme nous le verrons, d'être une maladie sinon récente du moins nouvelle dans sa définition. La délimitation de son concept date des environs du premier siècle avant J.-C., dans la tradition asclépiadienne ; et d'autre part, par son nom même, elle pose le problème de la passion. La discussion de Caelius Aurélien ou de Plutarque montre qu'elle pose la question de ses rapports avec la maladie de l'âme conçue à l'intérieur de la définition stoïcienne de cette dernière, c'est-à-dire la passion. Elle est donc dans son concept plus sophistiquée que la manie. La *mélancolie* est de toutes ces maladies la plus difficile, celle dont l'origine est la plus discutable, celle dont la définition est, semble-t-il, la plus vague. Nous verrons qu'elle est la maladie la plus philosophique, au sens où elle intéresse le plus le philosophe. Elle est la maladie du rapport de l'âme et du corps; elle est d'autre part, pour le philosophe, comme nous le verrons à propos du livre III du *De rerum natura* de Lucrèce et du *De tranquillitate animi* de Sénèque, la maladie existentielle; c'est elle qui suscite la question médico-philosophique de l'*euthymie*, comme nous aurons l'occasion de le voir aussi dans notre dernier chapitre.

Le concept de phrénitis

Nous choisissons, suivant Littré, de dire plutôt *la phrénitis* que le phrénitis [177]. La phrénitis n'est pas une maladie mentale, au sens où nous l'entendons; elle n'est pas, disaient les Anciens, une affection primaire de l'âme. Elle est une maladie essentiellement somatique. Nous citerons pour commencer un texte non médical, attribué à Hipparque le Pythagoricien, transmis par Stobée, et qui classe nettement la phrénitis parmi les maladies somatiques, avec la pleuritis, péripneumonie, goutte, strangurie,

177. *Dictionnaire de Médecine*, Paris, Baillière, 1898, 18e édition.

dysenterie, léthargie et épilepsie, et les oppose aux maladies, beaucoup plus graves, de l'âme [178]. Cependant, comme l'un des symptômes de la phrénitis est l'aliénation de l'esprit, *alienatio mentis*, elle pose, nous allons essayer de le montrer, des problèmes tout à fait particuliers aux médecins, influencés qu'ils sont d'ailleurs par la philosophie et la rhétorique.

Nous allons essayer de considérer la phrénitis comme concept médical, de montrer sa formation, et les problèmes théoriques que la maladie pose aux médecins. Nous laisserons de côté le problème de la subsumption de maladies modernes sous le concept de *phrénitis*. Après Littré [179], après Sémelaigne [180], W.H.S. Jones a cru reconnaître en elle une forme de malaria [181]. D'un autre côté, E.D. Philipps affirme que «la phrénitis, bien sûr, ne correspond en tant que telle à aucun concept de la médecine moderne.» [182]. Tous les deux ont sans doute raison. Le spectacle de la fièvre malaria compte certainement pour beaucoup dans la formation du concept; mais d'un autre côté, il est vain de résoudre la symptomatologie de la *phrénitis* dans celle de la seule malaria. Nous voulons considérer la *phrénitis* comme une maladie *sui generis*, même si elle est une construction arbitraire. Elle a existé comme entité médicale, d'Hippocrate à Pinel, qui lui fait encore une place parmi les *phlegmasies* dans sa *Nosographie philosophique* [183].

Donnons d'abord pour être clair une définition de la *phrénitis*. Nous choisissons celle de Caelius Aurélien [184] : «La phrénitis... est aliénation de l'esprit à évolution rapide, avec fièvre aiguë, et un mouvement des mains sans objet, comme de quelqu'un qui voudrait attraper quelque chose de ses doigts, phénomène

178. Diels-Kranz II.228.28 (extrait d'un περὶ εὐθυμίας).

179. Littré, *Hippocrate, Œuvres complètes*, Paris, Baillière, 1840, t. 2, p. 571. Littré remarque que *causus* et *phrénitis* sont constamment nommés ensemble. «Il faut reconnaître, dit-il, que les deux affections ont dû appartenir à la même catégorie pathologique... Le 4e malade de la 2e série du 3e livre est défini par Hippocrate comme ayant été affecté d'une phrénitis. Or, les histoires particulières des *Épidémies* sont des histoires de fièvres rémittentes et continues des pays chauds. Donc la *phrénitis* est une variété de ces fièvres...» Et Littré de conclure (p. 572) «la *phrénitis* d'Hippocrate n'est pas un symptôme qui puisse appartenir idiopathiquement ou sympathiquement à plusieurs maladies, c'est une maladie de fièvres rémittentes et continues des pays chauds.»

180. *Aliénation mentale dans l'Antiquité*, Paris, Asselin, 1869, p. 16.

181. *Malaria and Greek History*, Manchester, 1909, p. 68 : *We may safely diagnose phrenitis as pernicious malaria of the cerebral or the thyphoidal type.* Cf. aussi, p. 52. 53.54.55.65.67.71.72.

182. In *Mental illness and abnormality in Greek medical writers, Paper read to the Hellenic Society*, 7 juin 1973.

183. Paris, 1813, 5e édition, t. 2, p. 397-413.

184. *Maladies aiguës* I.21.

que les Grecs appellent *crocydismos* ou *carphologie*, avec un pouls petit et dense.» Nous mettrons provisoirement de côté le problème du *nom* de la maladie qui est lié à celui du siège, comme nous le verrons, pour examiner les descriptions hippocratiques.

La phrénitis est un concept hippocratique.

La phrénitis est un concept hippocratique. Un des textes fondamentaux est le *Régime des Maladies Aiguës* : «Sont aiguës les maladies que les Anciens ont appelées *pleuritis, péripneumonie, phrénitis* et *causus*, et toutes les autres qui en dépendent et dont les fièvres sont, pour la plupart, continues.» [185]. Il faut remarquer l'ancienneté de ces noms, l'existence d'entités nosologiques dans le *Corpus*, le caractère non limitatif de la liste, et la mise en relation de ces maladies. Car si elles se distinguent par le siège, *phrénitis* et *pleuritis* par exemple, elles se ressemblent par le caractère continu de la fièvre. D'autre part, ces maladies sont essentiellement labiles; on passe très aisément de l'une à l'autre [186]. Ainsi, dit Hippocrate, dans *Maladies* I [187] :

> «Il y a changement de pleuritis en causus, de phrénitis en péripneumonie, mais non de péripneumonie en causus...»

Un autre caractère essentiel de la *phrénitis* est celui de l'*acuité*. Fondamentalement elle se distinguera par la suite de la *mania*, maladie chronique, avec délire sans fièvre.

Le *Corpus*, comme nous l'allons voir, dans quelques passages fondamentaux, fournit de quoi préciser l'analyse du concept de *phrénitis*. Du point de vue du *siège*, le texte très important est celui d'*Affections* [188] :

> «*Phrénitis* : il y a une fièvre faible [189] d'abord et de la douleur dans la région des hypocondres (ὀδύνη πρὸς τὰ ὑποχόν-

185. *Régime des maladies aiguës* V.I, Édition R. Joly, Paris, Belles Lettres, 1972. Ce groupe reste à peu près constant; cf. Caelius Aurélien, *Maladies aiguës* I.3, qui cite comme maladies qui s'accompagnent nécessairement de fièvre, phrénitis, léthargie, pleurésie, péripneumonie. La léthargie a pris la place du *causus*.

186. Caelius Aurélien essaie de distinguer par exemple, le délire dans une pneumonie d'une phrénitis. Hippocrate connaît les concepts des maladies, pratique des diagnostics, mais ne se préoccupe pas des caractères diacritiques. C'est dire qu'il n'a aucune religion du diagnostic. Hippocrate compare déjà le délire dans la péripneumonie à la phrénitis, *Maladies* III, VII L 128.

187. VI L 144; cf. aussi l'édition de R. Wittern, *Die hippokratische Schrift De Morbis I*, Hildesheim, Olms, 1974, p. 10, 8; cf. aussi *Affections*, VI L 218 : «La phrénitis est sujette aussi à se transformer en pneumonie»; cf. aussi *Maladies* III, VII L 128.

188. VI L 216.

189. βληχρός : *obscur* de Littré est une métaphore inutile.

δρια), plus forte du côté droit, vers le foie (μᾶλλον δὲ πρὸς τὰ δεξιὰ ἐς τὸ ἧπαρ). Mais quand le malade est au 4e ou 5e jour, la fièvre et la douleur croissent en intensité ; la coloration est sub-bilieuse, et il y a délire (τοῦ νοῦ παρακοπή)... Cette maladie est produite par la bile, qui, mise en mouvement, se fixe aux viscères (πρὸς τὰ σπλάγχνα) et aux phrênes (τὰς φρένας).»

Le verbe προσίζῃ indique clairement le siège. La douleur se situe autour de l'hypochondre [190] droit, dans la région du foie. L'on voit ainsi la parenté avec des maladies comme l'hypochondrie, décrite par Dioclès [191], ou la mélancolie. Le texte suivant de *Maladies* I [192] va être plus précis sur l'étiologie.

«La phrénitis se comporte ainsi : le sang apporte à l'homme la plus grande part de l'intelligence (συνέσιος) ; quelques uns disent la totalité. Quand donc la bile est mise en mouvement et pénètre dans les veines et dans le sang, elle met le sang dans un mouvement violent et le rend comme du sérum ; ce par quoi sont modifiés sa viscosité et son mouvement habituels. Et elle le réchauffe ; et quand le sang est échauffé, il échauffe de son côté également tout le restant du corps, et l'homme est perturbé dans sa pensée et il n'est plus en lui-même, en raison de l'importance de la fièvre, ainsi que de la sérosité du sang et de son mouvement inhabituel. Les malades de la phrénitis ressemblent, *en ce qui concerne le délire* (κατὰ τὴν παράνοιαν), surtout aux mélancoliques ; car les mélancoliques, quand le sang a été gâté par la bile et le phlegme, deviennent malades de leur maladie et tombent en délire ; certains même deviennent maniaques ; et pour la phrénitis c'est la même chose. La manie et l'aliénation sont d'autant moins importantes que la bile s'affaiblit.» [193]

La mort dans la phrénitis est expliquée plus loin [194] :

«Voici comment arrive la mort : le patient délire *continuellement* dans le cours de la maladie (παραφρονέουσιν ἐν τῇ

190. Rappelons que les *hypochondres* sont «les parties musculeuses situées au-dessous des *chondres* (cartilages qui sont les extrémités des fausses côtes)» – Rufus d'Éphèse, *Nom des parties du corps,* Daremberg-Ruelle, Paris, Baillière, 1879, p. 145. «De chaque côté du tronc, dans les *hypochondres,* se cachent la rate et le foie.» – *Anatomie des parties du corps, ibidem,* p. 175.

191. Cf. Galien, *Loc. adf.* III.X.

192. VI L 200 ; Wittern, p. 86.

193. Le texte est très difficile. ὅσῳπερ ἡ χολὴ τῆς χολῆς ἀσθενεστέρη ἐστίν. R. Wittern pense qu'il s'agit du rapport de la quantité excessive de bile avec la quantité globale, habituelle, du corps de l'individu (note 48, p. 199).

194. VI L 204, traduction Littré.

> *νούσῳ διὰ παντός*), vu que le sang est gâté et se meut d'un mouvement qui ne lui est pas habituel. Dès lors, étant dans le délire, les patients ne prennent pour ainsi dire plus rien ; mais la maladie dure ; l'amaigrissement et le marasme viennent par l'effet de la fièvre et faute d'alimentation... Quand le sang est refroidi dans les veines par le phlegme, il se déplace, il s'accumule tantôt ici, tantôt là, il tremble (*τρέμει*) ; enfin tout se refroidit et le patient meurt.»

Notons la solution intéressante à un problème qui va nous préoccuper, celui des relations du délire, de la pensée et du comportement, avec les symptômes physiologiques. Le médiat est le sang, qui produit l'intelligence ; et la cause du délire de la phrénitis, comme de toutes les maladies à délire, est l'excès ou la modification de l'humeur bile. Encore une fois, il ne s'agit pas de confondre ces maladies ; car essentiellement, chez Hippocrate lui-même, *mélancolie* et *phrénitis* sont des concepts autonomes (l'absence de fièvre distingue la mélancolie). Ces maladies se ressemblent dans la forme de leur délire.

Dans la mesure où le sang apporte partie ou totalité de la *φρόνησις* [195], la distinction entre maladie mentale et maladie physique ne se justifie pas. Ce texte, d'autre part, ne parle pas des phrênes ; il fait de la phrénitis une maladie du corps entier. Et si l'on devait en extraire une définition, il faudrait dire : *Phrénitis* : délire continuel (*διὰ παντός*), avec fièvre d'abord sub-aiguë puis aiguë. La continuité du délire est un élément très important de la phrénitis, car elle permet de distinguer la phrénitis du délire dans les autres maladies aiguës. En effet, comme l'écrit Galien [196] :

> «Hippocrate semble appeler *φρενῖτις* un délire (*παραφροσύνη*) continu dans une fièvre aiguë. Il dit *continu,* le délire ordinaire arrive quelquefois dans la période d'état des fièvres violentes, mais disparaît dans la période du déclin. On dit qu'un homme est pris de *manie* (*μαίνεσθαι*) quand il a du délire sans fièvre, mais qu'il a la phrénitis quand il a de la fièvre ; quand le délire n'arrive pas dans la période d'état, on se sert des termes *παράκυψαι*, *παραχθῆναι*, *παραδηρῆσαι*, *παραφρονῆσαι* ; mais pour qu'on se serve du mot *φρενῖτις* il faut deux conditions : *la fièvre et la continuité du délire.*»

195. Cf. par exemple, *Des vents,* VI L 110 : «Rien ne concourt plus à l'intelligence que le sang ; tant qu'il demeure dans sa constitution, l'intelligence (*φρόνησις*) aussi demeure intacte...» Traduction Littré.

196. *Commentaire I in Prorrh.,* XVI K 492, que nous citons dans la traduction de Ch. Daremberg, in *Œuvres choisies d'Hippocrate,* Paris, Baillière, 1855, p. 462.

Galien écrit cela à propos de *Prorrhétique* I, dont nous allons reparler (et où la *manie* existe aussi comme concept, mais cela vaut pour notre texte de *Maladies* I). *Le détail de la continuité du délire* ne se comprend, à notre avis, que dans un souci *diacritique* de distinguer les maladies; et donc dans un souci de *diagnostic.* Il est faux de dire qu'il n'y a pas de souci de diagnostic dans le *Corpus.* Il existe assez peu de définitions complètes, d'analyses des concepts médicaux, si l'on compare avec les médecins postérieurs. Mais, comme nous l'allons montrer, le progrès de la définition en médecine tient à la pression de la philosophie et de la rhétorique contemporaines des médecins. Il est assez facile de montrer que les éléments principaux des définitions sont pris au *Corpus hippocratique.* L'on pourrait dire que tous les éléments de l'*entité phrénitis* sont dans Hippocrate, sauf le signe du *pouls,* qui est une découverte postérieure et liée à la mise en évidence de la pulsation par Hérophile [197].

Voici maintenant un texte de *Maladies* III, qui rapproche le délire de la *phrénitis* de celui de la *péripneumonie,* tout en distinguant ces deux maladies [198].

> «La phrénitis survient aussi à la suite d'autres maladies. Voici les accidents : le malade a la région phrénique douloureuse, à ce point qu'il n'y laisse pas porter la main; fièvre, délire, regard fixe [199] (*καὶ ἀτενὲς βλέπουσι*), et autres accidents semblables à ceux de la péripneumonie, quand dans la péripneumonie il y a délire... elle se juge comme la péripneumonie.»

Ce lieu met en évidence la douleur aux *phrênes,* sans pourtant indiquer ceux-ci comme le siège de la maladie, ni suggérer une relation de causalité entre les phrênes et le délire. Tout se passe, dans *Maladies* III à propos de phrénitis, comme dans *Maladies* II [200] à propos du cas de mélancolie si intéressant. «Tension d'esprit, maladie difficile...» (*φροντὶς νοῦσος χαλεπή*...). A cause de la douleur dont parle ensuite l'auteur, Littré diagnostique une hypochondrie; nous pensons qu'il s'agit d'une mélancolie [201]. Le médecin signale conjointement, parallèlement, les symptômes physiologiques purs (douleurs à l'hypochondre ou aux phrênes), et les symptômes

197. Cf. par exemple notre article *Du rythme dans le corps, Quelques notes sur l'interprétation du pouls par le médecin Hérophile,* in *B.A.G. B.* 1978, n° 3 p. 258-267.

198. VII L 128, traduction Littré.

199. Signe fort important; cf. les yeux «cornus» d'Arétée V.1, 13 – édition Hude.

200. Les deux livres ont beaucoup de points communs, comme le signale Littré (VII L 116). – VII L 108-110.

201. Comme nous le verrons à propos de la *mélancolie, infra,* p. 128.

du délire ou de l'idée fixe, sans qu'il soit question d'étiologie. Ainsi la phrénitis se définirait comme : concomitance de douleurs phréniques et délire. En cela, *Maladies* II et III nous paraissent plus habiles que *Maladies* I dont nous citions l'étiologie [202].

A propos du délire de la phrénitis, il faut signaler d'ailleurs qu'il n'a pas toujours la forme agitée, même si cela paraît être le cas le plus fréquent; en effet, *Épidémies* III.VI [203] remarque qu'« aucun des malades n'éprouva les agitations qu'on observe généralement dans la phrénitis; mais ils étaient livrés à une espèce d'engourdissement paresseux dont le poids les faisait périr. » [204].

La question du siège.

La question du siège de la phrénitis n'est pas essentielle à l'hippocratisme. Mais le *nom* même de *phrénitis* semble indiquer une affection des *phrênes.* L'*Anonyme de Londres* indique que les maladies reçoivent leur nom du *«symptôme qui suit nécessairement la maladie* (ἀπὸ τοῦ παρακολουθοῦντος) ou du siège (ἀπὸ τόπου).» Ainsi la paralysie tient son nom du symptôme qui accompagne la maladie, tandis que la *phrénitis* reçoit son nom du siège.

> *τὸ γὰρ πάθος περὶ τὰς φρένας συνίσταται, οὐχὶ τὸ διάφραγμα, τοῦτ' ἔστιν τὸ λογιστικὸν μέρος τῆς ψυχῆς...* [205]
>
> « car la maladie affecte les *phrênes* (non le diaphragme), c'est-à-dire la partie rationnelle de l'âme. »

Malheureusement le texte présente une lacune; mais il est très imprudent, de la part de W.H.S. Jones, de traduire *φρενεῖτις* par *brain-fever,* fièvre cérébrale, surtout chez un auteur qui passe pour être aristotélicien. On sait en effet que pour Aristote l'origine de la sensibilité n'est pas l'encéphale, mais la région précordiale, *ὁ περὶ τὴν καρδίαν τόπος* [206]. Dans les *Parties des animaux* [207],

202. Cela ne veut pas dire que ces auteurs n'aient pas des idées sur l'étiologie; *Maladies* II soigne par l'ellébore, purge la tête et évacue par le bas. Il y a de fortes chances que le médecin mette la bile noire en relation avec cette idée fixe. Mais cela signifie, dans ce cas de mélancolie, que l'important est de mettre en évidence le rapport du physique et du mental, la parataxe de la *γνώμη* et du *σῶμα*, sans entrer dans la question de savoir si l'affection de l'un est primaire et l'autre secondaire.

203. III L 83.

204. *ἀλλ' ἄλλῃ τινὶ καταφορῇ κακῇ, νωθρῇ, βαρέως ἀπώλλυντο.* Traduction Littré modifiée.

205. IV. 7 – 17, édition W.H.S. Jones, 1947/1968, p. 30-33; cf. aussi H. Diels, *Anonymus Londinensis,* Berlin, 1893, p. 5-6.

206. Aristote, *Parties des animaux,* II.X, 656 a 28; cf. aussi *De la jeunesse,* 3, 469 a 5 ss.

207. III.X, 672 b 10.

Aristote identifie *phrênes* et *diaphragme*, qu'il appelle *διάζωμα*.

> «... Le diaphragme sert de cloison entre la cavité abdominale et la région du cœur afin que l'organe principal de l'âme sensible ne ressente aucun dommage et ne soit tout de suite atteint par l'exhalaison qui se dégage de la nourriture, ni par l'excès de chaleur étrangère qu'elle répand.» [208].

On trouve même dans ce passage une théorie étiologique de ce qui pourrait être la phrénitis, quoique le mot ne se trouve pas chez Aristote (non plus que chez Platon d'ailleurs).

> «Lorsqu'en effet, en raison du voisinage, ces parties (adventices du diaphragme) attirent l'humeur chaude et excrémentielle, aussitôt celle-ci apporte un trouble manifeste au raisonnement et à la sensibilité (*ταράττει τὴν διάνοιαν καὶ τὴν αἴσθησιν*), et c'est pourquoi l'on donne à ces parties le nom de *phréniques* comme si elles participaient de la pensée (*διὸ καὶ καλοῦνται φρένες ὡς μετέχουσαί τι τοῦ φρονεῖν*).»

C'est donc par contamination, par l'intermédiaire du diaphragme, de la région du cœur, que la pensée est affectée ; mais c'est par *voisinage.*

L'on peut voir déjà que le problème n'est pas simple. Car l'identification du *diaphragme* avec les *phrênes* est très ancienne. En fait le nom de *diaphragme* qui signifie barrière, est une métaphore de Platon [209]. Galien le rappelle d'ailleurs :

> «La limite inférieure du thorax est appelée *phrênes* par tous les Anciens, que ce terme se soit présenté sans raison à leur idée, ou, comme le pensent certaines personnes, parce que l'inflammation de cette partie trouble l'intelligence (*φρόνησις*) des malades. Depuis Platon on commence à l'appeler diaphragme, quoique lui, comme les autres auteurs anciens, le nomme encore phrênes ; il croyait en effet que chez les animaux cette partie fait l'office d'une cloison... Après lui les médecins s'accoutumèrent à le nommer diaphragme, sans s'inquiéter de l'ancienne dénomination...» [210].

L'*Anonyme,* distinguant les phrênes du diaphragme, veut dire que les phrênes, centre de la pensée, ne sont pas les phrênes-diaphragme. Mais est-ce bien un lieu qu'il désigne ainsi ? La désignation de la phrénitis ne rentre-t-elle pas finalement dans la première

208. Traduction P. Cousin, Paris, Belles Lettres, 1956, p. 96.

209. *Timée* 70 a, 84 d. Le *διάζωμα* a le même sens, mais c'est Platon qui gagne.

210. *Des lieux affectés* V.5 ; VIII K 326. Nous citons la traduction de Ch. Daremberg, *Œuvres de Galien,* Paris, Baillière, 1856, t. 2, p. 640.

catégorie, celle de la manifestation consécutive de la maladie, comme la paralysie ? L'*Anonyme* pourrait bien faire ici une *métalepse,* sans s'en apercevoir. Comme le dit très intelligemment Caelius Aurélien [211] :

> «Certains ont dit que le siège est l'encéphale ; d'autres son extrémité inférieure ou sa base, que nous pourrions appeler *sessio,* d'autres l'artère que les Grecs appellent aorte, d'autres "la veine épaisse" que les Grecs appellent phlebopacheian, d'autres le diaphragme. Mais pourquoi s'étendre sur une chose que nous pouvons appliquer aisément, si nous disons ce qu'ils ont dans l'esprit ? Car chacun d'eux a indiqué comme siège de la phrénitis la partie où ils ont pensé que se tient le gouvernement de l'âme.»

Pour Caelius, c'est la totalité du corps qui est affecté [212]. Soranus, qui avait écrit un traité de l'âme en quatre livres, nous le savons par Tertullien [213], croyait à la corporéité de l'âme [214] et à son siège dans un lieu déterminé du corps; mais nous ignorons lequel. Nous pouvons souscrire sans doute à l'opinion de Caelius [215] :

> «La phrénitis tient son nom d'une difficulté de la pensée (*a difficultate mentis*), de même que la dysenterie et la dysurie du fait qu'elles sont des embarras pour l'urine et le ventre. Car en grec on avait appelé phrênes les pensées (*mentes*), dont, comme je l'ai dit, la maladie phrénitique provoque l'embarras.»

Pour revenir à Hippocrate, l'on sait qu'il y a au moins une forte opposition au fait de situer le siège de la pensée dans les phrênes; c'est le texte de la *Maladie sacrée* qui réfute l'usage de placer la pensée dans les phrênes, nom qui est dû à l'usage et non à la nature [216]. L'auteur place le siège de la pensée dans l'encéphale. Nous ne consacrerions pas un si long temps à cette problématique, si nous ne voyions qu'elle est due à l'influence des philosophes, ou plutôt des lieux communs, des *placita* de la philosophie. Tout commence avec Platon, sa tripartition de l'âme de la *République* et du *Timée,* que Galien, plus tard, voudra justifier par l'anatomie [217]. Puis le *De anima* d'Aristote, la théorie moniste

211. *Maladies aiguës* I.53.54.
212. *Ibidem,* 55.
213. *De anima* 6, 6.
214. *Ibidem,* 25, 3, 6; 6, 6, 7.
215. *Op. cit.,* 4.
216. *Maladie sacrée* 14-17 f; VI L 386-392. Cf. *supra,* p. 39.
217. Cf. *Des dogmes d'Hippocrate et de Platon,* V K 181-805.

de Zénon et surtout de Chrysippe qui voudra faire du cœur l'origine de la pensée et de l'affectivité, les définitions par Chrysippe de la passion comme maladie de l'âme, sa tentative pour réduire l'analogie des maladies de l'âme et des maladies du corps, le retour posidonien au dualisme, la tentative cicéronienne, dans les *Tusculanes* III et IV d'adopter à la fois le dualisme corps et âme et la théorie des passions de Chrysippe, problèmes que nous étudions dans ce livre, exigent des médecins une définition ou une redéfinition des maladies, surtout de celles qui impliquent une affection de la pensée. C'est ce qui rend si intéressant le début de ce qui nous reste de l'*Anonyme de Londres*, et sa tentative pour bien distinguer les maladies de l'âme des maladies somatiques. Il le fait en termes à la fois aristotéliciens et stoïciens; en termes stoïciens parce que la problématique des passions et leurs définitions sont forcément stoïciennes; c'est ce qu'il appelle la doctrine des Modernes. C'est en effet la doctrine stoïcienne qui s'est imposée et est devenue en quelque sorte classique. Et en termes aristotéliciens parce qu'il est de l'école péripatéticienne; il adopte la théorie de ceux qu'il appelle les Anciens [218].

«Cela bien établi, il faut savoir que parmi les maladies les unes sont dites psychiques, les autres somatiques; on inclut dans les somatiques les maladies qui concernent la puissance vitale (*περὶ τὴν ζωτικὴν δύναμιν*), en distinguant les puissances, et spécialement la puissance vitale, de l'âme. Le mot d'*âme* est pris en trois sens :
– L'âme qui est parsemée dans tout le corps.
– La part rationnelle.
– L'entrecheia.
L'entrecheia [219] ne nous intéresse pas pour l'instant; seuls nous intéressent les deux autres sens, spécialement l'âme rationnelle. Car c'est en elle que naissent les maladies primaires, et aussi les secondaires. Voici les maladies primaires, maladies cinétiques : superstition, chagrin, crainte, avarice. Telles sont en effet les maladies cinétiques (*ἐν κεινήσει*). Le *κάρος* et la léthargie sont des maladies d'état. Pour les maladies somatiques : la *fièvre* – car la fièvre est une maladie primaire du corps et secondaire de l'âme –

218. Cf. *An. Lond.* I à IV.17. Selon Kenyon, l'éditeur avec H. Diels de l'édition princeps, le papyrus est sans doute du 2e siècle après J.-C., mais est peut-être une copie d'un ouvrage antérieur.

219. Il s'agit sans aucun doute de l'*ἐντελέχεια*; cf. Aristote, *De anima* 412 a : « L'âme est, en définitive, une entéléchie première d'un corps naturel ayant la vie en puissance, c'est-à-dire d'un corps organisé.» Traduction J. Tricot, *De l'âme*, Paris, Vrin, 1972, p. 68; cf. aussi l'édition Jannone-Barbotin, Paris, Belles Lettres, 1966.

comme la *manie*. Tandis que parmi les maladies d'état : paralysie, carus etc. Car il faut se servir ainsi de définitions pour tout. Donc parmi les maladies, les unes sont psychiques, les autres somatiques. Il faut comprendre que les maladies somatiques ont été ainsi nommées de ce qu'elles sont maladies primaires du corps, et affectent la puissance vitale ... » [220].

« Une maladie psychique se définit comme suit : "une diathèse de l'âme sous le rapport du mouvement ou de l'état". Car l'âme est une puissance. On parle de l'âme en trois sens : l'âme en son entier, la partie rationnelle, et l'entrecheia elle-même. Mais intéressons-nous seulement aux deux premiers sens. Car quand nous parlons des maladies de l'âme, nous entendons la totalité de l'âme et la partie rationnelle de l'âme. Des maladies de l'âme les unes sont en accord avec la nature, les autres contraires à la nature. Contraire à la nature est une maladie qui produit une diathèse de l'âme, cinétique ou d'état, en accord avec la nature. Cette terminologie est celle des Anciens, dont nous sommes aussi les disciples. Car la *métriopathie* fait partie des choses qu'ils accordent au sage ... Et ils disent que les affections moyennes sont les nerfs des actions. Les *Modernes*, ici les Stoïciens, n'accordent aucune affection en accord avec la nature ... » [221].

Dans la terminologie de l'*Anonyme*, il faudrait dire que la *phrénitis* (comme la *manie*), est une maladie primaire cinétique du corps, affectant secondairement l'âme. Et le texte précise plus loin :

« L'homme est composé d'une âme et d'un corps..., je laisse la discussion sur l'âme à d'autres; nous, c'est surtout du corps que nous devons nous occuper, puisque c'est là, surtout, le sujet de la médecine. » [222].

Pour en terminer avec les lieux de la phrénitis, il faut citer Arétée, qui implique les nerfs dans la maladie [223], et surtout la solution de Galien, dans un chapitre des *Lieux affectés* [224], qui propose deux sortes de phrénitis, l'une qui affecterait spécialement l'encéphale, l'autre le diaphragme.

220. *An. Lond.* I.15 ; nous traduisons le texte et nous suivons son style.
221. *An. Lond.* II.5.
222. *An. Lond.* XXI.13.
223. Cf. note annexe p. 137.
224. VIII K 327 ss.; nous citons la traduction de Ch. Daremberg, *op. cit.*, p. 641-642.

> «Le caractère propre et essentiel des phrénitis, c'est que le délire ne s'apaise pas au déclin de la fièvre [225]; dans cette maladie l'encéphale n'est pas affecté par sympathie, il souffre d'une affection propre et primaire ...»

Galien cite des signes antécédents sur lesquels nous reviendrons, entre autres le crocydismos et la carphologie. Puis il ajoute :

> «C'est ainsi que, graduellement, l'affection du cerveau engendre la phrénitis, mais aucune partie ne cause un délire continu, sinon le *diaphragme*. En effet, le délire est *presque* continu dans ce cas, aussi les Anciens jugeaient-ils que l'inflammation de cette seule partie produisait la phrénitis, et l'ont-ils nommée *phrênes,* dans l'opinion qu'elle a de l'influence sur la partie pensante. Le délire produit par cet organe se distingue de la phrénitis par les symptômes des yeux, par l'écoulement du nez et par le mode de la respiration. En effet, dans la phrénitis qui tient à l'encéphale, la respiration est toujours grave, et se fait à longs intervalles; dans la phrénitis qui dépend du diaphragme, elle est inégale, tantôt courte et fréquente, tantôt grande et gémissante ...» [226].

Un symptôme constant : le crocydismos et la carphologie.

Ces deux mouvements des mains que représentent le *crocydismos,* c'est-à-dire le geste tâtillon, obsédé, minutieux, d'une main qui cherche à recueillir un flocon de laine sur la couverture, ou la *carphologie,* c'est-à-dire le même geste à la recherche de quelque fétu ou brin de paille sur le lit ou sur le mur, se retrouvent dans toutes les définitions de la phrénitis. Il vaut peut-être la peine, d'ailleurs, de citer quelques définitions de cette maladie, pour montrer leur ressemblance et la permanence des signes. Voici par exemple :

– Pseudo-Galien, *Définitions* [227] : «La phrénitis est un délire de la pensée (*παρακοπὴ διανοίας*) avec fièvre aiguë et crocydismos, et transport de la pensée, et un empêchement de celle-ci dans sa production naturelle, et l'oubli du bon-sens (*διανοίας ἔκστασις καὶ τῶν κατὰ φύσιν αὐτῆς ἐμποδισμὸς καὶ λήθη τοῦ φρονεῖν*)» ou encore : «délire continu des phrênes (*παρακοπὴ φρενῶν σύν-*

225. Nous connaissons ce signe diacritique.
226. Contrairement à Sémelaigne, *op. cit.,* p. 198, nous ne trouvons pas chez Galien une troisième forme mixte de phrénitis.
227. XIX K 412.

τονος), avec tremblement [228], obscurité de la parole, en général tâtonnement des mains dû à la fièvre pernicieuse.» [229].

– Voici encore, de l'*Introductio siue medicus* du pseudo-Galien [230] : «La phrénitis est un transport de la pensée (*ἔκστασις διανοίας*) avec délire violent et tâtonnements sans motif des mains : *χειρῶν ἀλόγου περιφορᾶς*, crocydismos et carphologie, et fièvre aiguë...». La cause, pour cet auteur, est la bile pour une grande part, et le siège en est l'encéphale, les méninges, ou, «selon certains», dit-il, «les phrênes, qu'on appelle diaphragme...»

Nous avons vu le geste signalé par Galien dans le passage des *Lieux affectés*. Nous avons déjà cité la définition de Caelius. On peut ajouter l'allusion d'Arétée au crocydismos et à la carphologie [231]; Alexandre de Tralles en parle aussi [232]. Castelli, dans son dictionnaire [233], n'en parle pas à l'article *phrénitis*, mais à l'article *carphos* il signale qu'*ἀποκαρφολογεῖν... est phreniticorum symptoma*. Pinel n'ignore rien, non plus, de ces symptômes [234]. Ainsi ce geste des mains est lié à la *phrénitis* dont il est l'un des symptômes les plus fâcheux. Nous ne nions pas qu'il ait été observé, ce geste qui ressemble à celui des mourants, dont on dit dans mon pays qu'«ils ramassent». Mais il y a deux raisons à sa permanence, nous semble-t-il. La première est d'ordre philologique, le geste a été décrit par Hippocrate, la seconde est sans doute due au pittoresque de la métaphore.

Il nous faut donc revenir à Hippocrate. *Crocydismos et carphologie* sont décrits dans le *Pronostic* [235] :

> «J'ai observé ce qui suit sur les mouvements des mains : dans les fièvres aiguës, les péripneumonies, les phrénitis, les céphalées, les mains promenées sur le visage, cherchant dans le vide, ramassant des fétus de paille (*ἀποκαρφολογεούσας*), arrachant brin à brin le duvet des couvertures (*καὶ κροκίδας ἀπὸ τῶν ἱματίων ἀποτιλλούσας*), détachant les paillettes du mur (*καὶ ἀπὸ τοῦ τοίχου ἄχυρα ἀποσπώσας*), sont des indices funestes et de mort.»

228. *ψηλαφήσεως* : le mot vient de *Prorrh.* I.34.
229. Cf. aussi VII K 202; XVI K 517.
230. XIV K 732-733.
231. V.I.1-2, édition Hude.
232. I.XIII.
233. Bartholomaei Castelli, *Lexicon Medicum Graeco-Latinum*, Genève, 1744.
234. *Op. cit.*, t. 3, p. 409.
235. *Pronostic* 4; cf. B. Alexanderson, *Die hippokratische Schrift Prognosticon*, Göteborg, 1963, p. 199.4, 4; II L 122.

Dans ce texte, le *crocydismos et la carphologie* sont des signes qui interviennent dans la phrénitis, mais aussi dans d'autres maladies aiguës. Le geste sera par la suite réservé à la phrénitis ; peut-être à cause de l'influence de *Prorrhétique* I.34 :

> Αἱ *τρομώδεες, ἀσαφέες, ψηλαφώδεες, παρακρούσιες, πάνυ φρενιτικαὶ, ὡς καὶ τῷ Διδυμάρχῳ ἐν* Κῷ [236].
>
> «Les délires tremblants, non marqués, avec carphologie, indiquent grandement la phrénitis, comme ce fut le cas chez Didymarque à Cos.»

Nous avons fait remarquer ci-dessus que la formule des *Définitions* du pseudo-Galien donnait les deux terminologies pour la carphologie, celle du *Pronostic,* celle de *Prorrhétique.* Nous verrons d'ailleurs, plus loin, l'importance de *Prorrhétique* I pour la connaissance des signes de la phrénitis. Crocydismos, carphologie, pselaphodie, sont des métaphores hippocratiques [237]. Seuls les deux premiers termes ont fait carrière.

Ce geste ne serait que ce qu'il est, s'il n'y avait une discussion fort intéressante de Galien à son propos, et qui conduit plus loin, jusqu'au problème de la perception, du siège de celle-ci, et jusqu'à rejoindre le problème du siège de la maladie et de celui de l'âme. Il s'agit du commentaire de Galien au lieu de *Pronostic* consacré aux gestes des mains [238]. Pour Galien, les gestes de la main que font les malades relèvent de l'imagination (*ἐπὶ φαντασίᾳ*) [239] :

> «... car tout ce qu'ils voient, et qui est dans l'œil, ils pensent que c'est à l'extérieur ; parce que lorsqu'ils étaient en bonne santé, ils avaient coutume de le voir en dehors d'eux.»

Ainsi dans les maladies dont parle Hippocrate, ils croient voir comme étant à l'extérieur ce qui en fait est à l'intérieur de leurs yeux :

> *ὁρᾶν δοκοῦσιν ὡς ἐκτὸς ὑποκείμενα τὰ κατὰ τοὺς ὀφθαλμοὺς αὐτῶν ἔνδον ἐόντα.* [240].

Suit alors une description de l'œil et de la vision. Cette explication du fonctionnement de l'œil est essentielle ; car Galien y donne une

236. V L 518.

237. On trouve le geste dans l'Appendice du *Régime des maladies aiguës* XVI (R. Joly, *op. cit.,* p. 75, rapproche de *Pronostic* 4), et dans *Épidémies* VII.25 – V L 397, dans le cas de la femme de Théodore, qui portait presque constamment la main vers la muraille ou vers sa couverture... elle avait du crocydismos (ἐκροκυδολόγει). Le nom de phrénitis n'est pas prononcé dans ces deux cas.

238. *Galeni comm. I in Hipp. Prognostic.* XXIII (XVIII b K 71-75).

239. *Loc. cit.,* p. 71.

240. *Loc. cit.,* p. 72.

causalité physique des illusions. Quand l'œil est encrassé et empêche l'issue du rayon visuel, alors naissent des *illusions* (*φαντασίαι*). Les malades voient des cheveux, des flocons, des fils [241]. Dans les fièvres aiguës et les inflammations du poumon, les humeurs envahissent l'œil; cela arrive surtout dans les céphalées violentes et les phrénitis, et explique ce que les médecins appellent *crocydismos et carphologie* et qui arrive surtout dans les *phrénitis* [242]. On le sait par le récit des convalescents [243]. C'est ici que Galien introduit une distinction importante. Chez certains, c'est la faculté de ressentir qui est malade, mais le jugement est parfaitement sain. Chez d'autres c'est le jugement lui-même qui est atteint.

> «Certains aussi délirent à cause du remue-ménage de leur faculté de penser [244], mais ont conservé un court moment leur faculté critique et l'ont récupérée, assez pour vaincre, se battre et comprendre ce qui arrivait. Et ils nous ont montré quelles étaient les images qui leur faisaient remuer les mains.» [245]

Ainsi, si l'on suit Galien, contrairement à ce que nous disions, le crocydismos et la carphologie ne seraient point une métaphore ou une analogie du médecin, mais l'expression de la vérité même. Pour une cause physique, les malades croient voir réellement des fétus de paille ou des flocons de laine, ou des brins de fils, et leur geste représente un acte qui a pour but de les enlever. C'est la seule façon de comprendre, de l'avis de Galien [246], le sens si difficile de *Prorrhétique* I.5 :

ἐνύπνια τὰ ἐν φρενιτικοῖσιν ἐναρχέα.

«Les songes, dans les phrénitis, ont de la réalité», comme traduit Littré [247] ou «Les rêves, chez les phrénitiques, sont évidents»,

241. *Ibidem*, p. 73.

242. *Ibidem*, p. 74.

243. *Ibidem*, p. 74. Dans un autre texte (*Loc. adf.* IV.II.1, traduit par Daremberg, *op. cit.*, t. 2, p. 588, et cité par Sémelaigne, *op. cit.*, p. 199), Galien raconte une expérience personnelle. «Atteint pendant l'été d'une fièvre ardente, je croyais voir voltiger sur mon lit des fétus de couleur sombre, et sur mes vêtements des flocons de même couleur. Je cherchais à les saisir, mais n'en pouvant prendre aucun avec mes doigts, je renouvelais mes tentatives avec plus d'application et d'insistance. J'entendis deux de mes amis présents se dire entre eux : "Oh ! le voici déjà qui est pris de crocydismos et de carphologie". Je compris parfaitement que je souffrais de ce qu'ils disaient, et comme je sentais en moi-même que mon intelligence n'éprouvait aucun dérangement : "Vous avez raison", leur dis-je, "venez donc à mon aide pour que la phrénitis ne s'empare pas de moi".» (Traduction Daremberg).

244. *διὰ φρόνησιν ὑπερβάλλουσαν.*

245. *Op. cit.*, p. 75.

246. *Comm. I in Prorrh.*, XVI K 525.

247. V L 512; cf. la note de Littré.

comme traduit Daremberg [248]. Nous allons revenir sur ce problème de la perception.

Un symptôme concomitant de la phrénitis : le pouls.

Nous avons vu, dans la définition de Caelius Aurélien, la désignation du pouls des phrénitiques : *paruo pulsu ac denso* (I.21). Ce pouls fait partie des signes dont la présence est nécessaire concurremment avec fièvre aiguë, aliénation et crocydismos et carphologie [249]. Ce pouls chez Caelius, est encore décrit comme :

> *creberrimus atque submersus et tremulus et imbecillis, aliquando etiam deficiens et in similitudinem oleo defecti luminis marcescens.*
>
> «Pouls très rapide et profond, et tremblant et faible, quelquefois s'évanouissant et s'affaiblissant à la manière d'une lampe qui manque d'huile.» [250].

Voici comment Galien décrit le pouls des phrénitiques :

> «Le pouls des phrénitiques est petit, on le perçoit rarement grand, et sa force est moyenne; il est dur, et dense et trop rapide; il a aussi quelque chose d'agité comme la houle de la mer; quelquefois aussi on dirait qu'il tremble; parfois aussi il se brise spasmodiquement» [251].

Rufus décrit le pouls des phrénitiques comme

> «petit et fort [252], à cause du mouvement continuel que l'insomnie imprime au pneuma; en frappant les doigts, il donne la sensation d'une corde d'arc tendu; il touche les doigts par une très petite surface ...» [253].

Les métaphores, les analogies changent. Mais il y a de grandes ressemblances dans ces descriptions.

Les signes annexes de la présence de la phrénitis.

Nous distinguons ces signes des signes principaux, dans la mesure où, quelle que soit leur importance, leur présence n'est

248. *Op. cit.*, p. 81 ; cf. la note de Daremberg, p. 100.

249. Cf. *ibidem*, 34.

250. *Ibidem*, 38.

251. VIII K 483 : *σπανιώτατα δὲ ὤφθη ποτὲ μέγας καὶ τόνου μετρίως ἔχει. καὶ σκληρὸς καὶ νευρώδης ἐστὶ, καὶ πυκνὸς, καὶ ἄγαν ταχὺς. ἔχει δέ τι καὶ κυματῶδες· ἐνίοτε δὲ καὶ ὑποτρέμειν σοι δόξειε. ποτὲ δὲ καὶ ἀποκεκόφθαι σπασμωδῶς.*

252. *βραχὺς καὶ εὔτονος.*

253. Rufus, *op. cit.*, p. 227; traduction Daremberg. – L'on pourrait aussi citer Cassius Felix, *De medicina*, Leipzig, 1879, p. 154, qui note la *pulsus paruitas*, et Alexandre de Tralles qui parle d'un pouls faible, dur, petit et serré (*op. cit.*, I, XIII).

pas nécessaire pour qu'il y ait phrénitis. Rappelons que la réunion concomitante des signes suivants définit la phrénitis [254] :

– fièvre aiguë, aliénation, carphologie et crocydismos, pouls d'une certaine qualité : petit et dense en général. Si l'un de ces signes est absent, il ne s'agit pas de phrénitis. Par exemple, si la fièvre et la carphologie manquent, nous avons certainement une manie [255]. Si l'aliénation diminue avec la fièvre : une pleuritis ou une péripneumonie. L'absence d'un de ces signes permet à Caelius Aurélien la distinction des cas semblables.

Mais il existe ce que Caelius appelle des *symptômes,* c'est-à-dire des signes qui indiquent une différence de grandeur et de caractère [256]. Nous en trouvons une description fort large chez Caelius [257]. Pour l'édification de ces signes, il faut signaler l'importance de *Prorrhétique* I qui est cité justement par Caelius, en même temps que le *Traité de la tisane,* c'est-à-dire le *Régime des maladies aiguës,* comme l'œuvre d'Hippocrate sur la phrénitis [258]. Voici les passages de *Prorrhétique* I où la phrénitis est nommée [259] :

S 1) Ceux qui, dans les premiers jours d'une maladie, tombent dans le *coma,* avec douleur à la tête, aux lombes, aux hypochondres, au cou, et avec insomnie, sont-ils phrénitiques ? Dans ce cas, *un flux de sang par le nez* est pernicieux, surtout commençant au 4e jour.

S 3) *La langue rugueuse et très sèche* est un symptôme de phrénitis.

S 4) Dans les insomnies avec trouble, les *urines décolorées* présentant un énéorème noir, en même temps qu'il y a des sueurs (vers la tête), annoncent la phrénitis.

S 5) Les rêves chez les phrénitiques sont évidents.

S 6) De fréquents mais inutiles efforts pour *cracher* [260], s'il s'y joint quelque autre signe, annoncent la phrénitis.

S 9) Les phrénitis violentes aboutissent à des *tremblements.*

S 11) Dans les maladies aiguës, quand le pharynx est douloureux sans tuméfaction, qu'il y a peu de suffocation, et que le malade ne peut facilement ni ouvrir ni fermer la bouche, c'est un signe de

254. Cf. le lieu déjà cité de Caelius Aurélien, *Maladies aiguës* I.34.
255. Cf. Caelius Aurélien, *Maladies aiguës* I.42.43.
256. Cf. *ibidem,* 35.
257. *Ibidem,* 35.36.37.38.
258. *Maladies aiguës* I.100.
259. Nous donnons la traduction de Ch. Daremberg, *op. cit.,* p. 81 ss.
260. Le *ptyalisme* est souvent cité comme symptôme de la phrénitis, cf. *ibidem,* 12.

délire ; à la suite de ce délire les malades deviennent phrénitiques, et sont dans un état pernicieux.

S 12) Chez les phrénitiques, être calme au début, puis *s'agiter fréquemment*, est un mauvais signe ; le *ptyalisme* est également mauvais.

S 13) Chez les phrénitiques, des *selles blanches*, c'est mauvais ; comme il arriva chez Archécratès. Dans ce cas, survient-il de l'assoupissement ? Du frisson dans ces circonstances est très mauvais.

S 15) Ceux qui, après un transport violent (suivi d'une rémission), sont repris d'une fièvre ardente avec sueurs, deviennent phrénitiques.

S 16) Les phrénitiques boivent peu, s'émeuvent du bruit et ont des tremblements [261].

S 27) Chez un individu qui n'est pas sans fièvre et qui sue aux parties supérieures, l'agitation avec refroidissement est un signe de phrénitis, comme chez Aristagoras ; quelquefois même elle est pernicieuse.

S 28) Chez les phrénitiques, les changements fréquents dans les symptômes annoncent des spasmes.

S 31) Chez les phrénitiques, le *ptyalisme* avec grand refroidissement annonce un vomissement de matières noires.

S 34) Les délires obscurs avec tremblement des mains et carphologie sont tout à fait phrénitiques, comme chez Didymarque à Cos.

Ce sont là les sections de *Prorrhétique* I qui forment la phrénitis ; mais beaucoup d'autres fournissent des signes des maladies aiguës et des descriptions d'activités délirantes qui ont pu servir à la symptomatologie de la phrénitis [262].

Nous avons utilisé d'abord un point de vue synchronique, pour montrer la définition du concept de phrénitis et son étrange précision et sa permanence, qui va, pourrait-on dire, de *Prorrhétique* I à Pinel. Mais à l'intérieur de la synchronie, nous avons déjà remarqué des éléments diachroniques ; et nous pouvons déjà percevoir une histoire de la phrénitis, dans l'étiologie et dans la discussion du siège. La définition ne change pas ; et, ce qui est remarquable, comme nous aurons l'occasion de le redire, les écoles diverses ne contestent pas les définitions. Nous verrons que celle d'Asclépiade est la seule critiquée, pour une raison qui tient à la

261. Nous verrons l'importance de cette section dans la discussion de l'ancienneté de l'hydrophobie.

262. Cf. par exemple : 26 (le délire férin), 46, 47, 48, 49, 57, 64, 69.

rhétorique ; il met l'étiologie dans la définition, et la rend, par conséquent, discutable [263].

Nous allons réfléchir maintenant à l'histoire de la phrénitis, ce qui va nous permettre plusieurs conclusions : nous allons voir l'importance d'Asclépiade dans la psychopathologie antique ; la réduction du problème de l'âme et du corps au problème de l'esprit et du corps, la réduction de la psychopathologie à une maladie de la perception ; la rencontre, à l'intérieur de la discussion sur la phrénitis, de la séparation des maladies de l'âme et des maladies du corps et de la répartition entre médecins et philosophes du tout de l'homme.

Les *Épidémies* I et III.

La phrénitis apparaît dans les *Épidémies* I et III. Il faut distinguer évidemment la citation de la maladie dans le texte, du diagnostic des caractères pour les *Épidémies* III, quoique ce dernier soit certainement fort ancien [264]. Nous retiendrons certaines remarques d'*Épidémies* I [265]. La phrénitis est liée à l'époque de l'année [266]. Elle peut s'accompagner ou non de douleurs [267]. La notation est d'importance, si l'on compare avec la définition d'Asclépiade et la critique de Caelius, sur la question de savoir si la douleur est fréquente ou permanente [268].

263. Cf. *infra*, p. 192.

264. Sur les caractères, cf. la note de Littré, III L 28 ss., et Daremberg, *op. cit.*, p. 464 ss. : « Dans le troisième livre, à la suite d'un certain nombre d'histoires de malades, se trouvent les *Caractères* qui résument, sous une forme énigmatique, la raison de l'issue heureuse ou malheureuse de la maladie à tel ou tel jour. Ces caractères ont grandement embarrassé les commentateurs, et ont donné lieu, dans l'Antiquité, à beaucoup d'ouvrages dont les auteurs (Zeuxis, Zénon, Héraclide d'Érythrée, Héraclide de Tarente, Appollonius l'empirique, Apoll. Biblas, enfin Galien) se combattaient les uns les autres, sans qu'aucun pût prouver directement qu'il avait raison et que son adversaire avait tort. L'origine de ces caractères, dont Zeuxis avait fait l'histoire, est fort incertaine, toutefois les critiques anciens, sauf Zénon, s'accordent à les regarder comme apocryphes, et les rapportent à Mnémon de Sida ; mais les uns pensaient que lui-même en était l'auteur, et qu'il les avait interpolés sur l'exemplaire de la bibliothèque d'Alexandrie, soit qu'il voulût se faire plus tard un mérite de leur explication auprès de ses disciples, soit qu'il ne l'ait fait que pour son usage particulier et comme moyen mnémotechnique ; d'autres croyaient que Mnémon avait seulement apporté de Pamphylie à la bibliothèque d'Alexandrie un exemplaire déjà muni de ces caractères. M. Littré pencherait pour cette dernière opinion (voy. en tête du volume mon *Introduction générale* ou *Notice sur la vie et les écrits d'Hippocrate*). D'après le témoignage de Galien, ces caractères n'existaient dans les très anciens manuscrits qu'à partir de la septième histoire de malades du IIIe livre. »

265. La phrénitis est citée, dans le texte d'*Épidémies* I, II L 620, 636, 650, 654, 666.

266. II L 620, 650 et 666.

267. II L 636.

268. Caelius Aurélien, *Maladies aiguës* I.6 ss.

« Les douleurs de la tête et du cou, les pesanteurs dans ces parties avec sensibilité, sont avec ou sans fièvre. Aux malades affectés de phrénitis, elles annoncent des convulsions; il survient aussi des vomissements érugineux.» [269].

Dans *Épidémies* III, l'interprétation de la phrénitis par les caractères intervient assez souvent [270]. Nous citerons surtout le cas du 4ᵉ malade d'*Épidémies* III.17 [271], parce que le diagnostic de phrénitis se trouve dans la description.

« Le malade atteint de phrénitis, s'étant alité le premier jour, eut des vomissements abondants de matières érugineuses et ténues; fièvre tremblante, très forte, sueurs continues et générales; pesanteur de la tête et du col, avec douleur; urines ténues, énéorèmes petits et dispersés, point de sédiment; il rendit une grande quantité d'excréments; beaucoup d'hallucinations; point de sommeil. Deuxième jour, le matin perte de la parole; fièvre aiguë; sueur; point d'intermission; battements dans tout le corps; la nuit, convulsions. Troisième jour tout s'aggrava; il mourut. (Interprétation des caractères : il est probable que les sueurs et les convulsions causèrent la mort).» [272].

Nous voyons donc très clairement, dès les plus anciens textes hippocratiques, que la *phrénitis* est un concept qui sert au diagnostic; même si, répétons-le, le diagnostic n'est pas la partie essentielle de la médecine, il existe un diagnostic, c'est-à-dire la subsumption de symptômes particuliers sous un concept. C'est certainement, d'ailleurs, le concept de phrénitis qui est le plus nettement établi, le mieux défini.

Asclépiade.

Mais, dans l'histoire de la phrénitis, apparaît le grand nom d'Asclépiade de Bithynie, auquel nous consacrons une étude dans ce livre [273]. C'est certainement Asclépiade qui a donné une importance toute particulière à cette maladie et nous avons la chance

269. Traduction Littré, II L 637.

270. Cf. *Épidémies* III, 2ᵉ section, 4ᵉ malade, III L 46; 11ᵉ malade, III L 62. La phrénitis est citée dans la constitution, III L 70 et 80. Le médecin signale des phrénitis avec abattement, III L 82 (nous avons déjà cité le texte *supra*, p. 77); cf. aussi III L 90, on lie la phrénitis avec causus et dysenterie aux complexions mélancoliques et un peu sanguines (III L 98). Pour le diagnostic des caractères, cf. aussi III L 108, 140, 142, 146, 148.

271. III L 116.

272. Traduction Littré, III L 117-119.

273. Cf. *infra*, p. 171 ss.

de posséder un très bon exposé de la théorie d'Asclépiade grâce au premier chapitre des *Maladies aiguës* de Caelius Aurélien [274]. Dans l'histoire de la phrénitis que fait Caelius, nous trouvons cités *Régime des maladies aiguës* (*De ptisana*), et *Prorrhétique*. Nous avons vu que, bien que le *Corpus hippocratique* parle ailleurs de cette maladie, ce sont les textes fondamentaux [275]. Ensuite Caelius cite Dioclès de Caryste en critiquant son traitement par le bain et la saignée qu'il propose dans son traité des *Maladies, leurs causes et leurs traitements* [276]; puis nous trouvons Erasistrate, qui dit simplement qu'il faut donner du vin miellé dans l'*aliénation* qui accompagne les fièvres [277]. Mais c'est Asclépiade qui intéresse Caelius; parce qu'il donne le premier une théorie cohérente de la phrénitis.

> «Asclépiade, au premier livre de son traité des *Maladies à évolution rapide,* dit que la phrénitis est un arrêt des corpuscules ou un infarctus causé par ces corpuscules dans les membranes du cerveau, fréquemment sans douleur, avec aliénation et fièvre. Faisant lui-même l'inventaire de cette définition, il dit qu'il a précisé avec *fièvres,* étant donné qu'il y a aussi des cas d'aliénation sans fièvres, chez des personnes qui ont bu de l'opium, de la mandragore, de la jusquiame, ou qui sont bouleversées par une colère immense, ou par une trop grande terreur (*immensa ira, nimio timore*), ou qui sont oppressées par la tristesse (*uel maestitia etiam compressi*) ou agitées par l'épilepsie; il a précisé, dit-il, *sans douleurs,* afin de ne pas confondre non plus le phrénitique avec le pleuritique ou le péripneumonique, qui, en pleine maladie, au 7e ou 8e jour, sont souvent agités par des divagations de l'esprit (*mentis erroribus*).» [278].

Quelques remarques s'imposent à propos de ce texte, outre le fait que le médecin de Bithynie met l'étiologie dans la définition.

– Il distingue la phrénitis du délire qui accompagne les fièvres dans les maladies aiguës comme pleurésie ou péripneumonie.

– Il distingue la phrénitis des aliénations sans fièvres provoquées par les drogues ou par les *passions* (colère, terreur ou tristesse).

274. Dont nous préparons l'édition, accompagnée d'une traduction, de notes et d'un commentaire. La question se pose de savoir si le texte de Caelius n'est que la traduction de Soranus. Nous ne le pensons pas quant à nous; et nous croyons à la très grande intelligence de Caelius.

275. *Maladies aiguës* I.100.

276. *Maladies aiguës* I.100-103.

277. *Ibidem,* 104.

278. *Maladies aiguës* I.6.

Dans un de ses autres ouvrages, il apporte cette distinction capitale qu'il n'a peut-être pas créée, mais qu'il a dû rendre définitive par son autorité, celle entre *phrénitis* (aliénation fébrile) et *manie* (aliénation sans fièvres).

« Ainsi dans son ouvrage des *Définitions,* définissant l'aliénation il en a donné une explication de ce genre : l'aliénation est la maladie dans les sens qui fait que, parfois, se produisent des pensées plus grandes que la capacité des voies sensorielles, et qu'au contraire parfois les voies sont plus larges que les mouvements [279]. Si la maladie est à évolution lente et sans fièvre, on l'appelle *manie* (*furor*) dont le nom commun est *démence* (*insania*) » [280].

Il est fort possible que la distinction entre *phrénitis,* maladie aiguë, et *manie,* maladie chronique, ait son origine chez Asclépiade. Mais ce n'est sans doute pas lui qui a systématisé le classement des maladies dans ces deux uniques catégories.

La différence entre maladies aiguës et maladies chroniques est remarquablement exposée par Caelius Aurélien, dans sa préface aux *Maladies chroniques* [281]. La maladie chronique est beaucoup plus intéressante pour le médecin ; « car les maladies à évolution rapide ou maladies aiguës se guérissent même spontanément, avec l'aide de la chance ou de la nature... ». En somme, le propre de la maladie aiguë est d'être trop brève dans le temps, trop dramatique, avec des solutions brutales, la guérison ou la mort, que l'on peut attribuer à n'importe quoi et à n'importe qui. Tandis que la *maladie chronique* par définition longue, associe le couple médecin-malade ; seule l'habileté d'un médecin peut soulager le malade, non la chance ni la nature.

Caelius Aurélien attribue à Thémison la première distinction entre ces deux types de maladies [282], dans un traité en trois livres [283]. Auparavant Erasistrate et Asclépiade avaient parsemé leurs remarques (concernant sans doute les *maladies chroniques*) à propos d'hémorragie, hydropisie, paralysie, alopécie, et fièvres

279. *Métalepse* au sens de Caelius, comme nous le verrons *infra,* p. 194. Cela désigne les éléments qui se meuvent dans les canaux.

280. *Maladies aiguës* I.15. L'on voit qu'à l'époque de Caelius *furor* et *insania* ne sont pas distingués, ce qui nous intéresse dans notre étude sur les définitions des *Tusculanes* III (cf. *infra,* p. 249); cf. aussi Caelius Aurélien, *Maladies aiguës* I.4, 42 : *Similes sunt atque uicinae phreniticae passioni ex ipsa alienatione furor, quam uulgo insaniam uocant,...*

281. Drabkin, p. 440-442.

282. *Praef.* 3.

283. Résumé par Thessalus au Livre II de son *Régime.*

quartes. L'origine de la distinction peut se discuter. C'est ainsi que, pour Allbutt [284], il est difficile que cette distinction soit le fait d'Asclépiade ou de n'importe quel autre médecin. Il pense qu'à l'époque hippocratique, la maladie chronique était une séquelle d'une maladie aiguë ; et la notion s'est modifiée par la suite graduellement. Le sens commun, selon lui, doit avoir fait la différence de lui-même. Et Allbutt cite *Od.*, XI.171 ss. [285], les vers où Ulysse demande à sa mère si c'est un long mal (*δολιχὴ νοῦσος*) qui l'a fait périr, ou une douce flèche de la déesse Artémis. Nous pensons qu'il faut beaucoup de bonne volonté pour voir dans cette longue maladie l'ancêtre du concept de *maladie chronique.* Il existe certainement deux formes de chronicité à distinguer : l'invétération de la maladie (dont parle justement Allbutt) ; et la maladie qui par essence est une longue maladie ; comme le dit une *définition médicale* du pseudo-Galien [286] : « La maladie chronique est une maladie qui peut se tourner en mal ou en bien ; elle se juge dans les mois et les années et même peut mourir avec le malade. » Il s'agit pour le malade d'un véritable compagnonnage, et pour le médecin d'un artefact, comme nous le verrons. Il semble toutefois difficile de donner à Thémison systématiquement, ou à Erasistrate et Asclépiade épisodiquement, la paternité de cette forme de chronicité. Nous penserions beaucoup plus à Hérodicos de Sélymbrie, qui a fait beaucoup pour ce que nous pourrions appeler la dignité de la maladie chronique. Il s'agit de ce médecin cité par la *Collection hippocratique* [287], où il est accusé par l'auteur de tuer les fébricitants par des exercices, et que critique Platon [288] : « Non, dis-je, si tu réfléchis que la thérapeutique actuelle qui suit les maladies pas à pas [289] ne fut pas pratiquée, dit-on, par les disciples d'Asclépios avant l'époque d'Hérodicos. Hérodicos était maître de gymnase ; devenu valétudinaire, il fit un mélange de la gymnastique et de la médecine qui servit à tourmenter d'abord et surtout son inventeur, puis beaucoup d'autres après lui... en se ménageant une mort lente... et si à force de science il atteignit la vieillesse, ce fut en traînant une vie mourante. » [290]. C'est aussi ce que dit Aristote [291].

284. *Greek Medicine in Rome,* Londres, 1921, p. 195, note 1.
285. *Op. cit.,* p. 200.
286. XIX K 389.
287. *Épidémies* VI, 3e section.
288. *République* III, 406 a.
289. *τῇ παιδαγωγικῇ τῶν νοσημάτων ταύτῃ τῇ νῦν ἰατρικῇ.*
290. Traduction E. Chambry.
291. *Rhétorique,* 1361 b 3.

Le *Corpus hippocratique,* lui, semble connaître les maladies aiguës et les autres, c'est-à-dire qu'il ne range pas ces dernières dans une même catégorie. Ainsi le *Régime des maladies aiguës* nous dit que : «sont aiguës les maladies que les Anciens ont appelées pleurésie, péripneumonie, phrénitis, causus, et toutes les autres qui en dépendent et dont les fièvres sont en général continues. Quand il n'y a pas d'épidémies d'un genre de maladie pestilentielle, mais que les maladies sont sporadiques, il meurt autant de gens ou plus *des maladies aiguës que de toutes les autres.*» [292].

Si l'on considère les *Définitions médicales* du pseudo-Galien, on voit que l'auteur ignore aussi la dichotomie. Il distingue en effet les maladies continues, les intermittentes, les maladies aiguës, les maladies hyperaiguës, les maladies à longue durée. Continues sont : l'hémitritée... et le causus. Intermittentes : la fièvre quotidienne, tierce, quarte, quinte... Aiguës : phrénitis, léthargie, pleurésie, péripneumonie, causus et tierces continues. A longue durée sont : tabes, épilepsie, arthrite, néphrite, hydropisie... En outre, dit toujours l'auteur, certaines maladies peuvent être *aiguës et continues* : comme causus, *phrénitis* et pleurésie. *Certaines ne sont ni aiguës, ni continues, comme les maladies à longue durée* [293].

Ce détour nous permet de mieux comprendre Caelius, et de lui donner sans doute raison. Ce n'est pas Thémison qui est le père de la *maladie chronique,* au sens où nous l'entendons maintenant. D'ailleurs Caelius ne le prétend pas, et il ne faut pas lui chercher de mauvaise querelle. Mais il nous dit que Thémison a le premier systématisé le groupe des *maladies chroniques* en l'opposant aux *maladies aiguës.* Il y a de fortes chances pour que cela soit vrai. Car c'est bien conforme à l'esprit du *Méthodisme* et à l'extraordinaire systématisation de la cure des maladies chroniques, avec les théories du cycle métasyncritique [294], décrit par exemple au livre I des *Maladies chroniques* de Caelius. La maladie chronique devient véritablement un artefact fort complexe. Les autres auteurs, dit Caelius dans sa *Préface,* ne disent rien des *maladies chroniques* parce qu'ils les pensent incurables, ou bien il les abandonnent à de simples masseurs kinésithérapeutes (*aliptarum officio*) [295].

292. *Régime des maladies aiguës* V, 1-2, traduction R. Joly, modifiée pour phrénitis qu'il traduit par «encéphalite».

293. XIX K 387. Sur les *Définitions,* cf. Jutta Kollesch, *Untersuchungen zu den pseudogalenischen Definitiones medicae,* Berlin, Akademie-Verlag, 1973.

294. Latin : *cyclus recorporatiuus.* Ces soins visent à transformer l'état du corps de façon que la maladie elle-même puisse être vaincue. Il s'oppose au cycle analeptique, latin : *cyclus resumptiuus,* qui vise à restaurer les forces du malade.

295. *Maladies chroniques* I.3.

La théorie asclépiadienne de la perception.

L'importance d'Asclépiade dans l'étude de la *phrénitis* tient certainement aussi à la cohérence de sa pensée, que nous étudions plus loin. Nous nous contenterons de remarquer ici qu'il procède à un certain nombre de réductions. Il réduit le problème de l'*anima* à celui de l'*intellectus*, et le problème de l'*intellectus* à celui du *sensus* ; autrement dit la maladie de la phrénitis est une maladie de la perception et même de la sensation.

> «Il affirme que l'élément directeur de l'âme n'est pas situé dans une partie du corps, car l'âme, selon lui, n'est rien d'autre que le concours de tous les sens.» [296].

Ce qui suit est difficile, mais ne nous semble pas insoluble ; le texte ne nous paraît pas avoir été jusque là compris.

> *Intellectum autem occultarum uel latentium rerum per solubilem fieri motum sensuum, qui ab accidentibus sensibilibus atque antecedenti perceptione perficitur.* [297].

> «Quant à l'intellection des choses essentiellement cachées ou qui se dérobent à notre vue, elle se fait par le mouvement facile des sens qui s'accomplit à partir des sensations accidentelles et des prénotions».

Nous pensons que la distinction entre *occultarum rerum* et *latentium*, correspond à celle entre les choses cachées par nature et les choses accidentellement cachées [298]. Nous connaissons tout par les sens de deux manières : la sensation de ce qui tombe occasionnellement sous les sens, ou l'*antecedens perceptio* [299] ; il nous paraît évident que cette expression désigne l'*anticipatio*, la *prolepsis* d'Épicure. Nous retrouvons la combinaison épicurienne de l'*αἴσθησις* et de la *πρόληψις*, qui suffisent à expliquer la connaissance [300].

296. *Maladies aiguës* I.115. *Deinde regnum animae aliqua in parte corporis constitutum negat, etenim nihil aliud esse dicit animam quam sensuum omnium coetum.*

297. *Ibidem.*

298. Distinction que nous rapporte Sextus Empiricus (*Hypotyp. Pyr.* II.98, Loeb, t. 1, p. 213-214). Pour les choses occasionnellement non évidentes, l'exemple de la cité d'Athènes pour moi maintenant, ce serait la catégorie *rerum latentium*. Parmi les choses naturellement non évidentes, les pores intelligibles, *οἱ νοητοὶ πόροι*. Pour Asclépiade est naturellement cachée l'existence des *πόροι* et des *ὄγκοι*.

299. Nous écrivons *perceptione* (correction de Triller – Kühn 69). Drabkin maintient *perspectione* de l'édition Gunther.

300. Dans un article récent, V. Goldschmidt a étudié l'origine épicurienne de la *prolepsis* et son transfert dans le stoïcisme : *Remarques sur l'origine épicurienne de la prénotion*, in *Les Stoïciens et leur logique*, Paris, Vrin, 1978, p. 155-169. Cette *prolepsis* est décrite par Cicéron (*De natura deorum* I, 43) qui se réfère au traité d'Épicure, *De regula et iudicio* (D.L. X, 27). *Anteceptam animo rei quandam informationem, sine qua*

La théorie d'Asclépiade est parfaitement conforme à celle d'Épicure. Il faut la mettre en relation avec la cure des phrénitiques par la lumière.

«Il n'est pas d'accord non plus», écrit Caelius, «pour mettre le malade dans l'obscurité. Car dans la lumière, dit-il, les images de l'esprit ou de l'intelligence (*mentis siue intelligentiae*), sont rendues faibles et petites quand elles sont convaincues d'erreur par les images que procurent les sens; de même que la flamme d'une torche nocturne ou des chandelles, placées à la lumière du jour, paraît faible, dominée par une image plus puissante. Or, dans l'obscurité, au contraire, il assure que les images nées de l'esprit et de l'intelligence sont plus fortes et plus importantes, étant donné qu'elles ne sont convaincues d'erreur par aucune image sensible, les sens étant alors dans le repos. Elles deviennent enfin comme présentes et réelles, comme dans le cas du rêve; en effet, dans ce cas aussi, les images nées du seul esprit ont de l'effet, et ensuite, comme elles ne sont détournées par aucune image sensible, les images des choses non présentes poursuivent le rêveur comme des images de choses présentes.» [301].

Nous avons là un remarquable exposé de la théorie d'Asclépiade sur la représentation et l'imagination. Nous avons traduit *uisa* (grec *φαντάσματα*) par images. Ainsi le critère de la vérité est dans la netteté des représentations, dans leur *ἐνάργεια*. L'erreur, c'est le flou des ténèbres. La vérité naît du conflit entre représentations de nettetés différentes. Cette théorie aussi est parfaitement lisible en épicurisme [302]. Un rapprochement s'impose avec un passage de Lucrèce qui écrit :

«Et, si, lorsque le sommeil a détendu nos membres, notre esprit demeure éveillé, c'est encore qu'il est, à ce moment, sollicité par les mêmes simulacres que pendant la veille : l'illusion est telle que nous croyons réellement voir ceux que la vie a déjà quittés... La nature produit ces apparitions, parce qu'*alors tous les sens émoussés sont au repos parmi le*

nec intellegi quicquam nec quaeri nec disputari possit, que Goldschmidt traduit : «une espèce de représentation de la chose anticipée dans l'esprit, sans laquelle on ne peut, ni comprendre une chose, ni, à son sujet, instituer une recherche ou une discussion.» (*op. cit.*, p. 155).

301. *Loc. cit.*, 118-119.

302. Toutes sensations sont vraies (cf. Plutarque, *Adv. Col.* 1121; Sextus Empiricus, *Adv. math.*, 7, 203, 16; 8, 9; D.L., 10, 31.2). Cf. Rist, *Epicurus*, Cambridge, 1972, p. 19.

corps et ne peuvent opposer victorieusement la vérité à l'erreur. En outre, la mémoire, inerte et alanguie par le sommeil, n'objecte pas à l'esprit que celui qu'il croit voir vivant est depuis longtemps au pouvoir de la mort.» [303].

Ainsi, selon Asclépiade, il faudra placer le malade à la lumière, pour que ses fausses représentations soient vaincues par celles que lui donnera la vérité de la lumière. Nous parlerons plus loin de la cohérence logique d'Asclépiade. Nous en avons ici un exemple. Quand Celse nous rapporte que ce médecin «prétend qu'il n'y a rien de plus capable d'épouvanter les phrénitiques que les ténèbres, et qu'ainsi l'on doit toujours les laisser exposés à la lumière» [304], il appauvrit considérablement sa pensée.

Comme toujours Caelius, ou Soranus, est très sensible aux problèmes philosophiques. Il fait cette objection à Asclépiade [305] : «Il est inutile de dire que pour les malades, les choses sont, pour la plupart, autrement qu'ils ne les voient. Car chez certains, les images sont bien réelles à partir desquelles naît l'erreur de leur esprit. Ils souffrent plutôt de dérangement (*falsitate*).» *Falsitas* désigne très souvent chez Caelius le dérangement d'un sens [306]. Ainsi, écrit Caelius, «Hercule prit, en les voyant, les visages de ses fils et de sa femme pour ceux de ses ennemis, et Oreste, aussi, a eu peur du visage d'Électre qu'il prenait pour une furie.»

Sémelaigne cite nos deux textes en les attribuant tous les deux à Asclépiade [307], en y voyant la distinction entre hallucination et illusion. La deuxième partie est, sans contredit possible, l'objection de Caelius, et c'est lui, ou Soranus, qui distingue l'illusion de l'hallucination, c'est-à-dire la perception mauvaise d'un objet réel, de la perception en absence de toute réalité d'un objet. Cette séparation entre illusion et hallucination, essentielle pour la psychopathologie, devient évidente chez Arétée, qui en fait un critère de distinction entre la *phrénitis* et la *manie* ; l'hallucination est le signe de la phrénitis, l'illusion de la manie :

303. IV, v. 757 ss.
304. *De medicina* III, 18.
305. *Ibidem,* 121-122.
306. Par exemple, *Maladies aiguës* II, 1.1 (*audimus falsitate*); II, 32. 168 (*falsitas intellectus*); III, 14.116 (*uisus... falsitas*); *Maladies chroniques* I, 5.151 (*omnium sensuum... falsitate*). Pour un sens voisin d'*error,* cf. *Maladies chroniques* III, 4.65.
307. *Op. cit.,* p. 91-92 : «Qu'on rapproche à travers les temps cette division de celle d'Esquirol, la similitude est frappante. Dans l'hallucination, dira le savant aliéniste, tout se passe dans le cerveau; l'hallucination donne un corps et de l'actualité aux images, aux idées que la mémoire reproduit sans l'intervention des sens. Dans l'illusion, au contraire, les malades se trompent sur la nature et la cause de leurs sensations actuelles.»

> «Chez les phrénitiques, en effet, la sensibilité est pervertie; ils voient comme présentes des choses qui ne le sont pas et ce qui échappe à la vue des autres est apparu pour eux. Les maniaques au contraire ne voient que ce qu'il faut voir; seulement ils ne le voient pas comme il conviendrait qu'ils le vissent.» [308].

Nous avons dans ce texte, quand on le rapproche de Caelius, la preuve évidente que la psychopathologie antique a connu la distinction. Si elle l'utilise de manière très particulière, comme chez Arétée, elle la tient certainement de deux sources, une source philosophique, la réflexion des philosophes sur la perception; et une source qui relève de la tradition médicale. Nous avons vu les liens entre Asclépiade et Épicure, à propos de la sensation et de la prénotion. D'autres textes doivent être cités, et Sémelaigne a le mérite de le faire [309], notamment la réflexion de Cicéron dans les *Académiques* [310].

> «Tu disais», dit Cicéron à Lucullus, «que les images (*uisa*) des gens qui dorment, des gens ivres, des maniaques (*dormientium, uinolentorum, furiosorum*) sont plus faibles (*imbecilliora*) que celles de ceux qui sont éveillés, à jeun et sains d'esprit... Comme si quelqu'un niait, qu'après le réveil, un homme pense qu'il a rêvé, et quand la crise de folie s'est calmée, le malade pensait que ne sont pas vraies les images qu'il avait pendant sa crise de manie. Mais là n'est pas la question; il s'agit de savoir au moment où ils voyaient ces images, comment ils les voyaient... Mais quoi ? Hercule, dans Euripide, quand il perçait de flèches ses propres fils, croyant que c'étaient ceux d'Eurysthée, quand il tuait sa femme et essayait même de tuer son père, n'était-il pas mu par les images fausses comme il l'eût été par des images vraies ?... Je donne tous ces exemples pour arriver à cette conclusion : l'assentiment de l'âme est le même pour les images vraies que pour les images fausses... La question n'est pas quelle sorte de souvenir ont habituellement ceux qui se sont réveillés ou ont cessé d'être furieux, mais quelle était la nature de la vision des fous ou des dormeurs au moment même où ils la percevaient...»

308. Arétée III.6, édition Hude, p. 43. Nous citons ici la traduction de M. Laënnec, entreprise certainement à l'instigation de son oncle, le grand Laënnec, et dont nous possédons une partie au Musée Laënnec de Nantes.

309. *Op. cit.*, p. 93.

310. *Academica priora* 88, 89, édition H. Rackham, Loeb Classical Library, 1961, p. 578 ss.

Nous parlions tout à l'heure d'une tradition médicale du problème de la perception chez les fous; c'est que nous pensions à la section 5 de *Prorrhétique* I :

ἐνύπνια τὰ ἐν φρενιτικοῖσιν ἐναρχέα.

dont nous donnions les traductions de Littré et de Daremberg [311] :

«Les songes, dans les phrénitis, ont de la réalité.» (Littré)

«Les rêves, chez les phrénitiques, sont évidents.» (Daremberg).

En fait ces deux traductions sont ambiguës, mais l'ambiguïté est dans le texte. On peut croire que Littré pense à l'illusion, et Daremberg plutôt à l'hallucination. Galien, dans son commentaire, rappelle l'opinion de Satyrus, son ancien maître, qui comparait les songes des phrénitiques à ceux des somnambules «qui se lèvent pendant leur sommeil bien qu'ils dorment encore, mais ont les yeux ouverts comme les gens éveillés; ce qui a été décrit chez maints auteurs.» [312].

Il serait injuste, à propos de la phrénitis, de ne pas rendre hommage aux Méthodistes, et notamment à Caelius Aurélien et à Soranus. Caelius a le grand mérite de nous donner une très longue réflexion sur la phrénitis, qui forme à elle seule le premier livre des *Maladies aiguës.* C'est que la phrénitis est la plus importante des maladies aiguës, la plus complexe, la plus élaborée. D'autre part, rendons grâce à Caelius de nous donner une large histoire de la maladie, dont nous avons vu la richesse, notamment en ce qui concerne Asclépiade. Les Méthodistes ont apporté autre chose, notamment une réflexion sur le diagnostic différentiel. Caelius témoigne d'une exigence de diagnose. Il existe des ressemblances certaines entre *phrénitis, furor,* mélancolie, pleurésie, péripneumonie. Il faut établir les signes diacritiques. *Furor,* ou manie, et mélancolie se distinguent par l'absence de fièvre, de crocydismos et de carphologie. La pleurésie et la péripneumonie ne donnent de l'aliénation qu'au moment du paroxysme; la mélancolie se caractérise par la présence concomitante de haine du genre humain et d'un teint plombé [313]. Il est nécessaire de distinguer les phrénitiques des maniaques qui ont de la fièvre; chez les maniaques, l'aliénation précède la fièvre, tandis que c'est l'inverse chez les phrénitiques [314]. Il existe, bien évidemment, comme nous l'avons déjà

311. *Supra,* p. 85.
312. XVI K 524.
313. I.42-44.
314. *Ibidem,* 45-47.

fait remarquer, une grande labilité des maladies, telle maladie passant facilement à une autre.

C'est à propos de la phrénitis que Caelius nous donne toute une discussion sur les signes, proche de la réflexion stoïcienne, comme nous le verrons à propos des *Tusculanes.* Ce n'est d'ailleurs pas le seul trait stoïcien de Caelius, comme nous aurons l'occasion d'y revenir.

La manie

Définition de la manie.

Il est impossible de traiter de la phrénitis sans parler immédiatement de la maladie voisine et qui se définit par rapport à elle : la *manie, furor* comme ont traduit habituellement les Latins [315]. La manie semble caractérisée définitivement au temps d'Asclépiade, dont nous avons vu qu'il la définit par rapport à la phrénitis : «Elles sont toutes deux maladies dans les sens; mais si la maladie est à évolution lente et sans fièvre, on l'appelle *manie*» [316], cela, dans son livre *Des définitions.* Cette définition ne date peut-être pas d'Asclépiade. Mais il est beaucoup plus difficile de cerner l'origine de la manie que celle de la phrénitis; et cet aspect vague, comme nous le verrons, ne manque pas d'intérêt pour réunir un grand nombre de phénomènes pathologiques mal déterminés. Comme le dit Arétée, «les formes de la manie sont innombrables, mais elle est une par le genre.» [317], et elle est

ἔκστασις ... τὸ ξύμπαν χρόνιος, ἄνευθε πυρετοῦ. [318]

«folie qui dure longtemps et sans fièvre.»

Caelius la définit comme *alienatio tardans sine febribus,* «aliénation chronique sans fièvre.» [319]. Les définitions du pseudo-Galien donnent (XIX K 416) :

Μανία ἐστὶν ἔκστασις τῆς διανοίας καὶ παραλλαγὴ τῶν νομίμων καὶ τῶν ἐν τῷ ὑγιαίνειν ἐθῶν ἄνευ πυρετοῦ.

«La manie est aberration de la pensée et perturbation dans ce qui est usuel et habituel en état de santé, sans fièvre.»

315. Nous étudions plus loin (cf. p. 259) le cas de Cicéron qui donne comme équivalent de *furor,* le grec μελαγχολία. (*Tusculanes* III.V, 11).

316. Caelius Aurélien, *Maladies aiguës,* I.15.

317. III.6, édition Hude, p. 41.

318. Arétée, *ibidem.*

319. *Maladies chroniques* I, 5.146.

A partir de quel moment cette définition s'est-elle réalisée, il est difficile de le dire, et l'origine hippocratique n'est pas claire.

Chez Hippocrate, il semble que la manie, le transport comme l'on disait au XIXe siècle, désigne le comportement violent et aberrant d'un individu, dans des contextes pathologiques différents, et même dans la *phrénitis.* Si nous prenons par exemple le verbe *ἐκμαίνω* dans les *Épidémies* I et III, il intervient plusieurs fois [320] dans des situations où il ne peut s'agir d'un diagnostic; il s'agit d'une simple description. En *Épidémies* III.VI [321], l'auteur constate que les *phrénitiques* ne connurent pas ce comportement, mais seulement une torpeur léthargique ; ce qui est important pour voir qu'il n'y a pas de distinction entre le comportement phrénitique et le comportement maniaque. Dans *Épidémies* III.XVII, 13e cas [322], le verbe *ἐξεμάνη* est suivi de notations qui ressemblent à une description du phénomène :

> *βοή, ταραχή, λόγοι πολλοί.*
>
> « cris, agitation, beaucoup de paroles. »

Ce comportement implique la perte de pouvoir sur soi [323], et une perte de lucidité [324]. Dans *Les airs, les eaux et les lieux,* l'auteur écrit :

> « Telles sont les maladies qui viennent en été ; en hiver, ce sont chez les jeunes gens, les pneumonies, les affections accompagnées de *manie.* (*μανιώδεα νοσεύματα*). [325].

Dans une note, Daremberg remarque que, pour les auteurs anciens, y compris Hippocrate, *μανία* désigne le plus souvent un délire violent [326]. Ces maladies *maniaques* pouvaient aussi bien désigner la phrénitis. Ce sont toutes les maladies qui comportent des manifestations délirantes. Dans *Maladies* I, manie et phrénitis sont réunies dans un passage que nous avons déjà remarqué [327] :

320. Nous donnons la pagination de l'édition Loeb, le n° de la ligne dans la page : *Ep.* I, cas 8, p. 200, 20; *Ep.* I, cas 9, p. 202, 9; *Ep.* III, 4e cas, p. 226, 13; *Ep.* III.XVII, 13e cas, p. 280, 2 (phrénitis, diagnostic des caractères); *Ep.* III.XVII, 14e cas, p. 282, 1 (phrénitis, diagnostic des caractères); *Ep.* III.XVII, 16e cas, p. 286, 2 (phrénitis, diagnostic des caractères).

321. P. 246, 7.

322. P. 280, 2.

323. *Ep.* I, cas 8, p. 200, 20 – *κατέχειν οὐκ ἠδύνατο.*

324. Cf. *Ep.* III.XVII, 14e cas, p. 282, 1 où *ἐξεμάνη* est suivi de *καὶ πάλιν κατενόει* – « et le patient recouvre sa lucidité. »

325. Traduction Daremberg, *op. cit.*, p. 350; édition Loeb, t. 1, p. 84, 28.

326. *Op. cit.*, p. 374, note 28.

327. *Maladies* I.30, VI L 200, Wittern, p. 88; cf. *supra*, p. 74.

> « Les phrénitiques ressemblent surtout aux mélancoliques en ce qui concerne le délire (κατὰ τὴν παράνοιαν) ; car les mélancoliques, quand le sang a été gâté par la bile et le phlegme, deviennent malades de leur maladie et tombent dans le délire (παράνοοι γίνονται) ; certains même deviennent maniaques (ἔνιοι δὲ μαίνονται) ; et pour la phrénitis c'est la même chose. La manie et l'aliénation (ἡ μανίη τε καὶ ἡ παραφρόνησις) sont d'autant moins importantes que la bile s'affaiblit. »

Il n'y a ici en fait que deux maladies considérées : la phrénitis et la mélancolie, la manie peut survenir dans ces deux maladies, comme le délire. C'est un accident, un symptôme. Dans les *Aphorismes,* l'usage du terme est plus délicat ; l'aphorisme VI.21 déclare que « des varices et des hémorroïdes survenant chez les *maniaques* résolvent la *manie* » (μανίης λύσις) [328] ; l'aphorisme VI.56 déclare que « dans les maladies mélancoliques, les déplacements sont dangereux attendu qu'ils annoncent ou l'apoplexie du corps, ou des spasmes, ou la *manie,* ou la cécité. » [329].

Il est difficile de dire si la manie est considérée ici comme une maladie ou un symptôme. La manie désigne donc plutôt, dans le *Corpus hippocratique,* un comportement violent, une brutalité, des gestes incohérents, des cris, une agitation sans but. Ce qui caractérise la *manie,* par opposition à la déraison de vieillesse (λήρησις), qui n'est qu'une narcose de la pensée et de l'esprit (γνώμης νάρκωσις ἤδε τοῦ νοῦ), c'est quelque chose de tumultueux dans ses effets (ταραχῶδες τῇσι πρήξεσι), dira Arétée [330]. En fait le terme de *manie* à l'origine n'est pas spécifiquement médical ; c'est un mot de la langue commune ; de même sans doute que phrénitis ; de même aussi que mélancolie. L'auteur hippocratique utilise souvent une terminologie qu'il prend dans la langue populaire, dans la tragédie, dans la comédie. La question de ce que nous pourrions appeler la conceptualisation des maladies, se pose d'ailleurs dès le *Corpus hippocratique,* comme en témoigne le début du *Régime des maladies aiguës* [331] :

> « Quelques-uns n'ignoraient certes pas les multiples aspects et subdivisions de chaque maladie, mais, bien qu'ils voulussent préciser clairement leur nombre pour chacune d'elles, leur compte ne fut pas exact. Et sans doute le dénombre-

328. Traduction Daremberg, *op. cit.,* p. 561.
329. Daremberg, *op. cit.,* p. 563.
330. III.6, édition Hude, p. 41.
331. III.2.

ment ne serait pas facile si on distingue les maladies d'après des différences purement individuelles et si on croit n'avoir pas affaire à la même maladie sur une simple différence d'appellation.» [332].

Si on laisse de côté la querelle contre Cnide [333] pour ne s'arrêter qu'au problème méthodologique, nous comprenons qu'il ne faut pas inventer des noms pour chaque symptôme ou chaque individu ; ce qui fait que l'on risque de ne pas reconnaître la même maladie dans la diversité des symptômes, mais qu'il faut utiliser des concepts nosologiques, suffisamment larges de compréhension et d'extension, et l'auteur du *Régime des maladies aiguës* reprend les noms utilisés par les Anciens [334] : pleuritis, péripneumonie, phrénitis, causus, et toutes les autres qui en dépendent. A partir de quand la manie devient-elle une maladie spécifique, il est bien difficile de le dire. Il a fallu certainement plusieurs conditions : entre autres l'exigence rhétorique de la définition, l'étude systématique de la *phrénitis*, la distinction entre maladies aiguës et maladies chroniques, pour que fonctionne l'opposition. Il y a identité de comportement, mais absence de fièvre et de carphologie pour la manie. Tout cela nous amène à l'époque d'Asclépiade et de Thémison, comme nous l'avons vu.

Nous allons prendre maintenant le problème à l'envers, si l'on peut dire, en partant de la description de la manie bien constituée, définitivement établie, mais du point de vue fort intelligent, à la fois synchronique et diachronique, qui est celui de Caelius ou de Soranus [335].

Caelius commence par citer Platon, les Stoïciens et Empédocle, pour constater les deux espèces de la manie [336]. Platon, dans le *Phèdre* [337], dit que la manie est double (*duplicem furorem dixit*), l'une qui est une tension de l'esprit par une cause ou origine corporelle, l'autre divine ou inspirée [338]. Cette seconde espèce se divise en

332. Traduction R. Joly, *op. cit.*; sur ce problème difficile, cf. H. Diller, *Gnomon*, t. 14, 1938, p. 303; R. Joly, *R.E.A.*, t. 58, 1956, p. 203, et *Recherches sur le traité hippocratique "Du Régime"*, Paris-Liège, 1961, p. 207, note 2.

333. L'auteur critique les médecins de Cnide.

334. Nous comprenons comme R. Joly (note p. 99) : «Il faut, croyons-nous, prendre ici le terme au sens général, sans y voir spécifiquement les anciens Cnidiens contre lesquels le prologue est dirigé.»

335. *Maladies chroniques* I.5, 144-179.

336. *Maladies chroniques* I.5, 144.

337. 265 b.

338. *Unum fieri mentis intentione ex corporis causa uel origine, alterum diuinum siue immissum...*

quatre sous-espèces, l'une vient d'Apollon [339], une autre de Liber Pater, une autre de l'amour (qu'il a appelée *eroticon*), et la dernière des Muses, qu'il a appelée *protrepticon* [340]. Les Stoïciens ont eux aussi connu la double espèce de la folie ; l'une, pour eux, consiste dans le manque de sagesse ; ils disent que tout non sage est fou [341] ; et l'autre qui procède d'une aliénation d'esprit avec affection concomitante du corps [342]. De la même façon les disciples d'Empédocle disent qu'il existe deux espèces de manie, l'une qui vient de la purification de l'esprit, l'autre de l'aliénation de l'esprit par une cause corporelle ou par le fait de l'inégalité (*ex animi purgamento fieri, alium alienatione mentis ex corporis causa siue iniquitate*) [343].

Ce début du chapitre sur la manie est tout à fait remarquable en ce qu'il consacre l'ambiguïté, ou mieux la dualité de la folie. La réflexion antique sur la folie est essentiellement marquée par le signe de la dualité, entendons que la folie est toujours double ; ou plutôt tout se passe comme s'il y avait deux folies. Cela va depuis l'explication rationnelle, philosophique, jusqu'à ce que nous pourrions appeler l'automatisation de langage.

Il existe donc pour Platon par exemple, et pour Empédocle, une *bonne* et une *mauvaise* folie. L'on remarquera que pour les Stoïciens la dualité ne s'exprime pas ainsi, et que la symétrie serait donc fausse, puisqu'il n'y a pas, pour eux, de bonne folie. Il existe une folie au sens général d'*insipientia* (et l'on retrouve la formule stoïque que tout non sage est fou), et une folie qui est à la fois maladie de l'âme et du corps, erreur et malaise [344].

339. Caelius rappelle l'étymologie platonicienne *manian – mantice, ibidem.*

340. *Ibidem.*

341. *Ibidem : omnem imprudentem insanire.*

342. 144-145 : *alium ex alienatione mentis et corporis compassione.*

343. La phrase est difficile. Nous suivons A. Delatte, *Les conceptions de l'enthousiasme chez les philosophes présocratiques,* Paris, Belles Lettres, 1934, p. 21 ss., bien qu'il ait sur Caelius des vues que nous ne partageons pas (« Caelius n'étant qu'un traducteur des œuvres des médecins grecs, p. 21, note 3). Nous faisons de la fidélité remarquable de Caelius une vertu et nous avons constaté souvent qu'il *interprète* de manière intelligente. – *Purgamentum* a certainement le sens de *κάθαρσις, καθαρμός*. Cette première folie est le résultat d'une purification de l'âme (par la doctrine des *καθαρμοί*) – p. 23. Delatte interprète *iniquitate* comme la disposition des éléments dont le mélange constitue le sang (en s'appuyant sur Théophraste, *De sensu,* 10 ss.). Cf. aussi la note de J. Bollack, *Empédocle 3, Les Origines, Commentaire,* Paris, Minuit, 1969, p. 460, qui signale que « l'opposition que pourrait suggérer *ex corporis causa* de Caelius ne peut être retenue puisque l'âme chez Empédocle ne s'oppose pas au corps. »

344. Définition tout à fait correcte en Stoïcisme et parfaitement chrysippéenne, comme on le verra dans notre chapitre sur Cicéron. Les stoïciens ont pris au sérieux la formule de Platon dans le *Timée* 86 b : il existe deux sortes de démences (*ἄνοια*), la manie et l'ignorance.

Mais il ne faudrait pas reprocher à Caelius une incohérence, car il est clair que l'intéresse un consensus philosophique qui vise à faire de la folie un être double. C'est le fait dichotomique en lui-même qui le séduit. Le *παλαιὸς λόγος*, l'ancien discours sur la folie, parle d'abord de sa division en deux ; cela peut signifier une bonne folie et une mauvaise, une folie de l'âme et une folie d'origine organique, une folie qui concerne soi et qui concerne l'autre, par exemple le médecin ou le philosophe selon qu'on est l'un ou l'autre. Et nous ferons remarquer aux épistémologues modernes de la folie, qui disent à peu près n'importe quoi sur l'Antiquité, que c'est un médecin qui écrit cela ; et un médecin (que ce soit Soranus ou Caelius, le fait importe assez peu dans la tradition, puisque de toute façon le texte est de Caelius), qui a marqué l'histoire de la psychiatrie. « Caelius Aurélien est sans contredit au point de vue de l'aliénation mentale, la plus grande personnalité de la médecine antique », écrit Sémelaigne [345]. S'il a été si peu étudié, c'est au fond pour des raisons aberrantes, celles des critiques qui considèrent son style comme confus et barbare. Certes son latin est difficile, mais il lui arrive d'écrire superbement [346]. Nous aurons l'occasion de revenir sur cette dualité de la folie qui a été, à notre avis, magnifiquement pensée par Euripide dans les *Bacchantes.*

Le fait dichotomique paraît accepté par Caelius ; en tout cas il ne se soucie pas d'argumenter là-dessus.

De quo nunc scripturi sumus.

« C'est de celle-là que nous allons parler maintenant. »

c'est-à-dire de la seconde folie, de celle que tout le monde reconnaît comme maladie [347].

Caelius n'a pas l'ironie d'Arétée, telle que nous la percevons, quant à nous, dans un passage de son chapitre sur la *manie.* Il écrit, en effet :

> « Il y a des milliers de formes de la manie, ainsi chez ceux qui ayant un bon naturel et apprenant facilement (*τοῖσι μέν γε εὐφυέσι τε καὶ εὐμαθέσι*) font de l'astronomie sans l'avoir apprise, de la philosophie spontanée, et *de la poésie par le seul secours des Muses à ce qu'ils prétendent* (*ποίησις*

345. *Op. cit.*, p. 145.

346. Pinel, Laënnec, Esquirol le pratiquent comme nous le verrons. Son importance est encore marquée par J. Postel, dans son introduction aux textes choisis de E. Georget, *De la folie*, Toulouse, Privat, 1972, p. 11.

347. *Maladies chroniques*, I.5, 145.

δῆθεν ἀπὸ μουσέων). Car même dans les maladies, la culture (εὐπαιδευσίη) a de l'utilité; ceux qui n'en ont pas sont porte-faix, potiers, charpentiers, tailleurs de pierre...» [348].

Quelle bizarre réflexion ! Elle ne se comprend, à notre avis, que si l'on voit qu'Arétée veut faire, en quelque sorte, rentrer l'autre manie du *Phèdre,* la bonne, celle des Muses, dans la catégorie de la maladie. Pas de poésie sans métier; voilà ce que semble nous dire Arétée; croire autre chose, c'est pure folie ! Et les malades qui se croient poètes, ce sont des gens bien doués et cultivés sinon, l'on est un porte-faix malade, un potier malade, et un poète malade [349].

Caelius accepte le fait dichotomique. Pour lui, la manie est

alienatio tardans sine febribus, a quo phreneticis discernitur.

«aliénation chronique sans fièvre, ce qui la distingue de la phrénitis.» [350].

Caelius prend soin aussi de distinguer la manie de l'aberration momentanée de l'esprit, comme la définit Demetrius [351] :

«une tension excessive de l'esprit pour un court moment,»

chez des gens remplis de peur par une confusion soudaine (*turbore repentino*) avec perte de mémoire, et de la *mélancolie* qu'Apollonius définissait comme espèce du genre manie; ce qui, comme nous le verrons, est très important.

La manie peut être continue ou avec intervalles [352]. Les maniaques oublient parfois leur maladie, ignorent parfois jusqu'au fait même de l'oubli. La manie est aliénation de tous les sens, pris d'erreur; les maniaques sont en proie à l'erreur (*falsitate*) [353]. Dans cette maladie c'est toute la *neruositas* qui est affectée [354]. Il est difficile de dire ce que représente ce terme. Drabkin traduit par le système des nerfs et des tendons; et cette paraphrase peut être bonne [355]. Mais peut-être s'agit-il des nerfs sensitifs, mis en

348. III.6, édition Hude, p. 42.

349. Cette réflexion est intéressante chez celui qui passe pour le plus «littéraire» des médecins, et qui l'est en effet. Daremberg le prend pour un piètre médecin, et n'en fait aucun cas.

350. I.5, 146.

351. I.5, 150; il s'agit du disciple d'Hérophile (environ IIe siècle avant J.-C.).

352. I.5, 151; cf. 153. Nous verrons l'importance des *intervalles* dans les rapports de la folie et du droit.

353. Cf. *supra,* p. 97.

354. I.5, 152.

355. Cf. par exemple ce que nous disons des nerfs chez Arétée, *supra*, p. 81, n. 223.

en évidence par Hérophile, dont nous parlerons plus tard. Car Caelius continue :

> « Dans cette maladie c'est toute la *neruositas* qui est affectée, ... mais surtout la tête ; car c'est dans la tête que la plupart des malaises précédant la maladie se situent, le malade souffrant de lourdeur et de douleur (*grauedine atque dolore*), et d'affections de tous les sens un par un, sens dont nous savons que le siège est dans la tête. »

La manie est une affection du corps et non de l'âme [356]. La preuve en est qu'aucun philosophe n'a jamais pu guérir un cas de manie. Cette réflexion n'est pas ironique. Car nous allons voir que le philosophe peut aider le médecin. Mais la remarque relève de la partition entre maladies de l'âme et maladies du corps, et de l'acceptation du fait que le philosophe est un médecin de l'âme. D'autre part la manie est physique parce que les symptômes somatiques précèdent les symptômes mentaux [357]. Voilà pour la répartition. Caelius est un dualiste ; il croit à l'opposition de l'âme et du corps ; l'âme s'identifie aux sens, les sens sont logés dans la tête [358].

Le traitement de la manie.

C'est dans le discours sur le traitement de la manie que le dualisme apparaît le mieux, et en même temps l'interaction de l'âme et du corps. Nous laissons de côté toute la thérapeutique du médicament, de la saignée, des fomentations, pour nous intéresser au traitement que l'on pourrait appeler moral qui vise à agir sur le corps par l'intermédiaire de l'âme ; la discussion de Caelius est de tout premier ordre.

Conjointement avec le traitement du corps, il faut s'occuper de l'âme ; les traitements de celle-là sont le dialogue, la lecture, et le théâtre. Le principe de ces trois cures est très visiblement l'*allopathie*. Ainsi, si le patient est triste, il faut lui tenir des propos gais [359], au théâtre, on lui montrera du comique s'il est triste, du tragique s'il est trop gai. Mais il vaut la peine de faire attention au détail. Quand le malade va mieux, dit Caelius, après les marches et exercices vocaux, il faut le faire lire.

356. I.5, 154.
357. *Ibidem.*
358. Caelius ne parle pas de la séparation de l'âme en sept parties dont Soranus avait traité à l'intérieur de ses quatre livres consacrés à la question de l'âme ; cf. Tertullien, *De anima* VI. 6 ; XIV. 2.
359. I.5, 160.

Nam literalis etiam lectio adhibenda est, et quae sit aliqua falsitate culpata, quo interius mentem exerceant aegrotantes [360].

« En effet, il faut aussi prescrire la lecture de livres, et même de ceux qui sont entachés de quelques erreurs [361], pour que les malades exercent leur esprit plus profondément. »

Drabkin souligne la difficulté de comprendre *interius,* mot qu'il qualifie d'*obscure* [362]. C'est qu'en fait cet *intérieur s'oppose à la surface, à la superficialité. L'on fait vivre les fous superficiellement d'abord; il faut les amener par un dialogue de surface* [363], où ils n'aient ni contradictions ni contrariété, à un état de pensée capable de percevoir l'erreur que l'on va glisser. Ce doit être le test; puisque, justement, les fous sont des malades de l'erreur.

Et nunc omnium sensuum alienatione uexentur falsitate *possessi, nunc aliarum specierum errore fallantur.* [364].

L'erreur objective, que peut introduire la lecture, va les mettre à l'épreuve plus profondément.

Ce que dit Caelius du théâtre est encore plus intéressant.

Item post lectionem aliqua composita uel mimica sunt offerenda, si maestitudine furentes laborent; aut rursum tristitiam uel tragicum timorem habentia, si puerili lusu furentes afficiantur. Oportet enim contrarietate quadam alienationis corrigere qualitatem, quo animi quoque habitus sanitatis mediocritatem agnoscat. [365].

« Ainsi, après la lecture, il faut leur donner une pièce, ou du mime, si les fous souffrent de tristesse ; ou inversement, une pièce qui comporte de la tristesse et de la crainte tragique, s'ils sont atteints de gaieté puérile. Car il convient de corriger

360. I.5, 162.

361. L'erreur peut aller du simple fait erroné à l'erreur de logique, c'est-à-dire à la non-application du principe de contradiction.

362. P. 547, note 13.

363. I.5, 160.

364. I.5, 151 : « Et tantôt ils sont affectés de l'aliénation de tous les sens en proie à l'erreur, tantôt ils sont trompés par une aberration d'autres types. » Faut-il voir entre *falsitas* et *error* une différence ? La première sorte de manie vient d'une erreur des sens, c'est-à-dire que, selon les exemples topiques, Oreste se trompe en prenant Electre pour une furie, Héraclès ses enfants pour Eurysthée, etc.; d'autres sortes de manie existent, reposant sur des erreurs d'autres types : ce sont les exemples que donne justement Caelius et qui sont eux aussi des exemples topiques, comme de se prendre pour un moineau, un coq, un pot de terre, un bébé, une brique etc.

365. I.5, 163.

la qualité de l'aliénation par son contraire, pour que l'état de l'âme, aussi, recouvre la condition moyenne de la santé.»

Il s'agit donc d'offrir des pièces comiques ou des mimes aux tristes, de la tragédie aux gais. Mais croit-on qu'Aristote soit oublié dans ce propos ? Peut-on croire que le terme de *mediocritatem*, d'état moyen, qui représente la *santé* [366], n'évoque pas la *μεσότης* d'Aristote ? C'est une réponse très claire, au contraire, à la *Poétique*. Cette moyenne, cette santé, ne s'obtiendra pas par une *catharsis*, une purge de la crainte et de la pitié, qui s'opère chez Aristote de manière homéopathique ; c'est en effet lorsqu'on éprouve de la crainte et de la pitié que ces deux passions se purgent de leur excès ; mais c'est par l'*allopathie* que le théâtre peut agir sur l'âme.

De même si le malade a envie d'entendre des discussions philosophiques, il ne faut pas s'y opposer.

> *Etenim timorem uel maestitudinem aut iracundiam suis amputant dictis, ex quibus non paruus profectus corpori commodatur.* [367].

> «Car ils (les philosophes) enlèvent, par leurs paroles, crainte, chagrin, ou colère, *ce qui n'est pas un mince soulagement pour le corps.*

Le médecin attribue au philosophe sa *sphère*, sa zone d'affectation, à savoir les maladies de l'âme.

Le texte de Caelius Aurélien nous paraît absolument remarquable, dans son souci de clarification. La *manie* est d'origine organique. Mais il s'ensuit des troubles de l'âme. Il faut donc essentiellement traiter le corps ; mais il faut aussi soigner l'âme, dans l'idée de soulager l'âme et le corps. La folie, du point de vue de l'âme, est la perte du principe de contradiction et l'excès de sentiment. Caelius nous propose donc une psychopédagogie parfaitement cohérente. Cette réflexion nous paraît devoir être rapprochée d'une considération à propos de la phrénitis [368] :

> «C'est pourquoi, les malades qui sont atteints d'hilarité, il faut les corriger en s'adressant à eux avec des mots graves et des propos austères ; c'est de cette manière, en effet, qu'on réprime un état relâché de l'esprit, et une exaltation effrénée chez les enfants. Quant à ceux qui étaient affectés d'abattement et d'irritation, il convient de les soulager par

366. *Sanitatis*, génitif explicatif.
367. I.5, 167.
368. *Maladies aiguës*, I.98-99.

une consolation pleine de douceur, par des propos hilarants et par un comportement gai. En effet, le dégoût et l'abattement (*taedium uel maestitudo*) non seulement dans ce type de maladie, mais aussi dans les autres, peuvent souvent raviver la maladie. Car si les hommes en bonne santé, la plupart du temps, sont tombés physiquement malades à la suite de l'anxiété, il n'y a rien d'étonnant que ceux qui ne sont pas encore purgés de leur maladie (*passione purgati*), retombent dans la même maladie, quand la qualité de l'âme, si je puis dire, a frappé leur couche de malade d'une cruelle blessure (*cum animae qualitas sua, ut ita dixerim, cubilia quadam uulneratione affecerit*).

Pour en finir avec la cure morale, il faut citer le rôle de l'autorité, affirmée dans les deux sentiments de *terror* et *reuerentia*, crainte et respect. Si l'on a la chance d'avoir sous la main une personne qui avait cette influence sur le malade quand il était en bonne santé, il faut ménager cette opportunité en ne présentant pas trop souvent l'homme respecté au patient. C'est un élément dont il faut se servir, par exemple, pour faire prendre un remède important [369]. Ce même principe d'autorité est utilisé dans le traitement de l'hydrophobie [370].

L'on peut voir le progrès théorique dans le procès de la cure en ce chapitre sur la manie. Le chapitre sur la phrénitis restait au niveau conceptuel de Celse, qui écrit :

> «On doit cependant se prêter plus souvent aux idées des malades qu'on ne doit y résister, et il faut tacher de ramener peu à peu leur esprit de la démence à la raison. Quelquefois aussi il faut exciter leur attention; si c'est un homme de lettres par exemple, on lui lira quelque ouvrage correctement, si cela lui fait plaisir, ou bien on le lui lira mal, si cela le choque; le malade alors est obligé de réfléchir pour corriger.» [371].

Caelius Aurélien va plus loin dans la psychologie. S'il ignore tout des lettres, écrit Caelius, «donner au malade des problèmes particuliers à son propre métier, par exemple, des problèmes d'agriculture, s'il est fermier, de navigation s'il est timonier; et s'il n'a aucun intérêt particulier, poser des questions sur des choses banales, ou le faire jouer aux échecs.» [372]. Pour finir Caelius conteste

369. I.5, 158.
370. *Maladies aiguës*, III.129.
371. *De medicina* III, 18, 11, Loeb Classical Library.
372. I.5, 165.

les traitements proposés par certains auteurs qu'il ne nomme pas tous. Ces observations sont intéressantes. Il refuse les traitements de choc, par exemple :

– le jeûne absolu [373], recommandé sous prétexte que c'est ainsi que l'on domestique les bêtes sauvages.

– l'ivresse [374];

– le fouet [375]; comme si les malades devaient retrouver la raison par une sorte de flagellation de la raison. S'ils étaient cohérents avec eux-mêmes, les médecins devraient alors fouetter les lieux du corps les plus proches de la raison, c'est-à-dire le visage ou la tête [376].

Ce traitement de choc repose sur l'idée qui n'a cessé de se rencontrer chez certains psychiatres, de secouer la raison, de remuer profondément l'individu dans l'espoir que de cela naîtra un nouvel ordre, idée toute élémentaire, et rudimentaire, que l'on rencontre aussi bien dans la machine rotative de Darwin dont Esquirol dit qu'il a été le premier en France à faire un modèle [377]. Cela relève de l'idée mythique qu'il faut de la violence pour éveiller l'intelligence, idée que nous trouvons déjà dans le traité *Les airs, les eaux, les lieux,* chapitre 12.

Caelius critique aussi la musicothérapie, et en particulier celle d'Asclépiade. Car «le son de la musique emplit la tête, comme on le voit très clairement, même chez les gens en bonne santé, et, comme on le rappelle souvent, il excite certains à la folie, état dans lequel on voit que souvent les prophètes reçoivent leur dieu.» [378]. Caelius fait surtout le procès de la cure de la passion par une autre passion; il pense que c'est une idée stupide. C'est là qu'il rappelle l'histoire de Médée, dans un passage que nous étudions plus loin [379]. L'amour est déjà une folie; comment peut-

373. I.5, 171.

374. I.5, 175.

375. *Ibidem.*

376. A rapprocher de Celse qui écrit justement à propos de la manie : «Si l'esprit du malade est aliéné, on emploie avec succès certaines corrections (*tormentis*). S'il lui arrive de dire ou de faire à propos, on le fait jeûner, on le lie, on le bat même pour l'empêcher de recommencer. On le force d'être attentif... C'est ainsi qu'on l'oblige peu à peu par la crainte à réfléchir sur ce qu'il fait. Les terreurs, les craintes subites, sont utiles dans cette maladie, et tout ce qui trouble l'esprit fortement.» (*quicquid animum uehementer perturbat*) – III.18. Selon Caelius (I.5.178.179) un certain Titus, disciple d'Asclépiade, combinait tous ces traitements : fouetter le malade, l'arracher à ses occupations habituelles, le mettre aux fers, le faire jeûner, l'enivrer ou le rendre amoureux.

377. *De la lypémanie ou mélancolie,* Toulouse, Privat, 1976, p. 163. Il s'agit du père du célèbre Darwin.

378. I.5, 176 et 178.

379. I.5, 177.

on penser prescrire la maladie même que l'on veut guérir. Et d'autre part, «ceux qui souffrent de manie prennent souvent des êtres humains pour des animaux, et croient que ce qu'ils voient en imagination (*fingendo*) est réellement présent.» [380]. Et une fois amoureux, le malade est soumis à ce cruel dilemme : ou bien on lui interdit l'amour, et cela le rend plus exalté, ou bien on le lui permet, et cela épuise ses forces et lui trouble l'âme [381]. La musique et l'amour sont donc récusés pour la même raison; ils sont créateurs d'états d'exaltation voisins de la maladie que l'on veut traiter. En fait, tous ces moyens critiqués par Caelius sont, selon lui, des procédés mal expérimentés [382].

Telle est, pour Caelius, la cure de la manie. En fait, Caelius est le seul psychiatre cohérent de l'Antiquité. Cet homme hait la violence. S'il montre l'autorité, c'est pour ne pas aller jusqu'à la brimade; s'il utilise les liens, c'est après avoir enveloppé de laine pour ne pas blesser [383]. Et si la maladie est essentiellement somatique, il soigne l'*alienatio mentis* en l'attaquant par la médication, mais surtout par la cure morale. Nous avons vu que finalement l'aliénation repose sur la perte des fonctions de la *mens,* et, en dernière analyse, comme on le voit dans le traitement par la lecture, la perte du principe de contradiction. En interactioniste conséquent, Caelius croit à l'action du moral sur le corps.

L'HYDROPHOBIE

Nous allons traiter maintenant de l'hydrophobie; nous allons montrer que cette maladie est essentielle à notre sujet, et que du point de vue de la psychopathologie et de la description nosologique, elle marque l'influence de la philosophie sur la médecine, et la rencontre des deux domaines séparés. En fait nous avons la chance d'avoir deux discussions : celle d'un médecin, Caelius Aurélien, et celle d'un homme extrêmement sûr pour l'histoire de la philosophie, Plutarque.

Si la description de l'hydrophobie présente l'allure que l'on va voir, cela est dû au caractère récent de la maladie; ou plutôt au caractère récent de sa description. L'hydrophobie est une nouvelle maladie dans la mesure où elle a été décrite plus tardivement. Cette maladie porte des noms bizarres :

380. Illusion et hallucination.
381. I.5.178.
382. I.5, 178.
383. I.5, 158.

ὑδροφοβία, φεύγυδρος, φοβόδιψος [384].

Ce sont plutôt des noms qui évoquent la fabrication des noms de passions. Cela laisse philosophes et médecins perplexes [385]. Caelius Aurélien décide très nettement qu'il s'agit d'une maladie du corps, à effet secondaire sur l'âme.

Est agnitio hydrophobiae appetentia uehemens atque timor potus sine ulla ratione ob quandam in corpore passionem. [386].

« La marque caractéristique de l'hydrophobie est un appétit véhément en même temps qu'une crainte véhémente de la boisson, sans aucune raison, à cause de l'affection du corps. »

Mais la problématique est très bien exposée par notre médecin [387] :

« On s'est aussi demandé si l'hydrophobie est une maladie de l'âme ou du corps. Car il en est pour soutenir que c'est une maladie de l'âme, puisque désirer ou regretter relève spécialement de l'âme (*anima*), non du corps. Enfin, ceux qui désirent la pourpre, une statue, la gloire militaire, le trône, l'argent, on ne dit pas qu'ils sont malades des veines, des nerfs ou des artères, mais bien qu'ils souffrent de l'âme (*animae affici passione*). Par là on prouve que l'hydrophobie est une *maladie de l'âme,* – car elle est appétit de boisson [388] – puisque la crainte et le chagrin et la colère et le désir [389] sont des maladies de l'âme. Donc les hydrophobes craignent l'eau ; d'où l'on connaît nécessairement que c'est de l'esprit (*animo*) qu'ils souffrent. Car toutes les *images (phantasia)* dont les diverses formes ont été appelées *uisa* par les auteurs latins, comme Cicéron, qu'elles soient naturelles ou contre nature, l'on reconnaît qu'elles relèvent de l'esprit non du corps. Les hydrophobes sont bouleversés par une imagination (*phantasia*) qui est évidemment non naturelle ; il faut donc conclure qu'ils souffrent d'une maladie de l'esprit (*animi affici passione*).

Mais il ne faut pas être d'accord avec ceux qui ont tenu ces propos. Car avoir envie de boire ou se rassasier de

384. Caelius Aurélien, *Maladies aiguës* III.IX, 98.
385. III.XV, 123.
386. III.X, 101.
387. III.XIII, 109.
388. Elle est à la fois appétit de boire et terreur incoërcible de liquide.
389. Il faut certainement ajouter, comme le pense Drabkin, *appetentia et* (p. 368). Nous avons alors les quatre passions fondamentales.

boisson, de même aussi que manger, naît d'une certaine affection du corps (*ex corporis quadam nascitur passione*). *La crainte aussi, on le voit bien, naît d'un accord de l'âme et du corps qui compatissent. (Timor enim per consensum animae corpori compatientis nasci perspicitur*). D'où l'on conclura qu'il est absolument clair que la maladie de l'hydrophobie vient du corps. Et en effet, la morsure antécédente qui est la cause concerne évidemment le corps, et non l'âme. Or les antécédents et conséquents, sanglots, mouvements fébriles du corps, lourdeur, et choses semblables, tout cela tient évidemment du corps. Car les affections de l'âme, de l'avis des philosophes, sont affections de notre jugement (*nam animae passiones, ut philosophi uolunt, nostri sunt iudicii*) ; or l'hydrophobie vient d'une contrainte qui a pour origine le corps. D'où l'on conclura que c'est une affection du corps mais qui atteint la qualité de l'âme (*quo fiet ut... sed etiam animae occupet qualitatem*), comme la *manie* et la *mélancolie*.»

Tout à fait remarquable à la fois la problématique de la passion et la citation de Cicéron.

Caelius Aurélien nous rapporte en effet un raisonnement qui se situe à l'intérieur de la problématique stoïcienne de la passion ; nous avons les quatre passions fondamentales. D'autre part, Caelius cite Cicéron selon qui les *uisa* relèvent de l'âme, qu'ils soient normaux ou anormaux. Drabkin pense que c'est une allusion à Cicéron, *Acad. post.* I.40 et *Acad. prior.* II.18.

Dans le premier texte, Cicéron rapporte l'opinion de Zénon sur la connaissance, qui réside dans le donné des sens à quoi s'ajoute l'assentiment de l'esprit.

> ... *Ad haec quae uisa sunt et quasi accepta sensibus adsensionem adiungit animorum quam esse uult in nobis positam et uoluntariam.* [390].

L'autre texte, nous l'avons cité à propos du problème de la perception dans la phrénitis [391]. Mais peut-être Caelius se souvient-il plutôt des *Tusculanes* dont il cite le livre III à propos de la mélancolie [392]. Au livre I.46, Cicéron dit que les perceptions relèvent essentiellement de l'âme.

390. « A ces représentations qui sont comme reçues par les sens il (Zénon) ajoute l'assentiment de l'âme qui selon lui se situe en nous et est volontaire.»

391. *Supra*, p. 98.

392. *Maladies chroniques*, I.VI.180.

« Il faut dire en effet que maintenant même ce n'est pas avec les yeux que nous percevons ce que nous voyons, car il n'y a nul sens dans le corps, mais, ainsi que l'enseignent non seulement les physiciens, mais encore les médecins qui ont dégagé et mis à jour ces organes, nous avons pour ainsi dire des espèces de conduits qui font communiquer le siège de l'âme avec les yeux, les oreilles, les narines. C'est pourquoi souvent, quand on est préoccupé par une idée ou sous le coup d'une maladie, il arrive qu'on ne voie ni n'entende, bien que les yeux et les oreilles soient ouverts et en bon état, en sorte qu'il est facile de se rendre compte que c'est l'âme qui voit et entend, et non ces organes dont on peut bien dire qu'ils sont les fenêtres de l'âme, mais à l'aide desquels l'esprit ne pourrait rien sentir, s'il n'y mettait de l'attention. » [393].

L'argumentation en termes stoïciens et cicéroniens que nous rapporte Caelius est très précieuse; d'abord parce qu'elle témoigne de la rencontre de la philosophie et de la médecine, comme nous l'avons vu à propos de la phrénitis, mais de manière peut-être plus nette. Nous trouvons ici la problématique des passions liée à celle de la perception. Nous voyons l'influence irréversible du Stoïcisme sur la définition des maladies de l'âme, comme nous le montre aussi l'*Anonyme de Londres,* dans le passage que nous avons commenté plus haut [394]. Nous pensons que la description de l'hydrophobie est due plus à Caelius Aurélien qu'à Soranus. Quelle chance que le médecin grec citât Cicéron ? Et d'autre part le ton de Caelius est remarquablement libre dans cette étude [395]. Caelius *ne conteste pas la problématique stoïcienne des passions*; ce n'est pas un des moindres traits stoïciens, parmi tous ceux que nous avons rencontrés dans l'œuvre de Caelius [396]. Caelius conteste le fait que l'hydrophobie soit une passion de l'âme; c'est, selon lui, une maladie du corps; parce que l'appétit de boire ou l'appétit de manger vient du corps, d'une passion du corps (*ex corporis quadam passione*). La crainte même, dit-il, naît d'un accord de l'âme et du corps qui compatissent en elle [397]. La remarque est très intéres-

393. Traduction Humbert, Paris, Belles Lettres, 1931.

394. *An. Lond.* I.II; cf. *supra,* p. 80. A ceux qui nous diraient que le rapprochement n'est pas étonnant, puisqu'on a rapproché Soranus et l'*An. Lond.* (cf. W.H.S. Jones, *op. cit.,* p. 7-8) nous répondons que nous ne croyons pas du tout à l'influence de Soranus sur le texte de l'*Anonyme,* comme nous le montrerons ailleurs.

395. Par exemple dans ses citations de Soranus à côté d'autres médecins en 104-105.

396. Comme nous le montrerons dans notre édition du *De phrenitide* (*Maladies aiguës* I).

397. *Ibidem,* 110.

sante; car Caelius renvoie à la définition originellement stoïcienne de la passion, qui est du jugement accompagné de phénomènes organiques. Il le sait très bien, puisqu'il l'écrit dans son chapitre sur la *manie* « Les stoïciens pensent que la manie a une double forme..., la seconde comprend une perte de raison accompagnée d'une affection du corps. » [398]. En fait, il utilise, à propos de *timor,* une argumentation rigoureusement stoïcienne, pour ramener l'affection à un phénomène somatique [399]. C'est une simple remarque, donnée dans une série d'arguments, mais qui a pour nous une grande importance. Les autres preuves du caractère somatique de la maladie sont la morsure antécédente, les symptômes antécédents et conséquents comme hoquets, malaise, lourdeur. Et les passions de l'âme, continue Caelius, sont selon les philosophes, passions de notre jugement (*nostri iudicii*) [400].

La question de la nouvelle maladie se pose de manière très intéressante à propos de l'hydrophobie. Il faut prendre garde qu'elle est complexe. D'abord les médecins sont en désaccord sur le fait qu'il existe une ou plusieurs nouvelles maladies [401], et prennent position à ce sujet. Leur opinion repose le plus souvent sur des preuves plus métaphysiques et morales que médicales. La question intéresse le domaine philosophique comme nous le voyons chez Plutarque, et plus spécialement le domaine éthique, comme nous le montre Sénèque, dans la *Lettre 95* [402]. Les nouvelles maladies, selon lui, tiennent à l'évolution de nos mœurs, et notamment de la cuisine. La médecine est devenue complexe, à cause de la complication de nos malaises et de nos vices. Même les femmes connaissent de nouvelles maladies.

> « Le plus grand des médecins, le fondateur de la médecine, a dit que les femmes ne perdent pas leurs cheveux et qu'elles n'ont jamais la goutte aux pieds. Cependant elles voient leurs cheveux disparaître et la goutte les afflige. Changement survenu dans la nature féminine ? Non, victoire des femmes sur leur constitution, égalant l'homme dans ses débordements, elles s'égalent à lui dans les misères physiques. » [403].

398. *Maladies chroniques* I.V.144.

399. Il utilise Chrysippe contre Cicéron, comme nous le verrons dans le chapitre *Stoïcisme et maladie de l'âme.*

400. *Ibidem,* 111.

401. Cette question se pose encore au XVIIIe siècle, comme nous le montre le livre de C.G. Grüner, *Morborum Antiquitates,* Bratislava, 1784, p. 234-238.

402. Notamment § 15 à 25.

403. 95.20, traduction Noblot.

Ces discussions qui mêlent les théories physiques et physiologiques avec les conceptions morales et théologiques, avec le problème de la Providence, témoignent d'une évolution que l'on peut dater des environs du premier siècle avant J.-C.; nous rencontrons encore ici le grand nom d'Asclépiade; et nous étudierons ces rapports aussi chez Lucrèce, avec le problème de la peste, et chez le pseudo-Démocrite du traité *Sur la rage.*

La rage existe-t-elle avant le premier siècle ? C'est une question d'histoire des maladies à laquelle nous ne répondrons pas, car elle relève de la compétence des historiens médecins; et de ce que le Pr. Grmek appelle la *pathocénose* [404]. La *Collection hippocratique* connaît-elle l'hydrophobie ? Caelius Aurélien interprète comme une allusion à la maladie la section de *Prorrhétique* I, 16 qui dit :

> «Les phrénitiques boivent peu [405], s'affectent du bruit et ont des tremblements.» [406].

Caelius Aurélien cite ensuite Polybe, qui n'est peut-être pas le gendre d'Hippocrate, si l'on en croit Littré [407]. En fait la question a été mise à la mode par l'école rationaliste [408]; elle n'a pas de sens pour Caelius, pour qui, si des maladies particulières peuvent se révéler, les grandes maladies dont elles sont les espèces, ne sauraient être nouvelles [409]. Et l'hydrophobie, par son importance, ne peut être une sous-espèce. Quelle que soit la vérité, et même si les médecins les plus anciens ont connu l'hydrophobie, il faut dire que la *nosographie* de la maladie est récente, et qu'elle a été faite, comme le prouve le chapitre de Caelius Aurélien, avec une problématique et un appareil rhétorique nouveaux. En ce sens elle est bien une nouvelle maladie, et le premier siècle avant J.-C. serait une bonne date pour l'apparition dans les traités médicaux de cette maladie.

Caelius parlant des discussions des médecins et des philosophes à propos de l'hydrophobie [410], nous l'avons vu tenir le raisonnement que les grands concepts nosologiques ne sauraient se renouveler,

404. Cf. Pr. Dr. Grmek, *La réalité nosologique au temps d'Hippocrate,* in *Université des Sciences Humaines de Strasbourg, Travaux du Centre de Recherches sur le Proche-Orient et la Grèce antique,* Leiden, Brill, 1975, p. 237-255.

405. βραχυπόται que Caelius traduit par *paruibibuli.*

406. Traduction Littré; cf. *Coa.* 94; Littré, dans une longue note (V L 504-507) trouve les raisons de Caelius «bien frivoles».

407. Mais celui dont parle Pline, *H.N.* XXXI.47, V L 505, note 1.

408. *Quidam logicorum quaesiuerunt pro loco noua sit passio hydrophobia, ibidem,* 118; il s'agit des dogmatistes.

409. *Ibidem,* 118.

410. *Ibidem,* 123.

même si, le cas échéant, des sous-espèces pouvaient apparaître [411]. Plutarque, dans une discussion où il fait dialoguer ce que nous pouvons appeler un « quantitativiste » et un « qualitativiste », un certain Diogenianos et Philon, le médecin, nous montre en effet l'intérêt de ces discussions, tant du point de vue des maladies du corps que des maladies de l'âme [412]. Il est question de deux maladies que Philon prétend nouvelles, l'éléphantiasis et l'hydrophobie. Plutarque rappelle qu'un certain Athénodore écrivit au premier livre de ses *Épidémies*, que ces deux maladies firent leur apparition au temps d'Asclépiade [413]. Cela ne nous étonne pas pour notre part, car nous savons l'importance d'Asclépiade dans la nosographie. L'autre auteur que nous trouvons cité, dans la problématique de l'origine des maladies [414], est Démocrite. Caelius cite le nom de Démocrite parmi ceux qui ont parlé autrefois de la rage.

> « Ceux qui sont pour l'ancienneté de la rage citent Démocrite qui vivait à la même époque qu'Hippocrate, et non seulement fit mention de cette maladie, mais encore en donna la raison dans son traité sur l'*opisthotonos*. » [415]. « Dans son livre sur l'*emprosthotonos* [416], écrit-il ailleurs, Démocrite disait que l'hydrophobie affecte les *"nerfs"* (*neruos*), tirant cette affirmation des spasmes du corps et de la tension des organes génitaux (*tentigo*) » [417].

Ce Démocrite-là est méprisé par Diels ; ce serait celui inventé par le faussaire Bolos de Mendès, ce relais si commode pour la *Quellenforschung* allemande [418]. En vérité, les fragments « physiologiques » de Démocrite sont rarissimes ; mais l'un d'entre eux montre en tout cas qu'il s'est intéressé aux spasmes, c'est B 32.

> ξυνουσίη ἀποπληξίη σμικρή· ἐξέσσυται γὰρ ἄνθρωπος ἐξ ἀνθρώπου καὶ ἀποσπᾶται πληγῇ τινι μεριζόμενος.
>
> « Le coït est une petite apoplexie ; car un homme sort d'un homme et s'arrache séparé comme par un coup. »

411. *Ibidem*, 118.

412. *Conviv.* VIII.9.731 ; nous utilisons l'édition Loeb des *Moralia*, t. IX, par Minar, Sandbach et Helmbold, 1969.

413. 731 A.B.

414. 733 D ; cf. l'article de Ch. Mugler, *Démocrite et les dangers d'irradiation cosmique*, in *Revue d'Histoire des Sciences*, t. XX, n° 3, 1967, p. 222-228.

415. *Loc. cit.*, 120. L'*opisthotonos* est décrit par Hippocrate, *Maladies* III, VII L 132-133 : « Les accidents sont à peu près les mêmes que dans le tétanos ; mais le spasme est en arrière (σπᾶται δὲ ἐς τοὔπισθεν).

416. L'inverse de l'*opisthotonos* – le spasme en avant.

417. *Loc. cit.*, 112.

418. Cf. D.K. 68 B 300.10, t. 2, p. 216.8 ss. Nous reparlerons de Bolos (3e siècle avant J.-C.) à propos des *Lettres d'Hippocrate*.

L'on peut très bien admettre qu'au premier siècle, au temps d'Asclépiade justement, comme nous le verrons à propos des *Lettres d'Hippocrate* et d'Asclépiade lui-même, se fabrique une tradition qui est en fait anti-hippocratique et «mécaniste», dirigée contre le vitalisme et la théorie des humeurs d'Hippocrate; et il est fort possible que Démocrite ait servi de père spirituel, rival d'Hippocrate, comme cela se voit justement dans les *Lettres d'Hippocrate.* Tout cela est très cohérent; et chaque fois l'on retrouve Asclépiade comme jalon, comme articulation essentielle.

Pour revenir à notre texte de Plutarque il est intéressant, dans la thèse quantitativiste de Diogenianos, de voir cette fois les maladies du corps comparées aux maladies de l'âme qui seraient limitées en nombre. Ainsi malgré la versatilité du vice, malgré la liberté de l'âme qui se gouverne elle-même et qui est son maître (*αὐτοκρατές ... κύριον ὑφ' αὑτῆς*), quand elle veut changer et se transformer, *le nombre des maladies de l'âme n'est pas illimité*; «le désordre conserve un ordre et maintient une mesure aux passions, comme pour la mer, au moment de la haute mer.»[419]. Comment pourrait-il alors y avoir de nouvelles maladies du corps, qui n'a pas, lui, la même liberté que l'âme[420]? D'une certaine façon, dit Diogenianos, *les conditions contre nature sont maintenues par la nature* (*τρόπον τινὰ τῇ φύσει καὶ τῶν παρὰ φύσιν ἐμπεριεχομένων*). Cette thèse quantitative n'est pas sans nous faire penser à Asclépiade, ainsi que cette «limite naturelle» au désordre[421]. Ainsi la table des maladies de l'âme[422], et la table des maladies du corps seraient définitivement fixées. L'on pourrait ajouter quelques sous-espèces. Par exemple, l'éléphantiasis n'est qu'une maladie de peau, et l'hydrophobie une forme extrême de *maladie d'estomac* ou de *mélancolie*[423].

A cette théorie répond la thèse «qualitative» de Philon. Elle repose sur la théorie des mélanges. Il existe forcément de nouvelles classes ou alors il n'y aurait pas de différence entre vinaigre et vin aigre, entre amer et astringent. Il y a des pertes d'identité dans les transformations. D'autre part les maladies sont des créations du temps et elles ne sont pas arrivées au terme de leur course. Nous reconnaissons là la théorie historique et qualitative

419. 731 C.D.

420. Il ne saurait non plus y avoir de nouveaux solécismes ou barbarismes (731 E).

421. Cf. notre commentaire de la formule d'Asclépiade, «la nature maintient le droit», *infra*, p. 191.

422. Telle qu'on la trouve chez les Stoïciens.

423. 731 E.

d'*Ancienne médecine* [424]. L'ordre, dit Philon, est limité, mais le désordre, puisqu'il repose sur le mélange, est infini [425].

Nous n'avons pas à l'égard de cette discussion le mépris de Ch. Mugler qui la trouve limitée à un «rationalisme de bon sens» [426]. Du point de vue de l'histoire de la médecine, elle a son intérêt. Elle montre la cohérence d'une réflexion qui a dû se cristalliser à propos de l'hydrophobie.

L'HOMOSEXUALITÉ

Au cas de l'hydrophobie, il est indispensable, chez Caelius Aurélien, d'ajouter celui de l'homosexualité. Dans un chapitre dont Sémelaigne avait raison de signaler l'originalité [427], Caelius se pose la question de savoir s'il s'agit d'une maladie de l'âme ou du corps [428]. Le langage de Caelius est très nettement stoïcien. Les homosexuels méprisent les *officia certa* que la Providence a attribués au corps (*nam sic nostri corporis loca diuina prouidentia certis destinauit officiis*). C'est l'effet, non d'une maladie du corps, mais des vices de l'esprit.

> ... *et aliis femininis rebus quae sunt a passionibus corporis aliena, sed potius corruptae mentis uitia* [429].

Il est de même pour les Tribades :

> *animi passione iactari noscuntur* [430].

La preuve est qu'il n'existe aucun traitement physique contre ce mal; c'est donc l'âme qui doit être contrainte :

> *sed potius animus coercendus* [431].

L'intérêt, entre autres, de ce passage est que, contrairement à l'habitude chez Caelius sur qui pèsent toutes les incertitudes, Soranus est cité nommément, et l'on sait ainsi qu'il attribuait l'homosexualité et ses turpitudes à l'âme.

> *Est enim, ut Soranus ait, malignae ac foedissimae mentis passio* [432].

424. Cf. notre article *Qu'est-ce qu'être malade ? dans Ancienne Médecine.*
425. 732 B.E.
426. *Loc. cit.*, p. 222.
427. *Op. cit.*, p. 160, note 1.
428. Caelius Aurélien, *Maladies chroniques,* IV.IX.131-137.
429. *Ibidem,* 132.
430. *Ibidem,* 133.
431. *Ibidem.*
432. *Ibidem,* 132.

La fatalité biologique pèserait-elle sur les homosexuels sous la forme de l'hérédité ? Caelius cite Parménide qu'il traduit en latin (selon le poète, ce serait un avatar de la conception, le manque d'union des forces femelles et mâles de la semence) et d'autres textes médicaux qui croient à la transmission héréditaire de ce mal.

L'argumentation de certains médecins que nous transmet Caelius Aurélien, est passionnante. Ils soutiennent en effet que les animaux, le *miroir* de la nature, ne connaissent pas l'homosexualité. C'est seulement une particularité du genre humain, qui seul transmet, par l'hérédité, ses vices. *Il y a donc une hérédité des caractères acquis de l'âme,* spécifique des hommes, puisque les animaux n'ont pas d'âme.

> *Sed humanum genus, quod ita semel recepta tenuerit uitia...* [433].

Ainsi donc, ce que le texte hippocratique *Des airs, des eaux et des lieux* a démontré pour les macrocéphales, l'hérédité des caractères acquis du corps [434], certains médecins l'ont soutenu pour l'âme.

Il faut retenir cette preuve de l'origine non corporelle de l'homosexualité. Les maladies physiques s'atténuent avec l'âge et la décroissance de la force physique. Ainsi font la podagre, l'épilepsie et la manie.

> «Car tout ce qui nuit donnera ses effets les plus énergiques quand s'oppose la vigueur des substances du siège de la maladie, qui décroît avec l'âge; la maladie diminue aussi, comme la force.» [435].

Mais l'homosexualité est la plus forte chez les jeunes garçons et chez les vieillards, chez qui la force virile ou n'est pas encore apparue, ou vient de disparaître. Il faut comprendre qu'alors la maladie, dont l'âme est le siège et qui n'est pas nourrie par la force du corps, occupe complètement l'individu, sans qu'aucune résistance ne s'y oppose plus.

La réflexion de Caelius Aurélien, ou de Soranus, est, on le voit, de tout premier ordre. Il s'agit de répartir très exactement les tâches du philosophe et du médecin. La manie relève de la médecine, qui peut s'adjoindre la philosophie comme adjuvant. L'hydrophobie relève de la médecine; mais l'homosexualité de la

433. *Ibidem*, 136.
434. *Les airs, les eaux et les lieux*, chapitre 14.
435. *Ibidem*, 136.

philosophie ; c'est un mal de l'âme. L'homosexualité est le seul cas où une maladie soit reconnue comme spécifique de l'âme dans un ouvrage de médecin [436].

La mélancolie [437]

Définition de la mélancolie.

Elle vient, la mélancolie, superbe avec son cortège de malheur, de dégoût et de haine. Elle est là, la séductrice ; celle dont on n'arrive pas à éliminer le concept. On la croyait bannie des traités médicaux. Esquirol, comme nous le verrons, l'avait exclue, abandonnée aux poètes. Mais Freud la retrouve dans son article *Deuil et Mélancolie,* et récemment, H. Tellenbach dans son brillant ouvrage [438].

En fait, nulle maladie n'a été aussi présente dans l'histoire de la culture, et l'on pourrait dire qu'elle est le véhicule et le refuge des névroses où les médecins pensent reconnaître, sous un concept très flou et très variable en extension, les maladies les plus diverses, et où les grands rêveurs de la mélancolie viennent soigner leur propre angoisse, en cherchant à mettre un nom à leurs malaises. Ainsi s'est fabriquée une énorme littérature de la mélancolie [439]. Un historien, dans un article récent [440], maintenant que l'histoire des mentalités est à la mode, demandait une histoire de l'angoisse ; il faudrait alors que l'on prît en considération toute cette réflexion sur la mélancolie, qui est à chaque fois traditionnelle et neuve, dans la mesure où elle s'enrichit des angoisses d'une époque et des névroses de l'individu qui l'écrit.

436. *It is remarkable that Soranus, who is generally so careful to emphasize the essential indivisibility of the mind-body complexe, and who, in his Therapy, seeks to apply both psychic and somatic measures together, seems to make homosexuality basically an affliction of a corrupted mind, to overcome, if at all, not by any bodily treatment, but a controlling of the mind,* écrit I.E. Drabkin, *loc. cit.*, p. 228-229.

437. Cf. E. Panofsky et F. Saxl, *Dürers Melancolia I, Studien der Bibliothek Warburg,* Leipzig, Teubner, 1923. – Nous remercions M. Fumaroli de nous avoir donné l'occasion d'une communication sur ce sujet dans son séminaire consacré à *Rhétorique et mélancolie.*

438. *Melancholie. Zur Problemgeschichte, Typologie, Pathogenese und Klinik,* Berlin-Göttingen-Heidelberg, Springer Verlag, 1961.

439. La bibliographie de la mélancolie est considérable ; cf. H. Tellenbach, *op. cit.,* p. 170-180.

440. M. Winock, *L'incendie du Bazar de la Charité,* in *L'histoire,* n° 2, juin 1978, p. 41.

L'histoire de la formation médicale du concept est beaucoup plus complexe que pour celui de *phrénitis* et de *manie*. C'est que nous sommes devant plusieurs apories, qui concernent surtout la bile noire ; car, comme son nom l'indique, c'est une maladie qui met en évidence, de quelque façon que ce soit, l'humeur bile noire. Nous n'entrerons pas, disons-le tout de suite, dans les querelles des hippocratisants autour de cette question redoutable [441]. Nous pensons nous tenir à une solution de sagesse en admettant avec J. Jouanna, que dans *Nature de l'homme* apparaît la bile noire dans la normalité de la constitution ; et qu'il faut attendre le *Problème XXX* de la tradition péripatéticienne pour avoir le tempérament mélancolique.

En fait cette maladie commence à nous intéresser quand elle met en rapport des sentiments *spécifiques* avec une humeur *particulière, tristesse et crainte* d'un côté et *bile noire* de l'autre, comme nous l'allons voir. C'est là, à notre avis, le génie de la définition de la mélancolie. Qu'il y ait, dans la bile noire, une trace de l'*imagination substantielle,* comme l'appelle Starobinski [442], c'est possible, et même vraisemblable ; et il rappelle Galien qui montre que la bile noire « mordille la terre, se gonfle, fermente, fait naître des bulles semblables à celles qui s'élèvent dans les potages en ébullition. » [443]. Nous sommes moins sensible, quant à nous, pour le fonctionnement, au caractère agressif de la bile noire, qu'à son instabilité fondamentale mise en évidence par le *Problème XXX* [444]. Nous savons, d'autre part, l'extraordinaire attention portée par les médecins aux couleurs des déjections humaines [445]. Thucydide, parlant des évacuations de bile durant la peste d'Athènes, dit qu'elles connurent tous les aspects auxquels les médecins ont donné un nom :

καὶ ἀποκαθάρσεις χολῆς πᾶσαι, ὅσαι ὑπὸ ἰατρῶν ὠνομασμέναι εἰσιν.[446].

441. La question de l'origine de cette humeur et sa distinction comme essence particulière pose des problèmes bien connus des hippocratisants. S'agit-il originairement d'une qualité de la bile (jaune ou noire), ou d'une entité bile-noire ? Cf. W. Müri, *Melancholie und schwarze Galle,* in *Museum Helveticum,* fasc. 1, 1953, p. 21-38 ; J. Jouanna, *Hippocrate, Nature de l'homme,* C.M.G., Berlin, 1975, p. 48 ss. ; R. Joly, *Sur une nouvelle édition de la Nature de l'homme,* in *Antiquité Classique* XXXVIII, 1969, p. 151-154, et *Le système cnidien des humeurs,* in *Colloque Hipprocratique de Strasbourg,*1972, Leiden, Brill, 1975, p. 107-127.

442. *Histoire du traitement de la mélancolie des origines à 1900,* Bâle, 1960, p. 14.

443. *Op. cit.,* p. 296 ; *De loc. adf.* III.9 ; traduction Daremberg, *Œuvres choisies de Galien, op. cit.,* t. 2, p. 563.

444. 954 a 15 ss.

445. Cf. notre article, *Écriture et médecine hippocratique,* p. 138 ss.

446. II.49, 3.

Des sentiments spécifiques, disions-nous, et une humeur particulière. En fait la tradition vient, semble-t-il, d'un aphorisme d'Hippocrate :

> *Ἢν φόβος ἢ δυσθυμίη πουλὺν χρόνον διατελέῃ, μελαγχολικὸν τὸ τοιοῦτον.* [447]
>
> « Si crainte et tristesse durent longtemps, un tel état est mélancolique. »

L'importance de cet aphorisme est visible dans les définitions de la mélancolie ; mais aussi dans toute la littérature des commentateurs des *Aphorismes,* par exemple chez Fuchs et Cardan [448]. Nous avons traduit *δυσθυμίη* par *tristesse,* en suivant la tradition. Mais nous verrons l'importance de ce terme, ce malaise, ce mal d'être, ce mal de vivre qu'il représente, dans notre chapitre sur l'*euthymie.*

Ce qui est génial, et qui a fait la fortune du concept, est justement l'*articulation* de sentiments spécifiques, mais assez vagues, avec une humeur très précise, et qu'on peut croire objective. Cette articulation permet un jeu extraordinaire, du point de vue du diagnostic et de l'étiologie. En ce qui concerne le diagnostic, le vague des sentiments est très intéressant ; du point de vue étiologique, l'on peut, selon sa théorie, se contenter de la *parataxe,* c'est-à-dire de la présence concomitante de tels sentiments et de la bile noire ; ou d'un point de vue interactioniste, considérer que la bile noire est *cause* de la crainte et de la tristesse ; ou, que la tristesse et la crainte sont causes de la production de cette humeur.

L'on voit la liberté que présente le concept de mélancolie, et à notre avis, ce qui a fait son succès. Il répond, d'autre part, à la relation *ἀνίη / ἄση*, la tristesse et la nausée, dont nous verrons l'origine littéraire chez Sappho, et que nous examinons dans notre étude sur les « viscères de Médée » [449]. Il donne un aspect scientifique, cohérent, à la relation vécue de l'âme et du corps, pour parler de manière vague. En somme, la mélancolie est la pointe la plus avancée de la réflexion médicale vers la philosophie, comme nous verrons qu'inversement, la littérature philosophique sur l'euthymie est la pointe la plus avancée de la réflexion philosophique vers la médecine.

447. *Aphorismes,* 6e section, § 23, IV L 568.

448. Cardan, *Commentaires des Aphorismes d'Hippocrate,* 1592 ; L. Fuchs, *Commentaire des Aphorismes d'Hippocrate,* Paris, 1545.

449. *Infra,* p. 388.

D'autre part, du point de vue de l'imagination qui devait contribuer à la fixation du concept, la limitation à l'humeur bile noire dont la présence est le symptôme physique, a dû donner un caractère objectif et scientifique, du même ordre que ce que nous avons dit de la *carphologie* et du *crocydismos*, qui devaient se maintenir tout au long de l'histoire de la *phrénitis*. A la question de savoir si la mélancolie est une maladie de l'âme ou du corps, nous devons répondre qu'elle est maladie de la relation de l'âme et du corps; et c'est encore ce qui contribue à son histoire exceptionnelle. Si l'on pose à un médecin la question, il répondra évidemment qu'il s'agit d'une maladie somatique. Mais qu'est-ce que la maladie que décrit Lucrèce à la fin du Chant III, ou la maladie de Sérénus dans le *De tranquillitate animi* de Sénèque ? Lucrèce et Sénèque donnent une cause beaucoup plus profonde, c'est-à-dire la peur de la mort [450]. Au sens le plus large, le plus général, la mélancolie vient de ce que l'homme sait qu'il est mortel [451]. Mais les médecins n'ignorent pas la relation de la mélancolie et de la mort.

Nous allons pouvoir considérer quelques aspects du concept de mélancolie, maintenant que nous en avons donné la structure, c'est-à-dire de l'affectif articulé avec du somatique, des sentiments particuliers articulés avec l'humeur bile noire. Nous n'entrerons pas dans le détail de la description de tous les auteurs; car, contrairement à la *phrénitis* qui ne possédait pas à notre connaissance de monographie systématique, la mélancolie a, au contraire, été bien étudiée [452]. La concomitance a été notée par Caelius dont nous remarquons encore là l'intelligence [453] :

> « La mélancolie tire son nom du fait que le malade vomit souvent de la bile noire (le mot grec pour noir étant *μέλαν*, et pour bile χολή). Le nom ne vient pas, comme beaucoup le pensent, de l'idée que la bile noire est la cause de l'origine de la maladie. »

Et le texte pseudo-galénique des *Définitions Médicales* donne de la mélancolie la définition suivante :

450. Cf. sur Lucrèce, *infra*, p. 207, et Sénèque, *infra*, p. 512.

451. *Melancholy in this sens is the character of mortality*, écrit R. Burton, *The Anatomy of Melancholy*, 6e édition, 1651, dernier reprint 1977, London-Toronto, Dent & Sons Ltd, t. I, p. 144.

452. La description, auteur par auteur, de la mélancolie, a été faite par H. Flashar dans son livre *Melancholie und Melancholiker in den medizinischen Theorien der Antike*, Berlin, De Gruyter, 1966. Ce livre est important quoiqu'on y voie mal la raison d'être du concept.

453. *Maladies chroniques* I.6.180. La définition est peut-être de Soranus; mais la citation de Cicéron et celle de Virgile (*ibidem*) que nous commenterons ont peu de chance d'être de Soranus.

« La mélancolie est une maladie qui lèse la pensée (*βλάπτον τὴν γνώμην*), avec malaise (*δυσθυμία*) et aversion pour les choses les plus chères, sans fièvre. Chez certains de ces malades, s'ajoute une bile abondante et noire qui attaque l'œsophage (*στόμαχον*), si bien qu'ils vomissent et en même temps leur pensée conjointement est atteinte (*τὴν γνώμην συγκακοῦσθαι*). »[454].

La mélancolie, comme l'hydrophobie, pose le problème du rapport de l'âme et du corps, mais de manière originellement différente, en introduisant l'affectivité, le *thymos,* l'idée de dysthymie. Et, de manière générale, pour la phrénitis, la manie, ou l'hydrophobie, il est beaucoup plus facile, quelle que soit l'étiologie, d'expliquer d'un point de vue physique, l'occultation de l'esprit, conduisant à un comportement aberrant, que la production d'un sentiment particulier comme l'angoisse, la tristesse, la misanthropie ou le désir de mort. Et si ce sentiment vient de l'âme, comment expliquer la production particulière de cette humeur spécifique et la douleur physique ? Dans le *Corpus hippocratique* l'on peut trouver une préoccupation assez constante à propos de l'affectivité. Prenons le texte, assez souvent cité, de *Maladies* II :

> *φροντὶς νοῦσος χαλεπή* : « tension d'esprit, maladie difficile : le malade semble avoir dans les viscères comme une épine qui le pique ; la nausée le tourmente (*καὶ ἄση αὐτὸν λάζεται*) ; il fuit la lumière et les hommes, il aime les ténèbres ; il est en proie à la *crainte* ; la cloison phrénique fait saillie à l'extérieur ; on lui fait mal quand on le touche ; il a *peur* ; il a des visions effrayantes, des songes affreux, et parfois il voit des morts. La maladie attaque d'ordinaire au printemps. A ce malade on fera boire l'ellébore, on purgera la tête ; et après la purgation de la tête, on donnera un médicament qui évacue par le bas. Ensuite on prescrira le lait d'ânesse... pas de vin... pas de gymnastique ni promenades... Par ces moyens, la maladie se guérit *avec le temps* ; mais, si elle n'est pas soignée, elle finit avec la vie. »[455].

Ce texte commence par une affirmation paradoxale ; phrontis : maladie difficile. Littré interprète cette maladie comme un cas d'*hypocondrie.* Mais faut-il aller jusqu'à traduire phrontis par hypocondrie, comme le fait le dictionnaire de Liddell et Scott ? C'est manquer la rencontre volontairement provocante de la *pensée* et de la maladie. Il est impossible, à notre avis, de ne pas citer

454. Galien, XIX K 416.
455. VII L 108-110 ; traduction Littré modifiée pour phrontis.

un autre texte, lui aussi fait pour provoquer, la réponse d'Oreste à la question de Ménélas dans l'*Oreste* d'Euripide [456] :

Ménélas : *τίς σ' ἀπόλλυσιν νόσος* ;
Quel est le mal qui te dévore ?
Oreste : Ἡ *σύνεσις, ὅτι σύνοιδα δείν' εἰργασμένος*.
La conscience, le fait que je sais que j'ai commis des actes horribles.

Le médecin comme le tragique, veulent marquer la rencontre de l'âme et du corps dans la formation d'un trouble physiologique spécifique où l'âme est, semble-t-il, autant à incriminer que le corps. *Phrontis* exprime ici l'effort de la pensée comme ailleurs dans le *Corpus hippocratique* [457], mais porté à un degré paroxystique, une tension trop grande de la pensée qui mène à l'idée fixe. Cette maladie est hypocondrie dans la mesure où l'épine semble bien attaquer la région de l'hypocondre; mais elle n'est pas hypocondrie en ce que la douleur physique n'est pas plus marquée que la douleur de l'âme. Si nous devions porter un diagnostic antique, nous dirions que c'est un cas de mélancolie, bien que la bile noire ne soit pas citée; mais la cure de l'ellébore semble une évocation suffisante de l'humeur [458]. Si elle n'est pas citée, c'est peut-être pour éviter toute idée de causalité, et maintenir la parataxe, qui intéresse le médecin, du trouble psychique et du malaise organique. Et la présence d'*ἄση*, la nausée, terme auquel Littré donne le sens trop abstrait d'*anxiété,* est le signe physique de la dysthymie comme nous le verrons.

L'hypocondrie, par rapport à la manie, est une hypothèse réductrice. Son concept semble bien être l'invention de Dioclès de Caryste, ce médecin très nettement post-aristotélicien, si l'on en croit W. Jaeger [459]. C'est Galien qui, dans une discussion épisodique de la mélancolie, nous transmet d'importants fragments de Dioclès [460]. « Il existe une autre affection de l'estomac différente

456. V. 395-396.

457. On voit ce sens d'effort de la pensée dans ce texte d'*Épidémies* II.4.5.(V L 317) où il est au contraire considéré comme exercice de l'âme : Ψυχῆς περίπατος, φροντὶς ἀνθρώποισιν.

458. Starobinski cite ce texte et diagnostique aussi une « mélancolie », « bien qu'ici l'auteur n'accuse pas explicitement l'atrabile... c'est bel et bien cette substance qu'il s'efforce d'évacuer, car il recourt à un médicament – l'ellébore – qui demeurera pendant des siècles le spécifique de la bile noire... », *Histoire du traitement de la mélancolie des origines à 1900,* Bâle, 1960.

459. W. Jaeger, *Diokles von Karystos,* Berlin, 1938, 2e édition 1963.

460. *Loc. adf.* 3.X, VIII K 186. Nous citons ici la traduction de Daremberg, *Œuvres choisies de Galien, op. cit.*, t. 2, p. 567 ss.

des précédentes : les uns l'appellent mélancolique, les autres flatulente. Elle est accompagnée, après les repas – quand surtout les aliments sont de digestion difficile et de nature à causer des ardeurs – de crachements humides abondants, d'éructations aiguës, de vents, de chaleur dans les hypocondres, de fluctuations, non pas immédiatement... Parfois aussi surviennent de violentes douleurs d'estomac qui se propagent jusqu'au dos. Elles s'apaisent quand les aliments sont cuits...»

Galien discute Dioclès de manière très intelligente. Il lui reproche d'avoir laissé de côté toute la série de troubles que nous appellerions psychologiques, et notamment ces deux, qui selon Hippocrate [461] caractérisent la mélancolie : la crainte et la tristesse. «Pourquoi,» écrit Galien, «dans l'énoncé de la cause, Dioclès décrit-il les causes des autres symptômes et n'explique-t-il pas la lésion même de l'intelligence ? C'est cependant une question qui mérite examen... Hippocrate paraît avec raison avoir ramené sous deux chefs tous les symptômes propres aux mélancoliques, la crainte et la tristesse.» Ces deux symptômes sont assez généraux pour concerner toutes les variétés qualitatives de la mélancolie. Dans ce texte assez court, Galien donne une bonne monographie de la mélancolie. Un peu plus loin [462], Galien ajoute aux causes de la mélancolie l'interruption d'une sexualité normale; le *coïtus intermissus* engendre chez un patient une mélancolie analogue aux troubles hystériques de la femme; la rétention du sperme amenant des troubles semblables à ceux que cause l'interruption des règles. Donc la description de Dioclès est intéressante mais partielle, parce qu'elle ne s'intéresse qu'au phénomène digestif, en laissant de côté l'altération de l'âme qui n'est pour lui qu'épiphénomène. L'hypocondrie avec sa description sera absorbée par la mélancolie, comme nous le verrons par exemple dans le texte de Caelius Aurélien que nous citerons [463], avant de resurgir comme une maladie spécifique, que l'on trouve encore chez Pinel, à côté de la mélancolie [464].

Tension d'esprit, maladie difficile. Le médecin, par la propre logique de sa pratique, comme il est amené dans les *Épidémies* III à la découverte de la personne [465], met en évidence un territoire que la philosophie ignorera malheureusement jusqu'à la psychologie de Maine de Biran, ce que Littré appelle le sens intérieur [466], c'est-

461. *Aphorismes* VI.23.
462. *Loc. adf.* 6.V, Daremberg, t. 2, p. 688.
463. Cf. *infra*, p. 130.
464. *Nosographie philosophique* III, p. 83.
465. Cf. notre article *Écriture et médecine hippocratique.*
466. V L 348.

à-dire l'originalité du moi, et l'aperception immédiate d'une intériorité, un *ego* qui ne saurait se retrouver dans aucune division de l'âme, comme l'hégémonique, l'irascible, et le concupiscible. La médecine allait oublier ce lieu de la rencontre de l'âme et du corps, et tenter de définir si les maladies de l'âme sont des affections secondaires ou sympathiques des maladies du corps, chercher dans l'anatomie la topologie de ces âmes; c'est ainsi que Galien retrouvera la tripartition platonicienne au bout de son scalpel [467].

Il est intéressant, au contraire, de voir la « naïveté » du médecin et la difficulté qu'il éprouve à décrire le phénomène pathologique d'*Épidémies* VI [468] :

> *Τὰκ τῆς γνώμης ξύννοια, αὐτὴ καθ' ἑωυτὴν, χωρὶς τῶν ὀργάνων καὶ τῶν πρηγμάτων, ἄχθεται, καὶ ἥδεται, καὶ φοβεῖται, καὶ θαρσέει, καὶ ἐλπίζει, καὶ ἀδοξέει, οἷον ἡ Ἱπποθόου οἰκουρός, τῆς γνώμης αὐτῆς καθ' ἑμυτὴν ἐπίστημος ἐοῦσα τῶν ἐν τῇ νούσῳ ἐπιγενομένων.*

Il faut bien se risquer à traduire, mais la difficulté de la traduction est à la mesure de la difficulté que le médecin ressent à se servir de concepts dont aucun ne comprend ce qu'il veut dire :

> « Cela vient de la connaissance, conscience douloureuse, en elle-même par elle-même, sans les organes et les manifestations; elle s'afflige, se réjouit, craint et se calme, espère et désespère, comme c'est arrivé à la servante d'Hippothoüs qui connut, par sa pensée, en elle-même et par elle-même, les événements de sa maladie. » [469].

C'est bien une définition qui nous est donnée; et qu'il est éclairant de rapprocher du passage de *Maladies* II que nous avons étudié plus haut [470].

Voici une pensée, indépendante des sensations extérieures, qui sans aucune espèce de cause externe est livrée à l'alternative de sentiments que rien ne provoque sinon l'intériorité du sujet; mais aussi ce phénomène est considéré comme pathologique.

Mélancolie et manie.

Qu'en est-il des rapports entre ces deux maladies dans la littérature médicale ? On a fait à Arétée l'honneur d'avoir rapproché

467. Galien cherche dans l'anatomie du foie, du cœur et du cerveau la localisation des trois parties de l'âme platonicienne, par exemple, dans *De usu partium.*

468. 8e section, § 10, V L 348.

469. Nous avons rapproché ce passage d'*Épidémies* VI, du début de *Régime* IV. Cf. *supra,* p. 44.

470. *Supra,* p. 126.

mélancolie et manie [471]. Il faut bien constater que le principe de Daremberg est vrai en cette matière aussi, et qu'Arétée n'est pas original là non plus [472]. Ce sont les disciples de Thémison qui ont, comme beaucoup d'autres, fait de la mélancolie une espèce du genre manie, écrit Caelius Aurélien [473], pour préciser aussitôt qu'il faut les distinguer, parce que la mélancolie affecte surtout l'estomac, la manie la tête [474]. Arétée ne fait pas autre chose que de suggérer que la mélancolie est une partie de la manie dont elle est le début [475]. Pour Rufus au contraire, la phase délirante, maniaque, serait plutôt au début [476]. Mais personne ne va jusqu'à confondre complètement mélancolie et manie, au point de supprimer la notion de mélancolie. Bien au contraire, Arétée s'applique à les distinguer qualitativement. On voit bien, du point de vue de la classification, ce qui les rapproche : ce sont toutes les deux des maladies chroniques, avec activité délirante, sans fièvre. Mais les distingue la présence de l'humeur, qui provoque une série de phénomènes allant du malaise intestinal au vomissement [477]. Dans une étiologie non humorale, comme celle de Soranus ou de Caelius Aurélien, il existe une concomitance de troubles psychiques et de troubles digestifs [478].

> « Les signes de la mélancolie, quand elle est présente, sont : anxiété et malaise (*difficultas*) de l'âme, tristesse avec silence et haine de l'entourage. Suit une envie tantôt de vivre, tantôt de mourir; le patient soupçonne qu'une conspiration a été ourdie contre lui; en même temps pleurs sans raison; le patient marmonne des paroles sans suite; puis, retour à l'hilarité; surtout après manger, gonflement de la région précordiale, froid dans les articulations, sueur

471. C'est une idée reçue que l'on rencontre dans tous les ouvrages de vulgarisation; par exemple, Y. Pélicier, *Histoire de la psychiatrie*, Paris, P.U.F., Que sais-je ?, p. 21 ; ou Alexander et Selesnick, *Histoire de la psychiatrie*, Paris, Colin, 1972, p. 59.

472. L'histoire de la médecine doit distinguer l'*origine* d'une tradition de l'influence de tel ou tel auteur. Il est évident que c'est Arétée qui est cité comme autorité par les médecins ; cf. par ex. Pinel, *Nosographie philosophique* III, p. 90 : « La description de la mélancolie tracée par Arétée atteste également le talent observateur de ce dernier, et la connaissance profonde qu'ont eu les Anciens de cette maladie. »

473. *Maladies chroniques* I.6.183.

474. *Ibidem.*

475. « La mélancolie me semble être le début de la manie dont elle participe. » (Hude III.5, p. 3).

476. Cf. Daremberg-Ruelle, *op. cit.*, p. 358.

477. Celse aussi distingue soigneusement les deux ; cf. le passage consacré aux définitions, *De medicina,* II.1.15 : ... *bilis atra, quam μελαγχολίαν appellant Graeci, insania, morbus comitialis...*

478. *Maladies chroniques* I.6.181.

légère, mordication de l'œsophage, ou de l'entrée de l'estomac, qui grimpe jusqu'au milieu des épaules, que les Grecs appellent *metaphrenum* [479]; de même, lourdeur de tête, teint vert, avec nuance de noir quasi livide; maigreur; faiblesse, mauvaise digestion avec éructations nauséabondes, c'est-à-dire sentant le fumé, le poisson [480], ou fétides; spasmes des intestins, avec nausées, ou vomissements de matière jaune, rouille, ou noire; émission de matières alvines de même aspect.»

Il existe une tradition qui fait de la mélancolie et de la manie (ἔκστασις), deux états d'une même crase, c'est celle du *Problème XXX* de l'école aristotélicienne [481]. Nous reparlerons de cette tradition à propos de la définition cicéronienne du *furor* [482].

Il semble que le concept de mélancolie, même si les deux sentiments de base restent crainte et tristesse, se soit développé du côté de l'affectivité, dans la variété des symptômes psychologiques. Le témoignage le plus précieux que nous en ayons est celui de Rufus d'Éphèse [483], et c'est certainement à lui que Soranus, Arétée et Galien doivent la richesse de leur description. «Pourquoi,» écrit Rufus, «les mélancoliques voient(-ils) des dangers où il n'y en a pas, poursuivant comme des avantages tels objets qui n'ont rien d'avantageux; pourquoi tel malade a-t-il peur de son entourage, et tel autre de tous les hommes pris en masse ?» [484]. Mais c'est le texte transmis par Rhazès qui est le plus intéressant [485]. Il commence par une définition de ce qu'Esquirol appellera une *monomanie*. Dans la monomanie, dira le médecin du 19e siècle, le délire est limité à une seule idée ou à un petit nombre d'idées.

«Les malades partent d'un principe faux dont ils suivent sans dévier les raisonnements logiques et dont ils tirent les conséquences légitimes, qui modifient leurs affections et les actes de leur volonté. *Hors de ce délire partiel, ils sentent, raisonnent, agissent comme tout le monde.*» [486].

479. «Le *métaphrène* commence où finit le dos et se prolonge jusqu'à l'osphys, là où s'insèrent les *phrènes.*» Rufus, *Du nom des parties du corps*, Daremberg-Ruelle, *op. cit.*, p. 145.

480. Cf. Arétée, Hude III.5, p. 39.

481. Cf. notre article *Une physiologie de l'inspiration poétique.*

482. *Infra*, p. 259.

483. Pour Rufus, consulter en plus de l'irremplaçable édition de Daremberg-Ruelle (*op. cit.*) H. Gärtner, *C.M.G.*, suppl. IV, 1962 (ch. IV sur la mélancolie, p. 26-52).

484. Daremberg-Ruelle, p. 354. Nous laissons de côté les aspects pittoresques décrits tant de fois.

485. Daremberg-Ruelle, p. 455.

486. E. Esquirol, *Des maladies mentales*, Paris, Baillière, 1838, t. II, p. 1-2.

Rufus ne dit pas autre chose :

> « Les signes de la mélancolie sont crainte, hésitation, pensée erronée à propos d'un seul objet; dans ses autres comportements il sera sain. » [487].

Les formes sont extrêmement variées. On peut dire qu'elles sont infinies. Rufus note soigneusement les symptômes digestifs et il continue : « une méditation continue (*multa cogitatio*) [488] et la tristesse font survenir la mélancolie. » Il note que les mélancoliques ont des songes *plus que les autres et prévoient l'avenir*; et que ce qu'ils prédisent arrive. L'influence aristotélicienne est ici évidente [489]. Elle est encore sensible un peu plus loin, quand Rufus écrit :

> « Ceux qui ont l'esprit subtil et qui ont beaucoup de perspicacité tombent facilement dans la mélancolie, du fait qu'ils sont rapides de leurs mouvements, et qu'ils ont grande faculté de prévoir et d'imaginer. »

L'on retrouve ici le même texte de la *Divination dans le sommeil* et le *Problème XXX,* dont nous avons déjà dit l'importance [490]. Les signes de la mélancolie, dit toujours Rufus, sont « que les mélancoliques s'attardent volontiers dans des lieux solitaires et fuient les hommes sans raison particulière, de même qu'il arrive aux gens en bonne santé quand ils veulent faire des recherches sur un sujet de prendre des précautions pour des choses à propos desquelles l'on doit vraiment prendre des précautions. » [491].

Ces notations sont tout à fait remarquables; nous y voyons l'ambiguïté du comportement de la retraite, que nous retrouverons avec le personnage de Démocrite, dans les *Lettres d'Hippocrate,* et dans les premières *Lettres à Lucilius* de Sénèque. Dans le fait d'*ἀναχωρεῖν*, comment distinguer la retraite philosophique de la misanthropie mélancolique ? Certes, dans le *Problème XXX,* le mélancolique est dépeint comme « sauvage et aimant le silence » [492], et son goût pour la solitude est bien marqué. S'est cer-

487. Daremberg-Ruelle, p. 455 : *et in omnibus aliis dispositionibus suis erit sanus.*

488. Nous verrons le thème de la « santé des gens de lettres » dans notre analyse des *Lettres d'Hippocrate, infra,* p. 465. En fait ce thème est déjà chez Platon (*Timée* 87 e, 88 a).

489. Cf. par exemple, *De la divination dans le sommeil,* 464 a.

490. Cf. notre article *Une physiologie de l'inspiration poétique,* p. 29. Nous ne comprenons pas la « prudence » de H. Flashar (*op. cit.,* p. 99); Ruelle était beaucoup plus perspicace en écrivant (*op. cit.,* p. III) « Les écrits de Rufus font voir en lui un esprit généralement droit, inspiré par la philosophie aristotélique ... »

491. Daremberg-Ruelle, p. 456.

492. *ἄγριοι καὶ σιωπηλοί*, 953 b; cf. aussi Arétée, Hude III.5, p. 40 : *ἐς ἐρημίην φεύγουσι μισανθρωπίῃ..*

tainement développée à partir de l'époque hellénistique, une certaine apologie de la solitude, en même temps qu'une tendance à la misanthropie. Mais cette tendance a dû s'accentuer aux environs du premier siècle, comme nous le verrons. Le R.P. Festugière trouve, avec raison, dans les premières lettres de Sénèque, le témoignage d'une inclination à la retraite et l'idée de concentration avec soi-même [493]. Mais Sénèque est parfaitement conscient du caractère périlleux et ambigu de la retraite. Nous le verrons aussi dans le *De tranquillitate animi.* En fait le critère entre la misanthropie morbide et la retraite du sage doit être fait par le médecin expérimenté selon Rufus [494], ou par le philosophe, selon Sénèque. La cure du médecin sera le médicament, celle du philosophe le dialogue.

Aux signes à valeur plutôt psychologique (colère, alternance de joie et de tristesse, et le fait qu'ils restent seuls de manière anormale, et qu'ils fuient les hommes) [495], le médecin ajoutera d'autres signes physiques : impuissance à ouvrir les yeux, blanc des yeux proéminent, lèvres grosses, couleur rouge et brune du corps, absence de patience; incapacité à prononcer les *s* (ils disent *t*), voix faible, rapidité à parler, dans les vomissements et les fièvres apparition de l'humeur noire; mais selon d'autres du phlegme. Le philosophe se contentera d'observer la nausée, comme dans le *De tranquillitate animi* [496].

Et la question se pose, intéressante pensons-nous pour l'histoire des idées, de savoir si la maladie de Rufus, celle que décrit Lucrèce à la fin de son chant III [497], celle de Sérénus que nous propose Sénèque, sont en fait une seule et même maladie.

La lypémanie d'Esquirol.

Nous n'entreprenons pas ici une étude sur les débuts de la psychiatrie moderne; mais nous pensons que l'article d'Esquirol peut éclairer l'histoire antique de la mélancolie, tout en en montrant l'importance pour la formation de la psychiatrie.

Le 19e siècle a relu les Anciens; c'est une renaissance qui a pu être féconde, comme nous l'avons montré pour Laënnec [498].

493. *Personal religion among the Greeks,* University of California Press, 1954, *The inclination to retirement,* p. 59.

494. *Sed peritus medicus et subtilis indagationis poterit eam cognoscere.* Daremberg-Ruelle, p. 456.

495. *Ibidem.*

496. I.18.

497. Cf. *infra,* p. 207.

498. *L'hippocratisme de Laënnec,* in *B.A.G.B.,* 1975, n° 3, p. 357-363.

En repensant Cicéron, Sénèque et Plutarque, Pinel comme nous le verrons dans notre chapitre sur les *Tusculanes* en a accentué l'une des conclusions, à savoir que la passion étant à l'origine de la folie, responsabilité et maladie se trouvent peut-être dangereusement liées.

Nous avons eu l'occasion déjà de montrer chez Rufus une description de la mélancolie qui est celle de la monomanie chez Esquirol.

Cogitatio falsa in una re sola, et in omnibus aliis dispositionibus suis erit sanus. [499].

C'est une source tout à fait possible de la monomanie puisque Esquirol cite Rhazès. « Rhazès prétend que la bile noire refluant de la rate dans l'estomac, produit la mélancolie. » [500]. « Rhazès est la source du fragment de Rufus. » [501].

La mélancolie rentre, pour Esquirol, dans la classe des *monomanies.* C'est une monomanie triste; et pour la distinguer de la monomanie gaie, alors que les Anciens les auraient confondues en une seule, il propose le nom de *lypémanie* [502], et abandonne la mélancolie aux poètes « qui, dans leurs expressions, ne sont pas obligés à autant de sévérité que les médecins. » [503]. « Les Anciens, » écrit Esquirol, « qui avaient donné pour caractère de la mélancolie la *tristesse* et la *crainte,* furent forcés de ranger parmi les mélancolies quelques délires partiels, entretenus par une violente exaltation de l'imagination ou par des passions vives et gaies. » [504].

La *tristesse* et la *crainte* viennent évidemment de l'*Aphorisme* d'Hippocrate qu'Esquirol cite d'ailleurs ensuite : « Hippocrate donne pour caractères de la mélancolie la *tristesse* et la *crainte prolongée,* sans parler du délire. Arétée appelle manie la mélancolie dès qu'il y a fureur. Galien adopte et développe sur ce point comme sur beaucoup d'autres les idées d'Hippocrate. Caelius Aurélien ne distingue pas la mélancolie de l'hypocondrie. » [505].

Esquirol donne comme définition de sa lypémanie : « maladie cérébrale caractérisée par le délire partiel, chronique, sans fièvre,

499. Daremberg-Ruelle, p. 455.

500. Nous citons l'article d'Esquirol, un texte de 1820, qui occupe les pages 398-481 du tome I des *Maladies mentales, op. cit.,* dans l'édition présentée par P. Fedida et J. Postel, Toulouse, Privat, 1976 ; ici p. 84.

501. Sur les traductions latines du *Continent* de Rhazès, cf. Daremberg-Ruelle, p. XLVIII-XLIX, et L. Leclerc, *Médecine arabe,* t. 1, p. 346.

502. P. 72.

503. P. 70.

504. P. 82.

505. P. 83.

entretenue par une passion triste, débilitante ou oppressive.» [506]. Elle est, comme toutes les monomanies, maladie de la sensibilité. La monomanie repose toute entière sur l'affection de cette dernière. «Son étude est inséparable de la connaissance des passions; c'est dans le cœur de l'homme qu'elle a son siège.» [507]. Plus loin, Esquirol écrit que «les lypémaniaques ont des illusions des sens, des hallucinations.»; qu'«ils associent les idées les plus disparates, les plus bizarres.» [508]. Cela n'est pas sans faire penser au *Problème XXX* d'Aristote, qu'Esquirol cite : «ce qui a fait dire à Aristote que les hommes de génie, les grands législateurs, sont ordinairement mélancoliques.» [509].

Esquirol propose une classification de la lypémanie, et «de prendre pour base les diverses passions qui modifient et subjuguent l'entendement.» [510]. «Les passions sont de vraies folies, mais des folies passagères.» [511]. Et Esquirol revient sur l'importance des passions : «Que les affections morales, que les passions aient leur siège dans le cœur, dans le centre phrénique, dans le plexus solaire, dans le nerf trisplanchnique, dans les ganglions, dans le cerveau, ou bien qu'elles ne soient que l'effet d'une réaction de l'archée ou du principe vital, toujours est-il vrai que les passions exercent une influence très énergique sur les fonctions de la vie organique et sur notre entendement.»

Avec quelques variantes, cette phrase n'est pas sans nous rappeler celle de Caelius Aurélien [512] :

> «Certains ont dit que le siège est l'encéphale, d'autres son extrémité inférieure ou sa base, que nous pourrions appeler *sessio,* d'autres l'artère que les Grecs appellent aorte, – d'autres la veine épaisse que les Grecs appellent phlebo pacheian, d'autres le diaphragme. Mais pourquoi s'étendre sur une chose que nous pouvons expliquer aisément, si nous disons ce qu'ils ont dans l'esprit ? Car chacun a indiqué comme siège de la phrénitis la partie où ils ont pensé que se tient le gouvernement de l'âme.»

Au rendez-vous de la «maladie de l'âme» que décrit ici Esquirol, il manque les Stoïciens. Les voici :

506. P. 85.
507. P. 79.
508. P. 94.
509. P. 109.
510. P. 98.
511. P. 113 : ... *ira, breuis furor.*
512. *Maladies aiguës* I, 53, 54, à propos de la phrénitis.

> «Les affections morales sont les causes les plus fréquentes de la lypémanie ; ... L'amour contrarié, la jalousie, *la crainte qui est la perception d'un mal futur ou qui nous menace; la frayeur, qui est la perception d'un mal présent* sont les passions qui produisent le plus grand nombre de lypémanies...»

On reconnaît un souvenir lointain des définitions stoïciennes, qu'il a dû lire dans ses *Tusculanes* III [513].

A propos de l'ensemble du traité des *Maladies mentales,* J. Postel dit qu'il s'agit d'un «patch-work» esquirolien [514]. L'on pourrait en dire autant de l'article sur la *lypémanie* : c'est un patch-work dont on peut reconnaître les sources qu'il ne dissimule d'ailleurs pas toujours [515].

Si nous citons Esquirol, ce n'est pas pour faire une fin, mais pour éclairer un phénomène qui apparaît au début du 19e siècle, chez Pinel ou chez lui. Les sources les plus diverses sont ramassées dans les définitions, que ce soit celle de la manie chez Pinel, de la lypémanie chez Esquirol; c'est-à-dire aussi bien les sources philosophiques que les sources médicales. Cela conduit à un confusionnisme théorique inquiétant, où l'on mélange émotivité et affectivité, maladie organique et «maladie de l'âme»; alors que, nous le verrons, l'Antiquité avait abouti à une certaine clarification.

Le tableau nosologique, comme nous l'avons dit, ne prétend pas être complet. Il propose ce que nous croyons les problèmes essentiels de la psychopathologie des médecins anciens. L'on peut remarquer, par exemple, que Celse couvre le champ des maladies dites mentales (*insania*) avec les trois concepts de *phrénitis, manie* et *mélancolie* :

> *Incipiam ab insania...*
>
> «Je commencerai avec la démence, et d'abord traiterai de celle qui est aiguë et accompagnée de fièvre; les Grecs la nomment phrénitis... [516]. Il est une autre espèce de démence qui dure plus longtemps... elle consiste dans une tristesse

513. Il confond *frayeur* et *chagrin.*

514. P. 74.

515. L'urine abondante, claire, aqueuse (p. 92), comme symptôme de la lypémanie vient évidemment de Sydenham, qu'il ne cite pas. P. 110, Esquirol cite aussi Celse : «Les excès d'études usent l'homme, comme dit Celse...»; Hippocrate (le cas d'«Adimantus», *Épidémies* VI.8, 20). Il maintient l'importance de la notion de crise. «Mais peut-on compter sur une guérison solide, si elle n'est précédée par quelque commotion, par quelque crise physique ou morale ?»

516. *De medicina* III.18.1.

qui paraît dépendre de l'atrabile... [517]. La troisième espèce de démence est très longue et n'est point un obstacle à la vie du malade [518] ». [519] .

L'on s'étonnera peut-être que nous n'ayons pas étudié spécialement l'*épilepsie.* Cette maladie, en effet, est sans doute une de celles qui a été le plus étudiée par les anciens médecins, au point que Celse peut écrire que c'est une maladie bien connue (comme la léthargie) [520]. L'épilepsie n'est pas absente de notre étude, dans la mesure où elle fait partie des maladies qui entrent sous la notion de *maladie sacrée.* Elle ne pose pas, dans les différents tableaux qu'en ont fait les médecins, que ce soit Arétée, Celse ou Caelius Aurélien, de problèmes particuliers concernant le rapport de l'âme et du corps. Elle est, comme toutes les maladies que nous avons décrites, d'origine physique; mais sa caractéristique essentielle est d'être une saisie brutale de l'individu avec un comportement aberrant et une gesticulation. Ce caractère en fait essentiellement une maladie dramatique [521]. C'est sous cet aspect qu'elle nous intéresse surtout et nous la retrouverons dans notre chapitre intitulé *Tragique et maladie de l'âme,* sous la forme de la maladie d'Héraclès.

Nous avons pu paraître très technique dans ce chapitre. Il le fallait pour montrer la précision de la description clinique de ces maladies qui restent fondamentalement somatiques, tout en mettant en question la relation que nous avons définie comme essentielle à notre sujet, celle de l'âme et du corps. Ce tableau nosologique nous intéresse, comme nous aurons l'occasion de le redire, d'un autre point de vue, celui de l'*imagination du réel*; car il existe aussi une extraordinaire imagination de la tradition médicale.

517. III.18.17. Il s'agit de la mélancolie.

518. III.18.19. C'est la manie.

519. Nous n'avons pas parlé, par exemple, de l'hystérie, de la léthargie, de l'incubus, de l'oneirogmos (émission séminale nocturne qui pose le problème de l'action du rêve).

520. III.23.1 : *Atque notus est morbus.* Une excellente monographie de l'épilepsie chez les Anciens a été donnée par O. Temkin, *The falling sickness,* Baltimore, 1945, p. 38-80.

521. C'est sous cette forme qu'elle nous intéresse aussi dans l'Epicurisme, cf. *infra,* p. 154.

Note annexe à la page 81 :

Une petite étude sur les nerfs dans l'œuvre d'Arétée nous permet de noter que :

– la luette est un nerf : 9, 28 ;

– la vessie est un nerf (froid et blanc) 31, 17 ; cf. aussi 70, 23 ; 99, 19 ; et 138, 22. La vessie est aussi l'organe qui agit le plus sympathiquement sur *νεῦρα καὶ γνώμην* (31, 14) ;

– les nerfs, mélangés aux vaisseaux et une membrane, forment le mésentère : 25, 17 ;

– les nerfs du poumon sont petits et grêles, favorables au mouvement : 15, 21;
– la langue est muscle et nerfs (46, 33);
– la tête est entourée de nerfs : 100, 29. Ils sont mis en cause dans l'épilepsie (3.17);
– douleurs des nerfs chez les épileptiques (5, 2), dans le tétanos (5, 22). Dans le tétanos peuvent être affectés les nerfs postérieurs du tronc, et les nerfs antérieurs. Le nom se tire et des nerfs et de leur tension (5, 22, 24). La cause du tétanos peut tenir à la piqûre d'une membrane, d'un muscle, ou d'un nerf (5, 25).

Les nerfs sont impliqués dans :
– satyriasis, spasme de tous les nerfs (34, 17),
– paralysie (45, 11; 15, 25),
– arthrite (82, 22, 23; 84, 11, 25),
– phrénitis (cf. notre texte),
– léthargie (99, 14; 100, 21, 29).

Pour les maladies des nerfs : castoreum recommandé (101, 1).

Les chiffres renvoient à la page et aux lignes de l'édition Hude. L'implication des *nerfs* dans la *phrénitis* est intéressante, mais pose des problèmes. Que représentent ces «nerfs» pour Arétée ? Le travail fondamental sur les nerfs reste l'article de F. Solmsen, *Greek Philosophy and the Discovery of the Nerves*, in *Museum Helveticum* 1961, notamment p. 185-191; mais son allusion à la *phrénitis* reste vague et peu documentée. Galien met en cause les nerfs dans les spasmes et convulsions : cf. K VIII 169, XV 210, XVII B 783, XVIII B 294, I 388. Sans doute faut-il faire remonter à Hérophile la mise en relation des nerfs et des spasmes (cf. VII.605, Solmsen, p. 185). Les nerfs, dans notre texte, ne sauraient être le siège de la phrénitis. Ils sont impliqués secondairement dans la maladie, et ne fournissent qu'un symptôme de plus. Cf. pourtant § 27 : «il faut redouter les nerfs de ces malades.»

CHAPITRE II

LES ATOMISTES ET LA MALADIE DE L'AME

Il nous faut préciser les raisons du titre de ce chapitre. En effet si nous considérons Epicure, Asclépiade et Lucrèce, on pourrait nous faire remarquer que manque Démocrite. Nous le trouverons au chapitre sur l'euthymie. Mais nous avons hésité à parler d'Epicurisme et de maladie de l'âme dans la mesure où, comme nous le verrons, le cas d'Asclépiade et de son appartenance à l'Epicurisme authentique fait problème. D'autre part, arracher Asclépiade à la tradition épicurienne, nous paraît difficile et même un peu paradoxal ; sa place devant Lucrèce dans notre chapitre permet de voir plus clairement dans le chant III du *De rerum natura* ce que nous appellerons la réaction anti-asclépiadienne du poète latin.

On pourra s'étonner aussi de la *manière* dont nous présentons l'Epicurisme. On peut trouver chez Epicure le lieu commun, d'origine évidemment platonicienne, de l'analogie de la santé du corps et de la santé de l'âme [1]. En vérité, ce genre de piste ne mène pas loin. C'est dans l'identité de la souffrance (du corps ou de l'âme) et du plaisir (du corps ou de l'âme) qu'il faut chercher la leçon d'Epicure. Finalement nous allons voir que le rapport de l'âme et du corps se pose chez lui de manière originale comme le rapport du droit et de la nature.

Le cas d'Asclépiade est encore plus embarassant. Ce qui frappe, c'est l'absence de toute étude d'ensemble sur Asclépiade et nous ne pouvions pas nous dispenser de réfléchir sur la cohérence de ce grand médecin que l'on ne doit résorber ni dans l'Epicurisme, ni dans la tradition péripatéticienne, mais qui existe de manière originale. Il nous fallait, surtout à propos de la psychopathologie où sa réflexion est essentielle, lui consacrer une étude systématique même si, parfois, nous paraissons dépasser les bornes de notre sujet. Car l'on verra que nos conclusions, même parfois les plus étranges, sont nécessaires à la compréhension de Lucrèce et, dans le dernier chapitre, à celle des *Lettres* du Pseudo-Hippocrate. A côté du problème du dualisme et du monisme, Asclépiade est celui qui le premier pose celui du vitalisme et du mécanisme. D'autre part,

1. Epicure, *Ep.* III, 122 = *G. V.* LIV ; cf. A. J. Festugière, *Epicure et ses dieux*, Paris, P.U.F., 1946, p. 55, note 2.

comme nous le verrons, les soi-disant naïvetés d'Asclépiade éclairent la pensée d'Epicure et montrent que nous avons eu raison de poser comme problème essentiel de l'Epicurisme le rapport de la nature et du droit [2].

Notre chapitre comporte donc trois parties : la santé d'Epicure, Asclépiade de Pruse ou de Bithynie : nature et droit, Lucrèce et la maladie de l'âme.

LA SANTÉ D'EPICURE

Si nous posons chez Epicure la question du dualisme, il est évident que nous devons répondre qu'Epicure est dualiste. Nous n'en prendrons pour preuve que sa propre description du rapport entre l'âme et le corps dans la *Lettre à Hérodote*.
«Il faut considérer, en remontant aux sensations et aux affections (on aura ainsi la preuve la plus solide), que l'âme est un corps subtil, réparti à travers tout l'agrégat (*ἡ ψυχὴ σῶμά ἐστι λεπτομερὲς παρ' ὅλον τὸ ἄθροισμα παρεσπαρμένον...*)... Il faut savoir que l'âme détient la cause principale de la sensibilité. Cependant elle n'aurait pas reçu celle-ci, si elle n'était pas en quelque manière abritée par le reste de l'agrégat.» [3].
Donc, du point de vue du rapport de l'âme et du corps, Epicure est ce que l'on peut appeler, selon la terminologie habituelle [4], un dualiste interactioniste ; et, si l'on s'en tient là, on comprend qu'il n'y ait pas grand chose à dire de particulier sur lui, comme on le voit dans le livre de Popper et Eccles. Il est, de plus, un dualiste matérialiste, c'est-à-dire quelqu'un qui croit à la matérialité de l'âme tout en croyant à la liberté et à la moralité [5].

Une étude plus attentive aux problèmes de la maladie, nous montre une complexité beaucoup plus grande dans la pensée d'Epicure et la spécificité de l'Epicurisme. Que devient la santé de l'âme dans la définition du plaisir comme plaisir de la *σάρξ* ? [6]. Nous

2. Le caractère fondamental de ce rapport a été bien montré récemment dans une perspective et par des arguments tout à fait différents des nôtres par V. Goldschmidt, *La doctrine d'Epicure et le droit*, Paris, Vrin, 1977.

3. *Ep.*, 1, 63-64 ; traduction P. Boyancé, *Épicure*, Paris, P.U.F., 1969, p. 67, modifiée pour *ἀθροισμα* qu'il traduit par *organisme*. Nous avons étudié les métaphores de la relation de l'âme et du corps dans l'Épicurisme in *La présure et le lait*, in *Les Études Classiques*, tome XLIII, n° 1, 1975, p. 6-9.

4. Celle par exemple de Popper et Eccles in *The self and its brain*, Heidelberg-New-York-Londres, Springer international, 1977.

5. Comme le fait remarquer Furley, *Two studies in Greek atomism*, Princeton University Press, 1967, p. 184.

6. La chair, mais quelle chair ?

espérons montrer que la relation intéressante, chez Epicure, n'est pas celle de l'*âme et du corps*, mais de *nature et droit*, et ce faisant, nous allons découvrir ce que nous pouvons peut-être appeler une névrose épicurienne, qui tient à la définition du corps, en dehors de toute réalité biologique et anatomique, un corps dont la «nature maintient le droit» selon l'expression d'Asclépiade que nous commenterons. Il ne faut pas s'étonner de ce qu'à propos de la maladie ou de la santé de l'âme, nous nous intéressons d'abord au corps épicurien, puisqu'Epicure fait reposer la fin de la sagesse sur le plaisir du corps. Il faut interroger les doctrines dans leurs contradictions apparentes qu'elles doivent elles-mêmes résoudre. Il faut à chaque fois réintroduire notre problématique à l'intérieur de la cohérence de la doctrine. Il faut donc considérer la spécificité de l'Épicurisme, comme nous le faisons pour la spécificité du Stoïcisme. C'est ainsi que nous concevons l'histoire des idées. Sinon l'on aboutit à un relevé descriptif qui n'est qu'un nouveau cahier des «opinions des philosophes». Il faut donc prendre parfois des détours qui ne paraissent gratuits qu'en première analyse. Ne pas interroger Épicure sur le corps et le plaisir, ne pas réfléchir sur la *contagion* avant d'aborder le livre VI de Lucrèce, ces omissions nous paraîtraient, à nous, d'impardonnables fautes. C'est à ce moment-là seulement que prend relief le vrai débat épistémologique de l'Antiquité, et l'extraordinaire cohérence qui fait son unité.

Nous ne voulons pas ici donner des nouvelles de la santé d'Épicure; quoique ce ne soit pas sans intérêt; et sa maladie, en elle-même, pose un problème à l'historien de la philosophie. Métrodore, l'ami, avait écrit, selon Diogène Laërce, un livre *De la mauvaise santé d'Épicure* [7]. Timocratès, le frère de Métrodore, qui avait quitté l'école, dit qu'Épicure vomissait deux fois par jour, par mollesse (*ἀπὸ τρυφῆς*) [8]. Mais cette mauvaise langue raconte aussi qu'Épicure ne connaissait rien à la philosophie, et encore moins à la vie; qu'il avait un état de santé déplorable (*τό τε σῶμα ἐλεεινῶς διακεῖσθαι*), au point que pendant de nombreuses années il ne put se lever de sa chaise; et qu'il dépensait une mine par jour pour sa table. Cela sent la basse calomnie. Mais la réalité de la maladie est indiscutable. Selon les concepts antiques, il souffrait de strangurie et de dysenterie [9]. En fait, cela repose sur la *Lettre à Idoménée*, admirable morceau de sagesse, dont les ennemis firent un morceau de bravoure, et où Épicure, sur le point de mourir, dit qu'il souffre tant de

7. *περὶ τῆς Ἐπικούρου ἀρρωστίας* – D.L. X 24.
8. D.L. X 6.7; cf. Ar. (1) 6 ss.
9. Cf. US 138 = D.L. X 22 = Ar. (52).

la vessie et des intestins que, la douleur ne pouvant être plus forte, il en est à ses derniers instants [10]. On aurait plutôt dû remarquer que la thèse épicurienne de la douleur qui, au paroxysme, ne saurait qu'être brève, soit parce qu'elle va se calmer, soit parce que l'on va mourir, sert ici pour le pronostic. Plutarque parle de strangurie, dysenterie, phtisie et hydropisie ; Épicure souffrit de certaines de ces maladies (1089 E.F.). Le diagnostic d'hydropisie se précise avec Plutarque [11], dans un passage où il est dit qu'Épicure réunit ses amis et but beaucoup, malgré son hydropisie [12]. Nous sommes bien là devant une anecdote complexe. L'hydropisie est une maladie qui a une tradition philosophique ; Héraclite, nommé justement avec Phérécyde dans le passage de Plutarque que nous citions (1089 F), est mort d'hydropisie [13]. Mais surtout cette maladie ne connaît qu'un remède : le courage, nécessaire pour s'abstenir de boire. L'anecdote que donne Plutarque, du philosophe qui but malgré son hydropisie, rejoint l'allusion à la *τρυφή* de Timocrate. Mais c'est à propos de Métrodore, malade d'hydropisie, que la tradition se cristallise [14]. Celse nous raconte [15], à propos de l'*animus* seul remède de la maladie, comment Métrodore en manqua et crut parer aux ennuis du régime en buvant et en recrachant sans avaler ; ce qui est une jolie combinaison de l'accusation de mollesse contre les Épicuriens et de la recherche d'un plaisir qui pût ne pas nuire. On voit que le diagnostic même d'hydropisie n'est pas sans équivoque ni sans intention. De toutes façons la mauvaise santé d'Épicure, sujet que traita Métrodore lui-même, pose des problèmes bien plus graves et intéressant sa propre philosophie. C'est ce sur quoi nous aimerions réfléchir, en nous inscrivant ainsi dans une tradition. Car enfin, les Anciens ont signalé depuis longtemps aux Épicuriens que faire reposer la fin de la sagesse sur le plaisir du corps est une entreprise périlleuse sinon insensée [16], et il conviendrait alors de remplacer la philosophie par la médecine, si l'on avait quelque raison.

10. *στραγγουρικά τε παρηκολούθει καὶ δυσεντερικὰ πάθη ὑπερβολὴν οὐκ ἀπολείποντα τοῦ ἐν ἑαυτοῖς μεγέθους*. US 138 = Ar. (52).

11. *Non posse suauiter uiui secundum Epicurum*, 1097 E. F. Loeb Classical Library t. XIV = US 190.

12. Cela n'est pas incohérent. Le diagnostic antique d'hydropisie, suivant la dysenterie, est donné par Caelius Aurélien, *Maladies chroniques* III. 8, cf. Drabkin, p. 772.

13. J. Brun a bien marqué le rapport entre l'eau, élément mortel, dans la philosophie d'Héraclite, et la mort du philosophe hydropique, in *Héraclite*, Paris, Seghers, 1965, p. 62-63.

14. *De Medecina* III 21. – D.L. X 22.24 dit que Métrodore montra un courage sans faille envers la maladie et la mort ; cf. Plutarque, *Non posse* 1097 E et Sénèque, *Ep.* 99.25, sur le *plaisir parent de la tristesse*.

15. *Ibidem.*

16. Cf. Plutarque, 1089 D, texte sur lequel nous reviendrons.

Qu'on entende bien ce que nous voulons faire. Nous ne voulons pas recommencer l'histoire de l'Épicurisme ; certes nous allons devoir réfléchir sur des concepts essentiels ; mais en posant une question que nous ne rencontrons pas depuis l'Antiquité, la question du *corps épicurien*, c'est-à-dire comment on peut concevoir, dans l'Épicurisme, le *σῶμα*, la *σάρξ* ; comment les Épicuriens conçoivent le corps humain, et le corps du sage en particulier ; nous voulons voir comment on peut résoudre dans l'Épicurisme, du point de vue du corps vivant, de sa physiologie et de son fonctionnement, le difficile problème du plaisir de la chair. Cette philosophie conçue par un malade, comment pose-t-elle le problème de la santé ?

La souffrance – Qu'est-ce que ce corps souffrant ?

Nous aimons attaquer ces philosophies dogmatiques, comme l'Épicurisme ou le Stoïcisme, par leurs contradictions. Parce que c'est là leur dynamique, ce qui les fait avancer. L'épicurien malade est-il un bon épicurien ? Si cette question a un sens, il faut prouver que la souffrance n'est pas un mal radical, et, pour cela, répondre à deux exemples topiques de la douleur : la maladie de Philoctète et le taureau de Phalaris. On sait comment répond Épicure à ces deux tests : Philoctète peut encore avoir du plaisir, et le philosophe peut éprouver du plaisir dans le taureau de Phalaris par le souvenir de ses plaisirs passés [17]. Laissons de côté, pour l'instant, la théorie de la mémoire. L'exemple de Philoctète est très éclairant. Certes, dit Épicure, il est justifié de parler de la grandeur de la souffrance de Philoctète : « il n'a mal qu'à un pied, il pourrait aussi souffrir des yeux, de la tête, des côtés, des poumons, de tous les organes enfin ; par suite il s'en faut de beaucoup que sa souffrance soit extrême. » [18]. On voit que pour Épicure une douleur extrême n'est pas une douleur une, mais la totalisation de plusieurs douleurs ; surtout, il faut dire que la douleur est toujours disjonctive. Dans la douleur, le corps n'est pas profondeur et unité ; il est tête, pieds, poumons, etc. A cette théorie de la souffrance diversifiée, Cicéron et Plutarque opposent l'unité fondamentale de la douleur. « Ici, je n'oserais pas dire qu'un si grand homme n'a pas la tête à lui, mais j'estime qu'il se moque de nous. A mon sens, une douleur extrême – et je l'appelle extrême même si elle est de dix atomes inférieure à une autre – n'est pas brève pour autant. » [19]. Il existe une douleur extrême qui

17. Cicéron, *Tusculanes*, II 44-45 ; cf. J.M. Rist, *Epicurus*, Cambridge University Press, 1972, p. 111 ; Plutarque, *Non posse*, 1087 F, citation du *Philoctète* d'Eschyle.

18. *Tusculanes*, II 44-45, traduction Humbert ; cf. aussi *De fin*. II 29, 94, où Cicéron imagine qu'Epicure console Philoctète.

19. *Tusculanes* II 45, traduction Humbert.

dure. L'exemple de Plutarque est plus intéressant, avec l'analogie de la luzerne, l'herbe médique [20]. «Comme cette graine, la douleur prend des détours obliques, croît dans toutes les directions, jette en nous des racines profondes, et s'y fixe non seulement des nuits et des jours, mais des saisons, des années entières, et jusqu'à des olympiades.» [21]. La conception qu'oppose ici Plutarque est celle d'une douleur sournoise, diffuse, indivisible et qui s'insinue dans un corps indivisible. La douleur n'est pas cette souffrance que je peux discerner en moi, localisable et par conséquent séparément surmontable ; elle est un je ne sais quoi diffus, confus, ravageur qui vit en moi et vise au centre de moi. Contre cette idée, on voit bien apparaître la thèse épicurienne : la douleur est divisible ; quand elle est extrême, elle est totalisation de douleurs particulières et brèves, cessant d'elle-même ou par la mort ; et elle s'adresse à un corps multiple.

L'Épicurisme, au fond, tient que l'unité du corps se réalise dans le plaisir. Le mécanisme explique tout, sauf le plaisir. Le plaisir n'est rien autre, mais est pleinement cette chose, le sentiment de soi comme un.

La thèse adverse prétend que c'est la douleur qui réalise l'unité. Le plaisir est local et *diversifié*. Par exemple, Plutarque 1087 E :

> «Quand nous parfumons nos corps des odeurs et des essences les plus douces, il n'y a qu'un très petit nombre de nos organes qui en soient agréablement affectés, et souvent les autres en éprouvent une sensation incommode. Mais il n'est aucune partie du corps à laquelle le feu, le fer, les morsures, les étrivières ne fassent ressentir les impressions les plus douloureuses ; une chaleur brûlante, un froid rigoureux et la fièvre affectent également tout le corps.» [22].

La leçon de l'Épicurisme, ce qu'il a essayé de dire de toutes les façons, est que le plaisir n'est pas de la même nature que la douleur ; que le plaisir est de l'être, l'un réalisé, constitué, de soi-même. Cette thèse peut paraître surprenante et même parfois contredite par les textes. La totalité de soi ne doit jamais être pensée comme un tout indéterminé, dit Lucrèce ; par exemple, comme une qualité, comme l'est la santé du corps.

> «Ceux qui pensent que la sensibilité de l'esprit n'a point pour eux de siège particulier se fourvoient grandement et en tout point.

20. *Loc. cit.*
21. *Non posse* 1088 A.
22. Traduction Rivaud, *Oeuvres morales de Plutarque*, Paris, Lefèvre, 1844, tome 5, p. 179.

> Souvent, en effet, la partie extérieure et visible de notre corps est malade, tandis que par une autre partie nous sommes en joie ; et d'autre part il arrive souvent que le contraire ait lieu à son tour, et qu'un homme malheureux dans son esprit soit sain et joyeux dans tout son corps : *exactement comme un malade peut souffrir du pied, sans avoir cependant aucune douleur dans la tête.*» [23].

En quoi il faut penser que l'âme a un lieu réel et n'est pas une simple qualité. Tout l'Épicurisme est un pluralisme et lutte contre le monisme, dit-on. Il n'empêche qu'on n'y comprend rien, selon nous, si l'on ne pose pas comme proposition que le pluralisme est vrai sauf dans l'état de plaisir, de ce plaisir catastématique, qui est l'expérience mais gratuite, mais peut-être unique, mais peut-être très brève, de soi-même comme un. Le plaisir me fait comprendre comme indestructible et m'identifie aux dieux [24]. C'est ainsi, à notre avis, qu'il faut entendre aussi la lettre d'Épicure à sa mère [25].

Quand Épicure dit qu'il est *ἄφθαρτος* et *ἰσόθεος* cela n'est pas simple bravade ni une rodomontade. L'*isotheia* peut s'expliquer bien sûr par l'analogie avec les dieux dont l'essence est la jouissance éternelle ; mais comment expliquer, sans rire, l'indestructibilité ? Épicure veut dire, et le dit solennellement et dramatiquement, qu'il est un, qu'en tant qu'il est un il est indestructible, et qu'il a fait cette expérience par le plaisir. C'est le plaisir qui révèle à l'être l'unité de soi. Le souvenir suffit ensuite de moi comme un tout, qui peut juger de moi-même comme étant constitué de parties disjonctives, et par conséquent opposer l'unité indestructible du moi à la multiplicité des douleurs. C'est ce sentiment de moi comme un qui me permet de me juger comme une pluralité et analyser les parties de moi-même comme différences constitutives, y compris mon âme par opposition à mon corps [26]. L'Épicurisme n'est un matérialisme et un pluralisme qu'en première analyse. Il est, profondément au contraire, une philosophie du sujet et une philosophie de l'être, et même une tentative de concilier les deux. C'est ce que nous voudrions essayer de démontrer à partir de quelques textes.

23. Lucrèce III. v. 102 ss, traduction Ernout.

24. Cf. Plutarque, *Non posse*, 1091 C.

25. Cf. la note b, p. 250 de l'édition Loeb = US 141 – Ar. (65).

26. Le plaisir fait l'unité du moi ; la douleur le détruit. Ainsi peut-on entendre par ex. G.V. 37 :

Ἀσθενὴς ἡ φύσις ἐστὶ πρὸς τὸ κακόν, οὐ πρὸς τὸ ἀγαθόν· ἡδοναῖς μὲν γὰρ σῴζεται, ἀλγηδόσι δὲ διαλύεται·

φύσις et *θέσις*

A propos d'un débat sur la sensation, où l'on retrouve l'argument de Protagoras, l'homme mesure de toute chose, et où l'épicurien soutient qu'il n'y a pas de qualité en soi des choses, mais que chaque individu possède une organisation harmonique avec certains aspects de la structure des choses, l'anti-épicurien lui reproche d'être inconséquent, à propos de son choix des principes démocritéens et du refus des conséquences. Épicure choisit l'organisation atomistique de l'univers mais refuse la distinction entre *φύσις* et *θέσις* telle que la pose Démocrite. Selon ce dernier, couleur, son, composé, et le reste, existeraient *νόμῳ*, par convention; seuls le vide et les atomes auraient une réalité [27]. Ainsi, dit Plutarque, certes les principes sont absurdes, mais Démocrite est logique dans l'organisation de son univers; il tire les conséquences de ses principes. Tout ce qui n'est pas en réalité, est par convention. Si, en fait, il est absurde de dire que toutes les qualités des choses sont *νόμῳ* et non *φύσει*, au moins est-ce cohérent. Mais Épicure refuse cette distinction, cette répartition et affirme que les qualités des choses n'ont pas de réalité; que les choses ne sont pas plus ceci que cela [28], et pourtant il refuse de dire que les qualités sont *νόμῳ*, par convention. C'est, dit Plutarque, qu'il sent l'absurdité de la conclusion; mais il faut alors être cohérent et rejeter les principes. En fait, selon Épicure, si les qualités étaient de convention, quelqu'un qui voudrait aller jusqu'au bout d'un tel raisonnement ne pourrait pas même se concevoir comme un homme ou comme un être vivant [29]. Cette réflexion, nous l'allons montrer, n'a rien d'accidentel.

On ne peut admettre que les qualités soient de pures conventions, sous peine de ne pas pouvoir se penser soi-même, (prenons garde au sens de *διανοηθῆναι*) comme homme ni comme vivant. Nous pouvons imaginer pourquoi : *il n'y aurait plus de sujet*. Il faut un lieu à la convention; il faut un sujet qui la transcende et l'organise. Et ce sujet ne saurait être lui-même venu d'une convention. Cela nous paraît très significatif de ce qui est, comme nous l'allons montrer, l'intuition épicurienne fondamentale, qui nous semble être la préoccupation de concilier, justement, *φύσις* et *θέσις*, sous toutes les formes de cette opposition (nature et culture, nature et droit, nature et morale, mais aussi l'opposition entre le monde et l'individu, les atomes et le vivant). Ce qui fait éclater l'apparente

27. Cf. D.K. tome 2, p. 84.23 et *fragment* 125, p. 168.

28. *Adv. Col.* 1110 D :
ὥστε κατὰ πάσης ποιότητος ἀληθῶς τὸ μὴ μᾶλλον εἶναι ἢ μὴ εἶναι κατηγορεῖσθαι.

29. *Adv. Col.* 1110 F :
οὐδ' ἂν αὐτὸν ὡς ἄνθρωπός ἐστιν ἢ ζῇ διανοηθῆναι.

logique de l'opposition φύσις / θέσις, c'est le surgissement du vivant comme tel, c'est-àdire du se-sentir vivant qui coïncide, pensons-nous, avec l'expérience radicale du plaisir. Là se trouve le principe de la philosophie et tout le fondement du monde, pour moi. L'opposition entre nature et convention est une fausse symétrie. Ce qu'il faut penser est une nature qui fonctionne à la fois comme nature *et* convention, une nature-convention, une nature-norme, une nature-droit, non pas une nature d'où se déduise une convention, une norme ou un droit, mais une nature qui *est* convention, par ce qu'elle est et par le seul fait d'être, et, nous le verrons, d'être révélée, d'être passée au logos grâce à l'intervention d'Épicure. En fait l'expression lucrétienne de *foedus naturale* est excellente, pour rendre compte de ce que nous voulons dire, si l'on essaye de la penser dans sa difficulté et non de la réduire à une simple métaphore, comme le font trop souvent les philologues. Il s'agit de penser comme *un* la nature et le droit [30], de concevoir une *nature-droit*, expression choquante dans l'opposition traditionnelle ; aussi absurde apparemment que *l'instinct divin* par lequel Rousseau définit la conscience [31].

Entre toi et moi, où est la différence ? Au point de vue de la physique, il s'agit d'une certaine combinaison d'atomes qui nous fait être. Mais cet ensemble existe et me fait être, pour autant qu'ils seront réunis dans une certaine proportion, un certain mouvement, et nous devons passer par là-même immédiatement de la φύσις à la θέσις. Ce que refuse Épicure. Il faut, pour que ce ne soit pas un simple agrégat d'atomes, mais en même temps un moi, que surgisse le sujet, à la fois *nature* et *norme*. Ce sujet apparaît dans *l'expérience* du plaisir. Notre être, c'est la sensation, nous le savons. La mort n'est rien pour nous; car ce qui est séparé est insensible; et ce qui est insensible n'est rien pour nous [32]. Et le principe de notre vie, c'est la sensation fondamentale du plaisir de la chair. C'est par lui que nous nous sentons nous-mêmes. Dans la *Lettre à Ménécée* [33] Épicure dit que le plaisir est σύμφυτον, συγγενικόν avec nous-mêmes. Ce qui ne veut pas dire seulement que le plaisir co-naît avec nous-mêmes, mais que nous co-naissons avec lui.

Revenons à l'expression de Plutarque :
οὐδ' ἂν αὐτὸν ὡς ἄνθρωπός ἐστιν ἢ ζῇ διανοηθῆναι.

30. Et non de concevoir un *droit naturel* au sens où on l'entendra plus tard.

31. *Profession de foi du vicaire savoyard.* Nous ne tirerons pas argument, mais cela ne nous étonne pas, du fait qu'Épicure ait écrit un essai sur l'*ambiguïté* (περὶ ἀμφιβολίας : cf. Ar. p. 307).

32. R.S. II :
τὸ δ' ἀναισθητοῦν οὐδὲν πρὸς ἡμᾶς.

33. D.L. 10.129.

Personne n'a pensé à la rapprocher d'un texte d'Épicure, pourtant si passionnant, et sur lequel C. Diano avait bien raison d'attirer l'attention au Congrès Budé de 1968 [34]. Il s'agit du *fragment* V de la colonne III du *Sur la nature* d'Épicure où il est dit :

> *ἐν ἑαυτῷ κατὰ τὸ ὅμοιον καὶ ἀδιάφορον ἑαυτὸν ῥηθήσεται διανοεῖσθαι οἷον ἑνός τινος ταύτῃ τοῦ νοουμένου ὄντος ἀλλὰ καὶ ἐφ' ἑαυτοῦ ἐν ἑαυτῷ ὡς ἄλλων καθότι δ' ἐν πάθει τινι ἑαυτὸν λέγεται.* [35].

Dans ce texte, dit C. Diano [36], Épicure pose le problème de la « conscience de soi-même ». Nous dirions plutôt, pour éviter l'amphibologie du mot de conscience, le problème de la connaissance de soi (*διανοεῖσθαι*). « On se connaît donc soi-même, en soi-même, selon la catégorie du semblable et du non différent[37], comme si le tout formait une unité indivisible, et l'on se pense soi-même comme un autre que soi-même. » Magnifique définition, qui confirme que nous ne nous trompons pas en relevant l'expression de Plutarque, et qui montre la raison profonde du refus de l'opposition traditionnelle entre nature et convention dans laquelle Démocrite pensait la relation du monde et de l'individu.

Nous posions tout à l'heure, de manière un peu provocante, l'Épicurisme comme une philosophie du sujet transcendant et qui se connaît lui-même au moyen de la sensation de soi-même. Entre la *connaissance de soi*, le *τὸ αὐτὸν διανοεῖσθαι* et la *sensation de soi-même*, un *τὸ αὐτὸν αἰσθάνεσθαι*, il y a un pas que nous n'hésitons pas à franchir, grâce à Hippocrate et Aristote conjugués. Dans un passage peu utilisé de l'*Éthique à Nicomaque* (IX, 9.1170 a 29) Aristote écrit :

> *ὁ δ' ὁρῶν ὅτι ὁρᾷ αἰσθάνεται καὶ ὁ ἀκούων ὅτι ἀκούει καὶ ὁ βαδίζων ὅτι βαδίζει καὶ ἐπὶ τῶν ἄλλων ὁμοίως ἔστι τι τὸ αἰσθανόμενον ὅτι ἐνεργοῦμεν ὥστε ἂν αἰσθανώμεθ', ὅτι αἰσθανόμεθα, κἂν νοῶμεν, ὅτι νοοῦμεν, τὸ δ' ὅτι αἰσθανόμεθα ἢ νοοῦμεν, ὅτι ἐσμέν (τὸ γὰρ εἶναι ἦν αἰσθάνεσθαι ἢ νοεῖν), τὸ δ' αἰσθάνεσθαι ὅτι ζῇ τῶν ἡδέων καθ' αὑτό (φύσει γὰρ ἀγαθὸν ζωή, τὸ δ' ἀγαθὸν ὑπάρχον ἐν ἑαυτῷ αἰσθάνεσθαι ἡδύ).*
>
> « ... celui qui voit *sent* qu'il voit, celui qui entend qu'il entend, celui qui marche, qu'il marche, et de même partout

34. *Actes du 8e Congrès*, Paris, Belles Lettres, 1969, p. 337 ss.
35. Cf. *op. cit.*, p. 341 = Ar. (34) 15.
36. P. 341.
37. On remarque la double expression, si typique d'Épicure, comme nous le verrons.

ailleurs il y a quelque chose qui sent que nous exerçons une activité, qui sent par conséquent, si nous sentons, que nous sentons, et si nous pensons, que nous pensons. *Mais sentir que nous sentons ou que nous pensons, c'est sentir que nous sommes*, (puisqu'être, c'est, nous l'avons dit, sentir ou penser). Or sentir que l'on vit, c'est une chose plaisante par elle-même... » [38].

« Sentir que nous sentons ou que nous pensons, c'est sentir que nous sommes. ». Nous ne voulons aucunement marquer une influence d'un texte précis sur Épicure. Il nous suffit qu'il existe. Ce texte n'est d'ailleurs pas isolé : il suffit de bien vouloir prêter attention pour voir que ce que cherchent certains textes grecs, c'est bien l'affleurement du «se-sentir-soi-même» comme vivant, fondement de l'individu et de son être. La médecine, dans la théorisation de sa pratique, a fait beaucoup pour la rencontre du « se-sentir-soi-même ». Un texte s'impose à nous, que nous avons commenté déjà [39], celui de l'*Ancienne médecine* où l'*αἴσθησις τοῦ σώματος* est définie comme seule mesure [40]. Comme nous l'avons dit déjà, nous ne sommes pas du tout d'accord avec H. Diller [41], pour objectiver cette sensibilité et en faire un critère universel et scientifique, sous prétexte qu'il n'y a de critère scientifique qu'universel. L'*Ancienne médecine*, à notre avis, prend au contraire en considération, comme telle, la sensibilité du sujet, le fait de *se sentir soi-même* dans le

38. Traduction Gauthier Jolif, Louvain, Paris, 1970, tome 1, 2e partie, p. 270. Pour le commentaire, cf. tome 2, 2° partie, p. 758-759. Sur ce texte, cf. en dernier lieu R. Bodéüs, *Notes sur quelques aspects de la conscience dans la pensée aristotélicienne*, in *Phronesis*, vol. 20, n° 1 ; 1975, p. 63-74. R. Bodéüs, p. 67, traduit *αἴσθησις* par perception. «Qui voit, *s'aperçoit* qu'il voit», etc. et regrette l'amphibologie qui plane, chez Aristote, sur les mots *ὄν*/*μὴ* (*οὐκ*) *ὄν*, «être» et «non être», mais aussi «existence» et «non existence» (cf. J.M. Le Blond, *Logique et méthode chez Aristote*, Paris, 1939, p. 173 ss.). Cette «amphibologie», loin de nous chagriner, nous réjouit. Nous voyons dans ce passage de l'*Ethique à Nicomaque*, non pas une définition pré-cartésienne, mais bien plutôt une définition pré-biranienne. G. Romeyer Dherbey a raison de citer ce passage dans son *Maine de Biran*, Paris, Seghers, 1974, p. 43 (*sens de l'apparition historique des concepts désignant la subjectivité*).

39. Cf. *Qu'est-ce qu'être malade ?* in *Corpus Hippocraticum*, Colloque de Mons, Septembre 1975, Editions Universitaires de Mons, 1977, p. 196-219.

40. *Ancienne médecine*, IX 41 H 20 :

μέτρον δὲ οὔτε ἀριθμὸν οὔτε σταθμὸν ἄλλον, πρὸς ὃ ἀναφέρων εἴσῃ τὸ ἀκριβές· οὐκ ἂν εὕροις ἀλλ' ἢ τοῦ σώματος τὴν αἴσθησιν.

Remarquons aussi le concept d'*anaphore* dont nous aurons besoin plus tard. A propos de l'*αἴσθησις* épicurienne, L. Bourgey a signalé l'influence possible de ce lieu de l'*Ancienne médecine*, cf. *La doctrine épicurienne sur le rôle de la sensation dans la connaissance et la tradition grecque* in *Actes du 8e Congrès*, p. 252-257.

41. *Hippokratische Medizin und attische Philosophie*, 1952, in *Kleine Schriften zur antiken Medizin*, Berlin, de Gruyter, 1973, p. 46-70.

bien être, son état de ῥαθυμία comme dira plus tard Rufus d'Éphèse [42]. Il s'agit du bien-être ou du malaise de l'individu, de la sensation de son corps, non comme une suite anarchique d'états, soumis à toutes les sollicitations de l'excitant externe, comme cela est vrai pour l'homme du Protagoras. Il existe, pour le médecin, il doit exister, une régulation de l'individu, qu'il doit poser pour comprendre quelque chose à son comportement. Ce passage de l'*Ancienne médecine* est évidemment d'une importance fondamentale. Il existe manifestement une évolution, qui mène à la prise de connaissance de l'autonomie du sujet sentant. Il nous semble qu'Épicure est dans cette voie. *Reprenant Aristote, qui dit, dans le passage que nous avons cité, que se sentir vivre est agréable et plaisant, on pourrait dire qu'Épicure a renversé la proposition, en la radicalisant ; et que, pour lui, le plaisir est l'essence du se sentir vivre.* Cette philosophie du jouir correspond, à notre avis, à une recherche du sujet, ou plutôt de la connaissance de soi, comme un se-sentir-soi-même. Le sujet se connaît dans le plaisir, expérience nécessaire ; et il se connaît alors comme un et comme indestructible en tant qu'il est. L'Épicurisme est une philosophie du sujet, mais du sujet conçu comme fondement, comme être, révélé à soi-même dans son indivis et sa nécessité, son indestructibilité, par le plaisir. L'Épicurisme, et nous retrouvons le problème de la conciliation, veut être à la fois une philosophie de l'être et une philosophie du sujet, en définissant le *sujet* comme *être*.

On pourrait se demander pourquoi nous faisons un tel détour pour nous occuper de physiologie épicurienne ; pourquoi prenons-nous tant de soin de définir la notion de nature-norme par exemple ? Nous pourrions répondre et c'est vrai, que des philosophies dogmatiques comme l'Épicurisme ou le Stoïcisme sont un tout inextricable, et que dès qu'on prend un fil de l'écheveau, c'est l'ensemble de la philosophie qui vient. Mais, en ce qui concerne notre question particulière, la nécessité de définir l'originalité du dépassement *nature et norme* va apparaître dans la question si difficile de la *limite*.

La notion de limite

Ph.H. de Lacy a eu le mérite d'attirer l'attention sur l'idée de *limite* [43]. « Épicure a conservé l'exigence de normes stables de connaissance et de valeur, traditionnelle chez les philosophes grecs, mais il a détruit les moyens traditionnels de se pourvoir de ces

42. Daremberg 201.10 = Gärtner 3.19.

43. Cf. *La recherche épicurienne de la certitude*, in *Actes du 8e Congrès*, p. 172-174, et *Phoenix*, vol. 23, n° 1, 1969, p. 104-113.

normes.»C'est exactement le genre de réflexion que font les objecteurs chez Plutarque. Lacy ajoute : «Découvrir des points fixes dans ce monde changeant fut donc, dans sa philosophie, un problème central. Sa solution du problème réside dans la notion de limite». Nous sommes tout à fait d'accord avec cette affirmation [44]. Mais notre interprétation est très différente de celle de Ph.H. de Lacy. Il voit en effet, avec raison, dans la limite, comme le dit Lucrèce, la borne profondément plantée, rassurante parce qu'elle est. A l'intérieur de ces bornes peut jouer, peut *varier*, pour reprendre un terme épicurien, l'individuel et le particulier. Cela permet, en effet, de concilier physique et éthique, plaisir cinétique et plaisir *catastématique*. Mais il manque à de Lacy de réfléchir sur la limite comme telle. N. Barbu, dans la discussion qui suit la communication de de Lacy, a raison de poser la question théorique suivante [45] : «Quel est donc le critère du plaisir recommandable : *l'expérience ou la logique* ?» [46]. A quoi de Lacy répond «n'avoir jamais trouvé chez Épicure de réponse à cette question». Il a tort de le dire, selon nous. Car notre thèse est qu'Épicure veut justement supprimer cette opposition, du même type que *nature* et *norme*, en la dépassant dans la conciliation. *La limite expérimentale et la limite logique sont la même*. On a l'impression, à lire de Lacy ou d'autres, que la fonction de la borne soit seulement négative. C'est comme le *foedus naturale* chez Lucrèce, dont P. Boyancé dit qu'il est lié à la notion de *finis*, en quoi il voit une limite négative [47]. Mais cela ne convient pas à tous les emplois de *foedus naturale*. L'attraction du fer par l'aimant, par exemple, n'a rien de négatif [48]. Il y a une positivité de la *limite* ; ou plutôt, là encore, l'opposition de négatif-positif n'a pas de sens. Encore une fois, à notre avis, on ne peut comprendre la notion de limite, si importante dans la pensée d'Épicure, qu'à l'intérieur d'une problématique de la nature et de la norme ou du *νόμος*, et d'une tentative de dépassement de cette opposition.

Comment se définit le corps épicurien ? Bien sûr c'est un ensemble physique, un certain nombre d'atomes donnés constitués dans un certain ordre et doués d'un certain mouvement qui fait que ce corps est. C'est un certain équilibre, une assiette, *ἕδρα*, dont on peut redouter l'instabilité, comme pour les fondements d'une maison. Dans son *Banquet*, à propos de savoir si le coït convient après manger, Épicure déconseille la *συνουσία* à ce moment là ;

44. Cf. par ex. Ar. (34) 20, (34) 22.
45. *Loc. cit.*, p. 174.
46. Souligné par nous.
47. Cf. P. Boyancé, *Lucrèce et l'Épicurisme*, Paris, P.U.F., 1963, p. 87-88.
48. Lucrèce VI v. 906.

car le coït est un ébranlement qui, s'ajoutant à celui de la digestion, risque de mettre en péril l'équilibre de l'individu [49]. «Le vin pur suffisait déjà à tirer le corps de son état normal (*ἐξ ἕδρας*) par la force de son action et le trouble qu'il déclenche..., mais si notre organisme (*ὄγκον*), alourdi de cette façon, au lieu de bénéficier du repos et du sommeil, reçoit de nouvelles secousses du fait de la jouissance sexuelle, les *principaux liens* qui maintiennent la cohésion du corps cèdent à la pression qu'ils subissent, de sorte que la masse risque de perdre tout équilibre comme un édifice ébranlé dans ses fondations...» :

> *ἐκθλιβομένων καὶ μοχλευομένων τῶν μάλιστα συνδεῖν καὶ κολλᾶν τὸ σῶμα πεφυκότων κινδυνός ἐστιν ἀνέδραστον γίνεσθαι τὸν ὄγκον, ὥσπερ ⟨οἶκον⟩ ἐκ θεμελίων κινούμενον.*

Plus loin, Zopyros le médecin qui rapporte de mémoire les propos du banquet, dit (655 B) :

> «Celui qui a su garder la mesure et s'en va retrouver sa femme un peu plus tard, dans un état de douce euphorie, le corps simplement détendu et l'esprit lucide, celui-là ne peut provoquer un grand trouble dans son organisme et ses atomes ne seront pas davantage ébranlés ni déplacés de leur base, comme dit Épicure...» :

> *οὔτε ταραχὴν ἀπεργάσεται μεγάλην κατὰ τὸν ὄγκον, ⟨οὔ⟩ τε γενήσεται σφύξις ἢ μετάθεσις ἐξ ἕδρας ἀτόμων.*

Ce composé physique (et non organique), cet assemblage qui, pour autant qu'il est, fait l'assiette de l'individu, est profondément instable si l'on y réfléchit bien. Il semblerait qu'une pichenette suffît à le détruire. Le *tonos* stoïcien fait être le corps et le tient fermement. Mais les liens dont parle Zopyros, qui maintiennent ensemble les atomes, que sont-ils ? Sont-ce des liens physiologiques, des tendons, des nerfs, des muscles, que sais-je ? Certainement non. Ils ne sont pas autre chose que le *corps constitué comme tel*.

Pour Épicure, semble-t-il, comme pour certains médecins [50], le coït est une petite épilepsie [51]. Pour Démocrite, c'est une petite «apoplexie». En fait, la vraie maladie, l'essence de la maladie, c'est l'épilepsie – celle qui secoue, qui met en péril l'assiette du corps, et que décrit justement Lucrèce au chant III. On pourrait dire aussi que toute sensation est une petite épilepsie et met en quelque

49. Plutarque, Σ 653 F ; nous citons la traduction de F. Fuhrmann, Paris, Belles Lettres, 1972 = US 61. On ne voit pas pourquoi Arrighetti ne retient pas ce passage dans son édition; sans doute parce que Zopyros dit qu'il va citer à peu près et de mémoire.

50. Cf. Galien, XVII A K 521.

51. Cf. D.K. B 32.

sorte en danger cette assiette [52].

Le premier péril, pour cet équilibre, est de faire du *tactus* (πληγή) la règle de la sensation. Entre la sensation et la douleur, il n'existe qu'une *différence de degré* et *non pas de nature*. C'est ainsi qu'il faut comprendre le raffinement d'expression, la recherche d'Épicure, et même ses néologismes, pour distinguer entre la rafale, la tempête dans le corps (καταιγισμός), les délicats chatouillis (ἐπενιρώματα), les titillations (γαργαλισμός), les sollicitations des sens (νύγματα) [53] ; sans compter tous ces plaisirs si petits qu'ils passent inaperçus, comme nous le dit Cicéron [54]. Du chatouillis léger, presqu'imperceptible, jusqu'à la tourmente, on passe par une série de degrés qu'il est important de repérer. Mais c'est un extrait du chant III de Lucrèce qui va nous fournir une belle illustration sur l'imagination du corps épicurien. Il s'agit d'une réflexion sur la définition de l'âme et de la sensation-perception. Lucrèce rappelle d'abord la composition de l'âme, faite d'air, de souffle, de chaleur, et de ce quatrième élément, si intéressant et si dévalué par les ennemis de l'Épicurisme : l'*akatonomaston* [55]. Tout ce qui est âme, pensée, imagination, est partie de l'homme, non moins que la main, le pied, et les yeux [56]. La sensibilité n'est pas un *habitus uitalis* (v.99), ni une harmonie. Le siège de l'âme est fixé au milieu de la poitrine :

idque situm media regione in pectoris haeret. (v.140).

L'autre partie, l'*anima* proprement dite, est disséminée par tout le corps (v.143). L'âme tout entière est formée d'éléments tout petits, et est tissée avec les veines, les chairs, les nerfs :

...nexam per uenas, uiscera, neruos (v.217).

Mais cette quatrième substance sans nom, rien de plus mobile et de plus ténu qu'elle ; rien dont les éléments soient plus petits et plus lisses.

Tout est en place pour imaginer la sensation. La règle en est le *tactus* (v.165). C'est d'abord la quatrième substance qui est ébranlée, (*prima cietur* – v.246), en raison de la petitesse de ses éléments ; puis les mouvements gagnent la chaleur (*calor*), puis la puissance invisible du souffle (*uenti caeca potestas*), puis l'air (*aer*).

52. C'est la grande raison de la méfiance d'Épicure pour le sexe, qui a impressionné la tradition, cf. entre autres Plutarque, *op. cit.*; Galien, XVII A K 521 ; Oribase, *C.M.* VI.37, Daremberg, Paris, Baillière, 1851, tome 1, p. 536.

53. Cf. Athénée, XII 546 e = US 413.

54. *De finibus*, IV.12, 29 = US 441. Galien a écrit un περὶ τῆς κατ' Ἐπίκουρον ἀμαυροῦ ἡδονῆς (US 441); cf. Rist, *op. cit.*, p. 117. Sur γαργαλισμός, cf. Isnardi-Parente, p.419, note 3; καταιγισμός semble bien une création d'Épicure, ainsi que le sens de νύγματα.

55. *East omnino nominis expers* – v. 242.

56. V. 94-97.

Enfin tout est mis en branle (*inde omnia mobilitantur*). Il faut citer alors tout le texte :

concutitur sanguis, tum uiscera persentiscunt
omnia, postremis datur ossibus atque medullis
siue uoluptas est, siue est contrarius ardor.
Nec temere huc dolor usque potest penetrare neque acre
permanare malum, quin omnia perturbentur
usque adeo ut uitae desit locus, atque animai
diffugiant partes per caulas corporis omnis.
Sed plerumque fit in summo quasi corpore finis
motibus : hanc ob rem uitam retinere ualemus. (v.249-257).

« Le sang s'agite, la sensation pénètre alors dans toutes les chairs, elle gagne en dernier lieu les os et les moelles, qu'il s'agisse d'un plaisir ou d'une agitation toute contraire. Mais ce n'est pas impunément que la douleur peut pénétrer jusque-là, et la souffrance aiguë se glisser aussi profondément : il s'ensuit un bouleversement général, au point que la vie ne trouve plus place, et que les éléments de l'âme s'échappent par tous les canaux de l'organisme. Du reste, le plus souvent, la surface du corps marque, pour ainsi dire, le terme de ces mouvements : et c'est pourquoi la vie peut se maintenir en nous. » [57].

Il est curieux que ce *finis* (v.256) n'ait pas intéressé beaucoup les commentateurs. Son apparition et son fonctionnement sont pourtant fascinants. Lucrèce décrit la sensation-perception-émotion (on ne saurait distinguer en Épicurisme), selon deux lois de communication : l'émotion va du plus abstrait au plus concret, du plus fin au plus dense, c'est-à-dire de l'*akatonomaston* aux os [58] ; de la surface vers l'intérieur, c'est-à-dire de la surface du corps à la moelle des os. Mais qui ne voit que ce que Lucrèce décrit est un drame qui s'instaure ? Lucrèce le sent aussitôt. Est-ce dû à sa sensibilité particulière ? Peut-être le raisonnement de Lucrèce doit-il beaucoup à l'intervention de sa rêverie et de son angoisse personnelle. Il existerait en tout cas une belle rencontre entre cette angoisse existentielle et une situation plus profondément philosophique, consubstantielle à l'Épicurisme, et qui concerne le statut du corps. Qu'est-ce que ce *finis* ? Sa fonction est évidemment régulatrice ; elle empêche que la sensation ne se déploie dans un ébranlement qui va naturellement en s'amplifiant jusqu'au plus intime du corps, et que, finalement, l'individu ne meure. Mais comment faut-il comprendre le rôle de

57. Traduction Ernout.
58. Comme Bailey l'a vu, *comm. ad loc.*, vol. II, p.1028.

cette frontière ? Bloque-t-elle la sensation dans le sens d'extérieur vers l'intérieur, comme pense Bailey [59], ou bien, bloque-t-elle le passage de l'intérieur vers l'extérieur, comme le croit L. Robin [60] : « Les mouvements n'arrivent pas à la surface même ; car, s'ils arrivaient jusqu'à elle, il n'y aurait plus rien pour les empêcher de la franchir, et la vie s'en irait *per caulas corporis omnis*.». Il est évident que le *finis* a ce double rôle d'arrêter la circulation du mouvement de l'extérieur vers l'intérieur et de l'intérieur vers l'extérieur ; et il est curieux que cette double fonction, ce recto-verso de *finis*, n'ait pas davantage intrigué les commentateurs. Mais cela ne correspond à aucune physiologie précise, disent-ils. Quelle est, en effet, la réalité de ce *finis* ? Il faut remarquer d'abord que cette limite est située dans le corps, *in summo quasi corpore*. Le *quasi* est capital. Cette ligne qui entoure le corps *de facto*, ne doit pas être localisée de manière précise. Il ne faut pas la confondre avec un nerf, un muscle, ou un quelconque organe. Me la montreriez-vous que je ne voudrais pas la voir, si j'étais épicurien. Le *quasi* introduit la zone d'incertitude nécessaire à la localisation réelle, et à la destruction de la réalité de la localisation. On va comprendre ce que nous voulons dire ; nous retrouvons ici la rencontre du *fait* et du *droit* dont nous n'avons jamais cessé de parler.

Il faut lier la problématique de ce *finis* à celle de la substance sans nom, l'*akatonomaston*, c'est-à-dire qu'à cette surface indéterminée correspond une profondeur indéterminée du corps. Certes, nous l'avons souligné, il faut que l'âme réside dans le corps ; elle a un lieu privilégié : la poitrine, où les affections sont ressenties ; certes elle est tissée intimement aux nerfs, aux os, aux chairs. Mais la quatrième substance, en même temps, est cachée au plus intime de notre être. Il n'est rien qui soit plus profondément enfoui dans notre corps ; c'est qu'elle est à son tour l'âme de l'âme [61]. Bailey remarque très finement la difficulté qu'éprouve Lucrèce à s'exprimer en termes de lieu (*latet, subest, infra*) *what is not really a local relation* [62]. Il s'agit, pour cette âme de l'âme, c'est-à-dire pour ce qui est à l'âme ce que l'âme est au corps, d'affirmer sa localisation, car, étant matérielle, elle a un lieu ; et de dérober en même temps cette localisation, parce qu'elle est la partie la plus fine de l'âme ;

59. qui écrit que *normally the painful movement is stopped or assuaged 'on the surface of the body', loc.cit.*, p.1028.

60. *Comm. ad u.256*, p.45.

61. Nous ne retiendrons pas l'affirmation de Schrijvers qui considère cet *anima animae* comme un *Genitiv der Steigerung* ; cf. Schrijvers, *Horror ac diuina uoluptas*, Amsterdam, Hakkert, 1970, p.263, note 3. Nous avons dit ce que nous en pensions dans notre article *La présure et le lait, loc. cit.*, p.7-8, cf. surtout la note 25.

62. *Comm. ad loc.*, p. 1033.

cet *akatonomaston*, c'est son nom [63], est dans un lieu qui est non lieu, comme le *finis* est un lieu qui est non lieu. On voit bien que le corps épicurien n'est pas seulement pensé, comme on le croit souvent, comme un agrégat d'atomes, un *ἄϑροισμα* pour parler comme Épicure lui-même [64]. Il se trouve aussi défini entre le bougé de cette frontière qui parcourt la surface, et le flou d'une intimité qui se dérobe. Le *finis* institue le corps comme *surface*, mais l'*akatonomaston* le restitue à la profondeur indéterminée. Il ne s'agit pas, comme le pense Bailey, d'un *staining of materialism to its utmost limit* [65], mais d'une contradiction féconde de l'Épicurisme. Ce corps a donc nécessairement une profondeur, une intimité secrète. Il n'est pas seulement un agrégat d'atomes; il est aussi une réalité physiologique, profondeur organique, intimité biologique, où la substance sans nom a un lieu qui est non lieu. Paradoxalement, ce qui devient métaphorique, ce sont les *medullae*, les *uiscera* et autres os, dont la réalité est moins intéressante que l'opposition de la surface et de la profondeur. Ce *finis*, cette limite, certes ne correspond à aucune réalité physiologique. Bien plus, elle ne doit correspondre à aucune réalité physiologique. Elle est de *droit* parce qu'il est de *fait* que toute sensation ne nous mène pas à la souffrance. Autour du corps, à la surface du corps, existe donc une frontière théorique et réelle, mais dont la réalité n'est pas constituée d'un ligament, ou d'un nerf. Quand on veut l'interroger sur le fait, elle répond par le droit; quand on la conteste sur le droit, elle répond par le fait [66]. Le *finis* que nous a décrit Lucrèce a ce statut de droit et de fait; il a ce recto-verso de la nature et du droit dont nous n'avons cessé de parler. Nous l'avons dit, c'est l'essentiel de la pensée de l'Épicurisme, pour celui qui veut constituer ce monstre : une *ontologie du corps*.

63. Cette partie sans nom existe déjà dans la *Lettre à Hérodote*, § 63; cf. sur l'âme épicurienne, G.B. Kerfeld, *Epicurus' doctrine of the soul*, in *Phronesis*, vol.16, n° 1, 1971, p.80-96. Cette doctrine de l'*akatonomaston* est très intéressante. Nous avons dit dans *La présure et le lait* que c'était un acte philosophique d'appeler *sans nom* une partie de l'âme (ce qui est différent de ne pas nommer). C'est une manière de dématérialiser la matière. Les ennemis d'Épicure ont beau jeu de se moquer. Qui est le vrai idéaliste, qui prétend que l'âme est difficile à connaître, Socrate, ou Épicure ? Les épicuriens renoncent à nommer la partie principale de l'âme, celle qui juge, qui est le siège de la mémoire, qui aime, qui hait. *ἐκ τινός φασιν ἀκατονομάστου ποιότητος ἐπιγίνεσθαι* – Plutarque, *Adv. Col.*, 1118 D E. Nous défendons, quant à nous, cet *akatonomaston*.

64. *Lettre à Hérodote*, 63-64.

65. *Comm. ad loc.*, p.1027.

66. Faites voir à un épicurien un estomac, une vessie; cela n'est pas pour lui l'essentiel du corps. Nous pensons par exemple à Asclépiade de Bithynie; nous reviendrons à son sujet, *infra*, p.171.

«La limite de la grandeur des plaisirs est l'éradication de toute souffrance»

On ne saurait, parlant de limite, se dispenser de citer cette *Pensée Maîtresse* si difficile [67] :

> *Ὅρος τοῦ μεγέθους τῶν ἡδονῶν ἡ παντὸς τοῦ ἀλγοῦντος ὑπεξαίρεσις· ὅπου δ' ἂν τὸ ἡδόμενον ἐνῇ, καθ' ὃν ἂν χρόνον ᾖ, οὐκ ἔστι τὸ ἀλγοῦν ἢ λυπούμενον ἢ τὸ συναμφότερον.*
>
> «La limite de la grandeur des plaisirs est l'éradication de toute douleur. Là où se trouve le plaisir, pour autant de temps qu'il s'y trouve, il n'y a ni douleur ni chagrin, ni les deux à la fois.».

Examinons encore cette frontière. Madame Isnardi-Parente traduit : «Il limite estremo delle grandezza dei piaceri è la rimozione di ogni dolore.» [68], ce qui signifie à notre avis qu'elle conçoit le passage de la limite dans le sens du plaisir vers la douleur ; sa traduction, si on la glose, signifierait plutôt : le plaisir subsiste jusqu'à l'apparition de la douleur. Elle est influencée par la suite de la sentence : là où se trouve le plaisir, pour autant de temps qu'il s'y trouve, pas de douleur. Et c'est bien la définition positive [69]. Mais la première phrase donnait une définition négative et posait l'éradication de la douleur comme la condition de possibilité de la présence actuelle du plaisir. Autrement dit, on peut concevoir la limite comme franchissement de la douleur vers le plaisir. C'est ainsi que comprend V. Brochard, dans son excellent article sur *La théorie du plaisir d'après Épicure* [70] : «Quand la douleur cesse», écrit-il, «c'est-à-dire quand l'équilibre est rétabli, le plaisir se produit *naturellement* [71]. Il est ce qu'il peut être, il ne comporte ni augmentation ni diminution. C'est sans doute ce que signifie la formule épicurienne : la limite de la grandeur du plaisir, c'est la suppression de la douleur. Il suffit qu'on fasse disparaître la douleur pour que le plaisir apparaisse, non pas que cette suppression, chose toute négative, soit par elle-même le plaisir, mais parce que, au moment même où elle a lieu, *en vertu du jeu naturel des organes, par une loi de nature, l'équilibre corporel étant rétabli* [71], l'être vivant éprouve une satisfaction. L'épicurisme implique ici une sorte d'optimisme» [72]. La formule de Brochard

67. *R.S.* III.
68. *op. cit.*, p.196.
69. On voit qu'Épicure ne croit pas, comme Métrodore ou Sénèque, au plaisir dans la douleur.
70. Paris, Vrin, 1926, p.270.
71 Souligné par nous.
72. Et il cite US 469 = Ar.240 : *χάρις τῇ μακαρίᾳ φύσει.*

sur le jeu naturel des organes, (... par une loi de *nature*, ... l'équilibre *corporel*) est seulement dangereuse, parce qu'elle suppose connue et banale la physiologie épicurienne dont nous avons vu et verrons plus loin la difficulté [73]. Dans la page que nous avons citée, V. Brochard confond πέρας et ὅρος ; mais nous pensons qu'on peut effectivement identifier ces deux termes.

Nous nous trouvons devant une frontière qui, bien évidemment, à partir du moment où on la considère comme une frontière, limite un passage dans les deux sens. Mais dans cette limite théorique, simple condition de possibilité, il ne faut pas voir une simple frontière métaphorique. Elle est dans le corps ; elle a une réalité objective. Elle nous place dans l'espace discontinu du corps, qui est celui dans lequel l'Épicurisme envisage toujours la douleur. Ὅπου δ' ἂν τὸ ἡδόμενον ἐνῇ, *là où se trouve le plaisir*. Il faut entendre le lieu du corps (ou de l'âme mêlée au corps, car Épicure confond douleur physique et morale), où se trouve effectivement le plaisir. Dans cet espace discontinu de mon corps, où voisinent des zones de plaisir et des zones de douleur, l'éradication de la douleur dans une zone agrandit immédiatement l'étendue de mon plaisir. Mais, ce qui complique encore les choses, c'est que ces deux grandeurs, ces deux étendues du plaisir et de la douleur, ne sont jamais commensurables ; car le plaisir physique ne s'agrandit jamais, il *varie*.

> Οὐκ ἐπαύξεται ἐν τῇ σαρκὶ ἡ ἡδονή, ἐπειδὰν ἅπαξ τὸ κατ' ἔνδειαν ἀλγοῦν ἐξαιρεθῇ ἀλλὰ μόνον ποικίλλεται.[74].
>
> « Le plaisir de la chair n'augmente pas une fois que la douleur provenant du manque est arrachée ; mais il *varie* seulement. » [75].

Il n'empêche, à notre avis, qu'il faut concevoir la limite de façon à la fois matérielle et théorique, *de facto – de iure*, selon ce que nous avons présenté comme l'idée épicurienne fondamentale. Si nous passons à la limite, pour jouer sur les mots, c'est-à-dire lorsque dans la totalité du corps et de l'âme mêlée au corps se trouve le plaisir, la totalité du plaisir n'est plus synthétique et conjonctive ; mais on passe, selon nous, à une totalité organique : le plaisir *catastématique*.

73. *Op. cit.*, p. 277. V. Brochard écrit : « La thèse épicurienne qui réduit le plaisir unique au plaisir corporel, *i.e.*, en d'autres termes, que tout plaisir, même le plus éloigné en apparence des données sensibles, ***implique cependant une condition physique*** ou, si l'on préfère une ***base physiologique***. ». (souligné par nous). Cf. aussi, p. 279 : « Au sens grec du mot, la santé est presque une vertu, et dans tous les sens du mot la vertu est une forme supérieure de la santé. On peut même dire qu'Épicure dépasse le Stoïcisme de Zénon... ».

74. *R.S.* XVIII.

75. Cf. le commentaire de Cicéron sur cette sentence in *De fin*. II.10 ss.

Le corps épicurien

Il faut maintenant s'attaquer à ce corps épicurien, à cette chair (σάρξ), comme dit Épicure. Cette chair, comme nous l'avons vu, l'épicurien sait qu'elle est faite de discontinu, de vide et de plein, de pores, d'atomes et de mouvement. Mais cette chair est le lieu de l'*αἴσθεσις*, de la sensation et par conséquent la source du plaisir. Elle est l'expérience possible de l'illimité, comme nous l'allons voir, et par là-même, la substance de l'individu lui-même. Épicure n'oblige pas seulement l'épicurien à se représenter lui-même comme de l'étendue et du mouvement, mais il l'oblige en même temps à se rassembler, à se sentir soi-même dans le plaisir qui le constitue. C'est ainsi que nous entendons le plaisir *catastématique*. Il faut bien, dans cet éternel débat autour du plaisir *catastématique* (*in stabilitate* en est-il l'équivalent ?), et le plaisir *cinétique* (*in motu*), que nous prenions parti. Pour nous, il existe entre ces deux formes de plaisir une différence de nature. Le plaisir *catastématique*, que nous nommons plaisir d'*état* ou plaisir *constituant*, est le plaisir qui, rassemblant l'être dans ses limites, lui fait vivre l'illimité, dans un temps qui est non temps. C'est l'expérience où émerge l'unité de l'être, qui se saisit un dans la sensation de l'infini. Le plaisir, c'est *l'un-illimité*. Cette expérience, il faut s'y référer sans cesse ; elle fait que l'on se sait indestructible (ἄφθαρτος). C'est ainsi que nous comprenons les phrases d'Épicure sur son égalité avec les dieux et son indestructibilité, dont il fait état dans une lettre à sa mère [76] :

> *οὐ γὰρ μεικρὰ οὐδέν τ' ἰσχύοντα περιγείνεται ἡμεῖν τάδ' οἷα τὴν διάθεσιν ἡμῶν ἰσόθεον ποιεῖ καὶ οὐδὲ διὰ τὴν θνητότητα τῆς ἀφθάρτου καὶ μακαρίας φύσεως λειπομένους ἡμᾶς δείκνυσιν. ὅτε μὲν γὰρ ζῶμεν, ὁμοίως τοῖς θεοῖς χαίρομεν.*
>
> «Car ce ne sont pas choses si petites ni sans puissance à notre avis, celles qui donnent l'état d'égalité avec les dieux et qui nous montrent, même à travers notre situation de mortels, non privés de la nature indestructible et bienheureuse.» [77].

L'expérience du plaisir, dans l'autre expérience de ce corps dispersé, déchiré par la douleur, permet de lui opposer le souvenir du corps rassemblé, ou plutôt un nouveau corps rassemblé. Nous allons

76. Ar. (72) 29-40 ; cf. aussi Plutarque, *adv. Col.*, 1117 B C = US 141 = Ar. (65).

77. On trouve là l'opposition entre diathesis et physis ou hexis, état particulier et nature générale, deux qualités définies par Aristote, *Catégories 8 ;* cette opposition a fait fortune en médecine : D.L. nous rappelle (10, 117) que pour Épicure on ne devient pas un sage à partir de n'importe quel corps ni dans n'importe quelle ethnie, mais qu'une fois qu'on est devenu sage, on ne saurait prendre la diathèse contraire, même si on le voulait.

parler à ce sujet du rôle de la mémoire. Mais, revenant à ce que nous écrivions au début, il faut redire que, pour Épicure, la douleur ne peut être une expérience totalisante. Seule l'est celle du plaisir. Il nous faut réfléchir plus avant sur ce que nous appelons *l'un-illimité*, sur la conciliation des contraires, conciliation non dialectique mais qui doit être perçue immédiatement, dans l'acte de la révélation. Nous avons dit, à propos du texte de Lucrèce entre autres, que le corps a une régulation naturelle, des limites qui sont de fait et de droit à la fois. Pourtant une *Pensée Maîtresse* [78] semble dire le contraire :

> Ἡ μὲν σὰρξ ἀπέλαβε τὰ πέρατα τῆς ἡδονῆς ἄπειρα καὶ ἄπειρος αὐτὴν χρόνος παρεσκεύασεν· ἡ δὲ διάνοια τοῦ τῆς σαρκὸς τέλους καὶ πέρατος λαβοῦσα τὸν ἐπιλογισμὸν καὶ τοὺς ὑπὲρ τοῦ αἰῶνος φόβους ἐκλύσασα τὸν παντελῆ βίον παρεσκεύασε.
>
> «La chair a reçu les limites du plaisir illimitées, et illimité est le temps qui le lui procure ; tandis que la pensée a reçu le calcul de la fin et de la limite de la chair et dissipant les craintes liées à l'éternité a préparé la vie accomplie.»

Paroles assez mystérieuses ! Mais cela ne nous semble pas contradictoire avec ce que nous avons dit. La chair, en elle-même, est la possibilité de tous les plaisirs ; elle est hors du temps, car elle est un temps illimité. En elle-même, elle est l'illimité. Mais cette chair n'existe pas en elle-même. Nous sommes un corps, un individu, et en cela un être limité. Par là-même la chair a un *telos* et un *peras*, c'est-à-dire une fin et une limite. Épicure associe les deux mots pour bien montrer que c'est la même chose : c'est une fin sans finalité ; ou encore, la finalité n'est autre chose qu'une fin, une limite. Épicure joue avec les mots, comme d'habitude [79].

A cette *σάρξ* illimitée, lieu possible de tous les plaisirs dans l'illimité du temps, s'oppose la *διάνοια*. Opposition traditionnelle du corps et de l'âme, du *σῶμα* et de la *ψυχή* ? Il semblerait à première vue. Mais Épicure accepte le vocabulaire et les oppositions traditionnelles pour les confondre et les concilier. La *διάνοια* ne s'oppose pas à la chair comme la psyché platonicienne au corps. Sa régulation et sa direction ne sont pas des limites qu'elle imposerait du dehors à la chair ; elle n'impose pas ses lois au corps. Elle découvre les limites de la chair constituée en corps ; le génitif d'Épicure exprime

78. *R.S.* XX.

79. Cf. l'équivoque du mot *ἔθνος* dans la *Lettre à Hérodote* § *75* (sens à la fois naturel et culturel) ; cf. aussi entre autres, le jeu sur le mot *χρεῖα* dans la maxime sur l'amitié – G.V. 34 = Ar. (6) 34, comme la paronomase *σύντονος* / *σύντομος* – Ar. (6) 4.2.

des limites qui sont celles de la chair elle-même ; autrement dit les limites de l'illimité. Nos Modernes, réagissant contre un Épicure restitué au consensus des Écoles, et un peu protestant, un peu anglais, un peu Bentham, veulent en faire un matérialiste, le Matérialiste [80]. Il est bien plus scandaleux que cela. Ce qu'il a à dire, et qu'il veut dire sans bouleverser les catégories et le vocabulaire, c'est le plaisir comme un *limité-illimité*. La *διάνοια*, ayant bien mesuré la fin de la chair, permet alors de négliger l'*éternité*, ou la *durée de la vie*, qui sont temps factices; elle montre que l'on n'a pas besoin d'un *ἄπειρος χρόνος*, d'un temps indéfini. Mais elle mesure les limites de cette chair. Parce que l'expérience du plaisir *catastématique* est l'expérience d'un temps tellement plein, il est l'équivalent de l'infinité du plaisir de la chair dans un temps infini. C'est ce qu'exprime très clairement la pensée précédente [81] :

> *Ὁ ἄπειρος χρόνος ἴσην ἔχει τὴν ἡδονὴν καὶ ὁ πεπερασμένος, ἐάν τις αὐτῆς τὰ πέρατα καταμετρήσῃ τῷ λογισμῷ.*
>
> « Le temps indéfini comporte un plaisir égal au plaisir inscrit dans les limites, si on mesure par la raison les limites de ce plaisir. ».

Mais ce corps possède une sorte d'être plus précis, quoique très indéterminé qu'il nous faut voir fonctionner : il s'agit du *ventre*. Que l'on traduise *γαστήρ* par ventre ou par estomac, la nuance est de peu d'importance [82]. Nous allons voir qu'il s'agit de toute autre chose que d'un organe.

Le ventre

Chacun connaît la célèbre définition du plaisir comme plaisir du ventre [83] :

> *ἀρχὴ καὶ ῥίζα παντὸς ἀγαθοῦ ἡ τῆς γαστρὸς ἡδονή· καὶ τὰ σοφὰ καὶ τὰ περιττὰ ἐπὶ ταύτην ἔχει τὴν ἀναφοράν.*
>
> « Le principe et la racine de tout bien est le plaisir du ventre ; et tout ce qui est sage, et tout ce qui est bon a sa référence à ce plaisir. ».

80. Nous n'insisterons pas sur l'arithmétique du plaisir, ni sur tous les procès du plaisir. Ils ont été bien étudiés. Et ce n'est pas notre objet. Mais ce qui nous intéresse, c'est comment le plaisir oblige l'épicurien à concevoir son corps.

81. *R. S.* XIX.

82. Cf. P. Chantraine, *Remarques sur la langue et le vocabulaire du Corpus hippocratique*, in *La Collection hippocratique et son rôle dans l'histoire de la médecine*, Colloque de Strasbourg, Oct. 1972, Leiden, Brill, 1975, p. 35-40 ; D. Gourévitch, *Les noms latins de l'estomac*, in *Revue de Philologie*, tome 50, 1976, fasc.1, p. 85-110, et *Stomachus et l'humeur*, in *Revue de Philologie*, tome 51, 1977, p. 56-74.

83. US 409 = Ar. (227).

La provocation est manifeste. Quoi, faire du ventre la mesure du bien ? Alors il fallait déboucher sur une physiologie du ventre, comme n'a pas manqué de le faire remarquer Chrysippe, selon Athénée [84]. Il faut louer Chrysippe, dit Athénée, pour sa compréhension aiguë de la nature d'Épicure et sa remarque que le centre même de la philosophie d'Épicure est la *gastrologie* d'Archestrate :

τὸν καλὸν Χρύσιππον κατέχοντα ἀκριβῶς τὴν Ἐπικούρου φύσιν καὶ εἰπόντα μητρόπολιν εἶναι τῆς φιλοσοφίας αὐτοῦ τὴν Ἀρχεστράτου Γαστρολογίαν...

Étonnante philosophie, en effet, affrontée plus qu'une autre aux problèmes du corps, mieux, à l'état de son ventre, et qui eût dû devenir une réflexion sur la digestion et qui ne l'est jamais devenue. Certes, Épicure a écrit un περὶ συμποσίου, pose des questions sur la dyspepsie et s'intéresse aux fièvres [85] :

πάλιν Ἐπίκουρος ἐν τῷ Συμποσίῳ ζητεῖ περὶ δυσπεψίας, ὥστ' οἰωνίσασθαι· [86] εἶθ' ἑξῆς περὶ πυρετῶν...

D'autre part, comme on l'a déjà vu dans Plutarque [87], les problèmes de la physiologie ne lui sont pas indifférents. Il a écrit un traité sur *la maladie et la mort* dont il ne reste que le titre [88]. Il n'en demeure pas moins vrai qu'Épicure n'est pas l'homme qui a remplacé la philosophie par une *gastro-entérologie*. On peut se demander pourquoi, et répondre à l'ironie de Chrysippe.

Un moderne pourrait s'étonner du choix du ventre, plutôt que du sexe, comme racine du plaisir. Nous avons déjà dit les raisons pour lesquelles Épicure se méfie du coït. Mais sans doute faut-il ajouter que la sexualité est trop proche de l'illimité, de la réponse immédiate à la sollicitation. Épicure se méfie de la chair, en ce sens-là. La digestion et le ventre lui fournissent le modèle d'une nature réglée, d'une loi naturelle au sens où nous l'avons définie, d'un *foedus naturale*.

Revenons à notre définition du plaisir du ventre comme principe et racine du bien. Outre ce que la phrase a de volontairement provoquant, comme chaque fois il faut faire attention aux termes.

84. Athénée, III.104 b.

85. Cf. Athénée V. 187 c= US 57 = Ar. (251), p. 575 = Isnardi-Parente, p. 267.

86. Le terme οἰωνίσασθαι pose quelques problèmes. Arrighetti traduit : *E. nel Simposio pone delle questioni sull'indigestione in mode da avere degli indizi in proposito, e poi di seguito sulla febbre*. Ce qui se conçoit. La traduction d'Athénée de l'édition Loeb donne : *Ep. puts questions about indigestion in order to get* omens *from it*. Ce qui est stupide. Il s'agit bien entendu d'avoir des indices pour prévoir l'indigestion.

87. Σ III.6 etc.

88. περὶ νόσων δόξαι πρὸς Μίθρην, D.L. X.28. Le titre complet : περὶ νόσων καὶ θανάτου.

D'abord l'alliance *ἀρχὴ καὶ ῥίζα* est typiquement épicurienne, c'est-à-dire la réunion d'un terme abstrait (*le principe*) et d'un terme concret (*la racine*), la fonction de l'un étant de dématérialiser l'autre, si l'on peut dire, tandis que l'autre matérialise le précédent. On a encore affaire à ce même procédé que nous décrivions naguère. Dans la suite, il faut prendre garde au terme *ἀναφορά*. Tout ce qui est sage et bon doit être mesuré par référence à ce plaisir. Mme Isnardi-Parente [89] semble rapprocher de l'analogie ce procédé de la référence. C'est exactement l'inverse (même si les deux procédés sont complémentaires). L'analogie va du connu vers l'inconnu, pour une *ἐπιβολὴ τῆς διανοίας* [90] ; l'anaphore est le retour au fixe, au stable, au permanent. Mme Isnardi-Parente cite H. Diller qui, à propos d'un passage de l'*Ancienne médecine* [91] rappelle les emplois platoniciens d'*ἀναφέρειν* [92]. Le rapprochement est intéressant si on le commente. Il s'agit de paradigmes tangibles, stables, vers lesquels on peut tourner les yeux et avec lesquels on peut comparer, de manière pratique et objective.

εἰς τοῦτο ἀποβλέποντες καὶ ἀναφέροντες (*Phaedr.*)

Même expression dans *République*, où il s'agit de la vérité du peintre, vers laquelle il lève les yeux pour s'y rapporter. Même chose dans le *Cratyle*, où il faut se reporter aux lettres et aux syllabes pour expliquer les choses. L'anaphore platonicienne implique un mouvement de va et vient, qui va de la chose douteuse ou à expliquer, vers le sûr, le donné, le tangible. Cette interprétation est bien confirmée par Épicure [93], qui dit que s'il survient une affection, il faut se reporter à ce qui est bien délimité *πρὸς τὸ ὡρισμένον*, et ce qui peut réfuter toutes les erreurs, et non à ce qui n'est pas bien limité et qui demande un jugement [94]. Mais comment est-il possible de se reporter au plaisir du ventre comme à quelque chose de stable, de fixe, de bien défini ? D'abord par l'intervention de la *μνήμη* dont il faut dire quelques mots [95].

89. *Op. cit.*, p. 27.

90. Cf. Isnardi-Parente, p. 28. Pour l'analogie, cf. la *Lettre à Hérodote*, 58. 13 ; 59.2 ; 59.4.

91. *Ancienne médecine*, 36 H 20 : Πρὸς ὅ τι χρὴ ἀνενέγκαντα εἰδέναι τὸ σαφές.

92. *Op. cit.*, p. 54. Il s'agit de *Phaedr.*, 237 d 1. *Resp.*, 6.484 c 9 et pour le surcomposé ἐπαναφέρειν, de *Cratyl.*, 425 d 4.

93. Ar. (34) 20.

94. καὶ οὐ πρὸς ἀόριστα καὶ κρίσεως προσδεόμενα. Cf. aussi Ar. (34) 22.15, et le terme ἀγωγή in *R. S.* 23.

95. Nous n'avons pas l'intention de traiter le problème à fond de la mémoire épicurienne ; mais nous voudrions attirer l'attention sur des points qui n'ont pas été remarqués.

La mémoire

Le rôle de la mémoire est capital dans l'Épicurisme, puisque c'est la mémoire qui est le vrai remède aux maux du présent, et qui permet au philosophe d'être heureux même dans le taureau de Phalaris [96]. Ce qui fait rire Cicéron et Plutarque. Comment le souvenir de bons repas ou de quelques bonnes nuits pourrait-il être assez fort pour lutter contre la réalité du mal ? Le souvenir n'est que l'ombre de la réalité [97]. Et comment, au dernier moment, dans les convulsions, les spasmes de la mort (*σφυγμῷ τοσούτῳ καὶ σπαραγμῷ σώματος*), l'âme pourrait-elle se tourner vers le souvenir du plaisir ; autant vouloir regarder son image dans une eau profonde et violemment agitée (*ἐν βυθῷ συνταραχθέντι καὶ κλύδωνι*) [98]. Ni Cicéron, ni Plutarque, ne comprennent peut-être bien ce que veut dire Épicure avec sa *mémoire*. Ils confondent, à notre avis, *μνήμη* et *ἀνάμνησις*, *memoria* et *recordatio*. Un texte bien curieux de Philon vaut la peine, à ce sujet, d'être commenté. Il s'agit de *Legum Allegoriae* III.91-92, qui distingue justement ces deux termes. Dans *Legum Allegoriae* II et III il est question du *plaisir*, et, évidemment, le souvenir d'Épicure affleure partout. Le serpent et le plaisir sont assimilés [99] : comme celui du serpent, le mouvement du plaisir est *πολύπλοκος καὶ ποικίλη*. Le R.P. Mondésert félicite Philon du choix du mot *ποικίλος* pour le plaisir (et le serpent !) [100]. On sait que c'est l'épithète de nature pour le plaisir épicurien [101]. En III.143 on rencontre le terme *ἐπεντρώματα* = «jouissances délicates», comme traduit le R.P. Mondésert [102]. En III.160 on trouve une critique du plaisir *catastématique*, qui, selon Philon, n'existe pas [103]. Nous ne croyons pas du tout à une pensée anarchique de Philon, ce qui est la thèse du R.P. Mondésert [104]. L'épicurisme est partout dans ce traité. Certes, il est critiqué, mais il sert aussi à démontrer, contre les stoïciens, que les passions ne sont pas des jugements, comme le remarque E. Bréhier [105]. Est-ce suffisant pour dire que la distinction entre *μνήμη* et *ἀνάμνησις* est épicurienne ? Regardons le texte, que nous citons dans la traduction du R. P. Mondésert :

96. Cf. *Tusc.*, 5.26.75 ; cf. la lettre déjà citée qu'Épicure écrit au moment de mourir, *supra*, p. 143.

97. Plutarque, *Non posse*, 1089 D.

98. Cf. Plutarque, *Non posse*, 1099 D E.

99. Cf. Philon, *Leg. Alleg.*, II.74.

100. Cf. Philon, *Leg. Alleg.*, Cerf, 1962, p. 144, note 2.

101. Cf. par ex. *R. S.*, 18, Cicéron, *De fin.*, II.10.

102. Cf. US 413 ; cf. aussi ἐπεντρώσεις in *Leg. Alleg.*, III.140. ; Eustathe, comme le rappelle le R.P. Mondésert, explique ce terme par ἐρεθισμὸς τρυφητικός.

103. On y rencontre les termes γαργαλισμοῦ et σπασμώδους.

104. Cf. par ex. la note 4, p. 254 ; note 3, p. 263 etc.

105. Cf. E. Bréhier, *Les idées philosophiques et religieuses de Philon*, Paris, Vrin, 3e édition, 1950, p. 263-264.

« Que faut-il donc dire sinon que Dieu a créé dans l'âme deux fonctions naturelles extrêment nécessaires, la *mémoire* et le *souvenir* (*μνήμη τε καὶ ἀνάμνησις*)? La mémoire est supérieure, le souvenir inférieur, l'une a des conceptions toujours présentes et claires, en sorte qu'elle ne se trompe même pas par ignorance, tandis que le souvenir est totalement sous la conduite de l'oubli, être mutilé et aveugle (*ἡ μὲν γὰρ ἐναύλους ἔχει καὶ ἐναργεῖς τὰς καταλήψεις, ὡς μηδὲ ἀγνοίᾳ διαμαρτεῖν, ἀναμνήσεως δὲ λήθη πάντως προηγεῖται, πηρὸν καὶ τυφλὸν πρᾶγμα*). La fonction inférieure, le *souvenir* [106] est plus ancienne que la mémoire, fonction supérieure, ... (lac.) (celle-ci) est *continue* et *sans lacunes* [106] (*συνεχὲς καὶ ἀδιάστατον*). En effet, quand nous débutons dans les arts, nous sommes incapables de nous rendre maîtres tout de suite des principes qui les concernent ; au début, nous les oublions, puis nous nous en souvenons, jusqu'à ce que d'un oubli répété et d'un ressouvenir répété, vienne à dominer à son tour une mémoire ferme, et c'est pourquoi celle-ci se constitue postérieurement au souvenir – car elle est '*née tardivement*'. ».

Le terme de *συνεχές* en liaison avec la *μνήμη* nous semble en faveur de la thèse épicurienne (glosé par *ἀδιάστατον* qui ne semble pas épicurien, si l'on en croit le glossaire d'Arrighetti). Nous remarquons, en effet, que l'adverbe *συνεχῶς* est employé pour qualifier le procès de la mémorisation ; par exemple en :

Ar. (2) 36, 2 : *καὶ ἐπ' ἐκεῖνα <u>συνεχῶς</u>, ἐν τῇ μνήμῃ τὸ τοσοῦτο ποιητέον.*
Ar. (2) 83, 7 : *καὶ αὐτὰ ταῦτα ἐν μνήμῃ τιθέμενα <u>συνεχῶς</u> βοηθήσει.*
Ar. (2) 82, 2 : *συνεχῆ = καὶ συνεχῆ μνήμην ἔχειν τῶν ὅλων καὶ κυριωτάτων.*

La mémorisation est la constitution secondaire d'un bloc compact, d'un îlot continu et solide, d'un quelque chose qui devient dans le procès du temps comme une *seconde nature*, un composé bien sûr d'atomes et de mouvements, qui est comme un nouvel individu. A notre avis, l'affirmation que contre la douleur, par exemple, je peux opposer la *μνήμη* des plaisirs passés, repose sur la conviction que je peux vaincre le discontinu de la douleur, par le continu de la *μνήμη*. Il y a une théorie de la mémoire chez Épicure, et nous pensons que le passage de Philon nous donne une trace fort importante [107]. Si

106. Souligné par nous.

107. Le texte d'Épicure le plus important sur la *μνήμη* reste Ar. (34.20) 71.7 que nous citions plus haut à propos de l'anaphore.

αὕτη δ' αὖ πάλιν ἡ τούτου μνήμη ἢ ἀνάλογος μνήμῃ κίνησις τὰ μὲν συνεγεγέννητο εὐθύς, τὰ δ' ηὔξητο, τὴν ἀρχὴν ἔχουσα καὶ τὴν αἰτίαν, ἧ μὲν τεῖ πρώτει συστάσει τῶν τε ἀτόμων ἅμα καὶ τοῦ ἀπογεννηθέντος, ἧ δὲ τεῖ ἐπαυξομένει.

Cf. la traduction Isnardi-Parente, p. 242 : « Il arrive enfin que le souvenir (*il ricordo*) notre idée est bonne, c'est à dire si la distinction entre mémoire et souvenir est épicurienne, ou en tout cas, correspond à une réalité épicurienne, on comprend mieux la querelle entre Épicure et ses ennemis. Pour quelqu'un qui refuse la théorie atomistique, une telle constitution d'une mémoire bloc, d'un continu opposé à un discontinu et devant y résister, n'a aucun sens. Mais regardons d'un peu plus près les fluctuations de Cicéron parlant de *memoria* et de *recordatio* en ce qui concerne Épicure. Son vocabulaire est flottant : en *De finibus*, II.30.96, Cicéron traduit la dernière lettre d'Épicure :

> *Compensabatur... tamen cum his omnibus animi laetitia, quam capiebam* memoria *rationum inuentorumque nostrorum...*

Memoria traduit μνήμη. Mais en 98, se référant à cette phrase, il emploie *recordatio*, le souvenir.

> «S'ils sont vrais, les principes dont le souvenir te donne, dis-tu, de la joie...» (*quorum recordatione...*)

Même flottement de II.104 à 106, dans un passage fort intéressant où l'on voit qu'Épicure a certainement institué un art très particulier de la *mémoire*, en la mettant sous la dépendance de la volonté [108]. Défendre qu'on se souvienne, c'est se montrer trop impérieux [109]. «Mais pour vous, Épicuriens, c'est le souvenir des plaisirs dont on a joui qui rend la vie heureuse [110]. Le plaisir du corps s'écoule», dit Cicéron [111]. Nous ne croyons pas que l'argumentation de l'Épicurien, un peu plus loin, [112], soit originairement épicurienne; quand il dit que l'âme vit dans les trois moments : passé, présent, futur, tandis

d'une affection de ce genre, ou un mouvement de ce genre analogue au souvenir (Isnardi-Parente pense, comme Arrighetti, (2) p. 630 – Isnardi-Parente, p. 241, note 5, qu'il s'agit du songe) produit instantanément des mouvements ou d'autres, en les renforçant (la mémoire possède la force génératrice et productrice), d'un côté par le moyen de la disposition originaire des atomes et du mouvement qui en dérive, de l'autre par le moyen et la disposition qui est résultée à travers un certain procès...» (il faut entendre, d'après Isnardi-Parente, p. 242, note 1, le *cours du temps*). Au point de vue de la doctrine atomistique, cela doit poser des problèmes, les mêmes à peu de choses près, que ceux que posent la connaissance et l'éducation, comme les étudie D. Furley, *Two studies in Greek Atomism, loc. cit.*, p. 196 ss. : *Outline of Epicurean Psychology*. Il s'agit là aussi sans doute, de réarrangement dans la constitution des atomes; cf. p. 200 : *If we assume, as we must, that learning cannot add to or substract from the stock of atoms which compose an individual psyche, the only possible effect it can have is to rearrange the atoms into new patterns.*

108. Cicéron cite Simonide : «J'ai des souvenirs dont je ne veux pas et ne peux avoir les oublis que je veux.».

109. 105 : *ut nimis imperiosi philosophi sit uetare meminisse.*

110. 106 : *uoluptatum perceptarum recordatio.*

111. 106 : *fluit igitur uoluptas corporis.*

112. 108.

que le corps ne perçoit que le présent. On le force à une opposition de l'âme et du corps qui ne nous paraît pas très orthodoxe. Bien plus intéressante est la formule de 113 qui exalte la mémoire; il est dit que la mémoire selon Torquatus-Épicure est infinie [113]. La mémoire est une construction, un artéfact, la constitution d'un second être qui est plus réel que le premier, l'élaboration d'un continu face au discontinu du corps occupé par la souffrance. Cette mémoire est seconde dans le temps, et n'a rien à voir avec un souvenir soumis au hasard de la réminiscence. Il ne s'agit pas de *recordatio* ou d'*ἀνάμνησις*, c'est-à-dire du souvenir isolé et accessoire de tel ou tel plaisir, il s'agit d'opposer l'ensemble de la mémoire, la mémoire-bloc, à la douleur [114]. Là encore Cicéron se révèle un témoin important.

Brisons là notre petit détour par la *mémoire*, et revenons au ventre. Comme nous l'avons dit, il ne faut pas y penser en tant qu'organe, mais en tant que lieu vague de notre corps; en fait, comme ce qu'on peut concéder à ce corps comme existence biologique. Lucrèce, avec ses *uenae*, ses *medullae* et autres *ossa* et *uiscera*, complique les problèmes ! Le ventre a ce qu'il faut d'interne pour représenter la physiologie du corps, mais il ne faudrait pas le confondre avec un quelconque receptacle, comme l'estomac par exemple. Le ventre a ceci de particulier qu'il est, conçu par Épicure, *de la nature et du droit*, situation privilégiée comme nous n'avons jamais cessé de le dire. C'est ce que signifie la *G. V.* 59 [115] :

> *Ἄπληστον οὐ γαστήρ, ὥσπερ οἱ πολλοί φασιν, ἀλλ' ἡ δόξα ψευδὴς ὑπὲρ τοῦ τῆς γαστρὸς ἀορίστου πληρώματος*;
>
> « Le ventre n'est pas insatiable, comme la plupart le disent, mais c'est une fausse opinion que de croire au *remplissage* sans *limite* du ventre. ».

Contrairement à ce que l'on pourrait croire, à première vue, il faut se garder de considérer ce que dit Épicure seulement en termes de contenant et de contenu; il ne s'agit pas, en vérité, de cet organe, de ce récipient de l'estomac, qu'on ne peut indéfiniment remplir, comme une outre qui a sa capacité. Ce qui est intéressant, c'est l'alliance *ἀορίστου πληρώματος*. Il existe un *ὁριστὸν πλήρωμα* du ventre, si l'on veut transposer l'expression en termes positifs. On retrouve l'alliance du juridique et du naturel, la coïncidence du

113. *In te quidam infinita.*

114. Dans son livre remarquable sur l'*Art de la mémoire*, Paris, NRF, 1975, F.A. Yates aurait pu consacrer un passage à la théorie très particulière de l'art épicurien de la mémoire.

115. Ar. (6) 59.

droit et du fait, la constatation de l'équivalence de la nature et de la norme. Voilà ce qui intéresse Épicure. Le ventre est à lui seul le *foedus naturale* du corps. Cet ὅρος, cette frontière du ventre, joue le parfait rôle de la frontière, c'est-à-dire qu'elle fonctionne dans les deux sens. Autrement dit, si le *remplissage est limité*, le *non remplissage* l'est aussi. Ce que nous dit très nettement la *G. V.*, 63 :

> Ἔστι καὶ ἐν λεπτότητι καθαριότης, ἧς ὁ ἀνεπιλόγιστος παραπλήσιόν τι πάσχει τῷ δι' ἀοριστίαν ἐκπίπτοντι.
>
> « Même la frugalité a ses limites, et si l'on n'y fait pas attention, c'est à peu près comme si on n'avait pas de limites dans ses désirs. » [116].

On voit fonctionner ici encore cette rencontre du biologique et du normatif. C'est elle que parodie admirablement Plutarque avec son image du compas [117]. Ainsi Épicure, prenant le ventre comme centre et comme rayon, décrit un cercle qui définit un lieu dans le corps, lieu privilégié, centre du bien :

> *καὶ γὰρ ὅλον οἱ ἄνθρωποι τῆς ἡδονῆς τὸ μέγεθος καθάπερ κέντρῳ καὶ διαστήματι τῇ γαστρὶ περιγράφουσι.*

L'analogie joue très astucieusement sur le concept de limite.

Il existerait dans le corps un espace circonscrit, dont la grandeur inscrirait très exactement celle du plaisir [118]. Il y aurait ainsi coïncidence exacte entre un espace réel du corps et le plaisir de tout l'être. On peut localiser le plaisir. Voilà comment la polémique s'amuse à enfermer Épicure dans le cercle « vicieux » du ventre. Plutarque, comme Cicéron, a un sens admirable de la subtilité des problématiques des philosophies qu'il combat. Mais l'espace du ventre est-il un espace réel, peut-on spatialiser le ventre dans le corps ? Plutarque voudrait nous le faire croire. L'image du compas est renforcée par celle, très intéressante aussi, du poulpe, qui étend ses tentacules aussi loin, et pas plus, que ce qui est à atteindre. Ainsi seraient les désirs épicuriens, mesurés exactement par leur existence et leur réalité même :

> *...ὥσπερ τὰς πλεκτάνας οἱ πολύποδες ἄχρι τῶν ἐδωδίμων ἐκτείνει τὰς ἐπιθυμίας,...* [119]

116. Ar. (6) 63 ; traduction P. Boyancé.

117. *Non posse*, 1098 D. Sans doute est-ce une image chère à Plutarque, comme le signale Ph. de Lacy, Loeb, note *ad loc.*, qui renvoie à 513 C ; cf. aussi éd. Dumortier-Defradas, Paris, Belles Lettres, 1975, *Oeuvres Morales, Traités* 27-36, p. 253, note 3. Mais l'image est ici beaucoup plus qu'un tic de Plutarque, elle est parfaitement *in situ*.

118. Cf. l'expression τῆς ἡδονῆς τὸ μέγεθος à rapprocher de *R.S.* III.

119. 1098 D E.

L'opposition entre la douleur physique et la douleur morale n'a guère de sens, sinon pédagogique. La sagesse s'identifie à la vie heureuse. L'on pourrait dire que, comme chez les Stoïciens, pour reprendre l'image de Sénèque, le sage est devenu le promontoire inattaquable, expugnable [120]. Mais évidemment, de manière radicalement différente. Chez le stoïcien, le bonheur s'identifie avec la sagesse, chez Épicure, la sagesse s'identifie au bonheur; la sagesse est le bonheur, c'est-à-dire le plaisir. L'âme est malade de toute souffrance, quelle qu'elle soit et d'où qu'elle vienne. Mais la souffrance et la maladie viennent d'un manque d'être. Si par l'expérience du plaisir et l'ascèse de ma mémoire, j'ai pu constituer un autre être, un être sans fissure, je peux assister à la dégradation et à la mort de ce moi déchiré, dispersé, comme à la mort et à la dispersion d'un autre. Telle est la leçon magnifique d'Épicure.

Asclépiade de Pruse ou de Bithynie : nature et droit

Dans ce chapitre consacré à l'épicurisme, peut-être s'étonnera-t-on d'abord de rencontrer Asclépiade le Médecin. Il ne va pas de soi, en première analyse, qu'il soit épicurien. Nous répondons d'abord à cette question. Mais si l'on ne se limite pas à sa description des éléments (ὄγκοι) et à son étiologie de la maladie, si l'on examine sa définition du corps, l'on s'aperçoit immédiatement que l'on ne peut réfléchir sur Asclépiade en dehors de l'épicurisme, et que sa pensée éclaire certaines conséquences de l'épicurisme, notamment la relation entre *nature et droit*. Asclépiade, d'autre part, s'est voulu en même temps un philosophe. Il en est un très important, dans la mesure où il a systématisé pour la première fois, ce que nous avons appelé l'instrumentalisme, pour ne pas parler de mécanisme, et où il a réfuté le vitalisme d'Hippocrate. D'autre part, en définissant l'âme comme le pur et simple accord des sens, il a résolu la présence contradictoire chez Épicure d'un dualisme interactionniste et d'une philosophie moniste du sujet, dans l'épanouissement du plaisir. Il a donc résolu le problème de la maladie de l'âme dans la maladie physique, en cela il est médecin cohérent avec l'histoire de la médecine, mais en fondant cette simplification sur une philosophie systématique. A peine en trouve-t-on mention dans les Histoires de la Médecine soit comme d'un grand fantaisiste, soit comme du premier mécaniste, ce qui est un peu incohérent. La philologie le délaisse; et l'on peut compter sur les doigts d'une main les études qui lui ont

120. *De uita beata* XXVII, 3.

été consacrées depuis l'édition des *Fragments* par Gumpert [121]. La tradition en fait un épicurien; mais les spécialistes de l'épicurisme ne s'en occupent guère; récemment un spécialiste de Lucrèce déplorait que l'on ne s'intéressât pas davantage à Asclépiade [122], si important pour la biologie épicurienne.

Nous allons essayer de donner un portrait intellectuel de ce médecin. Les fragments que l'on possède à son propos (et à ceux de Gumpert il convient d'ajouter ceux transmis par le papyrus de l'*Anonyme de Londres*), ont, à première vue, un caractère rhapsodique et flou. Mais nous allons essayer de montrer que ce qui caractérise Asclépiade est, au contraire, une cohérence que nous qualifierons volontiers de forcenée. Deux mots sur la chronologie d'Asclépiade. En gros, il aurait vécu dans la deuxième moitié du deuxième siècle avant J.C. et la première moitié du premier siècle. Il serait mort dans les années 50 avant J.C. [123]. Il est un des médecins les plus célèbres de l'Antiquité, le second après Hippocrate, n'hésite pas à dire Apulée [124]. Celse a pour lui une grande estime. Galien le trouve ridicule, mais passe beaucoup de temps à le réfuter. Qui est donc cet homme ? Il est excellent orateur et médecin, comme nous le dit Cicéron [125]. Pline est beaucoup plus pervers. Trouvant, nous dit-il, qu'il ne gagnait pas assez comme maître d'éloquence, Asclépiade se tourna vers la médecine comme plus rentable [126]. Il renia tous les anciens principes et, ramenant la médecine entière à la recherche des causes, il la rendit conjecturale (*totamque medicinam ad causas reuocando coniecturae fecit*). Sextus Empiricus nous dit qu'il ne le céda à personne en ce qui concerne la médecine et fut en même temps philosophe [127]. Médecin, rhéteur, et philosophe; nous allons voir comment il le fut profondément dans une tentative de rationalisation et de cohérence étonnante.

La conception du corps

Asclépiade refuse l'anatomie. La vérité du corps n'est pas dans les organes. Elle est dans les principes invisibles qui le composent,

121. Christianus Gottlieb Gumpert, *Asclepiadis Bithyni Fragmenta*, Vinariae, 1794.

122. P.H. Schrijvers, *La pensée d'Épicure et de Lucrèce sur le sommeil*, in *Cahiers de Philologie*, publiés par le Centre de Recherche Philologique de l'Université de Lille III, n° 1 : *Études sur l'Épicurisme Antique*, notamment p. 253, note 35.

123. 40 selon Wellmann (*R. E.*). Delpeuch, au contraire (*La goutte et le rhumatisme*, Paris, 1900, p. 122-123), le vieillit de deux générations et place son séjour à Rome entre 130 et 90 avant J.C. Il aurait été un peu plus âgé qu'Antiochus d'Ascalon.

124. *Florides XIX : inter praecipuos medicorum, si unus Hippocrates exciperetur, ceteris principem eum fuisse.*

125. *De Oratore*, I.62.

126. *H. N.*, XXVI.7. 3.

127. *Adv. math.* VII. 201-202, Loeb II, p. 109 :
ἰατρικῇ μὲν οὐδενὸς δεύτερος, ἁπτόμενος δὲ καὶ φιλοσοφίας.

à savoir les canaux (*πόροι*) et des éléments qui circulent dans ces canaux (*ὄγκοι*) ; canaux et éléments sont seulement perceptibles à la raison et non aux sens. La libre circulation de ces éléments représente l'état de santé. L'infarctus des canaux par le blocage des éléments cause la maladie. Tel est le dogme essentiel d'Asclépiade, celui que tous les auteurs rapportent. A ce propos se pose une question fort difficile de *Quellenforschung*, qui apparaît déjà dans l'Antiquité. Asclépiade est-il épicurien ? Ces éléments sont-ils des atomes ? Le problème a été repris récemment avec talent par I.M. Lonie, qui tente de démontrer qu'Asclépiade tient ses éléments d'Héraclide le Pontique [128]. I.M. Lonie fait reposer sa démonstration sur une question de vocabulaire. On sait qu'Asclépiade est le tenant d'une théorie corpusculaire, et que, pour lui, la plupart des maladies trouvent leur cause dans le blocage ou la trop rapide circulation dans des pores ou canaux, de ces particules qu'il appelle *ἄναρμοι ὄγκοι, loose-jointed particles*. Telle est l'expression [129] qui alerte Lonie, dont nous allons résumer rapidement l'argumentation.

a) – La théorie du blocage des canaux (*ἔμφραξις τῶν πόρων*) n'est pas particulière à Asclépiade. C'est un principe général de la pathologie des Grecs (p. 128) ;

b) – l'existence de *πόροι*, seulement concevables et non visibles, *λόγῳ θεωρητοί*, remonterait à Straton (p. 128) ;

c) – ce qui serait particulier à Asclépiade, c'est son *atomisme* et son interprétation d'*ἔμφραξις τῶν πόρων* comme *ἔνστασις τῶν ὄγκων* (ce qui est contesté par certains) (p. 129-130). [130]. Selon Lonie, Asclépiade tiendrait son «atomisme», non d'Épicure, mais d'Héraclide le Pontique. Evidemment, dit-il, il peut paraître étrange qu'Asclépiade soit retourné au 4e siècle, alors qu'il avait sous la main le système développé d'Épicure [131]. Mais, d'autre part, écrit toujours Lonie [132], les épicuriens semblent avoir eu peu d'intérêt

128. Cf. *Medical theory in Heraclides of Pontus*, in *Mnemosyne* S/IV, vol. 18,2, 1965, p. 126-143, et The ἈΝΑΡΜΟΙ ὌΓΚΟΙ *of Heraclides of Pontus*, in *Phronesis*, vol. 9, 1964, part. 2, p. 156-164. Le rapprochement entre Héraclide et Asclépiade était déjà fait par Th. Gomperz, *Les penseurs de la Grèce*, tome 3, p. 18, Paris, Payot, 1910, traduction A. Reymond.

129. L'expression est attribuée à *Héraclide le Pontique*, cf. F. Wehrli, *Herakleides Pontikos*, Basel, 1969, *fragments* 119 et 120.

130. «Embarras des canaux» = «obstruction des éléments».

131. *Epicureanism, with its compassionate attitude to mankind, its sense of the importance of techniques in the development of civilisation, and above all* its thorough rejection of all teological principles of explanation, *might well have seemed to offer more attraction to a person of Asclepiades' cast of mind. For Asclepiades himself was* equally thorough in adopting a purely mechanistic theory of causation... (souligné par nous). *Med. theory..*, p. 132.

132. P. 133.

pour les théories médicales. Arrêtons la paraphrase ; nous avons l'essentiel du plaidoyer pour un Asclépiade Héraclidien plus qu'Épicurien [133].

Nous concéderons volontiers que dans ce que nous livrent les fragments, il n'est pas question, sauf une fois sur laquelle nous allons revenir, d'atomes, mais d' *ὄγκοι* [134]. La différence entre les *ὄγκοι* et les atomes, est que ces particules ne sont pas indivisibles mais peuvent se pulvériser en fragments, dit Lonie [135] et se réorganiser en d'autres combinaisons. Le caractère friable de ces *ὄγκοι* est relevé par Galien [136], écrit Lonie [137], et il cite aussi Caelius Aurélien [138], qui, dit-il, a certainement été influencé par l'interprétation épicurienne.

Examinons justement ce lieu de Caelius Aurélien :

Primordia namque corporis primo constituerat atomos, secunda corpuscula intellectu sensa sine ulla qualitate solita, atque ex initio comitata, aeternum mouentia.

« D'abord, en effet, les éléments premiers du corps, il a décrété que ce sont des atomes ; viennent ensuite les corpuscules perçus par l'intelligence, sans aucune des qualités habituelles, et dès l'origine en combinaison, doués d'un mouvement éternel. »

Secunda, (ou *secundo*), est suspecté par Drabkin, qui écrit dans une note [139] : « Que nous gardions *secunda* ou que nous lisions *secundo*, l'effet en est de distinguer les atomes et les corpuscules dans le système d'Asclépiade. C'est probablement une interprétation incorrecte d'Asclépiade, mais nous ne pouvons être certains que cette erreur ait été faite par un correcteur postérieur à Caelius ou par Caelius lui-même ».

Effectivement, Caelius nous propose une distinction intéressante et tout à fait épicurienne : Asclépiade tiendrait pour des atomes, éléments essentiels, infrangibles, qui se grouperaient en éléments composés, *ὄγκοι*. Le difficile, en effet, est d'expliquer comment des

133. L'intérêt de cet article de Lonie dépasse cette polémique, et il faut s'y reporter pour l'analyse du cas de la femme en apnée et du problème de la suffocation hystérique.

134. Épicure emploie le terme d'*ὄγκος* au sens d'éléments (composés d'atomes) : Ar. (2) 52.7 ; 53.6.10 ; 54.10 ; 56.5 ; 57.2 ; 69.5 ; (3) 105.5 ; au sens d'*organisme* Ar. (21.3) 6 ; (34-14) 1.

135. P. 127.

136. X K 852.

137. Nous avons repris ce problème dans un article sur la *Physiologie de Lucrèce* à paraître in *Revue des Études Latines* 1981.

138. *Maladies aiguës*, I. 105, Drabkin, p. 66.

139. *Op. cit.*, p. 66, note 1.

éléments fondamentaux comme le sont les atomes d'Épicure, pourraient se briser et reconstituer d'autres éléments, ce que nous dit pourtant Caelius dans la suite immédiate :

> *Quae suo incursu offensa mutuis ictibus in infinita partium fragmenta soluantur magnitudine atque schemate differentia; quae rursum eundo sibi adiecta uel coniuncta omnia faciant sensibilia, uim in semet mutationis habentia, aut per magnitudinem sui, aut per multitudinem, aut per schema, aut per ordinem. Nec, inquit, ratione carere uideatur quod nullius faciant qualitatis corpora : aliud enim partes, aliud uniersitatem sequetur.*

> «Ces corpuscules, dans leur course, se rencontrent et sous l'effet de ces coups qu'ils se donnent éclatent en fragments de nombre infini, différents par la grandeur et la forme; ces fragments, de nouveau, dans leur course, se joignent par adjonction ou conjonction pour former les corps sensibles, ayant eux-mêmes le pouvoir de changer, ou par leur grandeur, ou par leur nombre, ou par leur forme, ou par leur ordre. Et, dit-il, il ne lui semblerait pas illogique que ce soit là l'effet de corps ne possédant aucune qualité : car les propriétés des parties sont une chose, autre chose celles du tout.».

On voit que le problème n'est pas simple. Tantôt ces ὄγκοι, seulement perceptibles par l'intelligence, se comportent comme des atomes, tantôt comme des ὄγκοι épicuriens. La distinction entre *atomos* et *corpuscula*, si lisible en épicurisme et bienvenue chez Caelius, n'est confirmée par aucune tradition. Certes il y a là une grave difficulté; mais nous pensons qu'il ne faut pas trop s'arrêter à ces problèmes de vocabulaire.

En fait, la tradition antique, dans l'exposé des théories philosophiques, lie souvent Héraclide et Asclépiade. Ainsi Asclépiade et Héraclide sont opposés à Démocrite et Épicure par Sextus Empiricus. Pour Démocrite et Épicure, les éléments premiers sont divers et passifs (ἀνομοίων μὲν παθητῶν δέ), tandis que pour Héraclide et Asclépiade les éléments premiers sont divers mais non passifs[140]. Le texte pseudo-galénique des *Définitions médicales* fait la même distinction [141]. Mais Galien dépasse et résout l'opposition en remarquant qu'Asclépiade et Épicure se ressemblent dans leur refus de l'altération (ἀλλοίωσις), concept sur lequel nous allons revenir, et

140. Cf. *Adv. math.* IX, 363, Loeb, t. 3, p. 174; *Hypotyposes pyrrhoniennes* III. 32, Loeb, t. I, p. 344; *Adv. math.* X. 318, Loeb, t. 3, p. 366.

141. XIX K 244.

en attribuant le travail de la nature à des atomes et des corpuscules. Car, dit-il, finalement, il est peu de différence entre les *ὄγκοι* et les atomes, entre les *πόροι* et le vide. C'est purement et simplement une question de vocabulaire [142]. Ailleurs, Galien fait une plaisanterie en disant qu'il revient à Asclépiade et à ses *ἄναρμα στοιχεῖα* par la *porte du jardin* [143]. Les ressemblances entre Asclépiade et Épicure ont dû rapidement apparaître, et les nuances subtiles sur la passivité ou la non-passivité des éléments premiers ont dû paraître secondaires devant l'analogie entre deux explications corpusculaires du corps, qui nient la finalité de la nature artiste, comme nous l'allons voir. On a pu, d'autre part, faire remonter la théorie d'Asclépiade à Empédocle [144]. En fait, à propos de cette circulation continuelle des corpuscules invisibles dans les canaux invisibles, il faudrait aussi, pensons-nous, parler de l'héraclitéisme d'Asclépiade, attesté chez Sextus Empiricus qui le cite avec Platon et Énésidème, comme un penseur influencé par Héraclite.

> «Asclépiade dit que les sensibles ne peuvent être montrés deux fois à cause de la vitesse du courant.» [145].

Nous aurons à retenir cet héraclitéisme quand nous parlerons de la rhétorique.

En vérité, Asclépiade nous paraît avoir soigneusement trié tout ce qui peut aider à la construction d'un système qui permette de remplacer la physiologie hippocratique par une physique que nous pouvons appeler provisoirement, et faute de mieux, mécaniste. L'important, comme le fait remarquer Galien, est de concevoir que pour Asclépiade, «aucune partie n'a de rapport avec une autre, toute substance étant naturellement divisée et réduite en éléments incohérents et particules.» [146]. Ce corps qu'imagine Asclépiade est un corps séparé, un corps brisé, un corps sans physis. Ce n'est pas une totalité organique. Il nie toute réalité anatomique. Il refuse la dissection et nie l'intérêt de ce qu'on lui montre. Cette vessie, par exemple, ne sert à rien, selon lui, ce qui suscite la fureur de Galien [147]. «Comment amène-t-il l'urine à la vessie ? Cela vaut la

142. XIV K 250-252.

143. *Nat. fac.* II.6.98, Loeb, p. 154.

144. Cf. W.K.C. Guthrie, *A History of Greek Philosophy*, vol. 2, Cambridge University Press, 1965, p. 150, note 1, qui suit L. Baeumker, *Das Problem der Materie in der griechischen Philosophie*, Münster, 1890. En fait, dans la tradition, Empédocle est cité quelques fois avec Asclépiade, cf. Galien, XIX K 324 (sur la conception du mâle et de la femelle, sur les jumeaux et triplés) ; cf. aussi XIX K 317 ; sur la respiration, XIX K 317.

145. *Adv. math.* VIII.7, Loeb, t.2, p. 242.

146. *Nat. fac.* I.13.39, Loeb, p. 60.

147. *Nat. fac.* I.13.30-32, Loeb, p. 48-49.

peine qu'on le sache, et qu'on admire l'habileté d'un homme qui, laissant de côté des conduits si larges et si évidents, en suppose d'invisibles, d'étroits, d'entièrement imperceptibles; car il soutient que la boisson avalée passe, réduite en vapeur, dans la vessie et que là, grâce au rapprochement de ces vapeurs, elle reprend son ancienne forme, et de l'état de vapeur passe à celui de liquide : il considère ainsi mal à propos la vessie comme une éponge ou une toison et non comme un corps parfaitement dense et solide, pourvu de deux solides tuniques.». Hippocrate, Dioclès, Érasistrate, et même n'importe quel cuisinier, et les gens qui souffrent de calculs, savent que les reins ont une fonction urinaire. Tous sauf Asclépiade.

Cela nous contraint à une série d'observations. Asclépiade ne nie pas l'existence de liquides, d'humeurs, dans le corps. Il existe bien un estomac, un ventre, une vessie, qui contiennent des substances. Il accepte même l'existence du pneuma. Mais ce n'est pas l'essentiel. Cette vessie n'est qu'un contenant; les reins ne servent à rien. Les uretères ont été créés sans but [148]. L'essentiel est ce qui se produit et que l'on ne voit pas. Pour un homme qui professait que l'on ne connaît que par les sens, quelle contradiction ! Il postule en effet que toute connaissance est sensation. Mais, comme le rappelle Sextus, il fait partie de ces gens qui condamnent les sens comme trompeurs; et en cela il intéresse les Sceptiques; mais il valorise la raison, comme juge de la vérité dans l'existence des choses [149], en cela il paraît incohérent aux Sceptiques. Or Asclépiade ne serait pas gêné de cette contradiction; c'est que pour lui, il n'existe pas d'hegemonikon [150] ou plutôt l'hégémonique, l'âme, le logos, est dans les sens. Le logos rentre dans la catégorie de la sensation. Tertullien nous dit qu'Asclépiade met toute l'âme dans les sens; il s'appuie sur des expériences sur les mouches, les guêpes, les sauterelles; si l'on enlève les parties où l'on dit habituellement que se trouve le siège de l'âme, elles continuent de vivre; de même les chèvres, les tortues, et les anguilles si on leur enlève le cœur [151]. Ainsi, dirait Asclépiade, la raison, le logos, qui perçoit l'invisible derrière les choses évidentes, c'est de la sensation plus raffinée, plus éclairée. Il ne s'agit pas de nier l'existence des organes, ni des humeurs, ni du pneuma, mais de contester leur importance. Ainsi les humeurs et le pneuma interviennent bien dans la causalité des maladies, mais seulement pour les maladies bénignes [152]. Mais l'obstruction des

148. *Nat. fac.* I.13.39, Loeb, p. 60.

149. *Adv. math.* VII. 89, Loeb, t. 2, p. 47.

150. Sextus Empiricus, *Adv. math.* VII.380, Loeb, t.2, p. 202; cf. aussi VII.202, Loeb, t.2, p. 110.

151. *De anima*, 15.2.

152. Cf. Caelius Aurélien, *Maladies aiguës* I.107.

conduits est à l'origine des maladies gravissimes, notamment des maladies aiguës. L'on se trouve évidemment plongé dans une étiologie fantastique et parfaitement déroutante. On risque de s'en détourner rapidement, si l'on ne voit pas à quoi elle tend : à la constitution d'un système cohérent dirigé contre Hippocrate. Il ne nous reste rien du commentaire d'Asclépiade aux *Aphorismes* par exemple [153]. Mais ce que l'on sait d'Asclépiade permet de constater une réaction précise et organisée à des concepts hippocratiques.

Les théories d'Asclépiade semblent, avant tout, dirigées contre une certaine orientation de la *Collection Hippocratique*, celle qui croit à la réalité d'une nature humaine universelle, au mystère de cette nature, à ses réactions réglées par des rythmes, des échanges, et qui donne des signes de ces changements qu'un technicien habile doit interpréter, attendant l'occasion (*καιρός*), la tendance générale de cette nature étant bonne, en raison du principe de *natura medicatrix*. Asclépiade, lui, tient la nature pour ni bonne ni mauvaise : (*Natura*) *non solum prodest sed etiam nocet* [154]. Il ne croit pas aux jours critiques [155]. En cela il est félicité par Celse [156]. Pour l'opportunité, le kairos, à première vue il semble qu'Asclépiade le conserve. Pline, Apulée, insistent sur l'idée que le vin, pour Asclépiade, doit être donné aux malades *tempestiue, in tempore*, à temps [157]. Mais il faut y prendre garde. Le sens du kairos a changé. Chez Hippocrate, le kairos est la perception immédiate de la nécessité urgente de l'action, étant entendu que ce n'est pas autre chose que la perception de l'état des choses [158]. Mais pour Asclépiade il n'y a pas de réalité, de régulation, de finalité de la nature. Le médecin hippocratique, à son avis, est un spectateur, un contemplatif, un attentiste, un guetteur de la mort [159]. Pour Asclépiade le kairos ne relève pas de la nature ; il est une *création du médecin*. Il s'agit d'un *artefact*. L'opportunité est pour lui *manificam*, du « fait-main » [160] :

> *Etenim opportunitatem temporis fieri magis ab artifice posse, quam sua sponte aut deorum nutu uenire; appellauit denique illam manificam.*

153. Caelius Aurélien, *Maladies aiguës* III.I.5.

154. Caelius Aurélien, *Maladies aiguës* I.109.

155. *Ibidem* et Galien, *Nat. fac.* I.14.

156. *De medicina* III.4.

157. Pline XXVI.8 § 14 ; Apulée, *Florides* IV.30.

158. Cf. notre article, *Euripide et la connaissance de soi*, in *Les Études Classiques*, tome XLIV, n° 1, 1976, p. 3 ss.

159. Cf. Allbutt, *Greek medecine in Rome*, Londres, 1921, p. 185.

160. Comme traduit Drabkin : *hand-made, op. cit.*, p. 69, *Maladies aiguës*, I. 109.

Asclépiade ne refuse pas les concepts hippocratiques, il en change le sens, et les vide de toute acceptation vitaliste. Le même effort est visible à propos de la théorie des signes.

L'intervention du médecin modifie les signes ; et il faut tenir compte de cette intervention qui fait de la maladie, à partir du moment où le médecin s'en occupe, une création, dans une certaine mesure, du médecin. Ainsi, s'il y a des signes de la venue de la phrénitis, et si la maladie n'éclot pas, cela ne veut pas dire que les signes sont faux, mais que le médecin est intervenu pour modifier l'évolution [161].

L'anti-hippocratisme d'Asclépiade est visible aussi dans sa négation de la valeur universelle des signes. Si Asclépiade s'occupe des lieux et des saisons, il affirme que la vénésection est mauvaise à Athènes et à Rome, et bonne à Paros et sur l'Hellespont [162]. Comment ne pas y voir une réponse à Hippocrate qui écrit, dans le *Pronostic* : « Les signes que j'ai énumérés se vérifient dans la Lybie, à Délos, et en Scythie. » [163].

La perspective anti-vitaliste

Au-delà d'Hippocrate, c'est une certaine qualité de l'hippocratisme qui est visée par Asclépiade : disons en gros, le vitalisme que gère la tradition hippocratique et qui est si bien exprimé dans quelques formules de l'*Aliment*, que ce texte soit d'Hippocrate ou d'Hérophile [164].

> XXIII : « Confluence une, conspiration une, tout est *sympathie* ; toutes les parties selon un ensemble et toutes les parties de chaque partie respectivement en vue de la fonction. »
>
> XXIV : « La grande origine arrive jusqu'à la dernière partie ; de la dernière partie arrivée jusqu'à la grande origine ; être et n'être pas : une seule nature. » [165].

C'est à ce vitalisme qu'Asclépiade s'attaque systématiquement.

D'abord, il n'y a pas de feu, de chaleur innée, pas de puissance innée [166], de puissance vitale [167]. Il trouve ridicules et vides de sens

161. Caelius Aurélien, *Maladies aiguës* I.25.
162. *Ibidem* II.131.
163. II L 191.
164. Cf. R. Joly, dans son édition, Paris, Belles Lettres, 1972, p. 131.
165. Traduction R. Joly ; ce sont ces maximes que Laënnec aime à citer pour fonder son vitalisme.
166. Galien, VII K 615.
167. Asclépiade refuse toute idée de ζωτικὴ ou ψυχικὴ δύναμις – VIII K 713.

des termes comme τόνος, δύναμις [168], c'est-à-dire tout ce syncrétisme philosophico-médical qui mélange hippocratisme, aristotélisme et stoïcisme. Par exemple, la fièvre ne saurait provenir d'un feu interne. Elle a une origine toute mécanique. Ainsi, dit Sextus, Asclépiade propose trois hypothèses expliquant les causes des fièvres [169]. «Nous disons», écrit Sextus, «qu'Asclépiade utilise trois hypothèses pour démontrer la condition initiale qui produit la fièvre :

– la première : il existe en nous certains passages intelligibles, ὄγκοι λόγῳ θεωρητοί, différents l'un de l'autre en dimension;

– la seconde : des particules d'humidité et d'air sont collectées de tous côtés à partir des corpuscules perçus par la raison et éternellement en mouvement;

– la troisième : il y a des effluves émis à partir de nous-mêmes vers l'extérieur, plus ou moins importants, en accord en nombre avec la condition qui prévaut à ce moment.».

Si nous avons cité ces trois hypothèses qui ne sont pas d'une clarté limpide, c'est pour relever un trait qui nous semble épicurien : la pluralité des explications [170].

Galien est plus sommaire; la fièvre, dit-il, chez Asclépiade, est due à l'embarras des canaux par les particules, et sa gravité dépend de la différence de grandeur des canaux [171]. Que la cause soit l'embarras, le frottement, la déperdition, la fièvre n'a rien à voir avec une chaleur native.

La première conséquence de cet anti-vitalisme est une théorie originale de la digestion, ou plutôt un refus de la digestion. L'on sait que les Anciens avaient formulé deux hypothèses pour le processus de la digestion : la putréfaction, σῆψις, théorie représentée chez Empédocle [172] et celle beaucoup plus connue de la coction, πέψις [173]. C'est, en gros, la théorie hippocratique; et c'est celle qu'Aristote étudie notamment dans les *Météorologiques* IV.379 b ss. Pour Asclépiade, il n'y a pas de *pepsis*, de cuisson des aliments; autrement dit, il n'existe pas, il ne peut exister d'*altération*. Nous allons citer Caelius Aurélien [174] :

> *(dicit) et neque ullam digestionem in nobis esse, sed solutionem ciborum in uentre fieri crudam et per singulas*

168. VIII K 646.

169. *Adv. geom.* 5, Loeb, tome 4, p. 246.

170. Cf. Épicure, *Lettre à Hérodote.*

171. VII K 615.

172. Cf. Bollack 549 = Pseudo-Galien, *Définitions*, XIX K 372.

173. A quoi il faut ajouter la *trituration* d'Érasistrate, cf. Celse, *De medicina, Prooemium.*

174. *Maladies aiguës* I.113.

particulas corporis ire, ut per omnes tenuis uias penetrare uideatur, quod appellauit leptomeres, *sed nos intelligimus spiritum. Et neque inquit feruentis qualitatis neque frigidae esse, nimiae suae tenuitatis causa, neque alium quemlibet sensum tactus habere, sed per uias receptaculorum nutrimenti nunc arteriam, nunc neruum uel uenam uel carnem fieri.*

« Asclépiade prétend qu'il n'existe aucune digestion en nous, mais qu'une solution des aliments a lieu dans le ventre sans cuisson ; ces aliments se résorbent à travers les parties du corps une à une, de sorte qu'évidemment passe à travers les conduits ténus ce qu'il a appelé *leptomeres* [175] et que nous appelons *spiritus* (grec *pneuma*). Cette substance a, selon lui, un caractère ni chaud ni froid, à cause de son extrême ténuité ; elle n'a pas de qualité tangible non plus ; mais, comme elle passe à travers les canaux dans les parties qui reçoivent nourriture, elle devient, selon, artère, nerf, veine, ou chair. ».

Cette partie *leptomeres*, qui, pour Caelius Aurélien, représente le *spiritus* (grec *pneuma*), c'est-à-dire l'âme, ce qui fait vivre, la substance de la vie, est dotée d'un nom trop originellement épicurien pour ne pas être relevé.

ἡ ψυχὴ σῶμά ἐστι λεπτομερές, παρ' ὅλον τὸ ἄθροισμα παρεσπαρμένον, écrit Épicure.

« L'âme est un corps composé de fines particules, répandues dans l'ensemble de l'agrégat... » [176].

L'ennui est qu'Épicure écrit ensuite que l'on peut comparer cette substance « à un souffle mêlé d'une *certaine chaleur*, et comparer là avec le souffle, là avec le chaud... » [177]. C'est-à-dire que ce corps a des qualités que n'a pas celui d'Asclépiade. Mais on peut dire qu'Asclépiade mélange la définition de *leptomeres* et le fait que les atomes n'ont ni température, ni son, ni goût, ni odeur, comme nous le dit Lucrèce par exemple [178].

175. Cf. aussi Caelius Aurélien, *Maladies chroniques* III.65 où Caelius nous dit que les sectateurs d'Asclépiade refusent les exercices passifs (dans les maladies du foie et de la rate), bains et application de chaleur car ils craignent une affection de cette partie *leptomeres : suspicantes tenuissimorum corpusculorum fore consensum, hoc est spiritus, quem leptomerian eorum princeps appellauit...*

176. *Lettre à Hérodote* 63.4 ; traduction J. Bollack in *Lettre d'Épicure*, Paris, Minuit, 1971, p. 125.

177. *Ibidem*.

178. II, v. 842 ss.

Plus intéressante est la négation même de la digestion. La digestion suppose plusieurs moments : l'absorption, la transformation, la répartition, et l'assimilation. Sur chacun de ces points Asclépiade offre une solution. L'absorption suppose l'appétit qui n'est autre chose que l'ouverture du canal de l'œsophage [179]. Le niveau de la transformation est purement et simplement nié ; il n'existe aucune altération, aucun changement, mais simplement une solution des aliments. Quant à la répartition et à l'assimilation, ces deux points sont si outrageusement simplifiés pour Galien, que c'en est un scandale intellectuel. Ce qui est nié c'est tout simplement un procès spécifique de la *nutrition*. Pour Galien, la nutrition résulte de l'*altération* et de l'*assimilation* de l'aliment à l'être nourri, et cela suppose une faculté altératrice, une faculté attractive, une faculté rétentive, car l'assimilation demande du temps [180]. Mais Asclépiade ne peut croire à un changement qualitatif [181].

« Asclépiade est ridicule », écrit Galien [182], « en prétendant que ni les éructations, ni les vomissements, ni la dissection, ne manifestent la qualité des aliments cuits dans l'estomac, quand il suffit de l'odeur exhalée par ce viscère pour indiquer que la coction est opérée. Il pousse l'absurdité à un point tel que, si les Anciens ont dit que les aliments se transforment en chyle utile dans l'estomac, il veut qu'on juge de l'utilité de ce chyle non par la puissance (*δυνάμιν*), mais par le goût, comme si, dans l'estomac, la pomme devenait plus pomme, ou le miel plus miel qu'auparavant ». [183]. Répétant Aristote, Galien écrit que « la coction est une altération et une transformation de l'aliment en la qualité propre du corps nourri. » [184].
Or Asclépiade nie que la transformation existe, et nie que la distribution de l'aliment et l'assimilation soient un problème physiologique. Il s'agit simplement de sédimentation et d'accumulation. L'*ἐξομοίωσις* chère à Galien est inutile pour quelqu'un qui ne croit qu'à la contiguïté. Mais quel est le principe de cette sédimentation ? Galien exige une faculté attractive. C'est là que nous rencontrons le problème si fascinant de l'*aimant*.

Voilà un paradigme physique qui eût dû contenter Asclépiade. Or il nie absolument l'existence de l'aimantation, tandis qu'un « physiologiste », du type de Galien, s'en sert comme paradigme pour

179. Caelius Aurélien, *Maladies aiguës*, I.114.

180. Cf. Galien, *Nat. fac.* III.1.143, Loeb, p. 222. On sait comment la question du temps, la rétention, est résolue par Asclépiade par le modèle mécanique du filtre.

181. *Nat. fac.* III.7.165-166, Loeb, p. 256.

182. *Ibidem*.

183. Cf. aussi XV K 247.

184. *Nat. fac.* II.4.89, Loeb, p. 138.

expliquer l'*anadosis*, c'est-à-dire la répartition des aliments et leur rétention dans les divers organes. Voilà qui devrait susciter l'intérêt des historiens des sciences. Répétons-le, Asclépiade nie que le phénomène de l'aimantation existe [185].

Épicure, lui, donne une explication de l'aimantation que nous conserve très précieusement Galien [186], et que nous retrouvons à peu de choses près chez Lucrèce [187].

> «Épicure, malgré le fait qu'il utilise dans la physique des éléments semblables à ceux d'Asclépiade, consent pourtant que le fer soit attiré par l'aimant et la paille par l'ambre, et il cherche à expliquer ce fait. Les atomes qui émanent des pierres ont des rapports de configuration avec les atomes qui émanent du fer, en sorte qu'ils s'unissent aisément...» :
>
> *τὰς γὰρ ἀπορρεούσας ἀτόμους ἀπὸ τῆς λίθου ταῖς ἀπορρεούσαις ἀπὸ τοῦ σιδήρου τοῖς σχήμασιν οἰκείας εἶναί φησιν, ὥστε περιπλέκεσθαι ῥᾳδίως.*
>
> «Les atomes rebondissent sur les deux masses compactes et se réunissent entre les deux en s'attachant.»

Certes, ces hypothèses sont invraisemblables, mais «Épicure reconnaît l'attraction et admet que c'est de cette façon que s'opère dans le corps des animaux la distribution de l'aliment, la séparation des superfluités et l'action des purgatifs...» :

> *ὅμως δ' οὖν ὁμολογεῖ τὴν ὁλκήν. καὶ οὕτω γε καὶ κατὰ τὰ σώματα τῶν ζῴων φησὶ γίγνεσθαι τάς τ' ἀναδόσεις καὶ τὰς διακρίσεις τῶν περιττωμάτων καὶ τὰς τῶν καθαιρόντων φαρμάκων ἐνεργείας.*

Ce passage est très important. Encore une fois Asclépiade est lié à Épicure et s'en distingue : il refuse l'aimantation, Épicure l'accepte ; Épicure explique ainsi l'anadosis etc., Asclépiade se passe de cette explication (et même d'explication).

C'est sur la question de la digestion que la tradition est le plus prolixe ; car c'est vraiment le test de la singularité d'Asclépiade [188]. Puisqu'il n'y a pas de coction, mais que les aliments restent crus, puisque la variété du corps se nourrit de la variété des éléments non transformés et non homogénéisés, le régime de la nourriture

185. Galien, *Nat. fac.* I.14.46, Loeb, p. 72.

186. *Nat. fac.* I.14.45, Loeb, p. 70 = US 293. Épicure, nous dit Galien (*ibidem*) admet les faits apparents et tente de les accorder avec ses principes ; Asclépiade est fidèle aux conséquences, mais nie les faits apparents.

187. VI, v. 906 ss.

188. En plus des textes cités, cf. Celse, *Prooemium* 20, *An. Lond.* XXIV.30, XXV.24.

devra être très varié, comme nous le rapporte Celse. « Asclépiade prétend qu'une variété de nourriture est plus aisément digérée... »[189]. La preuve qu'il n'y a aucune transformation dans les aliments est évidente par le fait que d'autres animaux se nourissent de nos excréments[190]. L'on voit que l'attaque contre le vitalisme passe par le refus systématique de tout ce qui est transformation, altération, changement. Ni ἀλλοίωσις, ni μεταβολή. C'est ce même principe qui explique chez Asclépiade l'action du médicament.

Asclépiade répugne à concevoir une nature qui aurait une densité, une épaisseur, un mystère. Prenons un exemple intéressant parce qu'on peut le comprendre dans une problématique précise du médicament. Une drogue peut avoir deux effets contraires, comme l'explique les *Lieux dans l'homme*[191] :

> « ... La médecine ne fait pas toujours la même chose à cet instant et tout de suite après, (...) elle agit de façon opposée chez le même individu et (...) les mêmes choses sont opposées à elles-mêmes ; les purgatifs ne procurent pas toujours la purgation du ventre et leur action est double ; bien plus les purgatifs ne se comportent pas comme (absolument) contraires des astringents. »

Il arrive que les émétiques font aller du bas, les purgatifs du haut, que les astringents relâchent, que les laxatifs resserrent. Mais si un médicament, dans l'esprit des *Lieux*, peut avoir un effet contraire, ou un double effet, cela relève du mystère physiologique, si l'on peut dire, de l'échange qui se produit entre la drogue et le tempérament de l'individu. Il reste au médecin de connaître, par l'apprentissage et le temps, les aventures de ces actions réciproques.

Pour Asclépiade, selon notre interprétation, la double action est un problème de physique et non de physiologie, et la raison en est dans le médicament seul. C'est ainsi que nous comprenons l'explication de la double action du vin que nous rapporte Caelius Aurélien[192]. Asclépiade se sert d'une analogie très intéressante, celle de l'action de la présure sur le lait[193].

> *De communibus adiutoriis scripsit utriusque uirtutis uinum dixit. Sicut enim, ait, coagula densant atque extenuant lactis*

189. III.6-12.

190. Comme le remarque Galien, XIV K 251.

191. 41, 2 ; traduction R. Joly, *Hippocrate*, t.XIII, Paris, Belles Lettres, 1978.

192. *Maladies aiguës* I.152.

193. C'est un texte que nous aurions dû commenter dans notre article *La présure et le lait*. Nous sommes convaincu que ce paradigme est d'une très grande importance pour la pensée « scientifique » ancienne.

naturam, cum caseus ex lacte crassescat et materia exinde tenuior ac magis liquida fiat, quam Graeci oron appellant, atque haec contraria eadem uirtute suffecta separantur, non aliter et uinum ui quadam suae percussionis plurimam nutrimenti partem densare accepimus, atque in se cogere, plurimam uero resoluere ac dirarare et tenuem facere.

«Dans son livre sur *les Remèdes communs,* Asclépiade déclare que le vin a ces deux qualités. Il compare l'action du vin à celle de la présure. La présure, selon lui, condense et raréfie à la fois la nature du lait, quand le fromage s'épaissit à partir du lait, tandis que la matière qui reste (grec *oros*), devient plus ténue et plus liquide. Ces deux produits contraires sont séparés sous l'effet d'une même vertu. Il prétend que, de la même manière, nous savons que le vin, par la vertu de sa qualité de pénétration, cause une condensation et une coagulation d'une grande partie de notre nourriture, et, au même instant, une action dissolvante et raréfiante d'une autre grande partie de cette nourriture.»

L'analogie semble parfaite à Asclépiade. Le même agent, en même temps, épaissit, en donnant le fromage, et liquéfie en fournissant le petit lait. Ainsi procède le vin; et l'on peut donner le même médicament dans les cas de blocage, comme dans l'inverse. Le vin coagule et dissout par la même action. Il n'y a pas de mystère; la solution est dans la drogue elle-même. On supprime ainsi le procès de la métabole [194] et la conception d'une profondeur des natures et tempéraments.

Asclépiade nie l'opération secrète de la transformation, la physiologie, la durée. Le médicament agit sur l'instant. Il agit en créant l'humeur qu'il doit évacuer, immédiatement et sans délai [195]; il engendre l'humeur même qu'il doit évacuer. Asclépiade nie à la fin la spécificité des naturels et celle des médicaments. Tous les êtres sont identiques, composés de ces canaux et corpuscules [196]. Ainsi il n'existe pas de médicaments spécifiques, qui attireraient une humeur familière (οἰκεῖον) à sa vertu [197] : «Pourtant», dit Galien, «l'expérience est facile à tenter; qu'il donne à un bilieux un médicament dont la vertu est de purger la pituite, et il verra l'effet

194. C'est ainsi qu'Asclépiade nie l'action des spécifiques et que selon lui (Galien, *Nat. fac.* I.13.41, Loeb, p. 64.) les substances évacuées sont créées par les drogues elles-mêmes.

195. Galien, XIV K 223.

196. De même, il ne saurait y avoir une nature de la femme opposée à la nature de l'homme – Soranus, *Gynécologie* III.3.

197. Galien, I K 499.

désastreux». Il n'existe pour lui aucune transformation, pas plus qu'il ne reconnaît une transformation des aliments dans les selles [198]. Quel homme sensé, écrit Galien, pourrait croire que dès que le médicament parvient au corps, il engendre la substance de l'humeur qu'il va évacuer ? [199]. C'est qu'Asclépiade, dit Galien, est l'esclave de la nécessité de sa théorie [200].

Les problèmes de la vie et du mouvement dans le corps

Dans ce corps, quand même, Asclépiade ne saurait nier qu'il y ait des sens et du mouvement, par exemple, le pouls et la respiration. Les réponses à ces problèmes valent la peine d'être notées.

Pour les sens, ils ne sauraient résulter de nerfs sensitifs. Asclépiade n'y croit pas , se plaçant là encore, très nettement, en retrait sur l'anatomie de son temps, et niant la mise en évidence de ces nerfs par Hérophile et Érasistrate [201]. Asclépiade soutient, et Archigène le lui reproche, que dans les affections arthritiques le nerf affecté est exempt de douleur, parce qu'il est insensible, tandis que la chair, bien qu'exempte d'affection, souffre cependant, par suite de la compression des parties voisines [202]. Ainsi la sensation n'est qu'un rapport de voisinage de masses, de pression, de compression. Asclépiade nie la spécificité des nerfs, comme il nie celle de la vessie ou de l'estomac. C'est qu'il ne saurait y avoir, sans doute, selon lui, de fonctions; qui dit fonction, risque, sans doute, à son avis, de réintroduire une finalité, une organisation, une économie. C'est à la même sorte de raisonnement qu'il faut attribuer cette idée curieuse : «la respiration est un acte volontaire.» [203]. Une formule de ce genre semble, à première vue, contredire ce qu'on pourrait appeler le matérialisme d'Asclépiade. Pourtant elle se situe dans la même perspective de négation de toute fonction vitale, qui pousse notre auteur à se méfier de l'automatisme, qui pourrait être un substitut philosophique au vitalisme.

Et qu'en est-il du pouls, du mouvement des artères et du cœur ? La réponse est assez complexe et embrouillée comme le remarque Ch. Daremberg [204]. Là non plus, il ne saurait y avoir d'énergie

198. *Ibidem*.

199. Galien, XIV K 223.

200. *Ibidem*.

201. Rufus, *Anatomie des parties du corps*, Daremberg-Ruelle, Paris, Baillière, 1879, p. 184-185. Cf. l'article de Solmsen, *Greek philosophy and the discovery of the nerves*, in *Kleine Schriften*, Hildesheim, 1968, tome 1, p. 536 ss.

202. Galien, *Des lieux affectés*, II.8.

203. Galien, XIX K 318.

204. Commentaire à la *synopsis* sur le pouls, in Rufus, *op. cit.*, p. 620-624.

vitale qui explique la diastole et la systole des artères; la diastole se produit quand l'artère est pleine de souffle, la systole par la retombée de la tunique de l'artère quand elle est vide [205]. Veines et artères ne diffèrent pas entre elles, d'ailleurs, par leur qualité. Si les unes sont minces, les autres épaisses, cela tient purement et simplement à l'exercice qu'elles fournissent. Le texte que nous transmet Galien vaut la peine d'être commenté [206]. Galien critique Asclépiade comme médecin et surtout comme dialecticien; cela nous prépare à ce que nous allons dire tout à l'heure de la rhétorique d'Asclépiade. Il existe, dit Galien, plusieurs espèces de causes :
la première et principale : τὸ δι᾽ ὅτι = pourquoi une chose existe;
la seconde : τὸ ἀφ᾽ οὗ = par quoi elle existe;
la troisième : τὸ ἐξ οὗ = point de départ = de quoi elle vient;
la quatrième : τὸ δι᾽ οὗ = par quel moyen;
la cinquième, si l'on veut : τὸ καθ᾽ ὅ = selon quoi elle est faite [207].
Asclépiade, dit Galien, omet les deux vraies causes : celle tirée de la prévoyance du créateur, et la cause matérielle qui est la seconde, pour ne retenir qu'une cause accidentelle, une cause conséquente :

> « En effet, dit Asclépiade, de tous les organes, le poumon est le seul où les artères soient douées d'un double mouvement, l'un qu'elles ont d'elles-mêmes, attendu qu'elles battent en vertu de leur propre substance (ἐκ τῆς σφετέρας αὐτῶν οὐσίας), l'autre qui dépend de l'acte respiratoire et qui est dû à l'agitation perpétuelle du poumon (σειομένου διὰ παντὸς τοῦ πνεύμονος); elles s'amaigrissent tandis que les artères des autres parties, exécutant avec modération un mouvement unique et propre, sont par cela même fortes et puissantes. Les veines du corps entier dénuées de mouvement s'atrophient avec raison, comme un esclave paresseux qui ne prend pas d'exercice; tandis que celles du poumon, qui obéissent au mouvement du viscère, acquièrent de l'épaisseur, comme les gens qui se livrent à un exercice modéré.» [208]

Le passage est précieux parce qu'il nous donne une raison d'Asclépiade fondée sur l'anatomie. Ainsi, dans la question de la distinction entre la veine et l'artère pulmonaire que l'on rencontre chez Hérophile et Érasistrate [209] – veine artérieuse et artère veineuse – Asclépiade donne une réponse originale :

205. Galien, VIII K 714 et 748.

206. *De usu partium* VI. 13, cf. Helmreich, tome 1, p. 340.

207. Cf. *De usu partium* VI. 12. Cette classification diffère de celle d'Aristote. Cf. la note de Daremberg, *Oeuvres choisies de Galien*, tome 1, p. 420, note 2.

208. Traduction Daremberg, *op. cit.*, tome 1, p. 424.

209. Cf. la note de Daremberg, in *Oeuvres choisies de Galien*, tome 1, p. 423, et in Rufus, *loc. cit.*

– Il n'existe aucune différence de nature entre veine et artère, tout est une question d'épaisseur et donc d'exercice.

– Dans le poumon, comme il y a une agitation du poumon, les artères travaillent moins qu'ailleurs : elles sont donc plus menues.

– Dans le poumon, comme il y a une agitation du poumon, les veines travaillent plus qu'ailleurs, elles sont donc plus épaisses.

– La distinction entre les deux est donc, dans le poumon, voisine de zéro.

Il n'y a pas de contradiction, comme le pense Daremberg [210], entre le mouvement des artères expliqué par la présence et l'absence de pneuma, comme tout à l'heure, et le mouvement «selon leur propre substance» exposé ici. Il ne faut pas croire que ce mouvement ait une quelconque finalité, non plus que celui du poumon. Il se trouve que cela s'agite. Le verbe choisi pour le mouvement du poumon : *σειομένου* n'implique aucune régularité. Ce n'est qu'une agitation. Il n'existe que des mouvements locaux, ici et là limités, de tel ou tel organe, sans qu'il y ait aucune raison d'ensemble de ces mouvements. C'est de la même façon que les humeurs sont produites là où elles sont. Ainsi la bile jaune est produite par le canal cholédoque où elle se trouve et se maintient [211].

Le mécanisme d'Asclépiade

Du point de vue de l'histoire de la biologie, le mécanisme s'oppose au vitalisme. La pensée d'Asclépiade représente à notre avis la première constitution d'un anti-vitalisme systématique et cohérent. En cela il est de toute première importance. Comme l'écrit excellement G. Canguilhem : « La théorie biologique se révèle à travers son histoire comme une pensée divisée et oscillante. Mécanisme et vitalisme s'affrontent sur le problème des structures et des fonctions; discontinuité et continuité, sur le problème de la succession des formes; préformation et épigénèse, sur le problème du développement de l'être; atomicité et totalité, sur le problème de l'individualité » [212]. Ainsi chez Asclépiade, nous trouvons discontinuité, épigénèse (que l'on songe à la formation de l'artère pulmonaire), atomisme. Quant au mécanisme que faut-il entendre par là ? Il s'agit de l'analogie des fonctions du corps humain avec des machines. L'expression de mécanisme est évidemment pour Asclépiade un anachronisme. Elle a, en effet, été introduite par les iatromécaniciens pour désigner l'organisme animal, supposé agir comme une machine, et d'après les lois de la mécanique seulement. Les machines

210. Cf. Rufus, *op. cit.*, p. 620.

211. Cf. Galien, *Nat. fac.* I.13.40, Loeb, p. 62.

212. *Connaissance de la vie*, Paris, Vrin, 1967 (2), p. 85.

auxquelles se réfère Asclépiade sont plutôt des appareils à fonctionnement très simple ; nous aimerions mieux proposer le néologisme d'instrumentalisme. Nous allons voir que l'analogie avec des instruments et des opérations est systématisée par Asclépiade.

– **Le modèle du filtre** : Faut-il donner le vin avant ou après manger ? demande Asclépiade. Après, parce que la nourriture agissant comme un filtre, va empêcher le vin de sortir trop vite et faciliter son action après son séjour [213].

– **L'analogie de la caille du lait** que nous avons citée à propos de l'action du vin. Elle est conçue comme une séparation (σχίσις), selon une physique de la séparation, sans aucune notion de force [214]. Elle rentre dans les analogies de type mécaniste.

– Nous ajouterons à ces modèles celui de la **faisselle** ou du moule à égoutter le fromage dans la production de l'hydropisie, selon la nouvelle interprétation que nous donnons d'un passage de Caelius Aurélien :

> *Item hydropismum perforatione carnis in paruam formulam uiarum quae possit solita corporis nutrimenta inaquare* [215].
>
> « De même l'hydropisie est due à la perforation de conduits dans la chair à la manière d'une petite faisselle [216] capable de tourner en eau les aliments habituels du corps. ».

Mais c'est surtout à propos des organes que les analogies sont utilisées. Ainsi la vessie est comparée à une toison ou une éponge [217]. Les poumons sont comparés à une clepsydre [218], à des ventouses [219], à un trémis. Leur utilité est en effet d'attirer l'air extérieur et de le filtrer pour le rendre aussi subtil que le souffle interne (*leptomeres*). Ces organes ont donc une utilité plutôt qu'une fonction. Mais ils ne sont pas essentiels dans la théorie. Ils existent, ici et là, visiblement, mais non fondamentalement. L'essentiel est dans le flux continuel d'éléments invisibles dans ces canaux invisibles. Les conduits qui relient ces organes sont parfaitement gratuits. Ainsi l'uretère, comme nous l'avons vu [220], ne sert à rien. La vessie absorbe les vapeurs que sont devenues les boissons comme une éponge [221]. Dans la nutrition la première partie de la déglutition

213. Cf. Caelius Aurélien, *Maladies aiguës* II.229.
214. Cf. notre article, *La présure et le lait*, p. 13.
215. *Maladies aiguës* I.108.
216. C'est ainsi que nous interprétons *formulam*.
217. Galien, *Nat. fac.* I.13.32, Loeb, p. 50.
218. Galien, XIX K 316 ss.
219. *Ibidem* et Plutarque, *De placitis philosophorum* IV.22.
220. *supra*, p. 176-177.
221. Galien, *Nat. fac.* I.13.32, Loeb, p. 50.

s'accomplit par l'extension du gosier ; mais elle se poursuit par « la finesse des voies qui conduisent à l'estomac. » [222]. L'œsophage est donc, comme l'uretère, un appendice inutile.

A l'intérieur du corps des rencontres de canaux peuvent se produire ; les conduits d'en bas communiquent parfois avec les conduits d'en haut, selon une certaine contiguïté, dans les profondeurs du corps, expliquant, par exemple, que la chaleur des intestins puisse affecter les membranes du cerveau : ce qui est une explication mécaniste de la *sympathie* des vitalistes [223].

Ces analogies des fonctions du corps ou de la structure des organes avec des modèles instrumentaux ne sont certes pas toutes neuves ; Asclépiade n'est assurément pas le premier à les utiliser. Ainsi, la clepsydre est utilisée par Empédocle comme modèle de la respiration, dans un passage fort difficile [224]. D'ailleurs le nom d'Empédocle est lié à celui d'Asclépiade dans le texte de Galien que nous citions. Ainsi en est-il de la tête, la vessie, et la matrice avec les ventouses, dans l'*Ancienne médecine*, chapitre XXII.

Dans le traité hippocratique l'analogie part de la forme (*σχῆμα*) pour aboutir à un fonctionnement, par l'intermédiaire d'une finalité. Ce sont des organes aspirants, car leur forme, creuse et effilée à leur extrémité, ressemble à celle des ventouses.

> « Les ventouses qu'on applique sur le corps, et qui, de larges, s'effilent en un col plus étroit, ont été précisément inventées pour tirer l'humeur hors de la chair et l'aspirer. » [225].

Mais cohabitent dans l'*Ancienne médecine* une théorie humorale, fondée sur les vertus des humeurs (*δυνάμεις*), et une théorie apparemment de type mécaniste comme l'aspiration des ventouses. Le chapitre XXII nous dit qu'il y a des maladies qui viennent des vertus (*ἀπὸ δυναμίων*) et d'autres des formes (*ἀπὸ σχημάτων*) : « par vertus, j'entends les propriétés extrêmes et la force des humeurs ; par formes, tout ce qu'il y a dans l'homme ».

Il faut citer aussi les vases communicants de *Maladies* IV.39 :

> « Les sources, comme je les ai appelées, fournissent au corps,

222. Caelius Aurélien, *Maladies aiguës* I.114.

223. Caelius Aurélien, *Maladies aiguës* I.128.

224. Empédocle B 100 (Bollack 551) ; sur la question cf. D. Furley, *Empedocles and the Clepsydra*, in *The Journal of Hellenic Studies*, 1957, p. 31-34 ; M. Timpanaro Cardini, *La clessidra di Empedocle e l'esperienza di Toricelli*, in *Congresso di Studi Torricelliani*, Faenza, 1958, p. 151-156 ; N.B. Booth, *Empedocles account of breathing*, in *The Journal of Hellenic Studies*, 1960, p. 10-15 ; J. Bollack, *Empédocle 3, Les origines, Commentaire 2*, Paris, Minuit, 1969, p. 470-500 ; W.K.C. Guthrie, *op. cit.*, tome 2, p. 220 ss.

225. Traduction Festugière, Paris, Klincksieck, 1948, p. 20.

> quand elles sont pleines ; quand elles se vident, elles y puisent ; le ventre fait aussi de même. C'est comme si on versait de l'eau dans trois chaudrons ou plus, placés à un endroit tout à fait horizontal et arrangés le mieux possible, apres avoir adapté des tuyaux aux ouvertures, en versant l'eau doucement dans l'un d'eux jusqu'à ce qu'ils soient remplis. Et quand ils sont pleins, si on retire l'eau de l'un d'eux, les autres rendront l'eau qui coulera en sens inverse dans ce chaudron et tous se videront comme ils s'étaient remplis. »[226].

Mais cette analogie cohabite avec la doctrine humorale et le principe de sympathie ; le semblable attire le semblable[227].

La vraie nouveauté d'Asclépiade, c'est d'avoir systématisé des modèles instrumentaux et d'avoir une théorie cohérente avec le fonctionnement de ces appareils. Il est impossible de passer, chez Hippocrate, d'une théorie qualitative des humeurs au modèle quantitatif des vases communicants ou des ventouses, qui ne restent que des métaphores commodes mais imparfaites. La théorie quantitative et anti-vitaliste d'Asclépiade donne une cohérence logique à ces modèles. Il se méfie à ce point de toute idée de force qu'il refuse l'analogie avec l'aimantation pour la respiration ; en cela plus radical qu'Épicure comme le remarque Galien[228]. Pourtant Épicure avait une théorie physique de l'aimantation.

Ce corps poreux, traversé de canaux invisibles, qu'est-ce qui le fait être ? Qu'est-ce qui le fait continuer dans son être ? Comment ne s'effondre-t-il pas ? Comment ces chemins invisibles se conservent-ils ? Puisqu'il n'y a aucun principe de vie, ni aucune téléologie pour expliquer sa persistance. C'est alors qu'Asclépiade a l'une des réponses les plus étonnantes que l'on ait jamais données ; plus qu'un paradoxe, un vrai scandale philosophique, et que l'on n'a jamais commenté :

ἡ φύσις τηρεῖ τὸν νόμον.

« La nature maintient le droit. »[229].

Réponse que l'on peut entendre de plusieurs façons : la nature maintient le concept, conserve le droit, c'est-à-dire que ces canaux, ces corpuscules qui errent dans ces canaux connus par la raison, la nature les maintient, les conserve, quant à leur existence et leur mouvement. Le contexte de l'*Anonyme de Londres* est clair.

226. Traduction R. Joly, *Hippocrate*, tome XI, Paris, Belles Lettres, p. 92.
227. Cf. *Maladies* IV.33.3.
228. *Nat. fac.* I.14 ss., Loeb, p. 70 ss.
229. *Anonym. Lond.* 39.5.

C'est bien à propos de l'existence de ces étants invisibles qu'Asclépiade a prononcé la formule. C'est le renversement de la proposition traditionnelle que le droit sauve la nature [230].

Renvoyant à Hegel [231], Kierkegaard [232] affirme qu'une formule du genre : «la nature est capable de maintenir le concept» est une absurdité philosophique. Cette «absurdité», Asclépiade l'a soutenue. Qu'est-ce que cette nature ? Ce n'est certainement pas un principe de vie, qu'Asclépiade s'obstine à nier. Cette nature n'est pas autre chose que la maintenance même de ces canaux et de ces particules. C'est une solution, disons cavalière, hautaine, paradoxale, bien à la manière d'Asclépiade, d'un problème authentique de l'épicurisme, comme nous l'avons vu : une des grandes difficultés est de comprendre la tentative d'Épicure pour dépasser l'opposition du droit et de la nature, en affirmant que la nature est du droit. Ainsi pour le concept de limite, dans la définition du plaisir et de la douleur, dans le problème de l'origine du langage, de la morale, du droit.

Il est, à notre avis, possible – et nous nous étonnons de ce qu'on ne l'ait pas remarqué – de voir dans la formule d'Asclépiade encore un trait anti-hippocratique. L'on sait qu'au chapitre 14 du traité *Des airs, des eaux et des lieux* [233] se situe une réflexion passionnante sur le rapport de la nature et de la coutume à propos des Macrocéphales. Ce peuple a une tête conformée en longueur; cela vient d'un usage qui façonnait à l'aide de bandelettes la tête des enfants. Puis, avec le temps, l'usage est devenu naturel. Il y a hérédité des caractères acquis; mais, avec le temps, la coutume s'est perdue, et le macrocéphale n'engendre plus un macrocéphale. Mais l'on trouve ici une fascinante rêverie sur la relation de la nature et de la coutume ; et Hippocrate a cette formule :

ἡ φύσις ξυμβάλλεται τῷ νόμῳ.[234].

La nature vient en aide à la coutume.

Dans le passage du «venir en aide» au «garder», nous mesurons l'écart logique d'Asclépiade à Hippocrate.

Quelques remarques sur la rhétorique d'Asclépiade

La rhétorique a influencé la médecine, dans le travail de la définition, ce qui, comme nous l'avons dit à propos de la phrénitis et

230. Un peu avant (36.48-50), l'*Anonyme* nous donne une autre formulation du principe : ἡ φύσις, φησίν, τηρητικὴ καθέστηκεν τοῦ τε δικαίου καὶ τοῦ ἀκουλούθου...

231. *Wissenschaft der Logik*, p. II, sect. I, ch. I B.

232. *Le concept d'ironie*, Paris, 1975, p. 10.

233. II L 58.

234. Sur le problème nomos-physis, cf. F. Heinimann, *Nomos und Physis*, Bâle, 1965.

de la manie, se répercute sur le problème de la classification des maladies «mentales». Or Asclépiade a travaillé beaucoup au problème de la définition, aussi bien en ce qui concerne la rhétorique, comme on le voit dans Sextus Empiricus à propos de la définition de la γραμματικὴ τέχνη [235], qu'en ce qui concerne la médecine, comme on le lit chez Caelius Aurélien, où ses définitions sont sévèrement critiquées. M. Fuhrmann écrit que ses définitions médicales ressemblaient certainement aux collections du même nom pseudo-platoniciennes et pseudo-galéniques [236]. Il existe, selon nous, une grande différence qui suscite la critique de Caelius Aurélien [237], cette différence est d'ordre rhétorique et logique. Si l'on comprend bien, Caelius Aurélien reproche à Asclépiade de mettre l'étiologie dans la définition. En règle générale, il est frappant, dans les diverses écoles médicales, de voir qu'elles luttent et disputent à propos des étiologies différentes qu'elles proposent, mais qu'elles ne contestent pas les définitions. Il existe en effet un vaste accord sur la définition du concept des maladies entre les différentes sectes. Asclépiade commet une faute contre la rhétorique de la définition et contre l'usage médical, en glissant les causes dans les définitions, en amenant donc à les contester; on le voit chez Caelius Aurélien à propos de la définition de la phrénitis [238].

La seconde observation considère ce qu'on pourrait appeler le style d'Asclépiade. Nous avons parlé plus haut [239] d'un héraclitéisme d'Asclépiade, tel qu'il apparaît dans la critique de Caelius Aurélien à propos de la place de l'adverbe *frequenter* dans la définition de la phrénitis. «Asclépiade dit que la phrénitis est un arrêt des corpuscules ou un infarctus causé par ces corpuscules dans les membranes du cerveau fréquemment sans douleur, avec aliénation et fièvre.» [240]. «Certains», écrit Caelius Aurélien, «mettent le mot *frequenter* en relation avec ce qui suit, de façon à comprendre : fréquemment sans douleur, parce qu'une forte phrénitis s'accompagne quelques fois de douleur. Mais d'autres disent qu'il faut lier ce terme aux termes précédents, de façon à comprendre 'fréquemment un arrêt ou une obstruction'.» [241]. Cette manière d'écrire ressemble beaucoup au style d'Héraclite, dont le logos mime le logos du monde, c'est-à-dire l'écoulement continuel. Chez Héraclite chaque terme modifie celui qui précède et influence celui qui suit.

235. Cf. *Adv. math.* I.44 ss., Loeb, t. 4, p. 27-28; I.72 ss., Loeb, t. 4, p. 43 ss.
236. *Das systematische Lehrbuch*, Göttingen, 1960, p. 179-180.
237. Caelius Aurélien, *Maladies aiguës*, I.6-15.
238. Caelius Aurélien, *Maladies aiguës*, I.6-15.
239. *Supra*, p. 176.
240. *Maladies aiguës*, I.6.
241. *Maladies aiguës*, I.7-8 ; cf. aussi I.16.

Plus intéressante encore est l'utilisation systématique d'un trope que Caelius Aurélien appelle la métalepse (*transumptio*), mais qui est plus évidemment une synecdoque, c'est-à-dire une certaine façon d'utiliser la partie pour le tout ou le tout pour la partie. Caelius Aurélien reproche à Asclépiade d'utiliser sans cesse la métalepse. Mais en citant un passage, c'est un exemple de synecdoque qu'il donne [242] : «Il parle, par exemple, d'un liquide épais au lieu des parties épaisses du liquide, réduisant les parties au tout.». Examinons, par exemple, la relation du tout et de la partie. Nous savons que, pour Asclépiade, le monde est formé d'éléments qui entrent en combinaison. Un texte de Caelius Aurélien est essentiel à ce sujet, qui dit [243] : « D'abord, en effet, les éléments premiers du corps, il a décrété que ce sont les atomes ; deuxièmement des corpuscules perçus par l'intelligence, sans aucune des qualités habituelles, et dès l'origine en combinaisons, doués d'un mouvement éternel. Ces corpuscules, dans leur course, se rencontrent et sous l'effet des coups qu'ils se donnent éclatent en fragment en nombre infini, différents par la grandeur et la forme ; ces fragments de nouveau, dans leur course, se joignent par adjonction ou conjonction pour former les corps sensibles, ayant eux-mêmes le pouvoir de changer, ou par la grandeur ou par leur nombre, ou par la forme, ou par l'ordre. Et, dit-il, il ne lui paraît pas illogique que ce soit là l'effet de corps ne possédant aucune qualité : car les propriétés de la partie sont une chose, autre chose celle du tout. L'argent, dit-il, est blanc, la poudre qu'on obtient en le frottant est noire (*adfricatio*). La corne de chèvre est noire, mais si on la scie, la poudre est blanche (*serrago*).». Contrairement à Drabkin [244], nous pensons que Caelius Aurélien suit de très près Asclépiade ; nous trouvons son trope favori que Caelius Aurélien appelle la métalepse, mais en quoi il vaut mieux reconnaître une synecdoque.

Mais les liens entre la médecine et la rhétorique sont, chez Asclépiade, bien plus importants que ce passage de la rhétorique à la médecine, qu'aurait fait notre auteur pour des questions d'intérêt. Asclépiade n'est pas le Maître Jacques qui aurait changé son tablier. C'est un médecin dont la ratio est rhétorique, ou, si l'on veut, qui identifie les lois de la nature et de la rhétorique. Asclépiade est l'homme qui utilise :

– la cause pour l'effet,

242. *Maladies aiguës* I.13 ; pour la définition de la métalepse, cf. Quintilien VIII.6. 38. Sur la métalepse et la synecdoque, cf. J. Martin, *Antike Rhetorik*, München, 1974, p. 262, 261, 266, 270, 271.

243. *Maladies aiguës* I.105-106, texte déjà cité plus haut.

244. P. 66, note 1.

– le tout pour la partie,

– l'acte pour le résultat (*serrago, adfricatio*).

Mais cette figure précieusement rapportée par Caelius Aurélien, même s'il l'identifie mal, est justifiée par les sens ; un texte de Sextus Empiricus nous le dit très clairement [245]. Anaxagore, nous dit-il, constate l'infinité des sens. Si l'on prend deux couleurs (noir et blanc), et qu'on les mélange, notre vue est incapable de distinguer les altérations graduelles. Et Asclépiade, dans le premier livre de son *περὶ οἴνου δόσεως* (*Du traitement par le vin*) parle du blanc pâle et du noir et nous dit :

> *μιγέντων γὰρ τούτων ἀδυνατεῖ διαγινώσκειν ἡ αἴσθησις εἴτε ἕν ἐστι καὶ ἁπλοῦν χρῶμα τὸ ὑποκείμενον εἴτε καὶ μή.*
>
> « Quand on les mélange, la sensation est incapable de discerner si le donné est une couleur une et simple, ou bien non. ».

Ainsi, pour la sensation, le tout est différent de l'adjonction des parties entre elles. La synecdoque est la constatation de ce passage de l'un au tout. Le trope est fondé sur le procès de la sensation ; de même qu'il sert d'explication logique et de confirmation. Ainsi il n'est pas étonnant que nous ne voyions pas ces canaux et ces corpuscules, bien que le corps en soit constitué ; car la totalité que nous voyons diffère de ses parties constitutives. Nous rejoignons aussi, par ce biais, la contradiction apparente que nous signalions au début : l'hypothèse de ces corpuscules invisibles ne contredit pas l'expérience de la sensation.

Nous espérons que l'on sera sensible maintenant à la cohérence d'Asclépiade. Du point de vue de la maladie de l'âme, la solution du médecin est radicale, puisqu'il n'y a pas d'âme. Il ne saurait y avoir que maladies des sens ; c'est vrai en particulier de la maladie dramatique dont nous avons vu qu'Asclépiade a contribué fortement à la constituer comme espèce, la *phrénitis*. Mais il nous semble que l'œuvre théorique d'Asclépiade fait apparaître les contradictions de l'épicurisme en systématisant un monisme sensualiste radical. Il est intéressant de voir que les deux grandes philosophies rivales, l'Épicurisme et le Stoïcisme, ont eu, toutes les deux leur moniste systématique, Asclépiade et Chrysippe. Ces deux monismes engagent une théorie physiologique, comme nous le verrons aussi chez Chrysippe. Tous les deux, pour des raisons de système, refusent la description anatomique de leur temps et sont en très nette régression. Là s'arrête l'analogie. Car si Asclépiade réduit tout à de la sensation et supprime la spécificité de la maladie de l'âme, Chrysippe au contraire constitue cette dernière.

245. *Adv. math.* VII. 91, Loeb, t. 2, p. 47.

Une autre conclusion est aussi très intéressante. Ces deux monismes n'ont pas d'avenir théorique. Le dualisme triomphe à l'intérieur de leur propre philosophie. Lucrèce réagit contre toute hypothèse moniste, comme nous l'allons voir ; et Posidonius, d'un point de vue physiologique, Cicéron, d'un point de vue philosophique, corrigent le monisme de Chrysippe. Lucrèce et Cicéron sont du même côté, pour affirmer la vérité de l'ancien discours (παλαιὸς λόγος) sur le corps et l'âme.

LUCRECE ET LA MALADIE DE L'AME

La relation de l'âme et du corps

Dans un de ses plus récents articles, P.H. Schrijvers regrette que l'on n'accorde pas davantage d'attention à la physiologie de Lucrèce. Il parle, à ce propos, de «bricolage scientifique» : «vis-à-vis, par exemple, des théories d'Hippocrate, d'Aristote ou d'Asclépiade, Lucrèce se montre clairement éclectique. Il a l'air d'utiliser pêle-mêle idées, analogies, images et termes empruntés aux sciences physiologiques, psychologiques et médicales antérieures quand il s'efforce de donner par l'intégration ou par le rejet d'observations et de conceptions plus ou moins communément reçues ou connues une base aussi scientifique que possible à ses propres exposés atomistes.» [246]. Certes, il existe un éclectisme de Lucrèce. Mais nous ne croyons pas au caractère aléatoire de cet éclectisme ; non plus qu'à celui de Virgile, dont nous avons essayé de montrer la rigueur [247]. Chez Lucrèce, le choix de ses exemples physiologiques est réglé par deux éléments fondamentaux, son dualisme et son vitalisme; et dans ce même article, P. H. Schrijvers déplore que l'on ait abandonné la tradition des rapports entre Asclépiade et Lucrèce; et il rappelle le temps du XIXe siècle, où Asclépiade est «encore appelé sans hésitation *maître de Lucrèce*.» [248]. Nous ne regrettons pas, quant à nous, cette erreur et nous allons voir que de nombreux éléments du chant III peuvent être interprétés comme une réaction à Asclépiade. Il est important de l'observer, car l'on comprend alors mieux la théorie de l'âme chez Lucrèce. Lucrèce affirme qu'il existe un principe directeur, qui est l'âme, et une âme de l'âme qui domine l'ensemble, sous le nom d'*animus* ou de *mens* [249]. Cette âme existe ;

246. *La pensée d'Épicure et de Lucrèce sur le sommeil, loc. cit.*, p. 250.

247. *Nature, culture et poésie dans les Géorgiques de Virgile*, in *Helmantica*, 1977, p. 431-473.

248. *Op. cit.*, p. 238 ; cf. M. Albert, *Les médecins grecs à Rome*, Paris, 1894, p. 47 ss.

249. III., v. 138 ss : *sed caput esse quasi et dominari in corpore toto / consilium quod nos animum mentemque uocamus.*

c'est une réalité, et elle a une place déterminée dans le corps. La partie directive, ce *consilium*, a son siège au milieu de la poitrine [250].

Dès le début du chant, Lucrèce affirme vigoureusement que le conseil et le gouvernement (*consilium... regimenque*) de la vie ont une place dans l'homme et sont parties de lui comme pieds et mains [251], et il s'attaque à ceux qui pensent que la sensation de l'esprit ne serait pas localisable, mais seulement un *habitum quendam uitalem corporis*, un état vital du corps [252], une harmonie selon le nom grec [253], quelque chose qui nous fait vivre avec la sensation, alors que l'esprit (*mens*) ne réside nulle part [254].

D'autre part, il existe une chaleur vitale innée qui avec le souffle maintient la vie de nos membres [255]. L'on remarquera d'abord la grande fidélité de Lucrèce à Épicure [256]. Mais, selon nous, on doit aussi reconnaître une opposition systématique aux théories d'Asclépiade. Pour le médecin de Pruse, il n'existe en effet pas d'ἡγεμονικόν [257], et il prétend que l'âme n'a pas de siège séparé [258]; il utilise, afin de le prouver, l'expérience des guêpes et des mouches sur laquelle nous reviendrons. L'on a vu, dans la critique de l'*habitus vitalis* et de l'*harmonie*, une polémique contre le Simmias du *Phédon*, Dicéarque et Aristoxène [259]. C'est à l'expression de la théorie par Dicéarque, doctrine «très analogue à l'organicisme moderne, que paraissent correspondre l'exposé et l'argumentation de Lucrèce», écrit Robin.

Mais pour Asclépiade, l'âme n'est autre chose que l'exercice conjugué des sensations :

συγγυμνασίαν τῶν αἰσθήσεων [260],

et, si l'on trouve que cette expression n'est pas assez musicale, nous avons celle que nous rapporte Macrobe : «Asclépiade dit que l'âme est *sensuum quisque exercitium sibi consonum*». (*Comm.* I. 1,19).

250. III, v. 140 :*Idque situm media regione in pectoris haeret.*

251. III v. 94 ss. et III v. 548 ss.

252. III v. 99.

253. III v. 100.

254. III v. 101.

255. III v. 128.

256. Cf. *Ep.* 63.64. Sur la composition de l'âme chez Lucrèce et la quatrième substance «sans nom» (III v. 242) cf. notre article *La présure et le lait*, p. 7 et *supra*, p. 184.

257. Cf. Sextus Emp., *Adv. math.* VII. 202 et 380, Loeb t. 2, p. 110 et 202, et *supra*, p. 177.

258. Tertullien, *De anima*, 15, 2 ; cf. édition J.H. Waszink, Paris, Amsterdam, 1933.

259. Cf. Ernout et Robin, Commentaire ad v. 98 (Bailey, t. II, p. 1004-1005). Selon Robin c'est surtout Dicéarque qui est visé ; à cause de la forme beaucoup plus précise de la théorie (cf. Cicéron, *Tusc.* I.10.19). Sur Dicéarque et Aristoxène cf. notre article :*Du rythme dans le corps, quelques notes sur l'interprétation du pouls par le médecin Hérophile*, 1978 n° 3 p. 258-267.

260. Diels, *Doxog.*, p. 387, 7 (Aetius, *Plac.* IV.2.6.31, 2).

D'ailleurs, nous n'excluons pas l'interprétation de Robin ; nous la trouvons incomplète. Car, dans la tradition, Asclépiade et Dicéarque se trouvent parfois réunis ; notamment dans le texte précieux de Tertullien [261] :

> « *Mais, contrairement à Dicéarque*, la plupart des philosophes, Platon, Straton, Épicure, Démocrite, Empédocle, Socrate, Aristote, *contrairement à Andreas et à Asclépiade*, la plupart des médecins, Hérophile, Érasistrate, Dioclès, Hippocrate, et Soranus lui-même, enfin nous autres chrétiens, nous soutenons qu'il y a *dans l'âme une faculté dominante et qu'elle a son sanctuaire dans une certaine partie du corps.* ».

L'on voit qu'il n'est pas absurde, du point de vue même de la tradition, de réunir Dicéarque et Asclépiade. L'on pourrait s'étonner de voir Asclépiade parmi ceux que Lucrèce appelle des « musiciens » [262], en jouant sur le terme harmonie. Ce terme peut aussi bien viser Asclépiade qu'Aristoxène, si l'on se souvient que le médecin de Pruse est connu pour l'emploi de la musico-thérapie dans la cure de la manie [263] ou de la phrénitis [264].

L'on pourrait, dans ce chant, relever d'autres traits anti-asclépiadiens ; par exemple, l'existence d'une chaleur vitale [265]. Chez Asclépiade, il n'y a pas de chaleur innée, ce qui est lié à sa théorie de l'absence de coction dans la digestion [266]. Voilà d'ailleurs encore un point de désaccord. Lucrèce croit à la coction et à l'altération dans le phénomène de la digestion [267]. Mais il existe un passage du chant III que l'on n'a pas, à notre connaissance, rapproché d'Asclépiade. Il s'agit de la démonstration que l'âme peut être divisée [268]. « On dit que les chars armés de faux, tout chauds du carnage et de la mêlée, tranchent des membres si subitement qu'on voit palpiter à terre la partie détachée et tombée du tronc, sans que néanmoins

261. *De anima*, 15, 3 ; traduction Genoude. L'*Andreas* dont il est question est-il celui de Cargiste ou celui dit l'Hérophiléen ? Les deux sont peut-être d'ailleurs le même ; cf. Daremberg, *Histoire des sciences médicales*, t. I, p. 167, note 26 ; Waszink l'identifie avec le premier.

262. III. v. 131 ss.

263. Caelius Aurélien, *Maladies chroniques* I.5.178.

264. Censorin, *De die natali* XII.

265. III v. 214-215 : *mors omnia praestat / uitalem praeter sensum calidumque uaporem ;* III v. 128 *Est igitur calor ac uentus uitalis in ipso / corpore, qui nobis moribundos deserit artus.*

266. Cf. Galien, K VII 615.

267. III v. 703 : *Ut cibus, in membra atque artus cum diditur omnis / disperit atque* aliam naturam *sufficit ex se.*

268. III v. 634 ss.

l'âme du combattant surprise par la soudaineté du coup, puisse en ressentir de la douleur. Ainsi donc cette âme, qui formait une unité entière, a été partagée en même temps que le corps, et il faut tenir l'une et l'autre pour mortels, puisqu'ils se laissent également diviser en tronçons.» [269]. Si l'on met de côté la beauté de la description du combat, et si l'on ne tient pas le tableau pour une amplification rhétorique, on peut comparer l'expérience de la guerre à l'expérience à laquelle Asclépiade se livrait avec des guêpes et des mouches, et que nous rapporte Tertullien [270]. «La plupart des animaux, selon Asclépiade, si on leur enlève une des parties du corps dans lesquelles on place le siège principal de cette faculté souveraine, survivent malgré tout quelque temps et donnent des marques de connaissance. Il en est ainsi des mouches, des guêpes et des sauterelles, quand on leur coupe la tête; des chiens, des tortues et des anguilles, quand on leur arrache le cœur. Donc la faculté prépondérante n'existe pas; sinon la vigueur de l'âme ne continuerait pas, une fois que la faculté supérieure est détruite dans ses organes.»

On voit que l'expérience est identique chez Lucrèce et chez Asclépiade; mais les conclusions sont différentes. Chez Asclépiade, elle est dirigée contre la théorie de la localisation de l'âme; et l'on sait que, pour lui, l'âme n'est que le consensus des sens. Lucrèce se sert de cette démonstration pour montrer que l'âme est corporelle et divisible, donc mortelle.

Nous pensons que le faisceau de preuves est suffisant pour montrer chez Lucrèce une résistance à la physiologie d'Asclépiade, même si, en d'autres lieux, comme ceux que cite Schrijvers, il existe une théorie des pores qui pourrait faire songer à Asclépiade [271]. Nous avons fait, nous aussi, un autre rapprochement à propos de la perception [272]. Nous trouvons, quant à nous, très important de rencontrer une physiologie anti-asclépiadienne dans le chant consacré à l'âme et à ses relations avec le corps. Cela ne veut pas dire du tout que nous pensions qu'Asclépiade n'est pas épicurien; nous nous en sommes expliqué; mais il existe plusieurs demeures dans la maison du père; et il nous semble que Lucrèce a réagi contre un monisme et un mécanisme systématique, parce qu'il est par tempérament et ce qu'il pense sans doute une fidélité à Épicure, un

269. Traduction Ernout.

270. *De anima* 15, 2.

271. *Loc. cit.*, p. 238 (IV, v. 865 ss.; IV, v. 940). Ajoutons à l'anti-asclépiadisme, l'idée que, dans le sein de la mère, l'âme et le corps s'exercent à former les mouvements vitaux (III, v. 345), alors qu'un texte nous dit qu'Asclépiade ne croyait pas que le fœtus soit vivant. – Pseudo-Galien, XIX K 158.177.

272. Cf. la *phrenitis, supra*, p. 95 ss.

dualiste vitaliste. Il lui serait beaucoup plus facile de démontrer sa thèse de la mortalité de l'âme dans une théorie qui n'en fait que le consensus des sens.

Que l'on nous comprenne bien. Il ne s'agit pas d'exclure systématiquement les emprunts à Asclépiade dans l'œuvre de Lucrèce. Mais, dans le chant III, la reprise extrêmement nette d'un dualisme épicurien contre le monisme asclépiadien tend, essentiellement, à permettre d'affirmer nettement la spécificité des maladies ou de la maladie de l'âme, et partant de la philosophie par rapport à la médecine, le vrai médecin étant, comme nous le verrons, Épicure lui-même. L'âme pâtit de deux façons : par les maladies qui lui sont propres, et par la contagion des maladies du corps.

La distinction entre *animus-mens*, d'une part, et *anima*, de l'autre, sert à la démonstration du fonctionnement du dualisme [273]. En fait, Lucrèce s'efforce de marquer l'interaction de l'âme et du corps, ce qui a été souvent décrit, afin de prouver la mortalité de l'âme, mais aussi l'indépendance de l'*animus* à l'égard du corps, ce sur quoi l'on insiste moins.

Si l'on considère d'abord le tableau des maladies du corps avec lesquelles l'âme compatit, l'on trouve ce que nous interprétons comme :

– le *délire fébrile* (III v. 463-464). Bien plus, dans les maladies du corps, l'esprit erre souvent et s'égare ; car il déraisonne (*dementit*) et délire (*deliraque fatur*). Peut-être Lucrèce confond-il ce délire fébrile avec la phrénitis dont il ne parle pas.

– la *léthargie* (III v. 465-469). «Parfois une pesante léthargie (*graui lethargo*) l'emporte dans les profondeurs d'un sommeil éternel, au fond duquel, les yeux fermés, la tête retombante, il n'entend plus les voix, il ne peut plus reconnaître les visages de ceux qui, tâchant de le rappeler à la vie, l'entourent, le visage et les joues baignées de larmes.» [274]. Cette description de la *léthargie*, d'origine physique, est à rapprocher de celle de la *lipothymie* de III v. 592 ss. dont l'origine semble être à la fois le corps et l'âme elle-même : «Souvent, sans franchir les limites de la vie, mais pourtant sur le point de succomber à quelque mal, l'âme semble vouloir s'en aller, se séparer du corps entier, et comme au moment supréme, le visage s'alanguit, et flasques, tous les membres semblent vouloir se détacher du corps exsangue. Tel est l'état d'un homme qui, comme on dit, se trouve mal ou a perdu connaissance : déjà de tous côtés chacun s'agite autour de lui...» [275]. La *phrenitis* glisse souvent en *léthargie*,

273. Comme l'a bien vu Rist, *op. cit.*, p. 79.
274. Traduction Ernout.
275. Traduction Ernout.

comme nous le savons [276].

D'autre part, la *léthargie* et la *catalepsie* qui lui est proche ont été étudiées par Asclépiade ; et ce médecin rapportait qu'une fièvre quotidienne persistante n'est pas sans danger, que dans bien des cas la maladie passe à une autre maladie. Nous voyons fréquemment, dit-il, ces fièvres accompagnées de gêne du corps et de l'esprit, comme dans le cas de la léthargie (*corporis atque mentis oppressione in similitudine lethargiae*) ; souvent c'est la mort pour le malade. Il précise qu'il a souvent fait ces observations à Rome [277].

– L'*ivresse* avec ses manifestations psycho-somatiques : « lourdeurs dans les membres, embarras des jambes, pas chancelants, langue hésitante, l'esprit humecté (*madet mens*), les yeux nageant (*nant oculi*) [278], cris, hoquets, (*singultus*), querelles... » (III, v. 476 ss).

– L'*épilepsie* (III, v. 486 ss.), dont Lucrèce décrit la soudaineté, et les manifestations : écume, gémissement, tremblement, délire, convulsions, respiration haletante. Dans une amplification finale, le poète compare l'écume à celle des mers bouillonnant sous le vent [279].

Nous trouvons à ces maladies une esquisse d'étiologie, puisqu'il est question d'une *humeur âcre* (*acer umor*). « Quand la cause de la maladie a reflué et quand l'humeur âcre du corps corrompu s'est retirée, ... » (III, v. 502-503) [280], peu à peu il retrouve ses sens et reprend possession de son *anima*. Il serait tentant d'identifier cette humeur avec la bile, que nous trouvons dans le chant IV désignée comme cause, entre autres, des fièvres :

Quippe ubi cui febris bili superante coorta est
aut alia ratione... (IV v. 664-665) [281].

Mais le plus intéressant est le processus d'action du corps sur l'âme par la contagion :

Quare animum quoque dissolui fateare necessest,
quandoquidem penetrant in eum contagia morbi. (III v. 470-471)

276. Cf. *supra*, p. 77.

277. Caelius Aurélien, *Maladies aiguës* II.10.63.64.

278. Nous avons marqué le rapport de cette expression avec celle d'*Épidémies* VII (V L 390), à propos de l'homme de Balée : ὀφθαλμοὶ κεχρωσμένοι, πλέοντες ὥσπερ τῶν νυσταζόντων. Cf. *Écriture et médecine hippocratique*, p. 140-141.

279. Nous avons étudié la comparaison possible avec la description du traité hippocratique *Des vents* (VI L 114) ; cf. *Écriture et médecine hippocratique*, p. 143.

280. *Acer* qualifie souvent la *pituite* chez Celse. Dans l'expression *uini uis acris* (III, v. 476-477), il ne faut pas traduire *acer* par généreux, comme Ernout ; ce qui est un terme laudatif ; mais par un terme péjoratif, *violent* par exemple ; *acer* indique la morsure qui suit l'absorption du vin.

281. Rien ne permet d'identifier ces fièvres avec la jaunisse, comme le voudrait Merrill cité par Bailey (commentaire *ad loc.*), qui s'appuie sur Pline, *H. N.* XXII.20.44 et 51.54.

«C'est pourquoi il faut reconnaître que l'esprit aussi se dissout puisqu'aussi bien pénètre en lui le contage [282] de la maladie.».

Nous consacrons, un peu plus loin [283], un long excursus à la *contagion*, nécessaire, croyons-nous, à la compréhension de la fin du chant VI, dont il faut marquer dès maintenant les rapports avec le chant III [284]. Il est très important dans ce contexte de rencontrer la métaphore de la *diadose*, dont nous dirons l'importance.

Denique cur, hominem cum uini uis penetrauit
acris, et in uenas discessit diditus *ardor*... (III v. 476-477).

«Enfin lorsqu'un homme est envahi par la force d'un vin violent dont la chaleur s'est répandue et distribuée dans ses veines...» [285].

Diditus et *contagia* vont ensemble, dans une théorie de la contagion que nous tenterons d'élucider. La *diadose* évidemment explique aussi le phénomène de répartition dans la digestion, comme le rapporte Bailey [286].

Mais nous verrons, dans l'analyse que nous faisons du *περὶ λύσσης* du pseudo-Démocrite, que le même concept de *diadose* sert à expliquer la circulation du contage à l'intérieur et à l'extérieur de l'organisme, réunissant, en somme, la contagion interne du chant III et la propagation de la peste du chant VI. Nous croyons d'ailleurs pouvoir attribuer ce traité à un disciple d'Asclépiade de Pruse [287].

Un autre procès de l'action matérielle sur l'âme n'a pas été, à notre avis, suffisamment commenté. Il s'agit de l'action de la médecine sur l'âme. Il existe une action possible du médecin sur la *mens* qui pour être guérie (*sanari*), comme un corps malade, est transformée (*flecti*) par la médecine (III v. 510) [288]. Or, changer l'âme c'est ajouter des parties ou en changer l'ordre, ou retrancher à la source, que l'on veuille changer l'âme ou quelque substance que ce soit [289].

282. Nous employons ici le terme médical de *contage*, qui désigne la substance, cause matérielle de la contagion.

283. *infra*, p. 211 ss.

284. Comme l'a bien vu M. Bollack, *La raison de Lucrèce*, Paris, Minuit, 1978, p. 459.

285. Traduction Ernout modifiée.

286. Qui rapproche de II, v. 1125 : *in uenas cibus omnis inditur*.

287. Cf. *infra*, p. 501.

288. L'expression est reprise en III v. 522.

289. III v. 513 ss. Cela doit être aussi vrai pour la transformation de l'âme par l'éducation. Évidemment, si l'on peut rajouter ou enlever des atomes de feu, d'air etc. aux âmes, cela contredit la fixité des natures de ces âmes, que l'on ne peut effacer complète-

Nous pensons que, puisqu'il s'agit de médecine, et finalement de l'action du médicament, nous pouvons rapprocher ces vers d'un passage de Plutarque qui nous décrit l'opinion d'Épicure sur l'action du vin [290]. La question est de savoir si le vin est toujours un réchauffant. Épicure répond qu'une quantité donnée de vin donnée à une certaine personne, peut-être échauffante [291]. «Car, après avoir assigné à une cause, le rassemblement et la dispersion des atomes, et à une autre le mélange et la contiguïté de ces atomes avec d'autres, quand le vin se mélange avec le corps, il ajoute en conclusion : 'On ne saurait donc généraliser le fait que le vin est un échauffant, mais seulement dire que cette quantité est échauffante pour cette constitution, dans ces conditions, et qu'elle est refroidissante pour une autre constitution. Car dans cet agrégat, il y a des substances naturelles à partir desquelles se forme du froid, ou qui, quand elles sont combinées avec d'autres, peuvent produire vraiment un refroidissement.'»

L'on voit donc très nettement comment, par une combinatoire fondée sur la contiguïté et sur la crase, des atomes se mélangent d'une substance à une autre, modifiant la sensation ; et ainsi l'âme peut être transformée par un médicament. La médecine peut donc agir sur l'âme. C'est ce qu'elle fait, mais Lucrèce n'en parle pas, par l'ellébore, la jusquiame, la mandragore, l'opium et, nous le verrons, le vin [292]. En somme, le domaine d'Asclépiade.

Nous avons décrit d'abord l'influence de la maladie du corps sur l'âme parce qu'elle est la plus évidente, qu'elle est fondamentale pour la démonstration de la mortalité de l'âme. Mais elle dissimule quelque chose d'aussi important dans ce chant, l'idée de la spécificité de certaines maladies de l'âme et de la relative indépendance de celle-ci à l'égard du corps. L'âme de l'âme (*animus – mens*) qui a son siège dans la poitrine (III, v. 140), a une autonomie de connaissance et de sensation (*per se sapit* – III, v. 145), et connaît une joie indépendante de l'*anima* et des sens (*sibi gaudet – ibidem*). Il existe donc une joie propre à cette partie directrice de l'âme. Quand au contraire, elle conçoit une crainte plus violente, l'âme s'émeut de concert, et le corps connaît sueurs, pâleur, bégaiement, perte de la voix, de la vue, tintement d'oreilles, faiblesse des membres, qui peuvent aller jusqu'à la mort (III, v. 152 ss.). Ainsi, c'est

ment. Le problème est posé par Furley, *Two studies in the Greek atomists*, Princeton, 1967, *Outline of Epicurean psychologie*, p. 196-200.

290. *Adv. Coloten* 1109 F.

291. Nous trouvons le problème de la relativité du vin et des tempéraments que nous traitons dans le chapitre sur l'euthumie, *infra*, p. 477 ss.

292. Cf. le chapitre sur l'euthymie, *infra*, p. 477 ss.

une question de seuil quantitatif; et l'interaction est réciproque : le corps peut souffrir des maladies de l'âme. L'âme, nous l'avons vu, supporte les conséquences des maladies du corps, mais elle a ses maladies spécifiques que Lucrèce nomme : *curas, luctus* et *metus*; des soucis, le chagrin et la crainte (III, v. 461). Il précise plus loin qu'elle connaît, comme maladies spécifiques, la crainte de l'avenir, le souci, le remords, une folie qui lui est propre, et l'oubli (III, v. 825 ss.).

adde furorem animi proprium atque obliuia rerum. III, v. 828.

Il est très difficile de dire ce qu'est cette *folie de l'âme*. Robin pense qu'il s'agit de l'amour décrit plus loin [293], Bailey croit, avec raison semble-t-il, qu'il n'en est rien. Il est difficile de l'identifier avec la *manie* des médecins, dont nous savons que l'origine est physique. L'on peut évidemment nous faire remarquer que l'*animus* chez Lucrèce est physique. Mais ce serait jouer sur les mots, puisqu'ici Lucrèce raisonne à l'intérieur de l'opposition *animus / corpus*.

Il est question ensuite d'une *léthargie* dont on ne sait trop quelle est l'origine.

Adde furorem animi proprium atque obliuia rerum,
adde quod in nigras lethargi mergitur undas.

« Ajoute cette folie qui lui est propre (à l'âme), et la perte de la mémoire; ajoute ces noires ondes de la léthargie où elle va s'abîmer. » [294].

En fait cela s'éclaire un peu, croyons-nous, si l'on veut bien se reporter au début et à la fin du chant. Les maladies de l'âme peuvent se résoudre à une seule, qui est leur origine : c'est la peur de la mort.

Non minimam partem mortis formidine aluntur. (III, v. 64).

L'avarice (la φιλαργυρία), le désir des honneurs, la haine, prennent naissance dans cette peur [295]. Cette terreur et cette nuit de l'âme (*terrorem animi tenebrasque*) [296], pousse les hommes, paradoxalement,

293. IV, v. 1069 et 1117 ss.

294. III, v. 827-828; traduction Ernout. Du point de vue des médecins, il existe un texte de Rufus d'Éphèse qui caractérise la folie par la perte du raisonnement et de la mémoire, et qui les relie à la léthargie; mais dans le cas d'une maladie physique. « On voit souvent la perte de mémoire survenir dans une maladie en même temps que la raison s'est altérée, attendu que ces deux facultés éprouvent la même affection; et lorsque cette affection s'aggrave, on perd en même temps la mémoire et la raison, état que l'on nomme folie; (ὅπερ ὀνομάζεται μώρωσις). L'une et l'autre facultés sont anéanties dans les léthargies et généralement dans les maladies carotiques». – Daremberg-Ruelle, p. 363-364. Les maladies à *carus* sont des maladies qui présentent une phase d'assoupissement profond.

295. III, v. 79-80.

296. III, v. 91.

à se suicider [297]. Telle est, pouvons-nous dire, la maladie originelle de l'âme ; et la léthargie d'origine corporelle ou la nuit qui descend dans l'âme mènent au même état de cachexie. Ainsi nous rencontrons ici cette maladie essentielle à l'âme : le mal d'être, le mal de vivre, le malaise existentiel, lié à la conscience de la mort qu'il faut extirper. Cette nuit, dit Lucrèce, ce n'est pas le soleil qui peut la dissiper, mais la contemplation de l'essence des choses et le raisonnement (*naturae species ratioque*) [298], entendons la démonstration de la mortalité de l'âme. C'est là l'état de dysthymie, dont nous reparlerons avec le *De tranquillitate animi* de Sénèque, qui cite justement Lucrèce [299]. Lucrèce le dépeint admirablement dans ce que certains pensent une description *princeps* [300].

La grande prosopopée de la nature du chant III se termine par la description d'une *ébriété* dont la raison se trouve dans l'âme (*animus*) :

> *ebrius urgeris multis miser undique curis,*
> *atque animi incerto fluitans errore uagaris.* (v. 1051-1052).
>
> «Ivre, tu es pressé, dans ton malheur, de toutes parts par de nombreux soucis, et, flottant tu titubes dans la démarche hésitante et incertaine de ton esprit.».

Error désigne la démarche autant que l'erreur. Suit la description que nous devons citer en entier : (v. 1053-1075) :

> «Si les hommes pouvaient, de même qu'ils semblent sentir, dans leur esprit, le poids qui les fatigue de sa lourdeur, apprendre aussi à connaître l'origine de ce phénomène, et d'où vient qu'un si grand fardeau de malheur se tient dans leur poitrine, ils ne vivraient pas comme nous les voyons vivre pour la plupart, ignorant ce qu'ils veulent chacun pour eux-mêmes, et cherchant toujours à changer de place, comme s'ils pouvaient se débarrasser de leur charge. Souvent celui-ci s'élance hors de sa grande demeure, par dégoût d'être chez lui, et sur le champ il revient, étant donné qu'il ne se sent nullement mieux dehors. Il court, excitant ses poneys, tête baissée vers sa maison de campagne, comme s'il volait au secours de sa maison en flammes. Il bâille aussitôt, dès qu'il en a touché le seuil, et, lourd, il se réfugie dans le sommeil et recherche l'oubli, ou encore il se hâte de regagner et de revoir la ville. C'est ainsi que chacun se fuit soi-

297. Sénèque, *Ep.* XXIV.22 ss.
298. III, v. 93.
299. *De tranq.* II.14 = *De rer. nat.* III, v. 1066.
300. Dr. Logre, *L'anxiété de Lucrèce*, Paris, 1946, p. 144.

même; mais le plus souvent incapable, on le voit, d'y échapper, on reste attaché malgré soi à ce moi qu'on déteste, parce que, malade (*aeger*), on ne saisit pas la cause de son mal. Si on la voyait, laissant là tout autre objet, chacun s'attacherait à étudier la nature des choses; car c'est l'éternité qui est en cause, non pas une seule heure.» [301].

Ce qui frappe aussitôt, à la lecture de ces vers, c'est l'impression de lourdeur : *pondus* [302], *grauitate* [303], *moles* [304], *onus* [305], *grauis* [306]. Ce poids est ressenti dans l'*animus* [307] et dans la *poitrine*; ce qui doit sembler évident à qui met le siège de l'*animus* dans la poitrine. Il y a là une coïncidence tout à fait intéressante; l'individu, en proie à un malaise, connaît aussi le dégoût, le *taedium* [308], l'instabilité; il bâille, se sent lourd, se réfugie dans le sommeil; il se hait lui-même et cherche à se fuir. Logre a répertorié ces symptômes, où il trouve les éléments constitutifs de l'*angoisse* pathologique (aboulie, instabilité motrice, urgence anxieuse, revirements hâtifs) et de la *dépression*. Il s'agit, selon lui, d'une *anxiété à tendance mélancolique* [309]. «Il est clair», écrit-il, «que ce *taedium uitae* a pour conséquence logique le suicide.». En clair, si l'on peut dire, c'est le diagnostic d'une «psychose intermittente» avec, ici, «une phase dépressive légère» ou le début d'«un accès mélancolique plus accusé». Logre transpose immédiatement le diagnostic de cette description à Lucrèce lui-même; «Lucrèce utilise des souvenirs personnels; *il nous rapporte lui-même son observation*; il nous livre un aspect de sa mélancolie; il atteste, il *contresigne notre diagnostic de psychose intermittente*.» [310]. Ce transfert ne nous paraît certainement pas convaincant. Bailey remarque justement que l'instabilité et l'ennui paraissent être caractéristiques de la vie à la fin de la République et au début de l'Empire [311]. Est-ce à dire qu'il faille réduire cette description à la simple exploitation d'un thème littéraire, comme semblent le vouloir Ernout et Robin ? [312]. Nous ne le pensons pas non plus. Il faut éviter à la fois la personnalisation que rien n'autorise, et la généralisation. Nous trouverons le même

301. Nous avons repris et modifié la traduction Ernout.
302. v. 1054.
303. v. 1054.
304. v. 1056.
305. v. 1059.
306. v. 1066.
307. Il est important de ne pas traduire *animus* par *cœur*, comme le fait Ernout.
308. *Pertaesumst* – v. 1061.
309. *Op. cit.*, p. 138.
310. *Ibidem*, p. 141; souligné par l'auteur.
311. *Op. cit.*, vol. 2, p. 1170. Il rappelle, avec Giussani, Horace, *Sat.* II 7, 28.
312. Cf. les rapprochements qu'ils font avec Ovide, Horace.

problème à la fin du chant VI, dans la description de la peste. Un esprit prévenu peut trouver à chaque instant des «preuves» de la mélancolie de Lucrèce. L'on dit à peu près n'importe quoi à cet égard. Ainsi Perelli [313] cite, comme exemple de la tendance morbide de Lucrèce, la description de la mort, dans le chant III (v. 526 ss.) : «Enfin souvent nous voyons un homme s'en aller peu à peu, et, membre à membre, perdre la sensibilité vitale ; aux pieds d'abord, les doigts et les ongles deviennent livides, puis les pieds eux-mêmes et les jambes meurent, et de là gagnant les autres membres, lentement la froide mort porte partout ses pas...». Effectivement, le processus de la mort est assez rarement décrit dans l'Antiquité. Mais à lire cette agonie, l'on ne peut pas ne pas évoquer la mort de Socrate dans le *Phédon*, qui justement procède du bas vers le haut [314]. Et si l'on sait que les descriptions de la mort sont quasiment absentes de la littérature médicale, il existe au moins celle des *Semaines* [315], dont nous nous demandons s'il ne faut pas justement la rapprocher de *Phédon*.

> «La limite mortelle est quand le chaud de l'âme est monté au-dessus de l'ombilic dans le lieu supérieur aux phrènes, et que tout l'humide est consumé. Le poumon et le cœur ayant rejeté l'humeur, et le chaud s'accumulant dans les lieux mortels, la respiration exhale abondamment le chaud qui a formé le tout du corps, dans le tout des choses derechef, en partie par les chairs, en partie par les ouvertures qui sont dans la tête et qui font ce que nous appelons vivre. L'âme, abandonnant la tente (*σκῆνος*) du corps, livre ce simulacre (*εἴδωλον*) froid et mortel à la bile, au sang, au phlègme et à la chair».

Voilà une mort «littéraire» et une mort «médicale», auxquelles Lucrèce peut fort bien avoir songé [316]. Rien ne prouve, à notre avis, dans cette peinture l'attirance malsaine de Lucrèce pour la mort.

Il faut dire qu'à la maladie de l'âme, la peur de la mort, correspond une symptomatologie que décrit ici merveilleusement Lucrèce. Si nous voulions être rapide, nous dirions qu'il s'agit de la *mélancolie*, si, comme nous l'avons montré, cette maladie ne posait pas de problèmes quant à son régime mixte, physique et psychique.

313. *Lucrezio poeta dell'angoscia*, Firenze, 1969, p. 111.

314. *Phédon* 117 e ss. ; cf. en dernier lieu, P. Trotignon, *Sur la mort de Socrate*, in *Revue de Métaphysique et de Morale*, n° 1, 1976, p. 1-10, et Ch. Gill, *The death of Socrates*, in *Classical Quaterly*, Mai 1973, p. 25-28.

315. VIII L 673 ; traduction Littré.

316. Ce passage est d'inspiration «pneumatique», selon J. Mansfeld, *The Pseudo Hippocratic Tract περὶ ἑβδομάδων, 1-11 and the Greek Philosophy*, Assen, 1971, p. 219.

Disons que les médecins, les poètes, les philosophes, se sont préoccupés de cette maladie qui est la maladie essentielle, fondamentale, liée à l'essence de l'être qui se sent être-pour-la-mort. Il n'y a pas de bile noire chez Lucrèce, mais le caractère psycho-physiologique est expliqué par la lourdeur à la fois dans l'*animus* et dans la poitrine ; ce qui s'explique par un fait de contiguïté, les atomes de l'*animus* étant concentrés dans la poitrine. Puisque le nom de mélancolie est lié à la bile, peut-être pouvons-nous appeler ici cette maladie *dysthymie* pour employer le terme grec que nous reprendrons dans notre chapitre sur l'*euthymie* [317]. Cette maladie est le plus souvent incurable, si l'on suit Lucrèce :

propterea morbi quia causam non tenet aeger. (v. 1070),

«parce que malade, on ne sait pas la cause de son mal.».

La guérison est liée à la connaissance de la physique ; et le médecin, le vrai médecin, est Épicure. L'origine du mal est dans l'âme ignorante. Les symptômes sont psycho-physiologiques, mais le mal est spécifique de l'âme. C'est Épicure qui possède la *tetrapharmakos*, les *solacia uitae* [318], les consolations apportées à la vie. Ces *solacia*, comme nous avons essayé de le montrer ailleurs [319], sont identifiables à la fameuse *τετραφάρμακος* que représentent les quatre premières *δόξαι*, ou encore la citation de Philodème [320] :

ἄφοβον ὁ θεός, ἀνύποπτον ὁ θάνατος, καὶ τἀγαθὸν μὲν εὔκτητον, τὸ δὲ δεινὸν εὐεκκαρτέρητον.

«La divinité n'est pas à craindre, la mort est sans risque, le bien est acquisition solide; le mal est facile à endurer.»

Le dieu Épicure, écrivions-nous, a inventé un remède efficace, un quadruple remède cathartique et consolateur, qui comble une lacune de la nature. Certes *solacium* n'est pas *remedium. Remedium* est au corps ce que *solacium* est à l'âme. Épicure est un dieu médecin [321], comme nous le montre le chant V.

Mais si l'on veut bien reprendre le problème d'un peu plus haut, et revenir à la définition de Lucrèce :

Adde furorem animi proprium et obliuia rerum. (III, v. 828)

comment ne pas songer à une autre description de la maladie de l'âme qui est celle du *Timée* [322]. Les maladies de l'âme, dit ici

317. *Infra*, p. 441 ss.
318. Cf. V, v. 21.
319. *Quel Dieu est Épicure ?*, in *R.E.L.*, t. L, 1973, p. 139-162.
320. Πρὸς τοὺς Στωικούς, Usener, p. 69.
321. Cf. notre article *Quel Dieu est Épicure ?*, p. 152-154.
322. Nous y reviendrons.

Platon, sont des conséquences de l'état du corps. Mais il y a une maladie spécifique de l'âme. Il faut admettre que la maladie propre de l'âme est la démence (*ἄνοια*). Il y a deux espèces de démence, *τὸ μὲν μανίαν, τὸ δὲ ἀμαθίαν* : l'une est la *folie*, l'autre l'*ignorance* [323]. La description du *Timée* est fort intéressante, et il n'est pas du tout impossible que Lucrèce y ait réfléchi. Certes elle est ambiguë, comme nous le verrons, car elle ne représente pas le tout de la pensée de Platon sur la maladie de l'âme ; et nous avons dit ce qu'il faut penser de l'interprétation physiologique du «Nul n'est méchant volontairement» [324]. Mais cette ambiguïté n'est-elle pas aussi dans l'épicurisme ? L'âme est matérielle, faite d'atomes de feu, d'air, d'eau et de la quatrième substance. Le donné de l'âme diffère d'un individu à l'autre, et donc détermine le caractère, comme nous l'avons vu. Et pourtant il y a une maladie spécifique de l'âme qui est en même temps une maladie générale de l'espèce humaine, même si certains y sont plus enclins que d'autres. Nous serions tenté de voir dans le groupe *furor* et *obliuia* la transposition de deux termes de Platon, *μανία* et *ἀμαθία*. *Furor* et *obliuia rerum* signifieraient *folie* et *oubli de la réalité*, la cure étant liée à la connaissance, justement, de cette réalité. Mais il faut citer la suite de la description du *Timée* :

> «Par suite, toute affection qui comporte l'un ou l'autre de ces troubles doit être appelée une maladie et l'on doit admettre que les plaisirs et les douleurs excessifs sont, pour l'âme, les plus graves des maladies. Car joyeux à l'extrême, ou souffrant, par l'effet de la douleur, la passion contraire, l'homme, quand il s'empresse à contre-temps de saisir un objet ou d'en fuir un autre, est incapable de bien voir ou de bien écouter quoi que ce soit : il devient forcené (λυττᾷ) et impropre au moindre raisonnement.» [325].

H. Tellenbach voit dans *μανία* et *ἀμαθία* deux phases antithétiques, excitation et dépression. Platon n'aurait pas poursuivi dans cette opposition, mais lui aurait préféré la suivante, celle entre l'excitation du plaisir et de la douleur. De toute façon, nous aurions dans ce texte la première description de la psychose cyclothymique, ou la maladie maniaco-dépressive, ce qu'il appelle l'antinomie circulaire (*zirkuläre Antinomik*) [326]. C'est l'école aristotélicienne ensuite qui aurait décrit, liées à l'état de la bile, les deux phases maniaque et dépressive, dans le *Problème XXX*. En tout cas, nous aurions

323. 86 b.
324. 86 c.
325. Traduction Rivaud.
326. Hubert Tellenbach, *Melancholie, Zur Problemgeschichte – Typologie Pathogenese und Klinik*, Berlin-Göttingen-Heidelberg, 1961, p. 6 ss.

dans le *Timée* la première description de la maladie de la *mélancolie*. Nous ne pensons pas qu'il faille voir dans l'*amathia* une phase opposée à la *mania*. Mais Tellenbach touche certainement juste quant à l'importance de la description de l'homme passant de la joie extrême à la douleur extrême, incapable de saisir un objet ou d'en fuir un autre. Cette instabilité, cette incohérence, sont bien à inscrire dans la symptomatologie d'une même maladie, que l'on peut appeler la mélancolie, si l'on ne craint pas la confusion.

Nous avons rencontré, dans le chant III, ce qu'il faut bien appeler la mélancolie philosophique, le mal d'être existentiel ; et nous avons dit qu'il n'y a pas de raison privilégiée pour la mettre au compte d'une névrose particulière de Lucrèce. Mais le chant VI a paru, dans sa fin dramatique, le signe de la mélancolie du poète, et la preuve d'une «dépression» qui devait le conduire au suicide. La description de la peste est en effet d'une terrible cruauté, et semble, à première vue, assez artificiellement greffée sur ce moment du chant et à la fin du poème. Notre thèse est que le problème de la peste est à sa place du point de vue de la difficulté épistémologique du chant VI et à sa place dans le poème où il joue le rôle d'une anti-théodicée. Lucrèce réfléchit sur la peste et la contagion dans des termes et avec une logique qui est celle de son temps. L'on ne saurait éviter de traiter du chant VI de Lucrèce du point de vue de la maladie de l'âme, et cela de plusieurs façons :

– d'abord du point de vue de Lucrèce lui-même, dont la santé mentale a été mise en question ; c'est peut-être le moins intéressant ;

– ensuite du point de vue de l'équilibre du *De rerum natura* et de l'épicurisme de Lucrèce. Terminer sur une description aussi terrible ne semble pas, à première vue, très rassurant ni très propre à l'*apathie*.

– du point de vue de la description du découragement :

Nec requies erat ulla mali : defessa iacebant
corpora... (v. 1177-1178).

«Nul répit dans le mal ; les corps gisaient immobiles.».

Perturbata animi mens in maerore metuque
triste supercilium, furiosus uoltus et acer, (v. 1183-1184).

«L'esprit égaré, plongé dans la douleur et dans la crainte,
le sourcil farouche, le regard sombre et furieux, ...» [327].

Nous reconnaissons là la grande question des conséquences psychiques de la maladie ; c'est Thucydide qui a décrit cette dysthymie liée à la peste. Mais nous verrons aussi Sénèque, dans

327. Traduction Ernout.

l'*Hercule sur l'Œta,* orchestrer, du point de vue du héros, de la force et du courage, l'inévitable déchéance morale consécutive à la maladie somatique.

– Enfin, du point de vue épistémologique, le plan de la peste nous paraît tout à fait remarquable ; mais on ne peut le comprendre que si l'on fait le détour par le problème théorique de la contagion. Lui seul nous permet de situer la peste à sa place, au degré de la difficulté théorique le plus élevé ; il clôt tout naturellement la physique du chant VI. Il nous paraît très important de le montrer pour nous débarrasser de l'idée de la folie dépressive de Lucrèce. Enfin, le contage et la contagion jouent un rôle tout à fait particulier dans le problème de la maladie, à l'époque de Lucrèce, et en particulier de la maladie mentale. Nous l'avons vu dans le chant III ; nous le verrons dans le *περὶ λύσσης* du pseudo-Démocrite que nous étudions dans notre chapitre sur l'euthymie. L'apparition de la peste est d'autre part liée à la question de la maladie nouvelle, que nous avons examinée à propos de l'hydrophobie. Pour toutes ces raisons il nous faut étudier le chant VI et commencer par le problème de la contagion.

La contagion : un problème épistémologique

Il ne faut pas oublier que le chant VI s'ouvre sur un éloge d'Athènes et d'Épicure. Ce dernier a compris, nous dit Lucrèce, que chacun, dans son intimité (*domi*), conservait un cœur anxieux (*anxia corda*) [328] «qui tourmentait de ses vaines angoisses la vie de l'esprit sans nulle cesse.» [329]. Il purgea donc les cœurs par l'expression de la vérité (v. 24). «Il nous fit connaître la nature du souverain bien auquel nous aspirons tous... , il nous fit voir tout le mal répandu dans la destinée humaine, et comme il se produit et s'enrobe sous des formes diverses, par l'effet d'un accident ou d'une cause naturelle, selon l'ordre établi de l'univers... (*quod sic natura parasset*) (v. 31) et sut démontrer que le genre humain roule dans son cœur les flots amers de ses tourments (*et genus humanum frustra plerumque probauit / uoluere curarum tristis in pectore fluctus*)... Cette terreur et ces ténèbres de l'âme, il faut donc que les dissipent non les rayons du soleil et les traits lumineux du jour, mais la vie de la nature et son explication». (*Hunc igitur terrorem animi tenebrasque necessest / non radii solis nec lucida tela diei / discutiant, sed naturae species ratioque*) [330]. Nous sommes dans une théorie

328. VI. v. 15.
329. Traduction Ernout.
330. VI. v. 39 ss. ; traduction Ernout.

épicurienne tout à fait cohérente. C'est la science, l'explication, et même les explications différentes du monde qui peuvent libérer l'homme de sa terreur fondamentale de la mort dont le chant III est le domaine et où prennent naissance toutes les maladies de l'âme [331].

Mais si l'on admet facilement que tout le chant VI, à l'exclusion de la peste, soit une tentative d'explication rationnelle de l'univers, l'on a beaucoup de difficulté à concevoir que la description de la peste soit dans la ligne de cette purification de l'âme par la rationalisation, et l'on ressent le pathétique de la description de la maladie comme une cassure dans le raisonnement, et même, on y voit un Lucrèce pris au vertige de sa propre psychose qui le conduit au suicide. C'est la thèse du Dr Logre, c'est celle de Perelli [332]. Notre thèse est tout à fait différente.

Car, si l'on veut prendre Lucrèce au pied de la lettre, il faut penser que la description de la peste fait partie de cette tentative de guérison de l'âme humaine par la destruction de la crainte de la mort, et que ce n'est pas le pathétique qui est le plus intéressant, mais l'aboutissement de l'explication rationnelle. C'est la difficulté essentielle et nous dirons, la *lectio difficilior* de ce chant VI. Nous pensons effectivement, comme M. Bollack, que « la peste fait partie d'une histoire naturelle, en vertu de la place que Lucrèce lui a donnée. » [333]. Mais cela ne suffit pas. Pour comprendre cela et savoir en plus la vertu thérapeutique de la description de la peste, ainsi que son importance morale et métaphysique, il est nécessaire de passer par une histoire complexe et, quelquefois très difficile, des relations entre l'épistémologie et la morale.

Il s'agit de comprendre un double phénomène [334] ;
– d'abord qu'un ensemble important d'une population, sinon la totalité, puisse être pris de la même maladie en même temps dans un même lieu ;
– ensuite que cette maladie circule et vienne d'ailleurs.
Ces deux aspects ne sont pas aisés à expliquer par une même solution.

Le mieux est, selon notre habitude, de regarder réfléchir quelqu'un, en l'occurence Galien, dans son introduction au commentaire

331. Cf. par exemple, Épicure, *Lettre à Hérodote* 37, qui place la paix de la vie dans la connaissance.

332. C'était celle de St Jérôme.

333. *Op. cit.*, p. 465.

334. Nous posons là un problème théorique, et nous ne nous préoccupons pas de savoir, ce qui est une question passionnante mais qui regarde plutôt des historiens médecins, quelle était la nature de ces pestes (par ex. celle décrite par Thucydide : était-ce une rougeole ? un typhus exanthématique ?). Quand nous parlerons de peste nous entendrons une maladie contagieuse quelconque, au sens moderne du terme *contagion*.

des *Épidémies* I d'Hippocrate [335]. On voit, avec lui, que le sens d'épidémie a changé depuis Hippocrate, et sans doute à cause de l'irruption de la peste. Qu'était-ce, en effet, qu'une constitution épidémique de type hippocratique ? C'était la description de l'ensemble des maladies et des conditions de ces maladies qui existaient à certaines époques de l'année en un lieu donné. Cela n'avait donc rien à voir avec notre sens moderne d'épidémie, qui implique la propagation de la contagion. Mais l'on voit, dans ce passage de Galien, que l'intéresse le caractère commun des maladies, ou plutôt le cas des maladies communes. Quelles sont les raisons qui font qu'en un même lieu un ensemble de personnes soit frappé en même temps ? Cela se résout très bien «en hippocratisme», comme le montre Galien, en citant *Nature de l'homme, Les airs, les eaux, les lieux*, et *Régime des maladie aiguës*.

Nature de l'homme nous donne la *cause*, et un raisonnement intéressant. C'est *l'air* qui peut expliquer que des individus différents (femmes, hommes, enfants), suivant un régime différent (vin ou abstinence de vin, pain ou abstinence de pain etc.), soient malades de la même maladie en même temps, *puisqu'il est le seul élément commun à ces gens-là* [336]. Galien ajoute d'autres causes possibles : la boisson à une eau commune, comme cela a été le cas, dans des campagnes militaires, pour des camps ; et les vapeurs qui sortent de ce qu'on appelle les «trous à Charon», si l'on nous permet cette traduction familière :

> ἐνίοτε δ'ἐκ βαράϑρων τῶν καλουμένων χαρωνείων πνευμάτων πλεοναζόντων... [337].

Donc, dans le traité de la *Nature de l'homme*, on explique très logiquement l'identité de la maladie et sa simultanéité par l'identité d'élément, à savoir l'air inspiré. Mais il n'est pas question de peste, non plus que de la circulation de la maladie.

Galien constate dans le traité *Des airs, des eaux et des lieux* la présence de maladies «universelles» – ou maladies communes (παγκοίνοι) [338], pour finalement, en citant un troisième texte, faire la jonction, si l'on ose dire, avec la peste. «Elle fait partie des maladies communes», comme Hippocrate lui-même le dit au livre du

335. Galien, XVII K 1, p. 8 ss.

336. Cf. Galien, *loc. cit.*, p. 8-9 ; cf. *Nature de l'homme* IX. Pour *Nature de l'homme*, cf. l'édition de J. Jouanna, *C.M.G.*, *Hippocratis de natura hominis*, Berlin, 1975.

337. Le problème de l'*Averne*, que Lucrèce décrit en VI, v. 738 ss. est épistémologiquement lié au problème de la contagion, comme on le voit ; cf. aussi Sénèque, *Nat. Quaest.*, VI.27.28.

338. Galien, *loc. cit.*, p. 10-11 = *A.E.L.* II.

Régime des maladies aiguës [339] :

ὅταν γὰρ μὴ λοιμώδεος νούσου τρόπος τις κοινὸς ἐπιδημήσῃ, ἀλλὰ σποράδες ὦσιν αἱ νοῦσοι καὶ μὴ παραπλήσιαι αὐτέοισιν, ὑπὸ τούτων τῶν νοσημάτων οἱ πλείους ἀπόλλυνται ἢ ὑπὸ τῶν ἄλλων τῶν συμπάντων.

« Quand il n'y a pas épidémie d'un genre de maladie pestilentielle, mais que les maladies sont sporadiques, il meurt autant de gens ou plus de maladies aiguës que de toutes les autres.» [340].

En fait, ce qui apparaît dans ces citations de Galien, est un véritable raisonnement que l'on pourrait résumer ainsi :

– la peste fait partie des maladies communes ;

– ces maladies communes sont connues d'Hippocrate ;

– leur étiologie est à rechercher dans le milieu local, c'est-à-dire sans doute dans l'air respiré.

C'est bien la peste qui préoccupe Galien. On peut le vérifier par la suite, quand il écrit que tous les hommes savent que les maladies pestilentielles sont funestes :

τοὺς λοιμοὺς δὲ πάντες ἄνθρωποι καλοῦσι τε καὶ γινώσκουσιν ὄντας ὀλέθρια νοσήματα... [341].

et que la cause des maladies pestilentielles est l'air :

τούτων δὲ τὰ χαλεπώτατα λοιμώδη καλεῖται, τὴν αἰτίαν ἐκ τῆς περὶ τὸν ἀέρα καταστάσεως ἔχοντα καὶ αὐτά, [342]

« comme tout le genre des maladies épidémiques,»

καθάπερ ὅλον τὸ γένος τῶν ἐπιδημίων νοσημάτων. [343].

Il importe donc pour Galien de réduire la peste et ses problèmes à des phénomènes connus et répertoriés par Hippocrate ; et ensuite de réduire les phénomènes épidémiques, au sens moderne du terme, à des phénomènes endémiques.

Lucrèce, dans son chant VI, réfléchissant sur les causes de la peste, terminera son raisonnement de la même façon, en estompant la question difficile de la propagation de la maladie :

« Il n'importe du reste que ce soit nous qui, de nous-mêmes, gagnions des lieux contraires à notre santé et qui allions

339. Galien, *loc. cit.*, p. 11 = *Du régime des maladies aiguës* V.

340. Traduction R. Joly. Mais on voit que le mot de *κοινός* (*commun*), est très important pour Galien.

341. *Op. cit.*, p. 12.

342. *Op. cit.*, p. 13.

343. Rien n'est plus contestable que l'assimilation des « maladies pestilentielles » de *Du régime des maladies aiguës* à la peste du type de celle d'Athènes.

chercher l'abri d'un autre ciel, ou que la nature nous apporte spontanément un air vicié, ou toute autre substance étrangère à nos habitudes, et capable de nous éprouver douloureusement par sa venue inopinée.» [344].

Dans ce texte aussi on cherche à dissimuler la difficulté de l'épidémie (au sens moderne) par la réalité de l'endémie. On pourrait dire, au fond, que l'autorité d'Hippocrate gêne celle de Thucydide, dans la mesure où Hippocrate ne considère l'espace géographique que comme une suite de lieux déterminés, plus ou moins larges, ayant chacun leur constitution épidémique. Mais le passage d'un lieu à un autre des conditions morbifères est ignoré d'Hippocrate. Car c'est Thucydide qui révèle le scandale, pour la pensée, qu'est la venue d'Égypte du mal pestilentiel. Nous sommes devant un cas remarquable, sur lequel on ne saurait assez insister. C'est un historien qui est l'autorité incontestable, irréfutable pour la contagion épidémique, ce n'est pas un médecin. *La contagion est un concept historique* ; nous voulons dire qu'il relève de l'histoire. Et tout le monde va se référer à Thucydide [345], Lucrèce, Virgile (par l'intermédiaire de Lucrèce ou directement dans la description de l'Épidémie du Norique) [346], mais aussi Galien [347], mais encore Plutarque [348].

Avant de cerner les difficultés de ce nouveau concept, il nous faut revenir à un passage de Galien, fort intéressant par ses réticences et ses ambiguïtés [349]. Il commence par nous dire que les fièvres pestilentielles ont pour cause l'air respiré, souillé par la putréfaction :

κατὰ δὲ τὰς λοιμώδεις καταστάσεις ἡ εἰσπνοὴ μάλιστα αἰτία ... ὡς τὰ πολλὰ δὲ ἐκ τῆς ἀναπνοῆς ἄρχεται τοῦ πέριξ ἀέρος ὑπὸ σηπεδονώδους ἀναθυμιάσεως μιανθέντος.

L'origine de cette putréfaction peut être une abondance de cadavres dont la crémation serait insuffisante, comme il arrive dans les guerres ; ou bien l'exhalaison de quelques marais en été ; ou bien une chaleur immodérée de l'air ambiant ce qui fut le cas dans la peste qui envahit Athènes comme Thucydide nous le rapporte (p. 290);

344. VI, v. 1132 ss. ; traduction Ernout.

345. II.47 ss.

346. *Géorgiques* III, v. 440 ss.

347. VII K 290.

348. *De sera numinis uindicta*, 558. Nous aurons l'occasion de le redire dans notre troisième chapitre à propos de «grandeur et limite du modèle médical» ; mais il faut insister dès maintenant sur ce fait : quand Plutarque utilise la notion de contagion pour son analogie entre médecine et éthique, il n'a pas du tout l'impression, comme le croit l'éditeur des Belles Lettres (Mme Vernière), Paris, 1974, de retourner au concept ancien de la souillure, mais d'utiliser un concept *historique* et *neuf*.

349. VII K 289 ss.

Galien nous renvoie à Thucydide II.48 ss. et le commentaire qu'il en donne est bien intéressant. Il faut toujours, dit-il, nous reporter à ce texte, parce qu'on voit qu'*aucune cause ne peut agir sans une disposition du corps* :

> *ὡς οὐδὲν τῶν αἰτίων ἄνευ τῆς τοῦ πάσχοντος ἐπιτηδειότητος ἐνεργεῖν πέφυκεν.*
>
> «Ces dispositions existent par exemple chez ceux qui vivent au soleil d'été, qui se remuent plus que de raison, qui boivent, qui s'irritent ou qui ont trop de soucis...» :
>
> *ἐπὶ πλέον κινηθέντες, ἢ οἰνωθέντες, ἢ θυμωθέντες, ἢ λυπηθέντες.*

Cela peut se concevoir , et être, en gros, les conditions psychologiques des gens en guerre et le régime des camps. Mais ce qui se conçoit moins, c'est que l'étiologie que nous fournit Galien est en contradiction totale avec celle de Thucydide qui écrit qu'aucune constitution ne se révèle réfractaire au mal, fût-elle robuste ou faible ; que la maladie tuait tout le monde, sans distinguer, *en dépit de tous les régimes suivis* [350]. Donc les dispositions physiques et les régimes de vie ne comptaient pas. Quant aux conditions psychologiques, l'*athymia*, elles étaient la *conséquence* et non la *cause* de la maladie [351].

Galien se montre ici un bizarre commentateur. Il est très instructif de noter qu'au contraire Lucrèce, suivant Thucydide, remarquait [352] que personne n'échappait à la maladie (pâtres, gardiens de troupeaux, robustes conducteurs de la charrue...). Virgile, aussi, suivant Lucrèce et Thucydide, mais insistant peut-être pour combattre une étiologie médicale qui le choque, écrivait [353], en parlant de tous les animaux qui, sans exception, crèvent :

> «Pourtant ce n'est pas le Massique, présent de Bacchus, ni l'abondance des mets qui a causé leur perte : ils ont pour seule nourriture des feuilles et des herbes ; pour boisson, des sources limpides ou des eaux courantes, et le souci n'interrompt pas chez eux le sommeil salutaire.».

Il est frappant de comparer avec le texte de Galien qui doit reproduire une étiologie classique que Virgile combat : ce ne sont ni les régimes différents, ni l'abus du vin, ni les conditions psychologiques qui expliquent la maladie, nous dit Virgile.

350. LI.3.
351. LI.4.
352. VI, v. 1250 ss.
353. *Géorgiques*, III, v. 526 ss.

Galien fournit un certain nombre d'hypothèses, selon sa propre expression [354] ; et quelle n'est pas notre surprise, à la fin de l'énumération, de rencontrer sans autre précision, l'*ἔμφραξις τῶν πόρων*, qui est de toute évidence, le recours à la théorie causale d'Asclépiade, et *ἡ καλουμένη πληθώρα*, la dénommée pléthore, qui renvoie tout aussi évidemment à la causalité d'Érasistrate. Nous allons revenir sur l'étiologie proposée par Galien, mais une chose est frappante : il semblerait qu'il y ait une résistance à accepter le fait de *la propagation*, constaté, décrit avec l'autorité de Thucydide, et en même temps subtilement nié. Nous savons, renseignement très précieux, qu'Asclépiade avait écrit un livre sur la peste (*De lue*). C'est sans doute dans ce traité qu'il donnait la définition, selon lui, de la cause de cette maladie [355].

> *Lues est qualitas insueta in his ubi est locis consistentium animalium, qua ex communi causa facilibus morbis et interfectiuis adficiuntur* [356].
>
> «La peste est une qualité inhabituelle, dans les lieux où elle est, des vivants qui s'y trouvent, cause commune qui explique que des maladies promptes et mortelles les accablent.».

On voit que la peste est définie comme *qualité* inhabituelle et anormale, dans un lieu *déterminé*, condition qui fait que les vivants (*hommes et animaux*) dans cette contrée sont affectés par des maladies mortelles nées d'une *cause commune*. Il s'agit donc bien, encore là, de circonstances locales, avec une double condition : l'aptitude des individus, et une cause commune. Caelius Aurélien critique la définition d'Asclépiade du point de vue de la logique et de la différence entre substance et qualité ; et il nous donne la définition de Soranus (et la sienne propre) :

> *Lues autem decliuitas* [357] *in aegritudinem prona atque celeberrima, communibus antecedentibus causis.*
>
> «Or la peste est le penchant à la maladie, penchant accentué et très accéléré, à la suite des causes communes antécédentes.».

Mise à part la subtilité du raisonnement, la définition est la même :

354. *Loc. cit.*, 291.

355. Caelius Aurélien, *Maladies aiguës* II.231, p. 294. Caelius nous dit seulement qu'il y critiquait ceux qui donnaient du vin froid.

356. Caelius Aurélien, *Maladies aiguës* I.12. Dans ce passage très intéressant sur le problème de la définition en médecine, Caelius Aurélien reproche à Asclépiade de donner la *cause* au lieu de la *description* de la maladie ; cf. *supra*, p. 192.

357. Nous examinerons ces notions de *decliuitas*, de *labilitas* etc. dans le chapitre III : *Stoïcisme et maladie de l'âme*, p. 291 ss.

il s'agit d'une disposition à la maladie sous l'effet des causes communes antécédentes (la cause est donc d'abord dans la disposition naturelle). Les causes communes ne sont pas précisées. Mais il y a gros à parier qu'il n'était pas question de *propagation* dans l'espace.

C'est curieux, mais force nous est donnée de le constater : la *propagation* met trop en péril les théories de la causalité établies depuis Hippocrate. Le travail de Galien, sans doute plus inconscient que raisonné, pour citer Thucydide et en même temps le vider de son contenu réel, de son apport de faits, est passionnant en ce sens. Mais Galien, nous le voyons, n'est pas une exception que son hippocratisme suffirait à expliquer. Pour Galien aussi, la plus grande part dans la génération des maladies est la disposition (innée ou acquise) du corps :

μεγίστη μοῖρα γενέσεως νοσημάτων ἐστιν ἡ τοῦ μέλλοντος πάσχειν σώματος ἐπιμότης. [358].

En fait, il existe une double origine de la peste : un air putride d'un côté, de l'autre un corps qui comprend en lui de la putridité. Il faut concevoir cette putridité comme quelque chose de matériel, comme des excréments, des λοιμοῦ σπέρματα [359]. Cette putridité de l'air ambiant ne fait qu'accentuer le processus de pourrissement du corps déja plein d'excréments et de pourriture, et qui était déja prêt à se putrifier lui-même. On ne saurait mieux dire que la cause première est l'individu, et que l'air ambiant n'est que la cause seconde, ce qu'Hippocrate appelle *prophasis* [360], une cause déclenchante. Il faut passer par une médiation commune, qui est l'atmosphère du lieu.

Peut-on essayer de poser la question de savoir pourquoi la propagation fait tant problème, et s'il y a des théories cohérentes de la propagation ? Existe-t-il d'abord des *concepts* de la contagion ?

Là encore il faut revenir à Thucydide, promu au rang d'autorité médicale. L'historien n'a pas de concept, mais il utilise un verbe pour indiquer, métaphoriquement, ce que nous appellerons la contagion : *ἀναπίμπλημι* [361]. Comme le fait remarquer Ch. Lichtenthaeler, «Thucydide n'a pas créé un terme technique pour

358. VII K 291.

359. Surtout qu'on n'aille pas y voir une intuition géniale de «germes» vecteurs de la maladie.

360. Sur *prophasis*, cf. en dernier lieu, Hunter R. Rawlings, *A semantic study of prophasis to 400 B.C.*, in *Hermes Einzelschriften*, Heft 33, 1975, notamment sur Hippocrate, p. 36-60; et l'article de F. Robert, *Prophasis*, in *R.E.G.*, tome 89, juillet-décembre 1976, p. 317-342.

361. LI.4 : *καὶ ὅτι ἕτερος ἀφ' ἑτέρου θεραπείας ἀναπιμπλάμενοι ὥσπερ τὰ πρόβατα ἔθνῃσκον*.

désigner la contagion, mais il en a connu l'idée.». Le sens de ce verbe est «remplir». «On peut», continue Ch. Lichtenthaeler, «supposer qu'il a persisté ici, tout en s'accompagnant d'une idée de corruption, de souillure, et avec le préfixe *ana*, d'une idée d'excès (Hans Diller) : «*remplir en souillant jusqu'au bord*». Il s'agit d'un verbe, non d'un substantif abstrait; mais notre notion de *contagion* est présente sans aucun doute, et ses conséquences aussi : il se produit une véritable 'destruction'.» [362]. Ch. Lichtenthaeler fait remarquer aussi la notion de contact, qu'exprime le verbe *πρόσειμι* [363]. Le verbe *ἀναπίμπλημι* est une métaphore. Il aurait fallu remarquer qu'il sert ailleurs, pour indiquer une saturation, dans un contexte qui peut suggérer la souillure [364]. C'est le cas dans un passage du *Phédon* :

> ... *ἐὰν ὅτι μάλιστα μηδὲν ὁμιλῶμεν τῷ σώματι μηδὲ κοινωνῶμεν, ὅτι μὴ πᾶσα ἀνάγκη, μηδὲ ἀναπιμπλώμεθα τῆς τούτου φύσεως, ἀλλὰ καθαρεύωμεν ἀπ' αὐτοῦ...*
>
> «... Quand le plus possible nous n'aurons en rien avec le corps société ni commerce, à moins de nécessité majeure, quand nous ne serons pas non plus *contaminés* par sa nature, mais que nous serons au contraire purs de son contact...» [365].

En fait, c'est une métaphore : l'âme saturée du corps; avec une connotation de contact, et de souillure, qu'une *séparation* (celle de la mort), pourra réparer [366]. On peut supposer que le verbe avait donc une fonction métaphorique suggérant la *saturation* et la *souillure* avant Thucydide. Mais l'important, il faut encore le répéter, est que Thucydide arrache le terme au contexte de la souillure pour le donner à la médecine. L'acte fondateur de Thucydide est remarquable ici, car c'est lui qui devient l'autorité en matière de fièvre pestilentielle, comme nous l'avons vu. Toute la différence est là. A partir de Thucydide, c'est la *contagion* qui servira de métaphore à la *souillure.*

Aucun philologue, à notre connaissance, n'a suivi les aventures

362. Ch. Lichtenthaeler, *Thucydide et Hippocrate vus par un historien-médecin*, Genève, Droz, 1965, p. 98, 105-106.

363. *Ibidem.*

364. *Phédon*, 67 a.

365. Traduction Robin, Paris, Belles Lettres, 1926.

366. Liddell-Scott cite aussi un passage qu'oublie Ast *(Lexicon Platonicum)*, *Pl. Ap.* 32 c. Les Trente donnent des ordres criminels à beaucoup de gens, ὡς πλείστους ἀναπλῆσαι αἰτίων, «car ils voulaient *associer* à leurs crimes le plus de citoyens possibles», traduit Croiset, Paris, Belles Lettres, 1920. Mais *associer* est insuffisant; là encore, l'idée de saturation est importante; mais la connotation de souillure est proche.

du verbe ἀναπίμπλημι. Il faut prendre garde à un passage de *Problème I* du pseudo-Aristote [367]. Il est évident, dans ce texte, que l'*exemplum* pour la pensée médicale est Thucydide. L'auteur reprend les termes mêmes de Thucydide.

> *Διὰ τί ποτε ὁ λοιμὸς μόνη τῶν νόσων μάλιστα τοὺς πλησιάζοντας τοῖς θεραπευομένοις προσαναπίμπλησιν.* [368].
>
> «Pourquoi la peste, seule de toutes les maladies «contamine» par contact surtout ceux qui s'approchent du chevet des malades.»

On voit que l'auteur a voulu préciser la métaphore du verbe, en ajoutant le préverbe *πρός* qui doit suggérer la proximité, l'approche, le contact. Au passage, signalons que la contagion est considérée comme spécifique de la peste [369].

Mais on n'a jamais pris garde aux raisons données de cette contagion :

> *ἢ ὅτι μόνη τῶν νόσων κοινή ἐστιν ἅπασιν, ὥστε διὰ τοῦτο πᾶσιν ἐπιφέρει τὸν λοιμόν, ὅσοι φαύλως ἔχοντες προϋπάρχουσιν; καὶ γὰρ διὰ τὸ ὑπέκκαυμα τῆς νόσου τῆς παρὰ τῶν θεραπευομένων γινομένης ταχέως ὑπὸ τοῦ πράγματος ἁλίσκονται* [370].
>
> «Est-ce parce que c'est la seule maladie commune à tous les hommes de telle sorte que pour cette raison elle communique la peste à tous ceux qui, étant en mauvais état, sont les premiers à l'avoir ? car, à cause de la progression de l'incendie de la maladie qui naît de ceux qui souffrent, elle se répand rapidement.».

Autrement dit, la maladie se communique à tous les hommes parce qu'elle est spécifique de l'humanité. On peut comprendre que nous avons tous cette maladie en puissance, mais cela n'impliquerait pas la contamination par proximité. Il vaut mieux entendre que, pour qu'il y ait contagion, il faut qu'il y ait un organisme, conçu ici comme une communauté où puisse *circuler* cette maladie. Cette précision du pseudo-Aristote représente un progrès dans la compréhension imaginaire du phénomène.

367. 859 b 15.

368. C'est un verbe que connaît Plutarque. Il l'emploie en Σ 631 F pour indiquer la *contagion* de la souillure du railleur (métaphorique) :

«Le railleur insolent *communique* sa malveillance aux assistants, du fait qu'ils se réjouissent, et s'associent à l'injure.».

369. Idée constante ; Caelius Aurélien pourtant cite des auteurs qui parlent de contagion pour l'*éléphantiasis* (Drabkin, p. 823) et pour l'*incubus* (p. 476) :

contagione quadam ... ex ista passione ueluti lue.

370. 859 b 17.

Dans le *De sera* [371], avant de citer Thucydide, Plutarque utilise deux termes intéressants pour décrire la contagion : *ἀφάς* et *διαδόσεις*. Ἀφή, désignant le contact, rend le mieux notre contagion par la proximité. La relation de proximité est d'ailleurs évoquée, quelques lignes auparavant, à propos de l'usage bizarre d'ordonner aux «enfants de ceux qui sont morts par la phtisie ou hydropisie de rester assis, les pieds plongés dans l'eau jusqu'à ce que le cadavre ait brûlé : c'est que l'on croit empêcher ainsi la contagion de quitter le cadavre et de les atteindre.».

Δοκεῖ γὰρ οὕτω τὸ νόσημα μὴ μεθίστασθαι μηδὲ προσπελάζειν αὐτοῖς. (558 E).

Plutarque veut établir qu'il existe une contagion dans le temps comme il en est une dans l'espace. C'est le terme de *διάδοσις* qui est le plus intéressant, car il contient, comme nous allons le montrer, la raison de la contagion. Le terme se trouve déjà chez Aristote, où il implique la distribution de la nourriture ou de l'air [372]. Il n'est pas platonicien. En revanche, Platon utilise *διαδίδωμι* dans le *Timée*, dans un contexte qui nous intéresse beaucoup [373]. Le verbe désigne la *transmission* de mouvements à l'origine de la perception visuelle, la *circulation* des éléments à l'intérieur du cosmos [374], la (non)-*transmission à l'ensemble par les parties* d'impressions primitives [375] ; la *transmission* par les organes composés des parties plus grosses de leur mouvement à la masse du corps [376], la *transmission* du son à travers les oreilles par l'intermédiaire de l'air, du cerveau, du sang, jusqu'à l'âme [377]. La notion qu'exprime le verbe *διαδίδωμι* est celle de la circulation et de la transmission à travers un ensemble, un organisme [378].

Le même verbe est utilisé dans un contexte aussi fécond, dans les ouvrages hippocratiques : *Nature de l'enfant* et *Maladies* IV [379]. La matrice *transmet* le sang aux veines, et les veines tirent la matière grasse du ventre et la *transmettent* au sein [380]. Le rameau tire l'humeur par la racine et la *transmet* à la partie qui sort de terre [381]. L'eau stagnante *transmet* la chaleur de couche en couche vers le

371. 558 C.
372. *Z. π.* 705 a 32; Π. ν. 3.482 b 2.
373. 45 d.
374. 49 c.
375. 64 c.
376. 64 e.
377. 67 b.
378. Cf. l'expression de 64 e : *διαδιδόντα δὲ εἰς ὅλον τὰς κινήσεις...*
379. Cf. l'édition de R. Joly, Paris, Belles Lettres, 1970.
380. *Nature de l'enfant* 15, 5 ; 21, 5.
381. 23, 2.

bas [382]. Dans *Maladies* IV, l'humeur semblable attire le semblable et le *distribue* au corps comme dans le cas des végétaux [383]; la rate pompe l'eau et devrait la *transmettre* à la vessie [384]; l'humeur sanguine est *transmise* au corps par les veines [385]. Dans l'*Appendice du régime des maladies aiguës* [386], l'auteur parle d'un mal qui ne se *résorbe* pas [387]. Dans ces ouvrages qui présentent une réflexion sur l'organisme, le verbe διαδίδωμι (surtout *Nature de l'enfant* et *Maladie* IV) indique l'échange, la transmission, à l'intérieur d'un organisme vivant. On voit ce que nous voulons démontrer. Il est évident que le concept de διάδοσις, qui désigne l'échange, implique en lui-même les raisons de cet échange. *On conçoit la διάδοσις comme la circulation de quelque chose à l'intérieur d'un ensemble homogène.* Autrement dit, la notion de διάδοσις renvoie elle aussi à une conception biologique. La διάδοσις dans l'espace exige une communauté spécifique d'éléments homogènes [388].

Il existe d'ailleurs, chez Plutarque, une question de ses *Propos de table* qui pose le problème de la contagion avec ses difficultés, à propos de la propagation du mauvais œil [389]. Beaucoup d'explications sont proposées; certaines nous intéressent : le mauvais œil atteint généralement des enfants, dont les constitutions sont vulnérables, mais est moins efficace sur des adultes en bonne santé. Nous reconnaissons là les conditions individuelles. Mais la grande difficulté est celle de l'action à distance; le principe, en effet, est que le *contact* réel est à l'origine des maladies :

> ἡ γὰρ ἐπαφὴ καὶ συνανάχρωσις ἔχει τινὰ φαινομένην πάθους ἀρχήν. [390].

On comprend que les plumes de l'aigle touchant les plumes d'un autre oiseau les pourrissent ou qu'un vrai contact entre humains puisse être bénéfique ou maléfique. Mais il est plus difficile d'expliquer le regard et la distance qu'il implique. Plus loin Plutarque évoque l'exemple de l'amour. Le regard (qu'il soit lumière – φῶς, ou écoulement de particules – ῥεῦμα) provoque des effets [391].

382. 25, 5.

383. 33, 3.

384. 37, 1.

385. 38, 1; cf. aussi 39,3; 40,20.

386. Cf. l'édition de R. Joly, Paris, Belles Lettres, 1972.

387. A 5 : οὐ γὰρ διαδιδοῖ ὠμὸν ἐὸν τὸ πάθος.

388. Le terme de *diadose* est un terme qui, chez Galien, décrit la circulation et la répartition des aliments. Il y a *anadosis et diadosis.*

389. 680 D.

390. 680 E.

391. τοιαύτη γὰρ γίγνεται διάδοσις καὶ ἀνάφλεξις ἀπὸ τῆς ὄψεως. Plutarque compare avec l'inflammation du *naphte* qui prend feu à distance. Cas d'*auxesis per comparationem.*

Mais comment expliquer que la *ψυχή* puisse pâtir d'un effet corporel ? C'est qu'il y a *διάδοσις* du corps à l'âme, *qui sont en sympathie* [392]. C'est pourquoi, inversement, l'âme agit sur le corps; les pensées amoureuses excitent les organes sexuels, par exemple. Et la jalousie *contamine* le corps. Nous retrouvons notre verbe *ἀναπίμπλημι* [393]. Nous ne pensons pas que ce détour par Plutarque soit inutile ; car il nous montre, à l'évidence, que la difficulté, dans la contagion, est de comprendre le problème de la *distance* et de la propagation dans l'espace sans contact immédiat. Il faut qu'il y ait un élément homogène dans lequel se produise une *diadose*, c'est-à-dire une circulation. Cela se conçoit bien dans un monde réglé par le principe de la sympathie, par exemple dans le cas de l'âme et du corps, où l'un et l'autre peuvent se contaminer par *contact* et *circulation*. Si l'on compare l'emploi dans ce texte de Plutarque d'*ἀναπίμπλημι* pour la contamination du corps par l'âme et l'emploi du même verbe dans le *Phédon* qui désigne la souillure de l'âme par le corps, on mesure toute la différence qui existe entre souillure et contagion. Sans doute commence-t-on à comprendre que le problème de la *propagation de la maladie* est d'une grande difficulé, et sollicite l'imagination des médecins et des philosophes surtout en ce qui concerne les raisons de la *transmission*.

Cette longue introduction va nous permettre de revenir au chant VI de Lucrèce, que nous trouvons un peu abandonné des philosophes et négligé par les philologues [394]. P. Boyancé, par exemple, juge que ce livre manque d'unité [395]. Prétendant que ce chant vise avant tout la crainte des dieux, «on est bien obligé de constater», écrit-il, «qu'il (Lucrèce) le fait un peu au mépris de l'ordre scientifique... ; il va droit à ce qui lui paraît l'obstacle majeur. Ce faisant, il écartera aussi, si l'on se place du point de vue littéraire, l'ordre *en crescendo* qui pourrait sembler plus émouvant. Aussi pourra-t-il sembler ensuite qu'après avoir traité de faits majeurs, le poète n'ait plus qu'à nous promener parmi des phénomènes moins grandioses et moins passionnants.». Ce jugement nous paraît vraiment étonnant, dans son point de vue dogmatique. Il faut essayer de comprendre, en effet, comment on passe de l'Etna et des sources du Nil à la contagion

392. 681 D :
τίνα τρόπον καὶ πῶς διὰ τῆς ὄψεως τὴν βλάβην εἰς τοὺς ὁρωμένους διαδίδωσιν.
393. 681 E :
ὧν οὐδενὸς ὁ φθόνος ἧττον ἐνδύεσθαι τῇ ψυχῇ πεφυκὼς ἀναπίμπλησι καὶ τὸ σῶμα πονηρίας.
394. Il a été étudié récemment de près par M. Bollack, *op. cit.*, p. 417-467.
395. *Lucrèce et l'Épicurisme, op. cit.*, p. 266.

de la peste, par l'intermédiaire, entre autres, de l'aimantation. Selon P. Boyancé, on passe des phénomènes majeurs (parce que cosmiques), à des phénomènes mineurs. *Ut a subliminibus recedamus*, disait Pline l'Ancien, dans son exorde du Livre XX, où vantant le principe de la *sympathie*, il nous dit qu'il va expliquer «l'eau éteignant le feu, le soleil la dévorant, la lune le produisant, ces deux astres s'éclipsant l'un et l'autre, et, pour descendre de ces hauteurs, l'aimant attirant le feu...» [396]. A tout prendre, comme l'on voit, l'ordre «scientifique» de Pline paraît aussi aberrant que celui de Lucrèce. Mais ce qui paraît un pauvre phénomène de second ordre à un homme du XXe siècle, est pour l'imagination antique un fait extrêmement fascinant et difficilement explicable. Pline a la ressource commode, pour expliquer l'aimantation, du principe de la sympathie, qu'il universalise. Mais c'est une explication qu'un épicurien conséquent ne peut admettre. Nous dirions que l'ordre du chant VI, s'il ne correspond pas à un «crescendo littéraire», suit, en tout cas, un ordre de complication et de difficulté, dans une perspective épicurienne notamment; c'est un *crescendo épistémologique*, le problème de l'aimant précédant celui de la contagion. La première conclusion que nous en tirerons est que nous ne pouvons isoler la description de la peste d'Athènes, comme un phénomène physiologique à part, des phénomènes de physique précédemment décrits. La seconde est que la thèse éthique sur cette peste de Lucrèce ne nous paraît pas valoir beaucoup mieux que la thèse psychologique. La thèse éthique pourrait être représentée par P. Boyancé, dans les propos que nous citions tout à l'heure, ou par Schrijvers qui se contente d'un allégorisme vague. Il écrit par exemple : «Bien que nous nous rangions à l'interprétation proposée par M. Commager – à cette différence près que, à nos yeux, la description lucrétienne de la peste sert à symboliser non pas l'existence humaine en général, mais la vie des non-épicuriens...» [397] et plus loin : «Notre hypothèse selon laquelle la description lucrétienne de la peste possède un caractère *vaguement allégorique* [398], et sert à symboliser la société romaine de l'époque républicaine...» [399]. Le livre du docteur Logre [400], ou celui plus récent de L. Perelli [401], pourrait représenter la thèse psychologique sur l'anxiété de Lucrèce et son attirance morbide pour la maladie.

Le chant VI est, pour nous, l'ensemble ordonné des problèmes

396. XX.1.
397. *Horror ac diuina uoluptas, op. cit.*, p. 315.
398. souligné par nous.
399. *Op. cit.*, p. 320.
400. *L'anxiété de Lucrèce, op. cit.*
401. *Lucrezio poeta dell'angoscia, op. cit.*

les plus difficiles de la physique et de la physiologie, les deux se confondant pour un épicurien. Selon P. Boyancé, on passerait dans ce chant à des «réalités bien différentes», de la «physique à la physiologie [402]», si en fait «Lucrèce n'expliquait les maladies par l'état de l'atmosphère et ne revenait ainsi en quelque sorte à la considération des météores, sujet principal du chant VI.». On voit, en effet, que le lien serait bien subtil. De toute façon, écrit toujours P. Boyancé, «ce que Lucrèce nous dit est, sur ce grand sujet, singulièrement pauvre.». Il méprise comme extrêmement vague et conjectural une possibilité de rapport avec Asclépiade. D'autre part, il dédaigne l'intuition pourtant profonde de W. Lück [403] et il écrit [404] : «W. Lück veut que déjà la théorie de l'aimant vienne à Lucrèce d'une source médicale. Il est possible. Mais elle n'est pas elle-même médicale pour autant et ne s'unit pas à ce qui concerne les épidémies.». La note nous paraît très imprudente. Les liens entre l'aimant et la maladie n'intéressent pas seulement la pharmacopée [405], mais plus profondément, comme nous l'avons vu, les problèmes que la physiologie se pose, à propos des fonctions du corps, notamment le procès de la digestion, qui est en rapport avec les questions de l'*attraction*, de la *circulation* des éléments, de leur assimilation.

Ce long détour sur l'aimant et la contagion nous a paru nécessaire. Nous pouvons prétendre que l'ordre du chant VI n'est pas dû au hasard ni à la confusion d'un bric-à-brac, mais correspond à un ordre des difficultés. D'autre part la physique, la cosmologie et la biologie, si l'on peut risquer ce mot, ou la pathologie, sont imbriquées profondément par le système de l'analogie comme nous allons le voir.

Nous sommes, apparemment, bien loin du problème de la maladie de l'âme. Il n'en est rien, si l'on veut bien croire le prélude du chant VI lui-même, comme nous l'avons déjà dit. Le texte de Thucydide était gros d'une perplexité qui allait se communiquer aux médecins comme aux moralistes. Il fournissait une aporie aux uns comme aux autres; il montrait que la réalité endémique ne suffisait pas à expliquer la venue de la maladie depuis l'extérieur (*extrinsecus*) ; aux moralistes que la qualité de la vie de l'individu, son régime et sa vertu, ne le protégeait pas contre cette maladie et que l'*euthymie* disparaissait devant le mal, que l'athymie était une conséquence du mal lui-même.

402. *Op. cit.*, p. 284.

403. *Die Quellenfrage im 5. und 6. Buch des Lukrez*, diss. Breslau, 1932.

404. *Op. cit.*, p. 284, note 1.

405. Cf. Oribase, *Oeuvres*, tome 2, par Bussemaker et Daremberg, Paris, Baillière, 1854, p. 131 et note 798.9.

La peste chez Lucrèce

Nous allons nous occuper du problème de la peste chez Lucrèce, en traitant d'abord des causes, puis de la description et de sa signification ; convaincu que nous sommes que Lucrèce était très conscient de l'organisation et des sens de cette description, comme le voit d'ailleurs D.F. Bright, dans un article suggestif [406]. Nous nous situons dans une perspective résolument non «romantique», nous ne croyons pas aux fantaisies de St Jérôme et la folie de Lucrèce reste à démontrer. Nous ne nions pas du tout, a priori, une tendance mélancolique de Lucrèce, mais nous posons comme principe qu'aucun lieu de Lucrèce ne sera retenu pour une interprétation psychologique qui n'aura été soumis auparavant à cette épreuve : ce lieu peut-il, dans l'Épicurisme, recevoir une explication cohérente ; n'y peut-on voir une problématique authentiquement épicurienne ? Nous avons dit, par exemple, à propos de *finis* [407], que cela ne nous gênait pas d'y voir la rencontre d'une angoisse de Lucrèce avec un problème du corps propre à l'épicurisme ; mais il est évident que l'explication psychologique seule manquerait l'essentiel. Nous nous contenterons d'un autre exemple : quand Logre décrit la terreur du corps hémorragique, l'angoisse du vase qui fuit [408], il nous donne ici la situation menacée de ce corps épicurien tel qu'il est conçu originellement, corps poreux, corps qui tient ensemble par nature et par droit, dans lequel je dois avoir confiance. Nous disons encore que, si l'angoisse existe, elle s'accorde avec un problème authentiquement épicurien ; nous pensons que la fameuse anxiété de Lucrèce coïncide avec les questions de la physique et de la physiologie épicuriennes [409].

Les causes

Nous avons dit ce que nous pensons du jugement sur la «pauvreté» de ces causes, mais il faut les regarder de plus près. Nous espérons avoir montré, et ce sont des éléments très importants pour notre démonstration, que :

– il existe une difficulté, même une résistance des médecins pour admettre la propagation de la maladie dans l'espace géographique. L'espace est constitué de monades comprenant chacune leurs conditions selon l'air, l'eau et la configuration des lieux. D'Hippocrate à Galien, en passant par Asclépiade, on trouve la même

406. D.F. Bright, *The plague and the structure of the De Rerum Natura*, in *Latomus*, tome XXX, Fasc. 3, 1971, p. 607-632.

407. Cf. *supra*, p. 156.

408. *Op. cit.*, p. 298, à propos de VI, v. 1268 ss.

409. Ce qui ne veut pas dire, évidemment, que l'épicurisme soit une angoisse.

conviction et la même répugnance à admettre la circulation.

– la peste décrite par Thucydide est un fait historique, irréfutable, mais ennuyeux pour l'étiologie ; c'est l'irruption de l'événement dans l'horizon circonscrit de l'étiologie.

Il existait une explication, que nous avons volontairement laissée de côté pour la comparer avec Lucrèce, et que l'on peut sans grand risque attribuer au Stoïcisme [410], explication de type cosmique et métaphysique, qui considère l'air comme élément homogène, mais maladif et instable par essence.
C'est Philon d'Alexandrie qui nous la rapporte dans des passages très précieux.

> « Tout d'abord ce n'est pas mû par une fantaisie particulière, mais animé d'un dessein précis en abordant ce point que je traiterai avec netteté de l'air, sans prêter moins d'attention à son état naturel qu'aux diverses affections qu'il subit et à ses retours à la salubrité. De l'avis des médecins, il est établi en effet que ses altérations provoquent des maladies, ils affirment que c'est par lui que s'affaiblissent les corps existant dans le monde, du fait qu'ils sont naturellement en rapport avec lui. » [411].

La raison nous est d'ailleurs donnée de l'insalubrité de cet élément :

> « Quant à la conception de l'air, elle est évidente pour tout le monde. *Sa nature, c'est d'être malade, de se corrompre, d'une certaine manière de mourir*. Ce qui pourrait dire, si l'on ne vise pas seulement à la beauté du langage mais à la vérité, que la *peste* n'est autre chose que la mort de l'air qui répand sa propre maladie pour la corruption de tout ce qui a une parcelle de vie. » [412].

Donc l'air est responsable des pestes, comme étant pestiférable par essence, si l'on ose dire, et donc pestiféré parfois et communiquant à tous les êtres sa propre maladie [413]. L'air est considéré comme le même élément qui recouvre le monde, et les vivants périssent parce que l'air est maladif. Philon répond en plus à une question d'ordre métaphysique, qui n'intéressait pas les médecins, celle de l'*origine absolue* de la peste. Nous verrons que Lucrèce tente de donner une solution. Il est évident qu'un épicurien ne saurait admettre l'air comme un vivant, quoique l'ambiguïté règne à première vue sur ce

410. C'est d'ailleurs aussi l'opinion de von Arnim, *V. S. F.*, tome 2, 331, 30 – 183,5.

411. *Prov.* I.18, édité et traduit par M. Hadas-Lebel, Paris, Cerf, 1973.

412. Cf. *Act.*, 126, édité et traduit par R. Arnaldez et J. Pouilloux, Paris, Cerf, 1969, cf. aussi, *Cher.*, 88, qui nous dit que l'air souffre, se fatigue et s'altère.

413. Cf. encore *Gig.*, 10.

qui semble, chez Lucrèce, un rapport macrocosme-microcosme.

Bailey a bien vu que le chant VI était parcouru par un rapport entre ce qu'il appelle le monde et l'homme ; nous préférerions dire entre la physique et même le cosmique et la physiologie. Il écrit par exemple, à propos des causes des éruptions de l'Etna [414] : «Le monde est, comme le dit Épicure, un *ζῷον*, une créature vivante, non pas en ce sens qu'il a des sensations, mais parce qu'il est, comme l'animal vivant, un ensemble d'interconnections atomiques.». Il rapproche ce texte de Lucrèce d'un passage des *Questions naturelles* de Sénèque qui nous apprend qu'on «assure qu'une épidémie éclate en général après les violents tremblements de terre. C'est ce dont il n'y a pas lieu de s'étonner. En effet, bien des principes mortels sont cachés dans les profondeurs de la terre.» [415]. Bailey ajoute que Lucrèce pense, à propos de l'Etna, à l'origine des épidémies. Puis il conclut : «Tout comme le monde est un *ζῷον*, ainsi l'homme est un microcosme.». Peut-être est-il imprudent d'évoquer, dans l'univers de Lucrèce, un rapport entre l'homme microcosme et le monde. Il vaut mieux parler d'analogie entre le cosmos et le vivant, entre la cosmologie et la physiologie, en disant que l'homme est un monde comme le monde est un vivant, ce qui ne nous paraît pas tout à fait la même chose. Bien sûr il existe une identité de matière, de structure et d'organisation ; mais quelque chose gêne l'épicurisme, c'est le phénomène de la vie et la nécessité, par choix doctrinal, d'éviter le vitalisme. Si nous partons, pour réfléchir, d'un rapport entre un microcosme et un macrocosme, le vitalisme risque de s'introduire sans que nous y prenions garde. Nous allons regarder d'un peu plus près la présence de l'analogie des phénomènes organiques pour expliquer la cosmologie.

Si l'on cherchait à dire simplement les principales difficultés que veut résoudre Lucrèce dans son chant VI, peut-être pourrait-on proposer les effets considérables et formidables causés par des éléments invisibles, et l'action à distance de ces éléments, comme dans le cas de la foudre, des lacs Avernes, de l'aimantation ou de la contagion. Nous allons vérifier notre thèse que la peste est à sa place à la fin du chant (et sans doute en fin de poème) ; nous allons voir Lucrèce organiser une série d'explications symphoniques. Car on parle toujours, avec raison, de la pluralité d'explications, principe épicurien rappelé par Lucrèce lui-même dans ce chant VI [416] ; mais il faudrait ajouter chez Lucrèce un principe de convergence des raisons, de renforcement par rencontre, de cohérence par addition.

414. Commentaire *ad loc.*, p. 1651.
415. VI. 27, 2.
416. VI, v. 703-711.

Voici les cas les plus intéressants de rapport analogique entre la physique et la physiologie.

– La foudre agit comme la maladie, s'insinuant à travers les pores. Son action démontre la porosité des corps (v. 348 ss.) et

> ... *e paruis quia facta minute*
> *corporibus uis est et leuibus ex elementis,*
> *quae facile* insinuantur, *et* insinuata *repente*
> dissoluont *nodos omnis et uincla* relaxant... (v. 353-356).

«... parce que sa force est faite d'atomes minuscules, d'éléments lisses, qui se glissent facilement partout, et une fois glissés dans les corps y dénouent soudain tous les nœuds et relâchent tous les liens de leur tissu.» [417].

– Le grossissement des nuages est comparé à celui de l'organisme [418].

«En premier lieu, on m'accordera bien que de nombreuses molécules d'eau s'élèvent de tous les corps en même temps que les nuages eux-mêmes, et qu'ainsi il y a accroissement réciproque et des nuages et de l'eau qu'ils contiennent, *comme notre corps s'accroît en même temps que le sang*, de même que la sueur, et enfin tous les liquides répandus dans l'organisme.».

Bailey écrit : «Les nuages correspondent au *corps, l'eau* au *sang*, à la *sueur* etc. dans le corps, qui s'accroissent à mesure que le corps grossit.» [419]. Il faudrait ajouter que la formation des nuages est ensuite comparée au phénomène d'imbibation de la toison (v. 504), qui ne nous éloigne guère du fonctionnement de l'organisme, si l'on se souvient qu'Asclépiade compare le remplissage de la vessie à celui de l'éponge ou de la toison [420]. Quant au sang qui s'accroît en même temps que l'organisme, il n'est pas sans rappeler non plus Érasistrate qui pense que la seule nourriture du corps est le sang [421].

417. Traduction Ernout. Lucrèce aime beaucoup le verbe *insinuari* employé quelquefois avec l'adverbe *extrinsecus* sur lequel nous reviendrons. A comparer avec III, v. 485-486.

418. VI, v. 497 ss.

419. Com. *ad. loc.*

420. Au passage, l'allègement des nuages par pression (*πίλησις*), foulage, nous renseigne peut-être sur les raisons mécaniques que pourrait donner un épicurien de l'évacuation de la vessie; cf. *An. Lond.* XXV 28 : *τὸ μὲν αἷμα μὲν εἶναι τροφήν*...Sur *πίλησις* cf. Ernout et Robin, p. 263-264. Il faut ajouter que la raison de la *pression* est donnée aussi pour la fontaine d'Hammon (v. 866 ss.). Ernout et Robin (p. 265) parlent aussi du filtrage : «De part et d'autre, le contenu du nuage, là du feu, ici de l'eau, est expulsé par filtration.». Nous rappelons le rôle du filtre dans l'assimilation chez Asclépiade, cf. *supra*, p. 189.

421. Cf. Galien, *Nat fac.*, I.13.32-33 et *An. Lond.* XXV, 27.

– Les tremblements de terre (v. 535 ss.) sont l'épilepsie de la terre, peut-on dire sans exagération. De même que l'épilepsie [422] était comparée à un phénomène cosmique :

> ... *quia ui morbi distracta per artus*
> *turbat agens anima spumas quasi in aequore salso*
> *uentorum ualidis feruescunt uiribus undae*... :

> «... déchirée par la violence du mal à travers les membres, l'âme se soulève et écume, de même que sur la plaine des mers salées la violence déchaînée des vents fait bouillonner les flots...»,

de même les tremblements de terre sont comparés à des phénomènes morbides, le frisson et la fièvre :

> *Quod nisi prorumpit, tamen impetus ipse animai*
> *et fera uis uenti per crebra foramina terrae*
> *dispertitur ut horror, et incutit inde tremorem;*
> *frigus uti nostros penitus cum uenit in artus,*
> *concutit inuitos cogens tremere atque mouere.* (VI.591-595).

> «Et s'ils ne réussissent pas à rompre et à fendre la terre, pourtant l'élan impétueux de l'air, la violence furieuse du vent se répandent à travers les nombreux pores du sol et, tel le frisson chez l'homme, y provoquent un tremblement : ainsi, lorsque le froid pénètre au fond de nos membres, il les secoue, et les fait malgré eux trembler et grelotter.» [423].

Il faut noter aussi l'importante remarque de Lucrèce (v. 601 ss.) :

> «Ainsi donc, si profondément persuadé soit-on que le ciel et la terre demeureront inaltérables et placés sous une éternelle sauvegarde, parfois néanmoins la présence immédiate et la grandeur du danger, enfoncent en nous par quelqu'endroit l'aiguillon de la terreur.»

L'attitude à l'égard du monde doit être la même que celle que recommande Épicure à l'égard de l'organisme; un état de *πίστις*, la confiance en ce que le bon état du corps ou du monde va persister. C'est aussi, comme nous le verrons, l'attitude «euthymique» que recommande Démocrite [424].

L'Etna est l'occasion d'une autre comparaison entre physique et physiologie et nous rapproche du problème de la maladie (v. 655 ss.). Maladies à éruption et à irruption pourrait-on écrire. Ainsi la

422. III, v. 492-494, traduction Ernout.
423. Traduction Ernout.
424. Cf. le dernier chapitre.

fièvre, la douleur, l'enflure du pied, le mal de dents, les ophtalmies, l'érysipèle qui *repit per artus* (v. 662), font comprendre que la maladie peut saisir la terre [425]. Mais il faut citer la suite, qui pose certaines questions :

nimirum quia sunt multarum semina rerum,
et satis haec tellus morbi caelumque mali fert,
unde queat uis immensi procrescere morbi.
Sic igitur toti caelo terraeque putandumst
ex infinito satis omnia suppeditare,
unde repente queat tellus concussa moueri,
perque mare ac terras rapidus percurrere turbo,
ignis abundare Aetnaeus, flammescere caelum. (v. 662-669).

« La cause en est évidemment qu'il existe des principes des sortes les plus diverses, et que notre terre et notre ciel produisent assez d'éléments morbides pour permettre à la foule innombrable des maladies de se développer. C'est ainsi, sans nul doute, que le ciel et la terre reçoivent de l'infini en quantité suffisante tous les éléments capables de faire trembler soudain la terre ébranlée, de lancer à travers la mer et les terres les tourbillons dévastateurs, de faire déborder le feu de l'Etna, d'enflammer le ciel.» [426].

Bailey [427] note que Giussani a raison de voir dans cet argument plus qu'une illustration, une véritable analogie, parce que chez l'homme les sensations de la maladie etc. sont apportées par les mêmes causes physiques (atomistiques) que celles qui produisent les catastrophes du monde. C'est bien une analogie, en effet, où l'on peut écrire que le rapport du corps à la terre et au ciel est le même que celui de la terre et du ciel à l'infini. De même que la terre et le ciel sont une source de maladie pour le corps, de même pour la terre et le ciel l'infini est une source de maux. Puisque nous parlions plus haut [428] de microcosme et de macrocosme, nous pensons que jamais un tel rapport n'est plus proche dans l'œuvre de Lucrèce que dans ces vers [429]. Mais nous croyons aussi que ce serait une illusion de la poser ; car, si le vivant est un microcosme face au monde, le monde est lui-même un microcosme face à l'infini, c'est-à-dire que notre

425. Ces maladies brutales, envahissant brusquement l'organisme, sont un peu difficiles à considérer vis-à-vis de l'ataraxie et donneraient plutôt des arguments à Plutarque, cf. *supra*, p. 146.

426. Traduction Ernout.

427. *Op. cit.*, p. 1651.

428. *Supra*, p. 228.

429. L'analogie est aveuglante dans les vers 701-702 :
« La cime de la montagne forme ce qu'ils appellent là-bas des cratères, et que nous nommons des *gorges* et des *bouches*.».

monde n'est pas clos, comme le monde stoïcien par exemple, où cela a un sens de parler de macrocosme [430]. Au contraire, il existe toujours un ailleurs, dans l'épicurisme, un «en-dehors». Nous pensons à l'importance de l'adverbe *extrinsecus* que Bailey a bien commenté et dont nous allons bientôt parler.

– Le mystère des lacs Avernes est l'occasion de ce que Bailey appelle une *alternative explanation* [431]. Les oiseaux tombent, soit qu'un air empoisonné les frappe et les enveloppe dans ses filets, soit que la projection de *semina* crée le vide [432]. Ce type d'explication sera retenu dans le cas de l'aimant. Quant à ce dernier, nous n'en parlerons que dans la mesure où il intéresse le point de vue physiologique [433].

Pour prouver la porosité de toutes choses, Lucrèce cite la nourriture (v. 946 ss.) qui s'insinue dans tout le corps, même dans les extrémités.

Diditur in uenas cibus omnis, auget alitque
corporis extremas quoque partis unguiculosque [434].

Rien n'est si serré, si cuirassé, qu'il n'y ait faille pour une pénétration :

Denique qua circum caeli lorica coercet...
morbida uisque simul, cum extrinsecus insinuatur
et tempestates terra caeloque coortae,
in caelum terrasque remotae iure facessunt;
quandoquidem nihil est nisi raro corpore nexum. (v. 954-958).

«Enfin partout où le ciel nous enserre de sa cuirasse circulaire... en même temps que la violence de la maladie, lorsqu'elle s'insinue de l'extérieur; et les tempêtes nées de la terre et du ciel rentrent naturellement, quand elles s'éloignent, dans le ciel et dans la terre : tout cela parce qu'il n'est pas un corps dont le tissu ne soit mêlé de vide.» [435].

Nous retrouvons ici l'idée que les origines de la maladie du monde sont à chercher hors du monde [436]. Nous laissons là notre inventaire

430. L'atome est la seule monade, pourrait-on dire autrement.

431. *Op. cit.*, p. 1680.

432. VI, v. 830 ss.

433. Il faut se référer au commentaire de Bailey. A ce propos nous ne comprenons pas la comparaison que fait Bailey avec Épicure, en disant que Lucrèce donne des raisons pour la cohésion et non pour l'attraction (p. 1714). Il en donne tout autant qu'Épicure qui dit (US 293) qu'existe entre l'aimant et le fer une οἰκείωσις ; mais elle est τοῖς σχήμασιν; c'est-à-dire qu'il n'y faut voir aucune *finalité*. Il s'agit purement et simplement de *iunctura*, de formes qui s'adaptent.

434. Cf. Érasistrate qui dit que le sang est le seul agent de la nourriture. Cf. *supra* p. 229 n. 421.

435. Traduction Ernout.

436. Nous laissons de côté tout le détail des raisons importantes de la spécificité de l'action des atomes sur les corps qui expliquent la diversité des goûts, de l'alimentation etc.

un peu fastidieux, mais dont il faut voir qu'il est, dans l'esprit de Lucrèce, en lui-même cathartique et donc lié à l'explication de l'univers et à la guérison de l'âme.

L'action à distance des eaux froides quand il fait chaud, des eaux chaudes quand il fait froid, l'attraction brutale du métal par la pierre d'Héraclée sans qu'il y ait contact, la brusque invasion de la maladie sans qu'il y ait constitution épidémique au sens hippocratique, tout cela exige une explication [437]. Ce chant nous présente au fond une physique qui est une pathologie de l'univers. Ces « curiosités», comme dit P. Boyancé, sont en fait des anomalies morbides. Inversement la pathologie de l'organisme vivant doit s'expliquer en termes de physique mécaniste, et quand la maladie met en relation la totalité de l'espace terrestre et l'ensemble des vivants, on voit que, dans le problème de la peste, physique, cosmologie et pathologie se rencontrent harmonieusement, si nous osons risquer ce mot. Tout s'explique par la mobilité des atomes, la porosité des corps et l'invasion de ces corps par ce qui les détruit.

Voyons maintenant les causes mêmes des épidémies selon Lucrèce. Nous n'insisterons par sur le détail de la description. Elle a été bien étudiée ; les rapports avec Thucydide sont incontestables ; les différences avec le texte de l'Athénien ont été bien examinées [438]

En première analyse on peut dire que l'étiologie de Lucrèce n'apporte rien de très nouveau, mais qu'elle a le mérite d'être complète, et de tenter de répondre aux questions de l'origine absolue de la maladie, de l'origine géographique et de la propagation. Il faut ajouter que l'exposé des causes est suivi d'une description ; nous nous souvenons qu'Asclépiade, par exemple, dans son traité *De la peste*, ne décrivait pas la maladie [439]. Parmi les *semina rerum*, il en est qui sont nécessaires à la vie, d'autres qui sont mortels pour nous [440]. Quand, sous l'effet du hasard, ces éléments apparaissent quelque part et pertubent l'atmosphère, naît un air morbide.

> ... *Ea cum* casu *sunt* forte *coorta*
> *et perturbarunt caelum, fit* morbidus aer. (v. 1096-1097).

Lucrèce insiste sur les circonstances fortuites de l'événement. Il importe de n'y voir aucune nécessité ni aucune finalité [441]. Il y a

437. Problème que nous posons à ceux qui croient que la rhétorique explique tout, sans être réglée par une philosophie, comme Schrijvers ; ils voient bien dans une comparaison de la maladie avec un phénomène cosmique, une *αὔξησις* et un cas d'*ἐνάργεια* ; mais si je compare un tremblement de terre à une épilepsie, y aurait-il rétrécissement ?

438. Cf. en dernier lieu l'article de D.F. Bright déjà cité.

439. Comme nous le dit Caelius Aurélien.

440. v. 1093 ss.

441. Cf. encore v. 1119.

donc production d'un air morbide, ce *νοσώδης ἀήρ* que nous connaissons bien maintenant. Cet air malade ne l'est pas en tant qu'élément, ne l'est pas naturellement comme Philon le dit, et il ne va pas nous communiquer sa maladie par sympathie, selon le principe de l'*ὁμοίωσις*. Nous savons que son action est mécanique ; les *semina* morbides qu'il contient vont s'insinuer en nous, comme la foudre ou une quelconque cause perturbatrice, pénétrant nos pores, détruisant le tissu de nos corps, c'est-à-dire l'organisation des atomes qui nous constituent. Mais d'où viennent ces éléments perturbateurs ? *Extrinsecus*, du dehors, ou de la corruption de la terre :

aut extrinsecus ut nubes nebulaeque superne
per caelum ueniunt, aut ipsa saepe coorta
de terra surgunt, ubi putorem umida nactast
intempestiuis pluuiisque et solibus icta... (v. 1099-1102).

« ... elles nous arrivent soit des régions extérieures à notre monde, comme les nuages et les brouillards, en traversant le ciel, soit de la terre elle-même d'où elles montent en masse vers nous, lorsque le sol chargé d'humidité se décompose sous la double influence des pluies déréglées et des ardeurs excessives du soleil. » [442].

Comment faut-il comprendre *extrinsecus* ? Faut-il lui donner un sens géographique (la maladie venant d'ailleurs dans l'espace terrestre) ou un sens cosmique, l'ailleurs étant l'autre monde ? Ernout choisit le sens cosmique. Bailey suit cette interprétation, qui est celle de Giussani, et traduit : « *from outside the 'mundus'*, tout en remarquant que le sens « de l'étranger » ne serait pas incohérent [443]. Nous souscrivons volontiers à cette interprétation qui met la peste à sa place, au terme de l'étiologie du chant VI, et donne une dimension cosmique à la contagion. Pour expliquer la peste, on n'a pas trop de la formation des nuées, du lac Averne et de l'aimant. On sait que du dehors, d'ailleurs, peuvent pénétrer, à travers la cuirasse du ciel, des éléments qui, selon le principe de la spécificité, sont capables de nuire à l'homme; qu'ils peuvent s'insinuer en nous et déclencher des irruptions et des tremblements. On sait aussi que la terre poreuse peut laisser passer des éléments pernicieux. L'on sait que la tradition démocritéenne, attribuée par Diels à Bolos de Mendès assignait à certaines maladies rares des causes extraterrestres [444]. Mais nous pensons que le terme *extrinsecus* est volontairement ambigu ; qu'il peut effectivement en même temps signifier de « l'étranger ». Ce qui suit immédiatement pose le problème géographique :

442. Traduction Ernout.
443. P. 1718.
444. Cf. Plutarque, *Conv.* VIII.733 D ; et l'article de Ch. Mugler déjà cité, p. 223 ss.

« Ne vois-tu pas aussi que la nouveauté du climat et des eaux éprouve tous ceux qui, loin de leur patrie et de leur demeure, s'en vont à l'étranger, et ce à cause du désaccord profond dans les conditions de vie ? ». (v. 1103-1105).

Nous voilà revenus dans le cadre bien connu de la constitution hippocratique ; et c'est un jeu que de nous dire que l'éléphantiasis est une maladie du Nil, l'ophtalmie de l'Achaïe etc. (v. 1106-1117).

... Inde aliis alius locus est inimicus
partibus ac membris : uarius concinnat id aer.(v. 1117-1118).[445]

Nous entendons bien. Nous avons là l'explication médicale topique. Mais, en même temps, ces derniers vers nous mettent devant le principe de spécificité au sens le plus étroit du terme. Tel air est mauvais pour les pieds, tel autre pour les yeux. Mais nous sommes très loin de l'universalité, critère de la maladie épidémique qui prend tous les individus dans un même endroit en même temps et quels que soient ces individus, et non un lieu où se trouvent des individus, par hasard, quelque part.

Nous avons déjà fait remarquer plus haut que Lucrèce substitue au déplacement de l'épidémie, le déplacement de l'individu d'une cité à une autre. C'est que, comme tout le monde, *il pense l'épidémie comme le déplacement d'une endémie* ; c'est l'air d'Alexandrie qui arrive à Athènes. Comment concilier le principe d'universalité de la maladie, qui prend aussi bien les Athéniens que les Alexandrins, avec le caractère particulier des maladies d'Alexandrie, et les réactions particulières des Alexandrins et des Athéniens ? Lucrèce nous propose l'irruption soudaine et sournoise de l'air ennemi :

... atque aer inimicus serpere coepit
ut nebula ac nubes paulatim repit, ... (v. 1120-1121).

Cette insinuation reptilienne n'est pas sans évoquer la manière dont, de l'extérieur, les *semina rerum* pénètrent dans notre monde. Cette ressemblance est volontaire. Elle permet de confirmer le double sens d'*extrinsecus* dont nous parlions tout à l'heure. Ainsi, à l'imagination, Lucrèce propose deux « en-dehors » ; l'un est en dehors de notre monde, l'autre en dehors de notre contrée ; ou si l'on préfère, il nous donne deux explications : l'une cosmique, ou métaphysique, qui est la solution cosmique et métaphysique épicurienne face à la stoïcienne dont nous parlions tout à l'heure, et l'autre, géographique, horizontale si l'on peut dire, qui n'est pas autre chose que, par exemple, les conditions météorologiques d'Athènes venues dans

445. On peut rendre compte de la *uarietas* en en faisant l'inventaire. On voit ici que chaque élément de l'air correspond à une particularité de la maladie.

Rome. Cette seconde explication suppose l'idiotisme des ethnies et leurs caractères et leurs maladies particulières, et la circulation d'un air qui s'assimile l'air étranger et le rend hostile aux indigènes :

... *reddatque sui simile atque alienum.* (v. 1124)[446].

Nous espérons avoir montré que l'étiologie de la peste de Lucrèce présente plus d'intérêt qu'on ne le croit habituellement. Elle présente la confluence, croyons-nous, de deux traditions : une tradition médicale qui nous paraît constante, et une tradition philosophique où nous croyons voir la constitution d'une causalité épicurienne face, sans doute, à la stoïcienne. L'étiologie médicale et l'étiologie philosophique sont, en vérité, plutôt contradictoires; car la médecine refuse de faire de la peste un cas particulier dans les maladies. Si Lucrèce joint les deux, ce n'est pas simplement fidélité à la pluralité d'explications; mais il vise, comme nous l'avons dit, au renforcement des explications. L'explication verticale ou cosmique, et l'explication horizontale ou géographique signifient toutes les deux que « mon mal vient de plus loin ».

La contagion : un problème éthique et métaphysique

Mais nous n'en avons certes pas terminé avec l'aspect philosophique de la peste, c'est-à-dire sa vertu libératrice et cathartique. Ce que nous avons dit suffit, pensons-nous, à condamner toute interprétation allégorique simpliste. Il s'agit bien, d'abord, d'un problème épistémologique précis, comme nous l'avons longuement établi. Nous ne croyons pas au propos de P.H. Schrijvers que nous citions naguère [447]; non plus qu'à la thèse de D.F. Bright qui pense que nous avons affaire à la substitution d'une maladie particulière et localisée, par *everyman facing disease* [448]. Il est inutile de revenir au fait, justement, que l'essence de la peste est de ne pas être localisée. D.F. Bright, qui croit au suicide de Lucrèce, a le mérite de considérer néanmoins la peste comme une fin. Lucrèce, nous dit-il, nous fait voir la peste comme un mythe final qui relie les fils du poème : l'ordre naturel de l'univers, la faiblesse mortelle de l'homme conspirant à apporter non seulement sa propre ruine, mais encore celle de la Nature... [449]. C'est, dit-il, l'équivalent lucrétien

446. Cette *assimilation* est en fait un **mélange**, comme le dit le vers 1129 :

... *cum spirantes mixtas hinc ducimus auras*

. Nous savons qu'un mélange épicurien ne peut être que la conjonction de particules, et jamais une *crase*, au sens stoïcien du terme. L'absorption de la maladie, nous dit Lucrèce, se fait par voie alimentaire ou respiratoire (v. 1125-1130).

447. *Supra*, p. 224.

448. *Op. laud.*, p. 619.

449. *Loc. cit.*, p. 632.

du mythe d'Er ou du Songe de Scipion [450]. Nous avons déjà dit que nous croyons cette peste parfaitement à sa place, à la fin du poème. Et notre propos est de montrer que, contrairement à ce que dit Bright, elle est l'anti-thèse exacte du mythe d'Er, en fait un contre-mythe; une anti-théodicée, un contre *De prouidentia*. C'est une machine contre le mythe, d'abord, parce que c'est de l'histoire; Lucrèce oppose le fait historique au mythe; cette peste d'Athènes a eu lieu. C'est un fait; il ne supporte pas l'allégorie ni l'herméneutique : il est. Une maladie a ravagé Athènes, tuant tout le monde, et la radicalisation de la description morbide a d'abord ce sens. L'étiologie nous a montré que le processus de cette peste est «naturel», c'est-à-dire inscrit dans les explications possibles du monde, sans volonté divine; le *casus* en est le seul responsable. Il n'y a pas de finalité. *Oui, tout le monde meurt, le juste comme l'injuste.*

Optimus hoc leti genus ergo quisque subibat. (v. 1246).

«Tous les meilleurs donc subissaient ce genre de mort.».

Il n'y a pas à sauver Dieu; puisqu'il n'y a pas de dieux agissant, il n'est pas besoin de théodicée.

Il n'est pas besoin de sauver Dieu de la Tragédie, comme Platon a voulu le faire, puisque ce monde n'est pas tragique, il est seulement; il peut être, selon notre émotivité, pathétique ou imbécile. La *République* a posé radicalement le problème du juste et le problème du mal, en sommant le philosophe de montrer qu'il vaut mieux être juste, c'est-à-dire, au comble de la justice, juste passant pour injuste, que d'être injuste, c'est-à-dire au comble de l'injustice, injuste passant pour juste. Les neuf livres de la *République* n'ont pas été suffisants ; il a fallu le dixième et finalement le mythe, pour montrer que Dieu est innocent [451]. Face au mythe, Lucrèce oppose le fait. La peste a ce mérite pour lui d'être à la fois cosmique et géographique, selon notre expression, c'est-à-dire suffisamment générale et particulière pour remplacer le mythe et permettre la double lecture du mythe.

D'*Er* au *De sera* de Plutarque, en passant par l'*Hymne à Zeus* de Cléanthe et le *De prouidentia* de Philon, le problème de l'origine du mal et de la mort du juste hante la conscience philosophique, anxieuse de sortir du Tragique. A cette problématique du mal Lucrèce répond : le mal n'existe pas, il n'existe que la maladie; et la maladie n'est pas un mythe, elle est [452]. Nous pensons que Lucrèce

450. *Ibidem.*

451. *République*, 617 e.

452. Dans le chapitre *Tragique et maladie de l'âme,* nous montrons comment Euripide substitue la maladie aux dieux. Mais pour lui, la maladie permet de conserver la structure tragique, telle que la définira plus tard Aristote. La maladie est en elle-même une tragédie. Pour Lucrèce, il en est tout autrement.

argumente dans une topique qui est celle de la mort du juste, de la maladie, en particulier de la peste. Cette topique est sans doute autant stoïcienne qu'épicurienne. Le coup de génie de Lucrèce est de mettre la peste à la fin de son poème et de la constituer ainsi comme le contre-mythe radical [453]. Nous avons trace de cette topique dans le très précieux *De prouidentia* de Philon. Philon cite la vaine opinion forgée par certains, selon laquelle l'absence de Providence est incontestable. Ces «certains» sont à coup sûr les Épicuriens [454].

> «Tout d'abord, disent-ils, il y a deux maux dans le monde : les chutes de pluie imprévues sur la matière inanimée qui sont tantôt excessives, tantôt insuffisantes; les violents assauts de la grêle contre les jeunes pousses et la terre verdoyante, qui entraînent des dégâts funestes; *il semble encore que tous, impies comme justes, soient soumis au même sort quand ils pâtissent et connaissent une fin semblable dans l'ardeur d'un combat ou bien lors d'une épidémie ou d'une famine*; les honnêtes gens sont accablés par la pauvreté tandis que les impies s'enrichissent et passent leur vie dans le bonheur.» [455].

A cela Philon répond que l'homme ne peut distinguer qui est véritablement juste ou méchant [456], que la Providence n'agit pas selon un ordre judiciaire [457]; et que le juste n'en souffre pas de toutes façons, puisque le malheur est intégré dans sa vertu même,

> *uel in ipsis morbis prouidentiam profitetur.* (§ 69).

Le livre II reprend le problème du mal dans la nature, en prêtant une argumentation épicurienne à Alexandre, le partenaire dans le dialogue [458]. Nous ne nous étonnerons pas, maintenant, de voir citer Thucydide. Il faut encore donner le texte :

> «Toutefois ce n'est pas tant la mort qui est terrible mais les maux qui l'accompagnent, maladies très pénibles et cruelles quand elles sont accompagnées de douleurs corporelles aiguës et incurables. Quant à l'âme, qui pourra jamais

453. Le thème de la mort du juste était annoncé en VI, v. 390 ss. :
«Pourquoi ne voit-on pas sous leurs (des dieux) coups les scélérats exhaler la flamme de l'éclair de leur poitrine transpercée, exemple redoutable pour les autres mortels ? Pourquoi au contraire celui à qui sa conscience ne reproche nulle honte (le juste) est-il roulé dans les flammes...» (Traduction Ernout).

454. Épicure est d'ailleurs cité au § 50, p. 169.

455. *Prov.* I § 37, p. 159; traduction Hadas-Lebel, souligné par nous.

456. § 60.

457. § 62.

458. Sur l'épicurisme d'Alexandre, cf. édition Hadas-Lebel, p. 59 ss.

exprimer ses douleurs amères et inconsolables, son désespoir (*desperationesque*), même si cela semble facile en paroles. On sait que la peste qui sévit pendant la guerre du Péloponnèse et que Thucydide a relatée, tandis qu'il est bien d'autres espèces de maladies inconnues dont le souvenir s'est à peine gardé, ... Cependant le mal ne s'en tient pas là d'ordinaire, *mais il progresse indéfiniment sans que son accroissement connaisse de bornes (sed procedit magis ac magis in augmentum infinitum indeterminatumque)*.» [459].

Accuserait-on ici Alexandre de mélancolie, quand il considère que la croissance de la peste est sans limite, quand il parle du désespoir des hommes, reprenant l'*ἀθυμία* que constate Thucydide ! La vigueur de la peste, son caractère indéterminé, sa saisie de l'être total, son aveuglement quand elle frappe, est pour un épicurien le fonds de l'argumentation contre la Providence. Il faut bien se suicider après cela, ... ou relire Épicure, mais nous allons y venir. Il est normal, répond Philon, «qu'au cours des épidémies, périssent des hommes sans reproche afin qu'à l'avenir les autres apprennent à se modérer; du reste, il est *inévitable* de contracter le mal quand on s'expose à une atmosphère contaminée [460], de même que, lors d'une tempête, les passagers d'un navire sont à égalité face au danger.» [461]. On voit que si Dieu peut lancer la peste, il ne peut éviter que la peste ait ses lois propres [462]. *Πάντως ὤφειλον νοσῆσαι*, dit ailleurs Philon [463], mais de toute façon *Dieu est innocent*, répète-t-il à la suite de Platon :

θεὸς γὰρ οὐδενὸς αἴτιος κακοῦ τὸ παράπαν [464].

Une simple réflexion sur le débat que pose Philon, l'argumentation épicurienne qu'on y trouve, montre à l'évidence que nous ne nous trompions pas quand nous rejetions ce que nous appelons la thèse romantique sur la peste de Lucrèce. Le fléau est à sa place. La description de l'atrocité de la maladie, de la souffrance et du désespoir des hommes n'est pas une preuve de l'hypochondrie de Lucrèce, mais fait partie de son argumentation anti-providentialiste [465].

459. II § 90 – traduction Hadas-Lebel. L'argumentation continue, avec les animaux sauvages qui, selon certains (les stoïciens), seraient là pour nous exercer. Nous nous permettons de renvoyer au Prooemium du Chant V et à notre article, *Quel Dieu est Épicure ?*, notamment p. 156 ss.

460. *ἀήρι νοσώδει*, nous dirions plutôt un *air malade*.

461. II § 102, traduction Hadas-Lebel.

462. Sur la théorie des *effets secondaires*, cf. II § 95 ss.

463. II § 24.

464. II § 102.

465. On a voulu faire d'expressions comme *uitai nimium cupidos mortisque timentis* / poenibat *paulo post turpi morte malaque* (v. 1240-1241), la preuve de l'intervention

Mais, dira-t-on, dans la peste décrite par Lucrèce, il n'est personne qui se distingue vraiment par sa sagesse et qui propose une voie de salut ? Assurément. Nous répondrons simplement qu'Épicure n'avait pas parlé au moment de la peste d'Athènes. Sottise que ce propos ? Il ne nous semble pas. Aucune philosophie n'a eu plus que l'Épicurisme la notion de l'histoire linéaire et on ne saurait mieux le comparer qu'au Christianisme : il existe un avant et un après Épicure comme il y a un avant et un après Jésus Christ. Évidemment l'épicurisme ignore la téléologie dans le temps qui suit Épicure. Nous ne voulons parler ici que de la rupture entre deux temps. La parole d'Épicure crée une faille qui correspond à l'avènement de la culture, du droit, du langage ; il est onomatothète et nomothète ; cela sans rien créer, mais en illuminant les choses (*inuentor rerum*), il leur donne leur sens, en les sanctionnant. Alors il faut lire cette peste dans un temps historique, celui de l'événement, dans un temps linéaire qui va vers Epicure, dont nous savons qu'il a donné le bon usage des maladies, ou plutôt le moyen de lutter contre elles, la tétrapharmacie, le quadruple remède [466]. Et pour le disciple, le temps est cyclique, c'est celui de la relecture du poème. On a remarqué depuis longtemps que la description «désespérée» de la peste, fait pendant à l'arrivée radieuse de Vénus au chant I. Il faut ajouter celle, lumineuse, d'Épicure au chant III. Parvenu à la fin du chant VI, le disciple doit relire le poème. Simplement.

E tenebris tantis tam clarum extollere lumen
qui primus potuisti inlustrans commoda uitae. (III, v. 1-2).

La peste est une entité physique et morale. Elle pose le problème de la relation de la maladie physique et du comportement ; elle est l'épreuve radicale pour l'âme.

Atque animi prorsum uires totius et omne
languebat corpus leti iam limine in ipso.
Intolerabilibusque malis erat anxius angor
adsidue comes et gemitu commixta querella. (VI. v.1156 ss.).

«Puis l'âme perdait toutes ses forces et le corps tombait en défaillance, déjà au seuil même de la mort. A ces maux intolérables s'ajoutaient une angoisse anxieuse, leur inséparable compagne, et des plaintes mêlées de gémissements.» [467].

Et plus loin, Lucrèce écrit encore :

... ubi se quisque uidebat
implicitum morbo, morti damnatus ut esset,

d'une providence. Ce sont automatisme de langage ou rhétorique de la description. Dit-on que Lucrèce est finaliste quand il parle de *natura gubernans* (V, v. 77).

466. Cf. là-dessus notre article, *Quel Dieu est Épicure ?* déjà cité.

467. Traduction Ernout.

deficiens animo maesto cum corde iacebat,
funera respectans animam amittebat ibidem. (v. 1231 ss.).

« A peine le malade se voyait-il envahi par la contagion, que, se croyant déjà condamné à la mort et perdant tout courage, il gisait immobile. »[468].

Mais la peste est aussi, en dehors de l'épreuve même de la maladie, un phénomène qui pose des problèmes épistémologiques, moraux et métaphysiques. Elle est un argument que toute théodicée doit réfuter, puisqu'elle pose de manière spectaculaire, le scandale de la mort du juste et de l'innocent. Lucrèce ne la réfute pas; il se sert au contraire de la peste pour montrer l'absence de Providence, et, du même coup, pour guérir l'âme de sa maladie essentielle qui est la peur de la mort. Lucrèce est parfaitement cohérent en constituant une physique de la peste qui se comprend comme le phénomène le plus complexe de ceux qu'étudie le chant VI, mais qui rejoint l'étiologie des autres phénomènes; en même temps Lucrèce utilise la peste comme la preuve radicale de l'absence de la Providence, ce qui doit avoir, pour lui, l'effet cathartique par exemple dans la peur de la mort. Paradoxalement, à première vue seulement, la peste d'Athènes du chant VI est un élément non pas d'inquiétude, de névrose ou de psychose, mais d'*euthymie*, au sens où nous étudierons cette notion dans notre dernier chapitre.

Comme l'écrit A. Michel :

« On parle souvent des paradoxes stoïciens. Mais il existe aussi grand, un paradoxe de Lucrèce, qui bâtit selon la leçon d'Épicure une philosophie du bonheur sur la connaissance du malheur. Cette observation nous permet de comprendre pourquoi le poème s'achève, étrangement, par une description de la peste d'Athènes... C'est sans raison nécessaire qu'on a supposé (en dernier lieu P. Boyancé) que ce passage ne constituait pas la véritable fin du *De natura rerum*. D'autre part, il n'est pas sûr qu'il ait une valeur symbolique et évoque, comme on l'a pensé, les maladies politiques de Rome. Il faut plutôt le prendre tel qu'il est comme l'ultime expression de l'optimisme héroïque de Lucrèce. Ce n'est point sur un lit de roses qu'on prouve l'épicurisme... »[469].

D'Épicure à Lucrèce, il y a eu, comme nous en avons montré les traces, une réflexion médicale sur le phénomène de la peste, et certainement une tradition moraliste, et même, comme nous le verrons avec les *Lettres* du Pseudo-Hippocrate, une littérature popu-

468. Traduction Ernout.
469. *Histoire de la philosophie*, Paris, Pléiade, 1969, tome 1, p. 793.

laire qui s'est préoccupée du phénomène de la contagion et l'a mêlé à des histoires et à des mythes. Nous verrons que le concept de diadose, que nous avons rencontré chez Lucrèce, est utilisé dans ce que l'on appelle communément le *περὶ λύσσης* qui fait partie des *Lettres* du Pseudo-Hippocrate éditées par Diels [470], et nous le rencontrerons avec tout un appareil médico-philosophique dans la pensée mythique du *De sera...* de Plutarque qui constitue une théodicée.

470. Cf. le chapitre V : *L'euthymie : connaissance et guérison de la maladie de l'âme* p. 441 ss.

CHAPITRE III

STOÏCISME ET MALADIE DE L'AME

Ce sont les Stoïciens qui ont donné la réflexion la plus féconde sur la maladie de l'âme en l'assimilant à la passion, et en cela l'œuvre de Chrysippe est fondamentale. Nous n'allons plus cesser de parler de lui. Mais dans la perspective latine qui est la nôtre, nous allons tenter de comprendre le problème de la maladie stoïcienne de l'âme à travers Cicéron et Sénèque. Cela nous paraît justifié par l'histoire des idées qui nous montre que l'influence du Stoïcisme sur la psychopathologie d'un Pinel ou d'un Esquirol se fait sentir, comme nous le dirons, à travers ces auteurs latins. Il nous a paru d'un intérêt historique capital d'étudier le travail de Cicéron, dans les *Tusculanes* III et IV, sur la pensée chrysippéenne et la transformation qu'il lui a fait subir. Disons tout de suite que c'est une lecture dualiste d'une pensée moniste. Et nous allons d'abord nous appliquer à lire *Tusculanes* III et IV. Nous exposerons la pensée de Chrysippe et nous essayerons de montrer à partir de la pensée de Chrysippe et de la réflexion posidonienne comment Cicéron a présenté le problème de la passion comme maladie de l'âme. Nous tenterons ensuite d'examiner à ce propos la pensée de Sénèque dans le *De ira* et certaines *Lettres à Lucilius*, sans perdre de vue ce que nous avons appelé la tradition médico-philosophique. Nous avons pensé en guise de première conclusion qu'il nous fallait considérer la grandeur et la limite du modèle médical dans les lieux communs de cette tradition médico-philosophique. Nous l'avons fait à propos d'un texte exemplaire à ce sujet, le traité *Des délais de la justice divine* de Plutarque, qui nous permet de voir que, si les Stoïciens ont cultivé l'analogie de la maladie de l'âme et de la maladie du corps, ils n'ont jamais été jusqu'à les confondre comme l'a tenté Plutarque.

La santé de Chrysippe et la santé de Cicéron

L'on ne saurait réfléchir sur les relations de l'âme et du corps et sur la maladie de l'âme sans aborder aux rivages, si transparents dirait-on, des *Tusculanes*. Texte redoutable par son importance fondamentale, au sens où ce sont bien les fondements de notre comportement à l'égard des passions. Les *Tusculanes* sont, à notre avis, responsables de deux faits essentiels [1] :

– le triomphe du dualisme corps et âme,

– l'idée qu'entre l'émotion, la passion, le vice et la folie, il n'est pas de différence de nature mais de degré; si bien que l'on peut dire que l'on est responsable de sa folie, du moins à sa naissance. La folie n'est que l'absence, à l'origine, de surveillance de soi-même.

Ces deux représentations sont d'ailleurs intimement liées. Ph. Pinel, le fondateur de la psychiatrie, dans son traité de l'*Aliénation Mentale*, qui doit tant à la lecture de Cicéron et de Sénèque, écrit : «On serait étranger aux vraies notions de l'aliénation si on ne remontait à son origine la plus ordinaire, les passions humaines devenues très véhémentes ou aiguës par des contrariétés vives. Il a donc fallu d'abord indiquer leurs caractères distinctifs et leur passage gradué à un entier égarement de la raison.» [2] et plus loin : «On ne peut guère parler des passions humaines comme maladies de l'âme, sans avoir aussitôt présentes à la pensée les *Tusculanes* de Cicéron et les autres écrits que ce beau génie a consacrés à la morale dans la maturité de l'âge et de l'expérience.» [3]

Nous voudrions écrire ici l'histoire de ce que nous appellerons la lecture cicéronienne de Chrysippe. Cicéron suit certainement quelques sources, bien difficiles à établir. Nous rencontrerons au passage le problème de ces sources. Mais l'intérêt des *Tusculanes* est dans sa postérité. Nous n'en avons pas fini avec les *Tusculanes*, dans la mesure où ce livre pose des problèmes qui continuent de nous regarder. Nous avons cité Pinel, le fondateur de la psychiatrie. Les *Tusculanes* font, avec l'œuvre de Locke et de Condillac et la tradition proprement médicale, partie de sa culture. Cicéron est une autorité reconnue et citée par le médecin fondateur de la médecine philosophique. Il importe de voir quel type de réflexion Cicéron a pu fournir à Pinel. Telle est la question *historique* que nous posons. Par l'autorité de son style, par la magnificence et la clarté de ces dialogues, Cicéron a imposé une lecture stoïcienne des passions. Il s'agit de savoir quel est le Stoïcisme des *Tusculanes*. On n'explique pas tout par les données socio-culturelles.

La grande lacune de l'*Histoire de la Folie* de Foucault [4] est de négliger les sources de Pinel. S'il cite les *Tusculanes*, c'est pour

1. Entendons bien que la notion de responsabilité, pour nous, n'enveloppe aucune critique.

2. *Traité médico-philosophique sur l'aliénation mentale,* Paris, An IX, reprod. photogr. Tchou, *Préface,* p. II.

3. *Ibidem,* p. 12, note 1.

4. M. Foucault, *Histoire de la folie*, Paris, Plon, 1961.

montrer qu'« il y a donc dans la tradition latine une folie dans la forme du raisonnable, et une folie dans la forme du rationnel, que même le moralisme cicéronien n'est pas parvenu à confondre » [5] . Si l'on voulait continuer sur cette voie, il faudrait dire, bien au contraire, que le « moralisme cicéronien » a travaillé à les dissocier.

Il existe, dans le livre de Foucault, un salmigondis d'une culture pseudo-historique, qui mélange les traditions philosophiques et médicales, et laisse de côté l'arrière-plan théorique. Or tout se passe comme s'il y avait eu une sorte d'accord entre la philosophie et la médecine, pour définir deux sortes de folie, l'une qui viendrait du corps, et l'autre qui viendrait de l'âme. Philosophes et médecins se répartissent les deux domaines, les deux cantons créés par la grande partition du dualisme. Citons ce passage du si intéressant papyrus de Londres sur lequel nous reviendrons :
« L'homme est composé d'une âme et d'un corps... ; je laisse la discussion sur l'âme à d'autres; nous, c'est avant tout du corps que nous devons nous occuper, puisque c'est là, avant tout, le sujet de la médecine » [6] .

Nous montrons, dans l'analyse que nous faisons des *définitions de la folie* dans le IIIe livre des *Tusculanes*, que Cicéron est pour beaucoup dans cette répartition, ce qui ne nous étonnera pas dans la mesure où, nous essayerons de le montrer, les *Tusculanes* III et IV sont un effort pour constituer un dualisme fonctionnel.

L'originalité de Pinel, c'est le coup de force d'un médecin. Pinel a rompu avec la tradition médicale de la folie, même s'il la conserve dans sa taxinomie de la *Nosographie philosophique* [7] . Le fin du fin, le dernier mot sur la folie, ce ne sont pas les médecins qui l'ont, mais les philosophes comme Cicéron. L'origine de la folie est la passion; et les passions sont des maladies. Donc les passions relèvent de la médecine; et c'est au médecin à se faire philosophe. Cicéron, avec Pinel, devient une autorité médicale et mieux, comme nous le verrons, un thérapeute.

Questions de méthode

Il ne s'agit pas, à propos des *Tusculanes*, de faire un exposé complet des théories stoïciennes sur les passions. Comme nous le verrons en conclusion, la question se pose d'ailleurs de savoir si les *Tusculanes* peuvent être utilisées sans précaution comme source de

5. *Op. cit.*, p. 224.
6. *An. Lond.*. XXI. 13; cf. *supra*, p. 81.
7. Paris, 1813, 5e édition, tome III.

la doctrine stoïcienne. A notre avis, la doxographie n'a pas été assez prudente, et l'on n'a jamais posé la question de la légitimité de l'utilisation de Cicéron. Or nous verrons que ce dernier est très souvent à la fois littéralement fidèle à Chrysippe, et essentiellement, radicalement, en opposition avec lui.

Notre intention est de commenter les livres III et IV des *Tusculanes*, dans l'idée qu'il s'agit du texte fondamental de la psychologie classique. L'on connaît la méthode académique; Cicéron, à propos des passions comme ailleurs, est à la recherche du *probabile* [8] et du *ueri simillimum* [9]. Le probable s'obtient en faisant discuter les doctrines entre elles. Ainsi les Stoïciens donnent la réplique aux Péripatéticiens, *«Digladientur illi per me licet...»* [10] «Qu'ils tirent l'épée ensemble, je n'y vois aucun inconvénient...».

Apparemment, les *Tusculanes* proposent un choix clair : celui de la théorie stoïcienne, et même plus précisément, la théorie de Chrysippe sur les passions, contre la pensée péripatéticienne, et un accommodement pythagorique et platonicien de la théorie de Chrysippe. En fait, si l'on fait très attention, l'on s'aperçoit que Cicéron nous propose un gauchissement important, une distorsion essentielle de la doctrine de Chrysippe.

Commenter les *Tusculanes*, pour nous, c'est tenter de pénétrer dans les raisons du *probabile*, c'est-à-dire de la détermination des choix.

On peut concevoir des raisons d'ordre psychologique par exemple. L'élément personnel entre sans doute dans le renforcement héroïque de la raison; Cicéron ne le cache d'ailleurs pas; et son deuil est présent dans son livre [11]. Mais cela ne nous paraît pas essentiel. Expliquer l'élimination systématique du corps par une névrose de Cicéron, par exemple, nous paraîtrait un peu facile [12].

8. IV. IV. 7.

9. IV. XXI. 47. Sur ces questions, cf. la thèse de M. A. Michel, *Rhétorique et philosophie chez Cicéron, essai sur les fondements philosophiques de l'art de persuader*, P.U. F. 1960.

10. IV. XXI. 47.

11. Cf. par ex. IV. XXIX. 63.

12. Nous ne sommes pas très convaincu par les études de P. Briot et ses conclusions sur une tendance hystéroïde : *Deux remarques sur la psychologie de Cicéron,* in *Latomus,* t. XXV, Fasc. 4, Oct.-Déc. 1966, p. 743-755 ; *Cicéron, approches d'une psychanalyse,* in, *Latomus*, t. XXVIII, Fasc. 4 Oct.-Déc. 1969, p. 1040-1049; *Traces névrotiques chez Cicéron,* in *Latomus*, t. XXXII, Fasc. 3, Juillet-Sept. 1973, p. 595-605. Sur le deuil de Cicéron, cf. Y. G. Lepage, *Cicéron devant la mort de Tullia d'après sa correspondance,* in *Les Études Classiques,* t. XLIV n° 3, Juillet 1976; et K. Kumaniecki, *A propos de la Consolation perdue de Cicéron,* in *Annales de la Fac. des Lettres et Sciences Humaines d'Aix en Provence,* XLVI, p. 369-402.

Nous voulons essayer de pénétrer dans les raisons logiques, profondes, et *conscientes* de Cicéron. Cela ne se peut faire si l'on reste à la superficie, et à la simple description des choix. Il faut essayer d'entrer dans le caractère, l'esprit, l'imaginaire des doctrines évoquées. Tout notre travail repose sur la même méthode herméneutique. Réfléchir sur la passion, sur l'affectivité engage une méditation sur l'âme et le corps, sur leur relation, sur la part qu'ils ont chacun dans le phénomène.

La rencontre de l'âme et du corps, comme celle de la nature et de la culture, comme celle du vivant et de l'art, engage ce que nous appelons l'imagination culturelle. Il nous faut pénétrer dans l'imaginaire des philosophies, dans celui de Chrysippe, d'Aristote, de Posidonius, de Cicéron. C'est ainsi seulement que nous constaterons que Cicéron refuse la durée, le qualitatif, l'union de l'âme et du corps; qu'il travaille à isoler l'âme du corps, à opposer l'âme au corps, dans une interprétation toute personnelle de Chrysippe. Comprendre les choix de Cicéron suppose que nous tentions aussi d'interpréter Chrysippe, Aristote et Posidonius. Les choix de Cicéron ne sont pas abstraits; ils ne reposent pas sur un caprice intellectuel. Ils engagent profondément la sensibilité, l'imaginaire, la personne de Cicéron; ils engagent sa vision de l'homme et finalement, pourrait-on dire, sa foi en la raison, qui lui permet grâce à un travail que nous allons suivre, d'aboutir à cette conclusion :

> *Mihi quidem in tota ratione ea, quae pertinet ad animi perturbationem, una res uidetur causam continere, omnes eas esse in nostra potestate, omnes iudicio susceptas, omnes uoluntarias.*
> «Pour moi, dans tout le débat qui a trait aux passions, la question, ce me semble, se résume à un seul fait, qui est que toutes sont en notre pouvoir, que nous les contractons toutes par notre jugement, qu'elles sont toutes volontaires.» (IV.XXXI.65).

Le problème des Définitions

Les définitions de la maladie de l'âme, au début du troisième livre des *Tusculanes*, bien souvent négligées comme un passage de pure rhétorique, sont pourtant d'un intérêt majeur pour l'histoire des idées. Ou bien on estime que ce passage est simple logomachie [13] , ou bien l'on y voit un Cicéron qui se contente de répéter une leçon stoïcienne, un Cicéron transparent, au travers duquel il

13. C'est l'attitude de P. Menière, *Cicéron médecin*, Paris, Baillière, 1862, p. 207-208.

faut se contenter de rechercher un modèle stoïcien [14]. Nous pensons que cette partie définitionnelle est très importante, et qu'elle fixe ce que nous appellerions volontiers une tradition de la folie, la tradition philosophico-juridique; il existe trois grandes traditions de la folie : la tradition tragique, la tradition médicale, la tradition philosophique qui se fixera dans le vocabulaire du droit. Évidemment ces traditions se rencontrent, dialoguent entre elles; le médecin par exemple emprunte au tragique, qui, à son tour, s'intéresse aux cas de l'autre [15]. Mais il ne faut pas oublier au moins de manière méthodologique, l'origine de ces trois réflexions, et Cicéron nous y aidera. Selon un procédé constant chez lui, il s'agit de montrer la rencontre et l'accord entre la philosophie révélée par les Grecs, mais construite et élaborée, avec la philosophie naturelle des Romains, qui se manifeste dans le langage; une étude sémantique prouve d'ailleurs la supériorité de la *philosophia naturalis* sur l'artefact. Ainsi le vocabulaire latin de la démence est plus élaboré que celui des Grecs. Le rôle de l'initiateur qu'est Cicéron, est de révéler à partir d'une sagesse qui fut celle de quelques hommes grecs particulièrement doués, une autre sagesse latente, beaucoup plus profonde parce qu'innée, et qui est la sagesse d'un peuple.

La réflexion sur les définitions tend à fournir un vocabulaire qui tout en rendant compte de l'analogie de l'âme et du corps, soit spécialisé dans la sphère de l'âme. Ainsi l'*insania* est l'*insanitas animi* [16], l'*aegritudo* est l'*aegrotatio animi* [17]. Le génie de la langue fournit un terme qui connote le rapport avec la maladie du corps, tout en dénotant spécifiquement la maladie de l'âme. L'*insania* est *quasi insanitas* [18]. Cette remarque est essentielle; car Cicéron, dès le début du livre III, a tenu à marquer à la fois le rapport d'analogie entre l'âme et le corps, et la *dissymétrie* qui existe entre eux.

Ainsi c'est l'âme qui juge du malaise et de la douleur du corps, tandis que le corps ne nous renseigne pas sur la maladie de l'âme [19]; et l'âme est appelée à se prononcer sur son état quand précisément c'est la faculté de juger qui est malade [20] : *cum id ipsum quo iudicatur aegrotet*. Ces formules sont à la fois profondes et restrictives. Elles ne se comprennent qu'en les situant dans un débat très diffi-

14. Comme pour tout le livre III et le livre IV, cf. R. Philippson, in *Hermes*, vol. 67, 1932, Fasc. I, p. 245-294.

15. Cf. *infra*, le chapitre «Tragique et maladie de l'âme».

16. *Tusc.* III. IV. 8.

17. *Tusc.* III. IV. 22.

18. *Tusc.* III. V. 10.

19. *Tusc.* III. I. 1.

20. *Ibidem*.

cile et obscur sur les rapports du corps et de l'âme. Tout médecin sait par exemple qu'il y a un effet physiologique des affections de l'âme, qui renseigne sur l'état de celle-ci. Nous citons par exemple seulement *Épidémies* VI [21] : « Quant au thymos (*θυμός*) on remarque que l'oxythymie (*ὀξυθυμίη*) contracte le cœur et le poumon sur eux-mêmes et appelle à la tête la chaleur et les liquides, tandis que l'euthymie (*εὐθυμίη*) dilate le cœur. »
Galien sait qu'il y a un pouls de la tristesse : « qui est petit, faible, lent et rare » [22] . On se souvient du médecin Erasistrate raconté par Plutarque [23] qui découvrit ainsi l'amour pour sa belle-mère Stratonice du prince Antiochus, chez qui, dit Plutarque, « il apercevait ordinairement... les signes que Sappho écrit des amoureux, à savoir que la parole et la voix lui faillait, le visage lui devenait rouge et enflammé, ... et puis lui prenait une sueur soudaine, son pouls se hâtait et se haussait... » Galien, rappelant cette histoire, témoigne aussi de sa propre sagacité à propos de la femme aimant un acteur [24] . « Lui ayant pris le bras » dit-il, « je découvris immédiatement un pouls anormal, qui montrait le trouble de l'âme » [25] .

Cicéron renforce la dissymétrie un peu plus loin à propos de la guérison; c'est l'âme qui a découvert la médecine du corps. La nature des corps intervient pour beaucoup dans la guérison, tous ceux qui consentent à être soignés ne sont point pour autant guéris, tandis qu'il suffit que l'âme veuille guérir pour qu'elle soit guérie [26] .

Là encore, ce qui frappe, c'est le refus du recours à l'expérience médicale. Limiter le rôle de la volonté dans la guérison du corps, c'est méconnaître le *régime*, et l'importance d'*animus* dans certaines maladies dont une qui est par là-même essentiellement intéressante pour la philosophie : l'*hydropisie*. C'est ainsi que Celse nous raconte comment l'épicurien Métrodore avait cru trouver un stratagème pour remplacer l'*animus* : il buvait et recrachait ce qu'il avait bu, alors que le seul remède à l'hydropisie est l'absence de boisson. Il mourut de sa ruse. Celse cite aussi le mot de l'élève de Chrysippe le Médecin qui prédit qu'un familier du roi Antigone ne guérirait point, bien que son hydropisie fût légère. Il contredisait

21. V L 317; nous reprendrons ce texte dans le chapitre V p. 441 ss.
22. VIII K 473.
23. *Vie de Demetrius*, LIII.
24. Cf. XIV K 631-633.
25. ὅστις δηλοῖ τὴν ψυχὴν τεθορυβῆσθαι – *ibidem*, p. 632.
26. *Tusc.* III. III. 5.

un autre médecin qui promettait de le sauver; mais, dit l'élève de Chrysippe, l'autre considérait la maladie, lui l'*animus* [27].

Pour Cicéron, le vouloir guérir est une condition nécessaire, suffisante et spécifique pour la guérison de l'âme. Cette dissymétrie est importante; si l'on pousse plus loin, il faudra conclure qu'il n'y a pas de natures ou de naturels des âmes, et que la notion de terrain, que représente pour la pensée éthique le caractère, n'a aucune signification. Nous étudierons plus loin ce problème capital.

Il faut ajouter cette autre conclusion nécessaire de la dissymétrie : les maladies du corps ont besoin d'un tiers médecin, mais il n'en est pas de même pour l'âme dont la philosophie est le médecin; chacun doit être le médecin de soi-même : *omnibusque opibus uiribus ut nosmet ipsi nobis mederi possimus elaborandum est* [28].

Ainsi pour Cicéron l'analogie avec la médecine sert autant à mesurer l'écart qui les différencie que leur ressemblance. Il n'est en tout cas pas question de les confondre, ce qui avait été, comme nous le verrons, une tentative de Chrysippe. L'on comprend pourquoi Cicéron se refuse à traduire le grec πάθη, qui sert aussi bien à la médecine qu'à l'éthique par *morbos*, et propose *perturbationes*, pour rendre les troubles de l'âme. Le médecin Cardan, dans ses commentaires des *Aphorismes* d'Hippocrate, et citant Cicéron comme une autorité en matière de définitions médicales, dira encore : «*Dictio πάθεσιν non habet latinam respondentem, sed in animi affectibus, dicimus ejus loco* perturbationem. *Passio latinum non est, affectio uel morbus conueniunt*» [29] Et plus loin : *«Nam passionem Cicero uitauit.»* [30]. Pour réintroduire le mot de *passio*, Cardan s'appuie sur l'autorité de Priscien, Quintilien et Horace. [31]

Revenons à nos définitions. Si l'on veut bien admettre qu'elles ne sont point simple verbiage, mais justifiées par une problématique plus vaste des rapports du corps et de l'âme, il est peut-être plus difficile de démontrer qu'elles ne sont pas le pur reflet du Stoïcisme [32]. Il va être au contraire assez aisé de montrer qu'elles

27. *De medicina* III. 21. 3. 6; sur le rôle de l'*animus* cf. aussi Pline, *H. N.* XXVIII. 14. 1 ss. et *supra*, p. 144.

28. Cf. *Tusc.* III.III.6; dans son livre *Le Médecin de soi-même*, Paris, P.U.F., 1972, E. Aziza-Shuster ignore Cicéron.

29. Hieronymi Cardani in *Hippoc. Aphorismos Lib. VII Commentarius*, p. 77.

30. *Ibidem*, p. 172.

31. En fait *passio* chez Caelius Aurélien par exemple, désigne la maladie physique comme la maladie de l'âme. Au sujet de cette équivoque, cf. le premier chapitre (à propos de l'hydrophobie) p. 112 ss.

32. Cela ne semble pas faire de problème pour M. Pohlenz, dans son édition des *Tusculanes*, non plus que pour le juriste E. Renier dans son article *Observations sur la termino-*

n'ont rien à voir avec une expérience médicale. Ces définitions posent deux problèmes que nous allons étudier successivement :

– la distinction entre deux folies,

– l'identification de la μελαγχολία des Grecs avec le *furor* latin.

Cicéron distingue *insania quae iuncta stultitiae patet latius*, c'est-à-dire une entité dont l'acception va jusqu'aux frontières de la sottise, et le *furor* [33] . Quant au grec μανία, son concept serait si large qu'il confondrait *insania* et *furor* [34] . Cela nous permet de dire que se trompent ceux qui pensent qu'*insania* est le genre dont *furor* serait une espèce [35] . *Insania* et *furor* sont deux entités parfaitement distinctes. Pour Cicéron, la loi des XII Tables en a parfaitement usé en réservant au *furiosus* la procédure de curatelle. «Le texte n'est pas : *si insanus*, mais *si furiosus escit*». [36] Ainsi le génie du Législateur distinguait-il, selon Cicéron, l'*insania* qui n'empêche pas l'accomplissement des devoirs moyens, et le *furor* qui met l'individu dans l'incapacité totale. [37]

Cette distinction entre un *furor* et une *insania* ou *dementia* pose un problème dans l'histoire du droit; et si nous jugeons que nous avons quelque chose à dire en cette matière, c'est dans la mesure où les historiens du droit ne cessent de se référer à des «connaissances médicales de cette époque» et à de prétendus progrès de ces «connaissances médicales». [38] Comme le fait remarquer A. Lebigre, dans son excellent livre [39] , les termes de *furor* et *furiosus* reviennent avec une «écrasante disproportion» dans les textes; mais «en dépit de cette écrasante disproportion, ou peut-être à cause d'elle, une partie de la doctrine a tenté de restituer un sens particulier à *demens* et *dementia* qui, plus que les autres termes cités, viennent en concurrence avec *furiosus* et *furor* dans quelques passages».

A la vérité c'est chez Ulpien, et chez quelques uns de ses successeurs, qu'intervient cette distinction, d'où la tentation chez E. Renier par exemple, d'y voir l'influence d'un progrès des connais-

logie de l'aliénation mentale, in *Revue Internationale des Droits de l'Antiquité*, IV, 1956, p. 429-455, qui écrit (p. 431) : «Nous avons eu l'occasion de montrer... combien la pensée stoïcienne a pesé sur la pensée de Cicéron».

33. *Tusc.* III. V. 11.

34. *Ibidem.*

35. Cf. par exemple E. Renier, *op. cit.*, p. 434.

36. *Tusc.* III. V. 11. La loi est la suivante (*Tabula quinta*) : *Si furiosus escit, adgnatorum gentiliumque in eo pecuniaque eius potestas esto.* Cf. Cicéron, *De inuentione* 2.50.

37. *Tusc.* III.V.11.

38. Cf. par ex. A. Lebigre, *Quelques aspects de la responsabilité pénale en droit romain classique*, Paris, P.U.F., 1967, p. 30-40, et notamment p. 32 et 34, et l'article d'E. Renier, *Observations sur la terminologie de l'aliénation mentale* déjà cité.

39. *Op. cit.*, p. 32.

sances médicales [40] . Mais n'anticipons pas. Cette distinction entre le *furiosus* et le *demens* a été interprétée par les historiens du droit. Les uns voient dans le *furiosus* un malade agité avec intervalles de lucidité, et le *demens* un déséquilibré total [41] . D'autres voient dans la *dementia* la monomanie [42] . Mais il est évident qu'ils font une lecture d'Ulpien à la lumière d'Esquirol [43] . D'autres encore voient dans le *furiosus* un agité, dont l'agitation extérieure fait le critère de la maladie [44] . Le récent article de E. Renier est le plus intéressant, car il tente de replacer la distinction entre les deux termes dans l'histoire de la philosophie et de la médecine. Selon lui la distinction d'Ulpien porte la double trace du stoïcisme et des progrès de la médecine [45] . Renier montre que l'alternative est d'Ulpien [46] . Et Cicéron, dans ce domaine ? Il vaut la peine de citer Renier : [47] «Lisons les *Tusculanes*. La notion élargie de la folie y inspire un chapitre sur lequel on a voulu fonder les définitions juridiques de la fureur et de la démence...» Suit une paraphrase du texte. Puis : «Cependant la fureur des passions n'est pas, proprement, la folie que la langue courante appelle *furor*, Cicéron le sait, et il rapproche *furor* de la *μελαγχολία* des Grecs, faisant observer que cette dénomination ne tient compte que des causes physiques, ... tandis que le terme *furor* rend raison des causes morales. *On voit combien l'explication entière porte le cachet de la pensée stoïcienne*». [48]

40. *Op. cit.*, p. 430- 442.

41. Par ex., Accarias, *Précis*, t. I, p. 167.

42. Cf. A. Audibert, *La folie et la prodigalité*, Paris, 1882, p. 19 ss.

43. Esquirol (1772-1840), élève de Pinel, créa la classe des *monomanies*, délire de type localisé et exclusif, *qui respecte le fonctionnement de l'intelligence*. Il distingue la monomanie intellectuelle et la monomanie affective, cf. *Des Maladies Mentales*, 2e Partie, *Mémoire sur la folie et ses variétés*, chap. 11 : *De la Monomanie*. Lui-même se place dans la tradition de Platon, Caelius Aurélien, Arétée et Paul d'Egine : «Platon admettait une folie par inspiration et la regardait comme un bienfait des dieux». C'est une allusion aux passages bien connus du *Phèdre*, 244 a et 265 a. «Le souffle divin, continue Esquirol, animait les prophétesses et les sibylles, et leur inspirait la connaissance de l'avenir. Arétée, Caelius Aurelianus admettaient aussi un délire sacré. La monomanie d'enthousiasme (*melancolia enthusiastica*) de Paul d'Egine appartient à la même variété de délire. Ces monomaniaques se croient excités, agités, éclairés par une puissance surnaturelle ...». Mais Esquirol, qui connaît bien moins les textes anciens que ses prédécesseurs, et notamment Pinel, cherche rapidement des garants dans la tradition médicale antique. Cf. le premier chapitre, p. 133 ss.

44. C'est le cas de S. Solazzi, *furor vel dementia*, Mousseion 2. 1924.

45. *Op. cit.*, p. 431.

46. *Op. cit.*, p. 450 : «Solazzi ni Lenel n'ont remarqué, je crois, que l'alternative date d'Ulpien et lui appartient en propre».

47. *Op. cit.*, p. 432-433.

48. Souligné par nous.

Rien n'est plus contestable, comme nous le montrerons, que le cachet stoïcien sur l'*entière explication.* «Ce n'est pas chez Cicéron que nous trouverons de quoi distinguer *furor* et *dementia* dont il donne des définitions vagues.» conclut l'auteur. Telle est bien la question. Ce n'est en tout cas pas chez les jurisconsultes que nous trouvons une définition précise de ces termes[49] .

Pour Renier, «Cicéron n'éclaire pas le problème.» Se serait répandue, dans la langue courante, à la fin de la République et au premier siècle de notre ère, l'idée stoïcienne que toute passion est folie, et «*furor, insania, dementia* désignent tout acte inconsidéré accompli sous l'empire d'une passion quelconque.» [50] . «Puis, à la fin du premier et surtout au 2e siècle, la médecine a progressé, a défini quelques maladies mentales comme Lenel l'a démontré après Audibert» [51] . Et l'on cite, pêle-mêle, Arétée, Galien, Celse, Caelius Aurélien, Archigène, Aetius d'Amida. Nous en oublions sûrement, la quantité des noms se substituant à la qualité des analyses. «Sans doute,» écrit E. Renier, «le courant de l'hellénisme avait-il apporté à Cicéron et à Horace, la science des Grecs déjà plus avancée que celle des Romains. Mais Cicéron, Horace, Sénèque et Tacite plus tard, sont, en médecine, des profanes. Leur vocabulaire n'a pas de valeur technique. Ce n'est ni celui de la médecine, ni, même pour Cicéron dans les *Tusculanes*, celui du droit.» [52] . Nous croyons avec Renier que les intervalles lucides, si importants pour le juriste, ne sont pas le critère de distinction entre *furor* et *dementia* [53] . Mais nous ne saurions souscrire à ceci : «Les progrès de la médecine feront se grouper sous le terme de *dementia* diverses formes de dérèglement d'esprit, dont les monomanies, l'imbécillité et la démence sénile, λήρησις, qu'Arétée au 2e siècle oppose à la *μανία*» [54] . Progrès de la médecine dont, bien évidemment, n'aurait pu profiter Cicéron.

Il nous faut donc regarder vers cette *évolution* de la médecine; ce mot nous semble préférable à celui de progrès. La médecine évolue de manière parfaitement indépendante et vouloir éclairer la distinction *furor/dementia* par la médecine nous paraît voué à l'échec.

49. La seule définition d'Ulpien est cette périphrase (*Digestorum* Liber XXVIII. 1. 20. 4) ; *Ne furiosus quidem testis adhiberi potest, cum compos mentis non sit.* Parmi les textes d'Ulpien qui distinguent ou lient *furor* et *dementia* citons *D* XXIV 2. 4; XXIV. 3. 2; XXVII. 10. 6; IV. 8. 27. 5; XXVI. 1. 3. 1; XLVII. 10. 17. 11; XXVI. 5. 8. 1.

50. *Op. cit.*, p. 434.

51. *Ibidem*, p. 436. cf. Lenel, in *Bul. Ist. Diz. Rom.* t.33, p. 227 ss.

52. *Ibidem*, p. 436.

53. *Ibidem*, p. 440.

54. *Ibidem*, p. 442.

Évolution de la Médecine de Cicéron à Ulpien

Du point de vue des définitions, l'évolution de la médecine depuis Hippocrate, en ce qui concerne les maladies qui impliquent un trouble des fonctions mentales comme les autres, va dans le même sens : précision de la table nosographique et des entités nosologiques; perte du point de vue de la diversité qualitative de la description [55] . Commençons par là. C'est dans le *Corpus hippocratique* qu'il faut chercher une variété du vocabulaire pour décrire les phénomènes de l'aliénation, si nous voulons un mot commode. Les *Épidémies* I et III d'Hippocrate proposent un grand nombre de substantifs et de verbes : *παρακρούω* ou *παρακρούομαι* [56] – ce verbe s'oppose à *καταvoέω* qui indique le retour à la conscience –, avec toutes les nuances apportées par des adverbes : *λῆρος*, *παράληρος*, *ληρεῖν*, *παραληρεῖν*, *παραφρονεῖν*, *παραφέρεσθαι*, *παρακόψαι*, *ἐκμανῆναι*, *παραλέγειν*.

Cela suffit à montrer qu'il n'est pas sérieux d'aller chercher dans le chapitre sur la *manie* d'Arétée [57], la distinction entre le gâtisme du vieillard (*λήρησις*) et la manie elle-même, pour vanter le progrès d'une description qualitative, et faire de cette nuance le modèle possible d'une distinction entre *furor* et *dementia. Il faut dire que du point de vue médical, Cicéron avait virtuellement à sa disposition toutes les nuances possibles pour décrire qualitativement l'altération des facultés mentales, tout autant qu'Ulpien.*

Dès l'époque hippocratique commence à se constituer un tableau nosographique avec des concepts nosologiques. On a beaucoup dit – et c'est vrai – que le diagnostic, c'est-à-dire la

55. Nous nous intéressons ici seulement à la description des maladies et à leur nomenclature, en laissant de côté la séméiologie, l'étiologie et la thérapeutique, puisqu'il s'agit ici de *définitions.*

56. Utilisé 49 fois selon Desmars (*Épidémiques d'Hippocrate, traduites du Grec*, Paris, 1767, cité par C. Daremberg, *Œuvres choisies d'Hippocrate*, Paris, Labe, 1855, p. 461, note 21), 53 fois selon nous.

57. Disons quelques mots d'Arétée. Ses tableaux descriptifs sont remarquables. Pinel, Laënnec, entre autres, en font l'éloge. Laënnec voit dans le tableau de la misère physiologique du phtisique une description classique. Mais C. Daremberg n'aime pas beaucoup ce médecin. Il trouve qu'Arétée paraît original à ceux qui ignorent l'histoire de la médecine. «On ne peut admirer Arétée, écrit-il, sans réserve qu'à deux conditions : n'être pas historien, c'est-à-dire commencer l'étude d'Arétée à Arétée lui-même; – n'être pas médecin. La troisième cause de l'excès d'admiration tient à ceci; qu'on a confondu la beauté de la période grecque avec l'exactitude de la description médicale; la rhétorique a masqué la médecine. La phrase est si élégante, qu'on est séduit par la forme et qu'on est enclin à considérer comme ressemblant ce qui est peint sous de vives couleurs» (*Histoire des Sciences Médicales*, Paris, Baillière, 1870, p. 239-240).

subsomption de symptômes sous un concept, n'est pas essentiel au médecin hippocratique. Il n'empêche que déjà existent certaines entités : *Régime des maladies aiguës* V, que nous citerons simplement [58] : «Sont aiguës les maladies que les Anciens ont appelées pleurésie, peripneumonie, phrénitis et causus». Ce texte connaît donc le caractère aigu des maladies et quatre concepts de maladies aiguës. Or il a vu le jour, selon son dernier éditeur, dans le dernier tiers du Ve siècle, avant l'*Ancienne médecine* et le deuxième groupe des *Épidémies* [59].

En fait va se constituer une table nosographique dont les concepts sont, à l'époque de Cicéron, à peu près tous repertoriés, et qui couvre, pour les médecins anciens, la totalité du champ des maladies [60]. Ce tableau repose sur l'opposition des *maladies aiguës*, ou à *évolution rapide*, et des *maladies chroniques* ou *à évolution lente* [61]. Nous ne nous attarderons pas ici sur le progrès de la constitution de ce tableau, mais il faut signaler le travail considérable d'un médecin contemporain de Cicéron, qui aurait été son ami et son médecin, le grand Asclépiade de Pruse ou de Bithynie [62], si méconnu par l'histoire de la médecine. Il n'est pas douteux que la problématique d'une maladie comme la *phrénitis* lui doit énormément, comme nous l'avons mis en évidence.

Regardons un peu comment se présente ce tableau, du point de vue des maladies à troubles mentaux concomitants : nous avons le léthargus, l'apoplexie, la catalepsie, l'hydrophobie, et surtout la phrénitis, maladies aiguës; l'incubus, l'épilepsie, la mélancolie, la paralysie, la cachexie, le vertige, et surtout la manie, *furor siue insania quam Graeci maniam uocant,* comme écrit Caelius Aurélien [63], qui sont des maladies chroniques.

Dans ce tableau, il existe deux types d'aliénation qui s'opposent essentiellement, ce sont la *phrénitis* et *la manie*. Ces deux maladies s'opposent d'abord comme une maladie aiguë à une maladie chronique; mais surtout, *la phrenitis est un délire avec*

58. Éd. R. Joly, Paris, Belles Lettres, 1972.

59. Cf. *op. cit.*, p. 23.

60. Étant bien entendu que : 1° Ces concepts médicaux n'ont rien à voir avec les nôtres. 2° qu'il ne peut pas y avoir d'erreur de diagnostic puisqu'aucun critère objectif n'existe. Il faudra attendre l'*anatomie pathologique* pour qu'existe l'erreur de diagnostic.

61. Cf. *supra*, p. 92.

62. Cf. *supra*, p. 171 ss.

63. Cf. *Maladies aiguës* III.XII. 107.

fièvre, crocydismos et carphologie [64] et la manie, *un délire sans fièvre*. Nous laissons de côté, comme accessoire et complémentaire, la définition du pouls. La fièvre et la présence de crocydismos et de la carphologie sont des éléments diacritiques (une fièvre dans une manie provient d'une autre maladie que la manie). Il est évident que cette opposition, fondamentale en médecine, n'apparaît pas dans l'opposition *furor/dementia*. L'action délirante dans l'une et l'autre maladie est la même. Le juriste doit penser plutôt à la manie qu'à la phrénitis, pour la bonne raison que la phrénitis, maladie aiguë, va rapidement à sa conclusion, généralement catastrophique, tandis que la manie, maladie chronique, évolue dans le temps, et laisse apparaître des *intervalles de lucidité*, élément si important pour le juriste et qui apparaît dans les textes au point qu'on a voulu faire de la présence ou absence des intervalles de lucidité le critère de la différence entre *furor* et *dementia* [65].

En conclusion, l'on peut dire que Cicéron avait, à peu de choses près, virtuellement à sa disposition, le même tableau nosographique qu'aura deux siècles plus tard Ulpien [66].

Une phrase de Caelius Aurélien nous paraît très éclairante, quand, discutant, à propos de l'*hydrophobie*, de l'existence possible des maladies nouvelles, il écrit [67] :

> *fieri enim potest ut particulares uel speciales passiones nouae fieri possint, generales autem uel principales, quarum dominio ceterae quaeque subiciuntur fieri numquam possint.*
>
> «Pour des maladies particulières, ou d'espèce, il se peut qu'on en découvre de nouvelles; mais pour les maladies générales ou principales, sous le concept desquelles toutes les autres sont classées, on n'en saurait jamais rencontrer de nouvelles.» [68]

Il nous faut tirer plusieurs conclusions. D'abord, ce que nous savions, la distinction de Cicéron entre *furor* et *insania* ne repose sur aucune analogie médicale; mais celle d'Ulpien non plus. *Il nous paraît que l'hypothèse la plus économique est celle d'un retour d'Ulpien à Cicéron*. Ulpien retrouvant la distinction cicé-

64. *Le crocydismos et la carphologie* désignent les gestes des mains du patient qui semblent recueillir des brins de laine sur sa couverture, ou des fibres de paille sur les murs; cf. le premier chapitre, p. 82 ss.

65. En renvoyant, bien sûr, à un progrès médical.

66. C'est ainsi qu'Asclépiade connaît la distinction entre phrénitis et manie (cf. Caelius Aurélien, *Maladies aiguës* I et *Maladies chroniques* I. V. 146.

67. *M. A.* III.XV.118.

68. Cf. notre discussion sur la maladie nouvelle, *supra*, p. 116 ss.

ronienne, a l'impression de couvrir le champ de l'aliénation mentale par les deux termes de *furor* et *dementia* qui sont beaucoup plus complémentaires chez lui que disjonctifs. En tout cas cette distinction ne saurait refléter un soi-disant progrès de la médecine dans l'ordre des définitions. L'apparition d'une opposition entre *furor* et *dementia* serait de l'ordre des maladies principales, pour reprendre le vocabulaire de Caelius, et aurait modifié le tableau nosologique de manière sensible. Il faut penser qu'Ulpien, reprenant la définition des *Tusculanes*, constitue une tradition juridique, à la suite de la tradition philosophique latine fondée par Cicéron, comme nous allons le montrer, mais création originale par le simple fait de la traduction et de la réflexion sur le vocabulaire latin. Cette tradition philosophico-juridique reste indépendante de la tradition médicale. Et l'on n'en trouve pas trace, avant Cicéron, dans les fragments stoïciens.

Furor et mélancolie

Au livre III des *Tusculanes*, après la distinction que nous avons commentée, Cicéron écrit ceci :

> *Graeci uolunt illi quidem, sed parum ualent uerbo; quem nos furorem, μελαγχολίαν illi uocant; quasi uero atra bili solum mens ac non saepe uel iracundia grauiore uel timore uel dolore moueatur; quo genere Athamantem, Alcmaeonem, Aiacem, Orestem furere dicimus.*
>
> « Les Grecs, eux, voudraient bien en faire autant [69], mais les mots les trahissent : ce que nous entendons par *furor*, ils l'appellent *μελαγχολία*, tout comme si l'esprit était seulement dérangé par la bile noire, comme si ce n'était pas souvent le cas sous l'effet d'une colère, ou d'une terreur, ou d'une douleur particulièrement fortes, c'est à ce genre de trouble que nous pensons quand nous disons qu'Athamas, Alcméon, Ajax ou Oreste, sont atteints de *furor*. » [70]

La première chose à noter, tellement surprenante, est l'équivalence entre mélancolie et fureur. Si l'on se tourne vers les médecins, la justification en est bien difficile, car ils distinguent très fermement *phrénitis*, *mélancolie* et *manie*. Et si le phrénitique et le maniaque ont un comportement qui peut sembler identique, conduite aberrante et violente, transport comme l'on disait autrefois, la conduite du mélancolique ne semble pas à première vue

69. C'est-à-dire autant que les latins dans la précision du vocabulaire.
70. *Tusculanes*, III.V.11.

ressembler à celle d'un Ajax, d'un Oreste ou d'un Hercule, qui, bien qu'oublié par Cicéron, peut s'ajouter à la liste.

La définition cicéronienne pose des problèmes aux médecins. Ainsi Caelius Aurélien [71] note que « la mélancolie tient son nom de la bile noire. Le nom ne vient pas, comme beaucoup le croient, de ce que la bile noire est la cause ou l'origine de la maladie. Car une telle notion est celle de gens qui imaginent plutôt que d'observer la vérité; et c'est en vérité une fausse notion, ainsi Cicéron parle de *bile noire* au sens d'une profonde colère (*nam Tullius atram bilem dixit, ueluti altam iracundiam*), et Virgile dit que la douleur d'Alcide était enflammée par les furies, sous l'effet de la bile noire » [72].

« Hic uero Alcidae furiis exarserat atro
felle dolor... » (*Aen.* VIII. 219-220).

Virgile, notons-le au passage, associe *furor* et *atrabile,* comme Cicéron, à qui il doit peut-être le rapprochement, qu'il peut encore puiser directement à la source dont nous parlerons.

Donc Cicéron, pour Caelius Aurélien, définit *la mélancolie comme une colère profonde*. Flashar écrit qu'il se trompe [73], qu'il comprend mal Cicéron. Nous ne le pensons pas du tout. Caelius Aurélien utilise un raccourci; mais l'idée est juste. Cicéron pense que la mélancolie, au sens qu'il lui donne, c'est-à-dire de *furie*, est une profonde colère et ne relève le plus souvent pas d'une humeur corporelle. Cette idée est fondamentale pour Cicéron, comme nous l'avons dit à propos de ce que nous avons appelé la dissymétrie de l'âme et du corps : il s'agit d'évacuer les causes corporelles de la folie. L'interprétation de Caelius va tout à fait dans le sens cicéronien. D'autre part, il est intéressant de voir Cicéron, et aussi Virgile, devenir des autorités médicales [74]. Du point de vue du vocabulaire latin de la folie, on voit naître, comme on le dira plus tard, de manière plus large, un *Cicero medicus* [75]. C'est ainsi que

71. *Maladies chroniques* I. VI. 180.

72. Pour notre traduction, cf. la note 74.

73. H. Flashar, *Melancholie und Melancholiker in den medizinischen Theorien der Antike*, Berlin, de Gruyter, 1966, p. 81.

74. L'interprétation du vers de Virgile est intéressante; Caelius comprend *atro felle* comme une pure et simple apposition à *furiis*; alors qu'il est probable qu'il faut lui donner un sens causal. On peut, en effet, comprendre le vers de deux façons : la douleur d'Alcide s'était allumée sous l'effet de la fureur, ou autrement dit l'atrabile, ou sous l'effet de la fureur, par l'action de l'atrabile. Il faut signaler aussi la phrase de Sénèque, *Epist*. 94. 17. qui dit qu'enlever l'*atrabile*, c'est enlever le *furor*. Sénèque connaît aussi le Pb XXX d'Aristote dont nous allons parler (cf. *De tranquillitate animi* XVII-10 : *Aristoteli nullum magnum ingenium sine mixtura dementiae fuit.*)

75. L'expression est de Jo. Sam. Berger, *De Cicerone medico,* Viterbe, 1711. Cf. Dr. P. Menière, *Cicéron médecin,* Paris, Baillière, 1862 et Dr. E. Orth, *Cicero und die Medizin,* Verlag Maria Martental bei Kaisersch. (Bez. Coblenz), 1925.

tout le passage des *Tusculanes* que nous discutons est cité par Cardan [76], et qu'on trouve encore au XVIIIe siècle, dans le dictionnaire médical de Castelli [77], au terme *insania*, allusion à ce texte.

Nous avons vu que la tradition médicale, mise à part la tendance signalée chez les disciples de Thémison et Arétée à faire de la mélancolie une classe de la manie, sans toutefois la confondre avec elle, distingue mélancolie et manie [78]. Mais il faut dire que, pour les médecins anciens, les maladies sont essentiellement labiles, et qu'une mélancolie peut facilement se transformer en manie ou en épilepsie. Galien, citant *Épidémies* VI 8e sect. § 31 [79], qui dit que les mélancoliques deviennent d'ordinaire épileptiques, et les épileptiques mélancoliques, étudie les raisons de ces mutations [80]. Si la maladie se dirige vers le corps, écrit l'auteur hippocratique, on devient épileptique, et mélancolique si c'est vers l'intelligence (*διάνοια*). Néanmoins, *differt autem furor ab atrabile*, écrit Cardan [81] qui, cherchant à préciser les différentes sortes de délire et à concilier en quelque sorte Hippocrate et Cicéron, en ce qui concerne la distinction entre *furor* et *insania*, précise les différentes sortes de délire [82]. :

> «Hippocrate définit sept genres de délire au premier livre des *Épidémies* : phrénitis, insania, delyrium, mentis motionem, stuporem, melancholiam et furorem. Il appelle phrénitis, un délire continu, le délire avec intervalle s'appelle délire; furor, c'est insania plus colère; tandis que insania, c'est quand on ne pense pas correctement; la mélancolie, quand on a de vaines frayeurs; il y a stupor quand on oublie tout; trouble de l'esprit quand le délire est léger et presque insensible.»

Cette distinction primordiale et essentielle entre *furor* et *insania* étant faite, d'où Cicéron tire-t-il cette proposition : *la fureur que les Grecs appellent mélancolie ?*

Il ne peut la tenir que d'une tradition, celle de *Problème* XXX d'Aristote [83]. C'est, à notre connaissance, le seul texte conservé

76. *Op. cit.*, p. 536; à propos du terme ἔκστασις : *Aphorismes* VII.5.
77. B. Castelli, *Lexicon medicum graeco-latinum*, Genève, 1746.
78. Cf. encore Cardan, *op. cit.*, p. 461.
79. V L 355.
80. *De loc. affect.* 3. X, Daremberg, t. II, p. 564.
81. *Op. cit.*, p. 196.
82. *Op. cit.*, p. 84.
83. Nous disons d'Aristote pour simplifier. Il y a de fortes chances d'ailleurs que ce *Pr.* soit très proche d'un Aristotélisme originaire. cf. G. Prantl, *Ueber die Probleme des Aristoteles*, in *Abhandlungen der Bayer. Akad.*, 1850. J. Croissant, *Aristote et les Mystères*, Bibliothèque de la Faculté de Philosophie et Lettres de l'Université de Liège, Fasc. LI, 1932, notamment p. 77 ss. Cf. aussi notre article : *Une physiologie de l'inspiration poétique.*

pré-cicéronien qui fasse de la *manie*, ou plutôt de l'*aliénation* (ἔκστασις), une forme de la mélancolie, et qui incrimine donc la bile noire dans la folie furieuse [84] :

> «Pourquoi tous les hommes qui se sont illustrés en philosophie, en politique, en poésie, dans les arts, étaient-ils bilieux, et bilieux à ce point de souffrir de maladies qui viennent de la bile noire, comme par exemple on cite Hercule parmi les héros ? Il semble qu'en effet Hercule avait ce tempérament; et c'est aussi en songeant à lui que les Anciens ont appelé mal sacré les accès des épileptiques. Ce qui prouve cette disposition chez Hercule, c'est sa fureur (ἔκστασις) contre ses propres enfants, et la violence avec laquelle il déchire ses plaies, avant sa disparition sur l'Oeta. Ce sont là des comportements que cause fréquemment la *bile noire*. Ce sont aussi des blessures de ce genre que se fit Lysandre, le Lacédémonien, avant de mourir. On en dit autant d'Ajax et de Bellérophon, l'un en devint tout à fait fou (ἐκστατικός), et l'autre ne recherchait que des solitudes. Voilà comment Homère a pu dire de lui : 'comme il était en horreur à tous les dieux, il parcourait seul les plaines Aleïon, dévorant son propre cœur, et évitant la rencontre des humains'. Bon nombre de héros semblent avoir souffert des mêmes affections que ceux-là. Parmi les modernes, Empédocle, Platon, Socrate et une foule de personnages illustres en étaient là. Il en est de même de la plupart des poètes. C'est cette espèce de tempérament qui a causé les maladies réelles d'un certain nombre d'entre eux; et chez les autres, leur disposition naturelle avait évidemment tendance à une affection. C'était là, à ce qu'on vient de dire, le tempérament particulier de tous ces personnages.».

Ce Problème est passionnant à bien des égards. Il lie le génie au phénomène pathologique de la mélancolie. Il fait de la folie une forme paroxystique de la mélancolie. Il utilise le paradigme de l'ivresse pour mesurer le tempérament. Le vin produit en effet chez un être unique tous les stades de la mélancolie. A chaque état de l'ivresse correspond une diathèse (la différence entre le stade de l'ivresse et le tempérament est que l'un est fugitif et l'autre permanent) [85].

84. *Problème* XXX. 953 a. cf. Loeb Class. Library, l'édition et la traduction de W. S. Hett, 1965. Nous citons la traduction de Barthélémy Saint Hilaire, Paris, 1875, t. 2, p. 318.

85. Cf. notre article *Une physiologie de l'inspiration poétique* et notre réflexion sur le vin dans le dernier chapitre à propos de l'euthymie.

Le texte aristotélicien pose ainsi accessoirement la question de savoir s'il y a une norme du pathologique; puisque la santé est la crase des humeurs fondamentales, certaines diathèses présentent la prédominance d'une humeur, par exemple, la bile noire. Ce tempérament est un écart par rapport à la *συμμετρία*, mais il existe tout de même une santé du mélancolique, par rapport à laquelle l'excès d'Hercule est pathologique.

Nous retiendrons ici seulement l'identification très nette de la folie furieuse avec une forme paroxystique de la mélancolie. Cicéron a certainement pris au texte aristotélicien cette identification, d'autant plus certainement qu'il cite deux fois le *Problème* XXX; une fois dans les *Tusculanes* I. XXXIII. 80 :

Aristoteles quidem ait omnis ingeniosos melancholicos esse;

une autre fois dans le *De diuinatione* (1. XXXVIII. 81). Après avoir cité le *furor* sacré, ou le bon délire du *Phèdre* de Platon, Cicéron écrit :

> «Aristote pensait aussi que certaines gens, qui sont fous par carence de leur santé (*qui ualetudinis uitio furerent*), et qu'on appelle mélancoliques, ont dans l'âme quelque chose de divin qui leur permet de présager l'avenir. Pour moi je ne vois pas pourquoi le même privilège n'appartient pas aussi aux cardiaques (*cardiacis*) non plus qu'aux phrénétiques (*phreneticis*); la divination est le fait en effet d'un esprit intègre, non d'un corps souffrant.» [86]

Ce passage montre que Cicéron connaît plus de médecine qu'on ne veut souvent le dire. Nous savons ce qu'est la phrénitis (délire avec fièvre, crocydismos et carphologie). Quant aux *cardiaques*, le terme n'a évidemment pas le même sens que pour nous. La *cardiaca passio* est bien connue, dans sa définition antique, grâce à Celse et Caelius Aurélien notamment [87] . Toute la question, dans cette maladie, est de savoir si c'est le cœur ou l'orifice de l'estomac qui est affecté par la cardialgie. Cela tient, comme le montre Galien, à l'ambiguïté du terme grec *καρδία*, qui peut désigner le muscle cardiaque comme l'origine de l'estomac [88] Cicéron se demande donc, pourquoi l'on choisit la maladie de la mélancolie plutôt que la phrénitis et la *cardiaca passio*. Mais nous

86. Cf. les notes de Stanley Pease, *De diuinatione*, p. 242-243.

87. Celse, *De medicina*, 3. XIX; Caelius Aurélien, *Maladies aiguës*, II. 30. 161 ss. Asclépiade l'étudie dans les maladies aiguës, livre II (cf. Caelius Aurélien, *loc. cit.*, 33. 173), mais il distingue nettement la cardialgie de la gastralgie (35).

88. Cf. Galien, *Dogm. Hipp. et Plat.*, V K 274-275, qui discute de cela à propos de la cardialgie qui accompagne la tristesse.

doutons si la séquence de ces deux dernières maladies est due au hasard; car Celse dit qu'en quelque façon, la *cardiaca passio* est le contraire de la *phrénitis* [89]. Ce qui montrerait chez Cicéron une réelle information du problème des maladies.

Sur ces définitions cicéroniennes, nous pensons que l'on peut apporter quelques conclusions :

Nous sommes à l'intérieur d'une problématique stoïcienne, comme le dit Cicéron : «Or, tous les troubles de l'âme, les philosophes les qualifient de maladies, et ils affirment que nul parmi les non-sages n'échappe à ces maladies. Mais celui qui est malade n'a pas la santé, et l'âme de tous les non-sages est malade; donc tous les non-sages sont fous.»

Il s'agit de démontrer que tous les non-sages sont fous. Mais les définitions que donne Cicéron sont originales. C'est une interprétation latine du paradoxe que Cicéron propose, grâce au génie de la langue latine qui possède un vocabulaire capable à la fois de rappeler l'analogie de la maladie de l'âme et de la maladie du corps et de les distinguer. Quant à l'équivalence entre la mélancolie grecque et le *furor*, nous avons vu qu'elle ne peut venir que d'Aristote. Elle attire l'attention à juste titre, brisant ce que certains voudraient être un pur reflet d'une argumentation stoïcienne, et montre que l'ensemble de ces définitions est une composition originale, peut-être dans une tradition de l'*Académie*. L'interprétation toute psychologique de la mélancolie et du délire d'Ajax, arrache définitivement pour Cicéron, la maladie mentale du registre du corps, auquel elle ne cesse d'appartenir pour les médecins. Nous avons essayé de montrer, accessoirement, l'importance de ces définitions dans l'histoire du droit et de la réflexion médicale [90].

89. *De medicina* 3. XIX (car dans l'une l'esprit est aliéné, dans l'autre non, et les phrénitiques sont fort sujets à la cardialgie).

90. A. Michel nous a signalé un texte de Philon d'Alexandrie très intéressant pour notre propos; Philon fait de la mélancolie une cause possible de la manie; cela pourrait indiquer une tradition académique que Cicéron aurait reprise. Il s'agit de *Quis rerum diuinarum heres sit* 249, Paris, Le Cerf, 1966, p. 291, édition et traduction de Mme Harl :

> *Ἔκστασις ἡ μέν ἐστι λύττα μανιώδης παράνοιαν ἐμποιοῦσα κατὰ γῆρας ἢ μελαγχολίαν ἤ τινα ὁμοιότροπον ἄλλην αἰτίαν.*
>
> «'Extase' signifie tantôt la fureur délirante qui provoque la folie, sous l'effet de la sénilité, ou de la mélancolie ou pour tout autre raison analogue.».

Sur le texte de Philon, cf. A. Michel, *La théorie du sublime de Platon aux Modernes*, in *R.E.L.*, 1976, tome 54, p. 294; cf. aussi H. Guyot, *L'infinité divirre depuis Philon le Juif jusqu'à Plotin*, Paris, Alcan, 1906, p. 85-101.

La passion selon Chrysippe

Pour comprendre le travail de Cicéron sur la pensée de Chrysippe, il nous faut exposer celle-là. Pour Chrysippe, les passions ne suivent pas les jugements, mais sont les jugements mêmes. Là-dessus, tout le monde est d'accord. Les textes, tant de Diogène Laërce, de Galien, de Plutarque sont nombreux [91]. Voilà bien, au premier abord, une vue fort intellectualiste ou idéaliste, comme on voudra. C'est bien le reproche que l'on fait souvent à Chrysippe. A grand tort, croyons-nous, car c'est au Chrysippe de Cicéron que l'on fait en vérité l'objection. Tout le problème, en effet, est de savoir en quoi consiste la passion. Ce phénomène, et là aussi tout le monde est d'accord, comporte du jugement et une manifestation physiologique. Les Stoïciens, et notamment Chrysippe, en ont détaillé très scrupuleusement les caractéristiques :

συστολάς, ταπεινώσεις, δείξεις, ἐπάρσεις, διαχύσεις.

Ces systoles, affaissements, morsures, gonflements, épanchements, sont déjà répertoriés par Zénon [92]. Cicéron note soigneusement ces variations physiologiques qui composent, avec les jugements, les passions [93].

Mais la question est de savoir quand intervient la physiologie. Ces manifestations sont-elles des épiphénomènes, ou même des conséquences des jugements ? C'est l'opinion très claire de Cicéron.

> *Est ergo aegritudo opinio recens mali praesentis, in quo demitti contrahique animo rectum esse uideatur; laetitia opinio recens boni praesentis, in quo ecferri rectum esse uideatur;...*
>
> «Le chagrin est donc l'opinion fraîche d'un mal présent, à propos duquel il paraît bon à l'âme de s'apaiser et de se resserrer, la joie l'opinion fraîche d'un bien présent à propos duquel il paraît bon de s'épancher, ...» [94]

L'expansion, ou le resserrement, sont donc des conséquences logiques des jugements. En cela Cicéron suit certainement une source stoïcienne. Ainsi Andronicus dit-il la même chose :

> *λύπη μὲν οὖν ἐστιν ἄλογος συστολή· ἢ δόξα πρόσφατος κακοῦ παρουσίας, ἐφ' ᾧ οἴονται δεῖν συστέλλεσθαι...* [95]

91. Cf. *S. V.F.* III, p. 110-133.
92. Cf. Galien V K 377.
93. IV. VII. 15.
94. IV. VII. 14.
95. *S. V.F.* III. 95. 14 ss. Il s'agit d'Andronicus le péripatéticien (1er siècle av. J. C.). En fait le Περὶ παθῶν qui est une de nos sources pour la connaissance de la passion stoïcienne, ne serait pas de lui, mais une compilation d'un auteur eclectique (cf. Apelt, in

«Le chagrin est donc un resserrement irrationnel ou le jugement frais d'un mal présent, à la suite duquel l'on pense qu'il faut se resserrer...»

Nous remarquerons que Cicéron attribue ces resserrements, expansions, à l'âme elle-même. C'est que Cicéron pense, comme nous allons le voir sans cesse, dans l'opposition de l'âme et du corps; alors que les Stoïciens, quels qu'ils soient, attribuent ces manifestations à l'ensemble âme-corps. Cela relève, pour le moins, chez eux de la psycho-physiologie.

La description d'Andronicus ou celle de Cicéron marquent, en tout cas, un décalage dans le temps de la systole, pour prendre l'exemple du chagrin, par rapport au jugement, et en font la conséquence logique d'un raisonnement.

Nous pensons que le coup de génie de Chrysippe est d'avoir été jusqu'au bout de ce que nous appellerons son monisme, de ce que M. Pohlenz appelle *«seine streng monistische Psychologie»* [96]. Pour Chrysippe, tout part du cœur (*καρδία*); c'est là qu'est l'origine du moi. La pensée et les passions naissent du cœur : les chagrins, les craintes, la colère, et surtout le désir qui monte comme une vapeur (*ἀναθυμιωμένου*), envahit le visage et les mains. Le cœur est l'organe le plus important. C'est de lui que partent tous les mouvements (*ὁρμῶμεν κατὰ τοῦτο τὸ μέρος*), c'est le lieu de notre *συγκαταθέσις*, et c'est le centre qui recueille nos sensations. [97]

Ainsi l'opposition de l'âme et du corps n'a pas de sens pour Chrysippe, et parler du raisonnement, du jugement, et de l'effet de ce raisonnement, c'est dire la même chose. La colère et son bouillonnement, le désir et sa lecture sur le visage, sont une même chose.

La faiblesse de Chrysippe est d'avoir tout fondé sur une anatomie qui était déjà dépassée à son époque, comme le fait remarquer Galien. Le cœur, dit ce dernier, ne saurait être à l'origine de la volonté. L'expérience le prouve : l'on peut presser le cœur, les mouvements ne sont pas modifiés. Mais si l'on presse le cerveau, s'ensuit immédiatement une réaction dans les mouvements [98]. Inversement, dans le raisonnement, dans l'étude, aucune palpitation cardiaque n'apparaît [99].

Jahrbuch für Philologie, 1885, p. 513 ss). Le Περὶ παθῶν a été édité par X. Kreutner, Diss. Heidelberg, 1884, pour la première partie, et par Schuchhardt, Darmstadt, 1883, pour la deuxième partie. Cf. aussi l'article de Gercke, in *R.E.*

96. *Die Stoa*, t. 1, p. 143.

97. Galien, V K 329.

98. L'expérience est décrite par Galien, V K 185-186.

99. *Ibidem*, p. 270.

Ainsi Chrysippe localise la pensée dans une partie du corps, et en cela il est justiciable d'une intervention du médecin. Posidonius sentira le danger, qui refuse de parler de parties de l'âme, mais parle de forces (δυνάμεις)[100]

Nous entendons par *monisme* de Chrysippe, tel qu'il se manifeste au niveau de la théorie des passions, l'idée qu'il est impossible de dissocier le jugement de la manifestation physiologique qui l'accompagne. Il s'agit d'un seul et même *acte*; la passion est constituée de ce *recto-verso* indissociable[101] du jugement et du mouvement de la contraction, ou de la dilatation. L'un n'est pas de l'âme, l'autre du corps, parce qu'il n'y a pas une âme et un corps, mais un tout indissociable et un. Nous avons la chance d'avoir conservé une analogie de Chrysippe qui nous paraît, de ce point de vue, décisive.

Chrysippe et l'analogie de la course

L'on sait l'importance des images, des métaphores et des néologismes pour les Stoïciens. Cela fait partie de leur style comme l'a parfaitement perçu Cicéron[102].

Comprendre un concept, une notion stoïcienne est souvent difficile si l'on ne se livre pas à l'interprétation des métaphores et des analogies. La compréhension du Stoïcisme passe par l'herméneutique des métaphores[103]. Il faut les prendre au sérieux, ce que faisaient les Anciens, comme nous le verrons dans les objections que Posidonius et Galien ont faites à Chrysippe. Nous allons tenter de montrer comment la métaphore de la *course* représente une tentative de rendre compte de la théorie moniste de la passion.

Voici le texte de Chrysippe, tel que nous le rapporte Galien :

κατὰ τοῦτο δὲ καὶ ὁ πλεονασμὸς τῆς ὁρμῆς εἴρηται, διὰ τὸ τὴν καθ' αὑτοὺς καὶ φυσικὴν τῶν ὁρμῶν συμμετρίαν ὑπερβαίνειν· γένοιτο δ' ἂν τὸ λεγόμενον διὰ τούτων γνωριμώτερον· οἷον ἐπὶ τοῦ πορεύεσθαι καθ' ὁρμὴν οὐ πλεονάζει

100. *Ibidem*, p. 377 ss.

101. Nous utilisons la comparaison que F. Saussure adopte pour la relation *du signifiant et du signifié* qui constitue le signe. L'on sait d'ailleurs que cette constitution du signe est parfaitement stoïcienne.

102. Cf. *De finibus* III. I. 2 ss. Sur l'importance philosophique du style des Stoïciens, cf. G. Deleuze, *La logique du sens*, Paris, Minuit, 1969, p. 152 ss. Sur les rapports de Cicéron et de la rhétorique Stoïcienne, cf. A. Michel, *Rhétorique et philosophie dans les Tusculanes*, in *R.E.L.*, t. XXXIX, 1961 p. 155-171.

103. J. P. Dumont l'a bien montré dans un article sur *La main de Zénon*, in *Revue de l'Enseignement philosophique*, 19e année, n° 4, Avril-Mai 1969, p. 1-8.

ἡ τῶν σκελῶν κίνησις, ἀλλὰ συναπαρτίζει τι τῇ ὁρμῇ, ὥστε καὶ στῆναι, ὅταν ἐθέλῃ, καὶ μεταβάλλειν. ἐπὶ δὲ τῶν τρεχόντων καθ' ὁρμὴν οὐκέτι τοιοῦτον γίνεται, ἀλλὰ πλεονάζει παρὰ τὴν ὁρμὴν ἡ τῶν σκελῶν κίνησις, ὥστε ἐκφέρεσθαι καὶ μὴ μεταβάλλειν εὐπειθῶς οὕτως εὐθὺς ἐναρξαμένων, οἷς οἶμαί τι παραπλήσιον καὶ ἐπὶ τῶν ὁρμῶν γίνεσθαι διὰ τὸ τὴν κατὰ λόγον ὑπερβαίνειν συμμετρίαν, ὥσθ', ὅταν ὁρμᾷ, μὴ εὐπειθῶς ἔχειν πρὸς αὐτόν, ἐπὶ μὲν τοῦ δρόμου τοῦ πλεονασμοῦ λεγομένου παρὰ τὴν ὁρμήν, ἐπὶ δὲ τῆς ὁρμῆς παρὰ τὸν λόγον· συμμετρία γάρ ἐστι φυσικῆς ὁρμῆς ἡ κατὰ τὸν λόγον, καὶ ἕως τοσούτου, καὶ ἕως αὐτος ἀξιοῖ. διὸ δὴ καὶ τῆς ὑπερβάσεως κατὰ τοῦτο καὶ οὕτως γινομένης πλεονάζουσά τε ὁρμὴ λέγεται εἶναι καὶ παρὰ φύσιν καὶ ἄλογος κίνησις ψυχῆς.[104]

Voici comment nous comprenons ce passage difficile :

«Ainsi parle-t-on du débordement de l'élan, parce qu'il dépasse le rapport des élans, rapport des élans avec eux-mêmes et avec la nature. Ce que l'on dit là pourrait être rendu plus sensible par l'exemple suivant : si l'on marche il n'y a pas débordement du mouvement des jambes par rapport à l'élan, mais adaptation de ce mouvement avec l'élan, de sorte que si on le désire, l'on peut s'arrêter et changer de pas. Mais pour ceux qui courent il n'existe pas un tel rapport avec l'élan, mais le mouvement des jambes est en excès par rapport à l'élan, de sorte que l'on est emporté et qu'on ne peut changer de rythme à la demande si l'on a commencé aussi brutalement. Je pense qu'il y a quelque chose de très voisin pour les élans de l'âme, aussi, parce qu'ils excèdent le rapport logique, de sorte que, lorsqu'on s'élance, on n'est pas docile à l'égard de la raison: en ce qui concerne la course, à cause du débordement dont nous avons parlé au delà de l'élan, en ce qui concerne l'élan (de l'âme), à cause du débordement au delà de la raison. Car il y a rapport de l'élan naturel selon la raison, d'une part en ce qui concerne la distance, d'autre part en ce qui concerne la valeur. C'est pourquoi l'élan débordant de ce qui excède ainsi est dit mouvement de l'âme *contre nature* et non raisonnable [105].»

L'on perçoit tout de suite que le langage de Chrysippe est d'une grande difficulté. C'est pourquoi, sans doute, tout le monde cite le passage et s'en sert, comme d'une analogie fameuse, mais personne ne le traduit ni ne l'interprète vraiment. Pourtant cela en vaut la peine.

104. V K 369 ss. = *S. V. F.* III. 114.
105. C'est la même chose.

Il faut comprendre que pour les Stoïciens, la distance d'un point à un autre n'est rien autre que le projet de mon être d'atteindre cet autre point; ce projet n'existe qu'autant que je mets en branle ma propre masse de chair et d'os. Mon projet est bien d'abord calcul d'une visée, mais tenant compte de mes muscles, de ma force, de la masse de mon corps. Ou bien mon geste est adéquat à ma visée, je suis alors adroit, bon connaisseur de ma coenesthésie et de ma force; ou bien je me laisse entraîner, mon geste est trop puissant, mon départ est trop vif; je chute, je bronche, je ne peux m'arrêter à temps; je manque mon but. La mesure, le rapport de l'élan à lui-même, n'est autre que la bonne tension (tonos), la juste force de l'élan (*ὁρμή*), et la réussite de mon acte; et ce rapport est en même temps, par sa réussite objective, la norme de tous les élans; le geste adéquat est à lui-même sa propre norme, mais la difficulté est de penser une *norme en acte*.

Dira-t-on que l'acte, même d'atteindre un but objectif, placé là dans le monde, est créateur de sa fin : oui, nous le dirons, parce que l'espace, pour un Stoïcien, n'existe pas en dehors d'un sujet qui agit. On peut dire, sous une autre forme, que la différence entre subjectif et objectif n'existe pas pour les Stoïciens. L'on comprend qu'il n'est pas difficile, pour Chrysippe, d'assimiler la marche, ou la course, qui se propose un but extérieur, avec l'acte moral, qui pose la valeur et estime le but; car marcher vers un but, c'est aussi pour le marcheur poser un terme, évaluer une distance, estimer sa force. C'est l'acte qui est créateur de sa fin. C'est la coïncidence du *τέλος*, c'est-à-dire du but objectif, et du *σκοπός*, c'est-à-dire du but que se propose le sujet.

Dira-t-on que le critère de l'*efficacité* est le même que celui du *bien* ? Cela ne gênera certes pas un Stoïcien qui dit : « Le bien est toujours profitable, opportun, valant son prix, utile, d'un bon usage, avantageux, souhaitable et juste, ... *et il est beau parce qu'il est proportionné avec sa propre utilité* :

καλὸν δὲ ὅτι συμμέτρως ἔχει πρὸς τὴν ἑαυτοῦ χρείαν[106]

Il n'existe pas de différence entre le subjectif et l'objectif, entre la nature et le droit, la nature et la raison, entre la physique et le rationnel, entre le jugement et l'élan physique; c'est-à-dire, du point de vue de la passion entre la *κρίσις* et l'*ὁρμή*, entre *le jugement et la manifestation physiologique de ce jugement*.

C'est cela que nous appelons le monisme de Chrysippe.

106. Cf. *D. L.* VII. 98. 99. *S. V. F.* III p. 22 n° 87.

Il existe plusieurs façons de considérer un acte, sa réalisation, sa réussite ou son échec. Soit un but à atteindre. L'on peut considérer le fait d'atteindre ce but comme un rapport, une *συμμετρία*, entre celui qui cherche à atteindre ce but et le but lui-même. Soit un tireur à l'arc ou un marcheur; il peut manquer ce but par erreur sur le rapport, déviance [107] de la flèche ou de la direction de la marche. C'est ainsi que Platon décrit l'ignorance dans le *Sophiste*. (228 c).

« *L'Etranger* : ... toute chose qui participe du mouvement, lorsque, se posant un but, s'efforçant de l'atteindre, dans chacun de ses élans (*καθ' ἑκάστην ὁρμὴν*) elle dévie et manque son but (*παράφορα αὐτοῦ γίγνεται καὶ ἀποτυγχάνει*), dirons-nous qu'elle doit de tels échecs au rapport qu'il y a entre elle et lui (*ὑπὸ συμμετρίας τῆς πρὸς ἄλληλα*) ou bien, tout au contraire, à leur absence de rapport (*ὑπὸ ἀμετρίας*) ?
Théétète : Bien sûr à leur absence de rapport.
L'Etranger : Mais en ce qui concerne l'âme, nous savons que toute ignorance est involontaire, pour toute âme.
...
L'Etranger : Or ignorer, c'est précisément le fait d'une âme qui s'élance vers la vérité (*ἐπ' ἀλήθειαν ὁρμωμένης ψυχῆς*). il y a une déviation de la *connaissance, (παραφόρου συνέσεως γιγνομένης*); ce n'est rien d'autre qu'une déviation de la raison (délire) (*παραφροσύνη*). »

Il existe un jeu difficile à rendre sur *παρα/φόρου* et *παρα/φροσύνη*. La *συνέσις*, la connaissance, la conscience, désigne l'acte de rassembler deux choses qui vont ensemble [108].

La déraison, le délire (la non-connaissance), n'est pas autre chose que l'échec de la *συμμετρία*, du rapport de celui qui veut connaître à l'objet de la connaissance. L'image qui est derrière est évidemment celle du tireur qui manque sa cible.

Nous avons choisi de rapprocher ce texte du *Sophiste* de celui de Chrysippe, parce que, comme on le voit, la problématique et le vocabulaire sont les mêmes. Il est question d'*ὁρμή* et de *συμμετρία*. Mais la comparaison doit être très éclairante dans la différence de compréhension de la *συμμετρία*.

Dans le passage du *Sophiste*, la *συμμετρία* se définit comme un rapport objectif, qui pose sa norme en dehors du sujet. Mais Platon laisse de côté l'acte lui-même dans sa réalisation; il laisse de côté le sujet vivant.

107. Que l'on nous permette ce néologisme dans un contexte Stoïcien.
108. Cf. *Cratyle* . 412 a.

On peut aller au but de plusieurs façons. On peut y aller en marchant, en dansant, ou en courant. On peut toucher le but en marchant, en dansant, ou en courant. Le risque est plus grand d'y aller en courant; car il est plus difficile d'adapter l'élan au projet, et il y a un entraînement, une précipitation de la course, qui risque d'être fatale. Le marcheur c'est l'homme normal, le danseur c'est le sage qui règle et rythme sa démarche; le coureur, c'est le passionné. Il est étonnant que personne n'ait songé, à notre connaissance, à rapprocher la métaphore de la course de celle de la danse que nous apporte Cicéron, à propos de l'*ὁρμή* justement : «De même, en effet, qu'à l'acteur tous les gestes, au danseur tous les pas ne sont pas permis, mais ceux qu'on leur a précisément donnés à exécuter... Car ce n'est pas à l'art de la navigation ou à celui de la médecine que, selon nous, la sagesse ressemble. C'est plutôt au jeu de l'acteur..., et à la danse en ce sens que c'est en elle-même que réside sa fin et qu'elle ne la cherche pas en dehors (d'elle-même), cette fin étant la réalisation de l'art» [109]

La fin de l'acte n'est pas le but de l'acte, mais l'acte lui-même. Cicéron le dit d'ailleurs très *clairement*. «Nous sommes, en effet, quand nous parlons d'une fin dernière dans la série des biens, comme quelqu'un qui aurait le dessein d'atteindre un but avec un javelot ou une flèche. Dans une pareille comparaison le tireur devait tout faire pour atteindre le but, et, pourtant, c'est l'acte de tout faire ce par quoi le dessein peut être réalisé qui serait, si je puis dire, sa fin dernière..., tandis que l'acte de frapper le but ne serait qu'une chose méritant d'être choisie, non une chose méritant d'être recherchée pour elle-même.» [110]

Nous avons retenu la métaphore de la course, parce qu'elle est l'expression la plus élaborée, la plus éloquente du dynamisme moniste de Chrysippe, et parce qu'elle est au centre de la discussion sur les passions dans les *Dogmes d'Hippocrate et de Platon*. Galien objecte à Chrysippe qu'il ne tient pas compte du terrain, de sa déclivité par exemple, pour expliquer l'entraînement du corps et l'excès du mouvement; et qu'il néglige le poids du corps, comme le montre à l'évidence le mouvement d'une pierre qui dégringole une pente [111] . Il faut, pour Galien, introduire les considérations objectives du terrain et du poids du corps. Chrysippe répondrait que cette pente et ce poids de mon corps sont pris dans ce sentiment

109. *De finibus* III. VII. 24, traduction Martha, Paris, Belles Lettres, 1928.

110. *De finibus* III. VI. 22, traduction Martha. Sur le *telos*, cf. Goldschmidt, *Le système stoïcien et l'idée de temps*, Paris, Vrin, 1953, p. 129-137, 146 ss.

111. V K 371 ss.

de moi-même en train de me projeter vers le but. Ils n'existent pas en dehors de mon acte. Pour Galien, ce poids du corps est inassimilable, en quelque façon que ce soit, à l'acte. Il est autre; il est la résistance à cet acte. Nous savons, Galien nous le dit, que *le poids du corps* est l'objection de Posidonius à Chrysippe, dans une argumentation qui est très éclairante. Il s'agit de savoir si les manifestations physiologiques des passions sont les jugements mêmes, comme le pense Chrysippe [112], et comme nous le comprenons maintenant plus facilement peut-être.

Ces systoles, ces abattements, ces morsures, ces gonflements, ces épanchements seraient des jugements ? Ils suivraient les jugements selon Zénon. Pour Posidonius, ce n'est ni l'un ni l'autre.

Cela vient d'une puissance irrationnelle, *ὑπὸ τῆς θυμοειδοῦς τε καὶ ἐπιθυμητικῆς δυνάμεως* [113]. Posidonius suit l'ancienne théorie [114]. Le λόγος ne saurait déborder sa propre réalité et sa propre mesure. Ὁ *μὲν γὰρ λόγος οὐκ ἂν δύναιτό γε πλεονάζειν παρὰ τὰ ἑαυτοῦ πράγματά τε καὶ μέτρα* [115].

La cause du débordement, dans la course, au delà de la mesure de la volonté, est une cause qui n'a rien à voir avec le λόγος, c'est *le poids du corps*. (*τὸ βάρος τοῦ σώματος*). Posidonius ne peut admettre une mesure de l'acte qui soit l'acte lui-même. La cause de l'échec de l'acte, du débordement, de l'excès ne saurait qu'être extérieure à l'acte; elle est une résistance à l'acte, qui suit d'autres lois que l'acte, celle par exemple de la gravité du corps. Posidonius rejoint l'ancienne théorie, le vieux discours sur l'homme. L'homme est deux; il n'agit pas avec son corps, il agit *malgré* lui. Toute action est un conflit, tout acte est un duel.

Est-ce à dire que Cicéron suit Posidonius ? Nous ne le pensons pas, contrairement à d'autres; nous allons étudier les silences de Cicéron sur la théorie posidonienne qui nous paraissent bien plus importants. Mais objectivement, pourrait-on dire, l'attitude de Cicéron ressemble à celle de Posidonius, dans le refus de la théorie moniste et le retour au *παλαιὸς λόγος* dont nous allons parler. Mais la différence entre les deux est plus intéressante que leur ressemblance objective : Posidonius ménage, avec le *παθητικόν*, un moyen terme qui évite l'affrontement du corps et de l'âme, que ne peut conjurer Cicéron, comme nous l'allons montrer.

112. V K 377 ss.

113. *Ibidem*.

114. *Ibidem* (*κατὰ πᾶν ἀκολουθήσας τῷ παλαιῷ λόγῳ*); c'est le *παλαιὸς λόγος* dont nous allons parler.

115. *Ibidem*, p. 378.

Le dualisme de Cicéron

Philippson s'étonne [116] du surgissement des noms de Pythagore et Platon au début du livre IV des *Tusculanes* [117] :

> *Quoniam, quae Graeci πάθη uocant, nobis perturbationes appellari magis placet quam morbos, in his explicandis ueterem illam equidem Pythagorae primum, dein Platonis discriptionem sequar, qui animum in duas partes diuidunt, alteram rationis participem faciunt, alteram expertem; in participe rationis ponunt tranquillitatem, id est placidam quietamque constantiam, in illa altera motus turbidos cum irae, tum cupiditatis, contrarios inimicosque rationi. Sit igitur hic fons; utamur tamen in his perturbationibus describendis Stoicorum definitionibus et partitionibus, qui mihi uidentur in hac quaestione uersari acutissime.*

> «Puisque nous avons décidé de désigner ce que les Grecs appellent πάθη par passions plutôt que par maladies, je reprendrai pour mon compte dans l'analyse des passions la délimitation admise anciennement, d'abord par Pythagore, puis par Platon, qui divise l'âme en deux parties; ils admettent que l'une a en partage la raison et que l'autre en est dépourvue; dans celle qui a la raison en partage, ils situent la tranquillité, c'est-à-dire un état d'équilibre calme et paisible, dans la seconde, les mouvements désordonnés et de la colère, et du désir, mouvements qui sont opposés et hostiles à la raison. Partons donc de cette base, tout en recourant, pour décrire les passions, aux définitions et aux partitions des Stoïciens qui, à mon avis, déploient dans cette question l'esprit le plus pénétrant.» [118]

Évidemment, comme le remarque Philippson, la doctrine platonicienne n'est pas correctement reproduite [119] ; car Platon, comme on sait, divise l'âme en trois parties, l'hégémonique, l'irascible et le concupiscible [120] . En fait ne peut-on pas réduire cette tripartition à une bipartition, en rangeant l'irascible et le concupiscible dans une même partie irrationnelle ? Ainsi, pour Tertullien,

116. *Loc. cit.*, p. 279, «C'est une remarque étonnante», écrit-il *(eine höchst merkwürdige Äusserung).*

117. V. 10-11.

118. Trad. J. Humbert, Paris, Belles Lettres, légèrement modifiée.

119. *Ibidem.*

120. Cf. *Timée* 69 d; *Républque* IV. 439 d.

Platon divise l'âme en deux [121]. Pythagore était-il partisan d'une tripartition, ou d'une bipartition ? Le texte de Diogène Laërce à ce sujet est ambigu. Selon Pythagore, écrit Diogène, l'âme de l'homme se divise en trois; le *νοῦς*, les phrênes et le thymos. Tout vivant a le nous et le thymos. Seul l'homme a les phrênes. Le principe de l'âme va du cœur (kardia) à l'encéphale; le thymos réside dans le cœur, les phrênes et le nous dans l'encéphale. Et Diogène conclut : la partie pensante (*φρόνιμον*) est immortelle; tout le reste (*τὰ δὲ λοιπά*) est mortel [122].

La chose est claire : la vérité de tout dualisme de l'âme, son essence, c'est l'opposition de l'âme et du corps, dont elle n'est que l'image, la reduplication. Plutarque l'a admirablement senti, dans son traité *De la vertu éthique. L'âme rationnelle est à l'âme irrationnelle ce que l'âme en général est au corps. C'est une analogie : l'âme irrationnelle est le corps de l'âme.*

> «Mais il semble que tous ces hommes (les Stoïciens) ne voient pas en quel sens on peut vraiment dire que chacun de nous est un être double et composite. Car ils n'ont pas aperçu la deuxième division, ils ne connaissent que l'association beaucoup plus aisément discernable, de l'âme et du corps. Pourtant que l'âme elle-même, en son intérieur, ait quelque chose de composite, une nature double et dissemblable, *l'élément irrationnel étant mêlé et apparié à la raison*, par une nécessité de nature, comme un second corps, il semble que même Pythagore ne l'ait pas ignoré...» [123]

Entendons bien : le dualisme de l'âme représente fondamentalement le dualisme de l'âme et du corps; c'est toujours l'opposition de l'âme et du corps.

Le choix de Cicéron, celui du *παλαιὸς λόγος* [124], du «discours ancien» comme dit Galien, de la vieille partition, comme le dit lui-même Cicéron, «*ueterem illam ... discriptionem*» [125], est lourd de sens. Il représente une tentative pour interpréter de manière dualiste une description des passions d'inspiration moniste.

121. *De anima* 14,2. Cf. la note de Waszink dans son édition, Amsterdam, J. M. Meulenhoff, 1947, p. 209; cf. aussi Aetius 4.4.1 : *Πυθαγόρας Πλάτων κατὰ μὲν τὸν ἀνωτάτω λόγον διμερῆ τὴν ψυχήν*, cité par Waszink, *ibidem*, p. 210.

122. *D.L.*, VIII. 30.

123. *ὥσπερ ἑτέρου σώματος τοῦ ἀλόγου πρὸς τὸν λόγον ἀνάγκῃ τινὶ καὶ φύσει συμμιγέντος καὶ συναρμοσθέντος, ...*
De la vertu éthique 441 D. E, traduction D. Babut, Paris, Belles Lettres, 1969. On peut aussi consulter l'édition et traduction des *Traités de morale* (27-36), tome VII, 1ère partie, par Dumortier et Defradas, Paris, Belles Lettres, 1975.

124. Cf. par ex. K V 377 et 589 (entre autres); le *παλαιὸς λόγος* est la leçon phythagoro-platonicienne sur la composition de l'âme.

125. *Loc. cit.*

On n'a jamais fait attention à la proposition causale, qui relie la définition cicéronienne des passions au choix du dualisme.

> «Puisque nous avons décidé de désigner ce que les Grecs appellent πάθη par troubles plutôt que par maladies.» (*Quae Graeci πάθη uocant, nobis perturbationes appellari magis placet quam morbos*) [126].

Il existe bien là, en effet, une étroite relation. C'est la même opération logique de décoller les maladies de l'âme et les maladies du corps, de choisir un terme spécifique pour les maladies (si l'on peut dire) de l'âme et les maladies du corps. Les maladies de l'âme sont spécifiques de l'âme, les maladies du corps sont spécifiques du corps. L'on consentira bien à une analogie pédagogique, mais il faudra surveiller étroitement la tendance à l'identification. [127]

Le dualisme ne signifie pas le parallélisme de l'âme et du corps; il désigne une hiérarchie avec un état conflictuel toujours possible. Mais l'ordre veut que l'âme commande à soi-même et au corps, ce qui implique la dissymétrie sur laquelle nous avons insisté à propos des définitions du livre III. [128]

Le coup de génie de Cicéron est d'avoir pratiqué une lecture dualiste d'une philosophie moniste. Il suffisait, en effet, de lire à la lumière de Pythagore et de Platon la théorie de Chrysippe, pour qu'immédiatement s'opère un décollement de ce que nous appelions le *recto-verso* de la passion. Cicéron ne trompe personne, il le dit, il l'explique. Ainsi la théorie de Chrysippe se révèle la meilleure description de la passion même pour une philosophie dualiste; il suffit de conserver le mécanisme, en changeant l'étiologie.

La théorie de Chrysippe fonctionne toute seule; il suffit de changer de lunettes; et de répartir d'un côté le jugement, de l'autre la physiologie. C'est le résultat d'une lecture platonicienne de Chrysippe. Ainsi le système de Chrysippe est bien plus satisfaisant, pour un dualiste, que la théorie posidonienne, comme nous le verrons. La position de Cicéron n'est pas étonnante, elle donne au contraire, de manière tout à fait claire, la clé de la théorie des *Tusculanes* sur la passion.

126. *Loc. cit.*
127. Cicéron distingue ainsi l'*aegrotatio* de l'*aegritudo*.
128. Cf. *supra*, p. 249 ss.

Les *Tusculanes* et Posidonius

Dans son intéressant article d'*Hermes*, R. Philippson [129] veut prouver que, dans les livres III et IV des *Tusculanes*, Cicéron suivrait une source stoïcienne qui tiendrait compte de la critique posidonienne de Chrysippe. Les *Tusculanes* seraient du Chrysippe revu et corrigé par Posidonius. Laissons de côté l'aspect qui nous semble toujours si contestable dans la *Quellenforschung*, c'est-à-dire la reconstruction d'une source anonyme que l'auteur ne ferait que recopier; on préfère ainsi attribuer la pensée à un anonyme plutôt que de supposer que l'auteur étudié puisse avoir quelque initiative dans sa composition. Quoi qu'il en soit, la question de l'influence de Posidonius est capitale à propos des *Tusculanes*, et nous allons essayer de montrer que Cicéron n'admet pas l'essentiel de Posidonius, et que cette différence est importante pour la compréhension des *Tusculanes*.

Il est possible de dire que tout tourne autour de la question du temps, de sa conception et de la manière dont il agit. L'on peut saisir la conception de Cicéron et celle de Posidonius aux deux moments de la prophylaxie et de la thérapeutique du chagrin; soient les deux notions de *praemeditatio* et de *defetigatio*.

Il s'agit bien, en effet, de réfléchir sur le temps; prévoir et oublier relèvent d'une même conception du temps et de la durée, comme nous allons essayer de le montrer. Ainsi, comme le dit Cicéron, l'influence du temps met en relief la vivacité du caractère inopiné des malheurs. [130]

La praemeditatio *posidonienne*

Dans son article, R. Philippson rapproche le texte de Cicéron, consacré à la prophylaxie du chagrin, de Posidonius [131]. Les deux auteurs se retrouveraient dans la théorie de la *praemeditatio* des événements malheureux. Cicéron, en effet, examine la théorie des *Cyrénaïques* [132] qui estiment que « ce n'est pas n'importe quel mal qui cause le chagrin, mais le mal inattendu et inopiné » :

sed insperato et necopinato malo.

Nous allons essayer de montrer que :

– il existe bien une théorie de la *praemeditatio* chez Posidonius.

– elle est liée (comme l'a vu profondément Cicéron, de manière générale) au temps et à la théorie de la *defetigatio*; c'est bien la

129. *Op. cit.*
130. *Tusculanes* IV. XXII. 53.
131. *Op. cit.*, p. 262-263.
132. *Tusculanes*, III. XIII. 28 ss.

même conception du temps qui justifie la *praemeditatio* et la *defetigatio*.

– il existe une théorie posidonienne du temps qui n'est pas cicéronienne.

Pour cela nous allons examiner la théorie posidonienne du temps, et la conception cicéronienne dans les *Tusculanes*.

Il nous faut étudier d'un peu plus près l'argumentation posidonienne que nous transmet Galien [133]. Posidonius part de la constatation que c'est le caractère *récent* (*τὸ πρόσφατον*), c'est-à-dire la fraîcheur dans le temps (*τὸ ὑπόγυον κατὰ τὸν χρόνον*) qui contracte l'âme et cause le chagrin. Quand le temps a passé, quand le jugement a vieilli (*χρονισθεῖσα*) [134], ou bien il n'y a plus de chagrin du tout, ou bien la contraction est bien différente. La solution est donc, si l'on peut dire, de vieillir le jugement par avance. Posidonius a inventé un mot magnifique : *προενδημεῖν*, habiter, vivre par avance dans le malheur.

> *διὸ καὶ προενδημεῖν δεῖν φησι τοῖς πράγμασι, καὶ μήπω παροῦσιν οἷον παροῦσι χρῆσθαι. βούλεται δὲ τὸ προενδημεῖν ῥῆμα τῷ Ποσειδωνίῳ τὸ οἷον προαναπλάττειν τε καὶ προτυποῦν τὸ πρᾶγμα παρ' ἑαυτῷ τὸ μέλλον γενήσεσθαι, καὶ ὡς πρὸς ἤδη γενόμενον ἐθισμόν τινα ποιεῖσθαι κατὰ βραχύ.* [135]
>
> «C'est pourquoi, dit-il, il faut habiter par avance dans cet état de choses, et se comporter avec des événements qui ne sont pas encore présents comme s'ils étaient présents. Le mot de «habiter par avance» signifie pour Posidonius, en quelque sorte, façonner d'avance et modeler d'avance en soi-même l'événement qui va se produire et créer peu à peu une accoutumance, comme à l'égard d'une chose déjà arrivée.»

Le commentaire de Galien est, on le voit, excellent. Il s'agit dans l'esprit de Posidonius, d'un travail sur l'affectivité. La préméditation ne supprime pas le chagrin par un simple jugement, et par la répétition, comme on verra que Cicéron le comprend finalement. On peut concevoir en effet que le malheur que l'on a prévu, lorsqu'il arrive, perd de son existence, de son intensité, par le fait qu'il n'est plus que la répétition d'un événement sur lequel j'ai déjà porté un jugement. Pour Posidonius il s'agit d'un modelage, d'une espèce de façonnement de l'être. L'événement me trouvera déjà

133. *Hipp. et Plat. decret,* V K 416 ss. Edelstein, *Frgt.* 165, p. 150.
134. V K 416.
135. V K 417-418.

modelé, déjà transformé par ma pré-méditation. Habiter par avance dans le malheur, c'est se faire un *être du futur*. C'est un travail sur l'intensité de l'être, une transformation dans le temps. (Posidonius peut bien citer les lieux de la *praemeditatio*, que citera Cicéron, c'est-à-dire Thésée et Anaxagore, le point de vue est radicalement différent [136]).

Cette idée de l'influence de l'habitude et de la transformation profonde de l'être par son action vient d'Aristote [137] auquel, à notre avis, il faut ajouter l'Hippocrate d'*Airs, eaux et lieux* qui a réfléchi sur l'altération profonde de la Nature par la coutume, et la création d'un être différent, comme le *macrocéphale*. [138]

La defetigatio

La question de la disparition du chagrin est liée très intimement, répétons-le, à celle de la préméditation.

Pour Posidonius, le même travail de transformation agit sur l'affectivité, le *παθητικόν* de l'âme. Voici le texte important, cité par Galien :

> *τὸ τοίνυν παθητικὸν τῆς ψυχῆς ἐν τῷ χρόνῳ τοῦτο μὲν ἐμπίπλαται τῶν οἰκείων ἐπιθυμιῶν, τοῦτο δὲ κάμνει ταῖς πολυχρονίαις κινήσεσιν, ὥστε διὰ ἄμφω καθησυχάσαντος αὐτοῦ καὶ μέτρια κινουμένου κρατεῖν ὁ λογισμὸς ἤδη δύναται, ὥσπερ εἰ καὶ ἵππου τινὸς ἐκφόρου τὸν ἐπιβάτην ἐξενεγκόντος βιαίως, εἶτα κάμνοντός τε ἅμα τῷ δρόμῳ καὶ προσέτι καὶ ἐμπλησθέντος ὧν ἐπεθύμησεν, αὖθις ὁ ἡνίοχος ἐγκρατὴς καταστaίη.* [139]

> «La partie affective de l'âme, dans le temps, est rassasiée de ses propres désirs; elle se fatigue sous l'effet des mouvements qui durent longtemps, si bien que, quand elle est tout à fait calmée par ces deux phénomènes, le raisonnement alors peut triompher d'elle, comme un cheval fougueux qui supporte difficilement le cavalier; mais par la suite, la course le fatigue, et quand, par dessus le marché, il est rassasié de ce qu'il désirait, c'est au tour de celui qui tient les rênes d'être le maître.» [140]

136. Cf. V K 418-419 : Cicéron, *Tusculanes*, III. XIV. 29-30.

137. Cf. I. G. Kidd, *Posidonius on emotion* in *Problems in Stoicism* edited by A. A. Long, London, The Athlone Press, 1971, p. 200-215, surtout p. 210 ss., et M. Laffranque, *Poseidonios d'Apamée*, Paris, P.U.F., 1964, p. 406 ss., sur Aristote et Posidonius cf. p. 399.

138. *A. E. L.*, chapitre 14.

139. V K 475; Edelstein Fr. 166 p. 156.

140. Pour une comparaison avec l'attelage du *Phèdre*, 245 a. 248 c, cf. M. Laffranque, *op. cit.*, p. 397-398.

Cicéron répugne à la considération de quelque chose dans l'homme qui puisse se transformer sans que la conscience y soit attachée constamment. Il a horreur, nous semble-t-il, d'une transformation d'une partie de lui-même dont il ne serait pas le témoin vigilant. Le psycho-somatique, dont M. Laffranque, à juste titre, n'hésite pas à parler à propos de Posidonius [141], est impensable pour Cicéron.

En fait, Cicéron refuse tout déterminisme physique ou biologique qui mettrait en péril notre liberté, c'est-à-dire l'indépendance de notre volonté, comme on le voit dans sa réfutation de Chrysippe dans le *De fato* [142] . La transformation par la *praemeditatio* ou la *defetigatio*, chère à Posidonius, regarderait une partie de l'être soumise à ses propres lois, un milieu entre l'âme et le corps que Cicéron ne veut pas reconnaître. Son dualisme est purificateur; une entreprise de clarification. Il y a l'âme et le corps, à la rigueur une partie rationnelle et une partie irrationnelle dans l'âme; il ne saurait y avoir un tiers état, régi par ses propres lois. Il n'existe pas, en conséquence, de dressage, il n'y a que de l'éducation. On ne saurait être plus net, plus tranché que ne l'est Cicéron dans les *Tusculanes* IV. 80, dans le même contexte que le *De fato*, à propos du donné naturel et du déterminisme biologique; il s'agit en effet de Zopyre, le tenant de la physiognomonie :

> *... ut constantia scientiae, sic perturbatio erroris est.*
>
> « de même que l'équilibre de l'âme relève de la connaissance, la passion relève de l'erreur. »
>
> *Qui autem natura dicuntur iracundi aut misericordes...*
>
> «Ceux dont on dit qu'ils sont irascibles ou miséricordieux, ou jaloux, ou quoi que ce soit, *par nature*, ils ont, pour ainsi dire, une mauvaise santé de l'âme; ils sont pourtant guérissables; témoin l'anecdote que l'on rapporte de Socrate. Dans une réunion Zopyre qui se vantait de percevoir la nature de chacun par sa physionomie, comme il avait attribué beaucoup de vices à Socrate, fit rire toute l'assistance qui ne retrouvait point ces vices en lui; mais il fut sauvé du ridicule par Socrate lui-même qui lui dit qu'il avait bien ces vices innés en lui, mais qu'il s'en était débarrassé par la raison.»
>
> *(cum illa sibi insita, sed ratione a se deiecta diceret)* [143]

141. M. Laffranque, *op. cit.*, p. 437 et 443.

142. Spécialement IV. 7. 8. V. 9.

143. *Tusculanes* IV.XXXVII.80; cf. aussi *Polemonis physiognomon*. Lib. I, et *Adamantii physiognomon*. Lib. I, in *Scriptores physiognomoniae veteres*, ex recensione G. Perusci et F. Sylburgii, Altenburg, 1780, p. 222 et 349, qui parlent des yeux (proéminents) brillants... qui indiquent les hommes justes, intelligents, amis des lettres, et portés sur les femmes.

Le *De fato*, rapportant la même anecdote, est plus précis encore. «Ces vices peuvent bien résulter de causes naturelles, mais les extirper, les arracher jusqu'à la racine, de manière que celui qui y était porté (*qui ad ea propensus fieret*), s'affranchisse de si grands défauts, voilà ce qui ne dépend pas de causes naturelles, mais de la volonté, du travail et de l'étude (*uoluntate, studio, disciplina*) [144]

Nous reviendrons aux problèmes du terrain quand nous nous occuperons de la passion comme maladie. Pour l'instant, contentons-nous de noter que le dégoût de Cicéron pour le travail du temps, la transformation de la durée, tient sans doute à ce que l'on pourrait appeler son refus de médiation; c'est-à-dire qu'il refuse la médiation de ce sur quoi Posidonius agit, comme nous le verrons, par le dressage.

Lorsque Milton Valente écrit, comparant les textes de Cicéron sur la *defetigatio* à ceux de Posidonius, «il accepte de Posidonius le concept de la *defetigatio* inconnu de Chrysippe, avec une réserve toutefois : tandis que Posidonius y voyait un processus de *παθητικόν*, l'auteur (Cicéron) y voit un changement d'opinion», il a tort, profondément tort [145], s'il y voit quelque chose d'accessoire, une petite divergence.

Ce n'est pas une simple réserve, c'est une philosophie radicalement opposée. Nous connaissons bien cette opposition chez les médecins; on pourrait y reconnaître l'antinomie de la chirurgie et de la médecine. Les uns pensent que soigner, c'est vider, curer, brûler; les autres croient à la puissance du médicament, et chez ces derniers, les uns pensent que tel médicament déclenche automatiquement telle réaction, les autres qu'il peut bien faire l'inverse de ce que l'on attend; qu'il y a un mystère du corps, qu'on ne peut agir que médiatement, en sollicitant des réactions dans un donné spécifique, qui n'est d'ailleurs connaissable qu'indirectement [146].

Cicéron, comme Chrysippe, nous le verrons, est du côté des chirurgiens. Il faut pratiquer l'éradication de la passion. Posidonius est plus médecin, plus physiologiste. Il croit au médicament, il croit au *temps*. W. Riese contredit l'opinion de Posidonius, quand il dit que «les Stoïciens dénient à la réalité objective ses droits», et que, s'appuyant sur Sénèque, il écrit : «Ainsi la condition vers

144. *De fato*, V. 11. L'on sait que, pour Posidonius, la passion ne saurait être le fait de la partie rationnelle de l'âme, mais d'une puissance spécifique, l'affectivité. Cette faculté se modifie; elle se dresse. La durée altère et transforme cette puissance affective. La fatigue est à prendre au sérieux.

145. *L'éthique stoïcienne chez Cicéron*, Paris, Librairie St. Paul, 1956, p. 45.

146. Cf. le chapitre V sur l'euthymie à propos de l'action de vin, p. 477 ss.

laquelle le Stoïcien tend comme vers son modèle, se limite au présent, ne contenant aucun élément qui indique une histoire ou qui promette un changement. Mais la maladie est un procès évolutif...» [147]. Pour Riese, la maladie stoïcienne est un présent qui perdure; il n'y a pas de transformation de l'être dans le temps. Riese a raison si l'on songe à Chrysippe et à Cicéron; il a tort en étendant cette remarque au Stoïcisme dans son ensemble : il y avait Posidonius.

En ce qui concerne le Cicéron des *Tusculanes*, on pourrait nous objecter un passage fort intéressant, qui relève de la médecine du médicament. Cicéron cite Chrysippe, pour qui l'essentiel, en fait de consolation, est de « bannir ce préjugé qu'on s'acquitte en se chagrinant d'un devoir légitime» Et il continue : «Il en est qui combinent aussi tous ces modes de consolations, car ce qui agit sur l'un n'agit pas sur l'autre (*alius enim alio modo mouetur*), et nous avons fait à peu près de même dans notre *consolation*, accumulant tous les arguments pour la consolation d'un cas particulier : c'est qu'alors notre âme était enflée (*erat enim in tumore animus*), et je tentais alors n'importe quel remède (*et omnis in eo temptabatur curatio*). Mais dans les maladies de l'âme autant que dans celles du corps il faut choisir le *kairos* (*sed sumendum tempus est non minus in animorum morbis quam in corporum...*). [148]

Ces deux remarques, que le même médicament ne convient pas à tous, et qu'il faut tenir compte du *kairos*, relèvent de la même réflexion médicale [149], et du problème du *pharmakon*, comme le montre par exemple le texte hippocratique *Lieux dans l'homme*, 41 et 44 [150].

Mais il faut bien remarquer le lieu de cette réflexion; il s'agit d'un cas grave. D'ailleurs, pour le chagrin, *tous les moyens sont bons*, comme l'écrit l'auteur dans un autre passage [151] :

> *Omnibus enim modis fulciendi sunt, qui ruunt nec cohaerere possunt propter magnitudinem aegritudinis.*

Tous les moyens sont bons, et l'on n'a pas remarqué, à la suite, une référence à Épicure.

«Ainsi, d'un côté, la représentation du mieux que nous espérons nous fera endurer la douleur physique, dont la morsure est la plus

147. W. Riese, *The conception of Disease*, New York, Philosophical Library, 1953, p. 1 et 2 (*The Stoic conception of disease*).

148. *Tusculanes* III. XXXI. 76.

149. Nous nous permettons de renvoyer à notre étude : *Euripide et la connaissance de soi*, in *Les Études Classiques*, t. XLVI, n° 1, 1976, surtout p. 17 et 18.

150. VI L 334-338.

151. III. XXV. 61.

aiguë, et de l'autre le souvenir d'une existence belle et brillante procure tant de consolation qu'il rend inaccessible au chagrin, ou du moins atténue beaucoup la douleur morale »[152]

Cette thérapeutique est parfaitement épicurienne, comme Cicéron le confirme lui-même plus loin.

> « Pour d'autres, il faut détourner l'esprit des maux vers les biens, comme le pense Épicure »[153]

Dira-t-on pour autant, que Cicéron est Épicurien ? Il ne l'est pas plus qu'il n'est hippocratisant, pourrait-on dire. Mais tous les moyens sont bons. Que le médicament y aille, si le fer n'y peut aller. Mais l'on ne saurait nier que son goût, sa philosophie, n'aillent à Chrysippe et à sa chirurgie.

La conception que Cicéron se fait de la praemeditatio et de la defetigatio refuse en fait la durée, et l'évolution de l'être dans le temps.

Cette affirmation peut paraître paradoxale, car il est souvent question du temps, dans les *Tusculanes*, à propos du chagrin. La considération systématique des passages, où notre auteur évoque le temps, nous montre qu'il n'en est rien.

Cicéron constate que la *praemeditatio futurorum malorum* adoucit (*lenit*) leur venue[154]. C'est aux Cyrénaïques qu'il emprunte l'argumentation. Suivent les exemples topiques, que Galien reproduit, comme nous l'avons vu : les paroles qu'Euripide prête à Thésée, le *« sciebam me genuisse mortalem »* d'Anaxagore.

> *Quare accipio equidem a Cyrenaicis haec arma contra casus et euentus, quibus eorum aduenientes impetus diuturna praemeditatione frangantur, simulque iudico malum illud opinionis esse, non naturae; si enim in re esset, cur fierent prouisa leuiora ?*
>
> « C'est pourquoi j'emprunte ces armes que les Cyrénaïques me donnent contre le hasard et les accidents; grâce à elles, leur violence, quand ils arrivent sur nous, est brisée parce qu'on y a longuement pensé d'avance, et en même temps, je juge que le mal dont il s'agit est dans l'opinion et non dans la réalité, car si c'était réellement des maux, pourquoi les allègerait-on en les prévoyant ? »[155]

152. Trad. Humbert.
153. III. XXXI. 76.
154. III. XIV. 29.
155. III. XV. 31, traduction E. Bréhier-V. Goldschmidt, in *Les Stoïciens*, Paris, Pléiade, p. 306.

Les objets des passions restant par définition identiques, ce n'est donc pas sur eux que le temps agit, mais forcément sur l'opinion, le jugement. Ainsi, lorsque l'on définira la passion comme *opinio recens* **magni** *mali,* le *magnum* n'implique aucune grandeur objective.

Chrysippe d'ailleurs est d'accord avec les Cyrénaïques, sur l'idée que le coup est plus violent s'il est imprévu [156]. Nous reviendrons sur la position de Chrysippe.

Selon la règle que s'impose Cicéron, le débat a lieu d'école à école. C'est ainsi qu'Épicure répond aux Cyrénaïques sur le sujet de la *praemeditatio* et de la *defetigatio,* les Stoïciens à Aristote sur le sujet de la passion moyenne [157], Pythagore et Platon à Chrysippe sur la question du monisme ; cela en bonne doctrine académique. Le débat entre les Cyrénaïques et Épicure est très simple, dans la mesure où Épicure refuse toute action du temps. Ni la *uetustas,* ni la *praemeditatio* n'apportent quoi que ce soit. Le temps ne fait rien à l'affaire. Rien ne sert d'imaginer la venue du mal ; car la pensée du mal, c'est déjà le mal [158]. Là-dessus Cicéron est très net : Épicure a tort de blâmer la *praemeditatio rerum futurarum,* car elle émousse (*obtundat*) et allège (*eleuet*) le chagrin [159]. Par quel moyen ?

– Par la réflexion continuelle (*perpetua cogitatione*) qu'il n'est rien qui ne puisse arriver,

– par la méditation de la condition humaine [160].

L'influence du temps est bénéfique.

> *Est enim tarda illa quidem medicina, sed tamen magna, quam adfert longinquitas et dies.*
>
> « Car elle est bien lente cette médecine, mais pourtant de conséquence, celle qu'apporte la durée et le temps ! » [161].

Si l'on s'arrête à de telles expressions, il est tentant de voir ici une ressemblance avec Posidonius. Pourtant nous allons voir chez Cicéron une curieuse parataxe quand il est question du temps. Toutes les fois que le sens posidonien serait possible, celui de la spécificité du travail du temps sur l'affectivité, Cicéron corrige

156. III.XXII.52.
157. IV.XXI.47. *Peripateticis respondetur a Stoicis.*
158. III.XV.32.
159. III.XVI.34.
160. III.XVI.34.
161. Il y a plusieurs conceptions du temps. Il est évident que Cicéron reconnaît l'influence du temps, mais il ignore le travail physiologique du temps qui est, lui, posidonien.

cette lecture en restituant, si l'on peut dire, un sens qui supprime le travail physiologique et la transformation de l'être autrement que par l'action répétée de la volonté.

Voyons, par exemple, en III.XXII.53, Cicéron constater que si le mal reste présent, le chagrin lui, s'en va.

> *Quod ita esse dies declarat, quae procedens ita mitigat, ut isdem malis manentibus non modo leniatur aegritudo, sed in plerisque tollatur.*
>
> «Ce qui met en lumière ce point (que nous sommes plongés dans le malheur par notre faute) c'est l'influence apaisante du temps, laquelle, les maux restant ce qu'ils étaient, non seulement adoucit le chagrin, mais le supprime dans la plupart des cas.» [162]
>
> Cicéron donne comme exemple les gens de Corinthe,
>
> *quorum animis diuturna cogitatio callum uestatis obduxerat.*
>
> «dans les âmes de qui une méditation prolongée avait étendu le cal de l'ancienneté.»

M. Pohlenz, dans son édition [163], rapproche ces lignes des *Tusculanes* II.XV.36 :

> *et ipse labor quasi callum quoddam obducit dolor.*

Le *quasi* ne se trouve pas dans le texte de III que nous citons. Mais il faut le sous-entendre. Ce cal est bien une métaphore. Il ne s'agit pas d'un cal naturel et non métaphorique, secrété par le temps, dans l'affectivité. C'est le produit d'une méditation. C'est la répétition dans le temps et la prise de conscience par cette répétition que le mal n'est pas un mal.

> «Peu à peu la douleur va en s'affaiblissant, non pas que son objet même soit modifié ou soit susceptible de l'être, mais parce que l'expérience nous enseigne (*usus docet*) ce que la raison aurait dû nous enseigner, à savoir que nos maux sont moins grands qu'il ne nous avait paru.» (*minora esse ea, quae sint uisa maiora*) [164].

Il s'agit d'un enseignement, non d'une transformation spontanée de l'être.

Cela contraint Cicéron à une interprétation très intéressante de la notion de *πρόσφατον* (*recens*) des Stoïciens, par exemple dans la définition [165] :

162. Trad. Humbert.
163. *Op. cit.*, t. 2, p. 33.
164. III.XXII.54, trad. Humbert.
165. Par ex. IV.VII.14.

aegritudo opinio recens mali praesentis.

« Le chagrin est l'opinion fraîche d'un mal présent. »

Cicéron oppose l'idée de *recens*, de fraîcheur, à l'idée cyrénaïque de *necopinatum* : de soudaineté [166]. Si l'on regarde sa définition, il faut penser qu'il y a là l'expression de deux temporalités : une temporalité objective : la présence du mal ; une temporalité subjective : la fraîcheur du jugement. Le temps naturel peut travailler sur l'objectivité ; tel événement peut se situer maintenant dans un lointain passé, sans que *la fraîcheur de l'opinion en soit altérée pour autant*. Le vieillissement de l'opinion n'est pas une fatalité ; il n'est pas spontané. Ainsi la reine Artémise est toujours sous le coup d'une peine récente parce que renouvelée tous les jours :

Huic erat illa opinio cotidie recens.

« Il ne faut pas restreindre la portée de ce terme aux malheurs qui viennent de se produire, mais entendre que l'idée du mal doit être qualifiée de neuve tant qu'il subsiste certain élément qui lui donne de la vitalité et pour ainsi dire de la sève. » [167]

Le vieillissement de l'opinion ne peut venir que d'une décision libre du sujet. C'est pourquoi l'on peut parfaitement assimiler la *praemeditatio* et la *defetigatio*. Cela relève du même acte de la prise de conscience dans lequel le temps biologique, le temps historique n'a rien à faire.

Et mihi quidem uidetur idem fere accidere iis, qui ante meditantur, quod iis, quibus medetur dies, nisi quod ratio quaedam sanat illos, hos ipsa natura intellecto eo, quod rem continet, illud malum, quod opinatum sit esse maxumum, nequaquam esse tantum, ut uitam beatam possit euertere.

« Et vraiment la même chose, ou peu s'en faut, me paraît arriver aux gens qui méditent auparavant le malheur, et à ceux chez qui c'est le temps qui guérit ; la seule différence est qu'un raisonnement guérit ceux-là, la nature elle-même guérit ceux-ci, parce qu'elle implique, en fait, cette chose essentielle, que le mal qu'on pensait être très grand, ne l'était nullement au point de pouvoir détruire le bonheur. » [168]

166. III.XXIII.55.
167. III.XXXI.75. Trad. Humbert.
168. III.XXIV.58.

Qui ne sentirait que là, dans cette phrase capitale, la différence entre *ratio* et *natura* est volontairement réduite à un rien ? Ce n'est pas le temps, mais la méditation quotidienne qui épuise le malheur. Chez certains il faut du temps pour la prise de conscience, là est la seule différence ; mais elle ne saurait relever d'un travail naturel sur l'être.

> *Sed nimirum hoc maxume est experimendum, cum constet aegritudinem uetustatę tolli, hanc uim non esse in die positam, sed in cogitatione diuturna. Nam si et eadem res est et idem est homo, qui potest quicquam de dolore mutari, si neque de eo, propter quod dolet, quicquam est mutatum neque de eo, qui dolet ? Cogitatio igitur diuturna nihil esse in re mali dolori medetur, non ipsa diuturnitas.*
>
> « Mais assurément voici le plus grand fait d'expérience : puisque de toute évidence, le chagrin est emporté par l'ancienneté, cette puissance ne se trouve pas dans le temps, mais dans la méditation prolongée. Car si l'événement reste le même, et si l'homme reste le même, comment la douleur pourrait-elle se transformer en quelque façon, puisqu'aussi bien rien n'est changé dans l'objet de la douleur ni dans le sujet qui souffre ? C'est donc ma méditation prolongée qu'il n'y a rien de mal dans l'objet qui guérit la douleur, non le temps lui-même. » [169]

On ne saurait être plus clair. On ne saurait être plus éloigné de Posidonius non plus. *Le sujet ne change pas.* Il reste le même. Cette affirmation est capitale pour Cicéron. Elle l'est aussi pour l'histoire des passions. On ne saurait accorder au temps, à la durée, le secret processus de la transformation de mon être. Le temps n'est que le temps de la répétition d'une affirmation, que le temps de prendre conscience de cette affirmation.

La cessation du chagrin ne saurait donc venir que du jugement. Cicéron est beaucoup plus net, en cela, que Chrysippe ne se montrait lui-même au 2e livre de son traité *Sur les passions,* si l'on suit les propos que Galien lui prête [170].

> « Je pense que le jugement demeure... mais que, avec le temps, la systole faiblit, et, à mon avis, l'élan vers la systole. Peut-être qu'aussi celle-ci subsiste et que c'est tout le reste qui n'obéit plus à cause d'une nouvelle diathèse

169. III. XXX. 74.
170. V K 419.

qui survient, dont on ne saurait rendre compte, quand ce phénomène survient. Ainsi en effet, on cesse de pleurer, et bien qu'on ne veuille pas pleurer, l'on pleure...»[171]

Le texte n'est peut-être pas d'une clarté limpide, comme le remarque Galien; mais ce qui est clair, comme le dit Galien lui-même[172], c'est que les passions cessent avec le temps, *bien que le jugement persiste* (*καίτοι τῆς δόξης διαμενούσης*), Chrysippe le reconnaît lui-même. La cause, il avoue lui-même qu'elle est difficile à expliquer. Ainsi Chrysippe lui-même reconnaît une transformation de l'état, le surgissement d'une nouvelle *diathèse,* et un *nouveau mode d'être, alors que le même jugement subsisterait.* Nous pensons que maintenant l'on voit mieux le travail de Cicéron et son interprétation «intellectualiste» du Stoïcisme[173], si nous pouvons appliquer à Cicéron l'expression que E. Bréhier applique à Chrysippe.

L'analogie des maladies de l'âme avec les maladies du corps – *Tusculanes* IV.X.23 ss.

Il nous faut maintenant examiner de très près ce qui constitue l'originalité de Chrysippe sur la doctrine des passions et l'un des temps forts des *Tusculanes* : l'analogie des maladies de l'âme et des maladies du corps. L'on peut s'étonner de ce que Cicéron ait conservé la théorie de Chrysippe, et n'ait pas plutôt adopté la position de Posidonius, qui refuse l'analogie.

Il faut avouer que la doctrine de Chrysippe offre un avantage certain de simplification pédagogique et d'adaptation au dualisme, si on la présente d'une certaine manière. Il est possible, en effet, d'insister sur l'aspect des passions-maladies, de réduire l'aspect physique des maladies à une simple comparaison, et le langage de Chrysippe à un tissu de métaphores. Il est clair, au contraire, que Chrysippe a tenté de pousser l'analogie à son point extrême sans toutefois aller jusqu'à l'identification, comme cela est cohérent avec son principe moniste.

171. *δοκεῖ δέ μοι ἡ μὲν τοιαύτη δόξα διαμένειν, ὅτι κακὸν αὐτὸ, ὃ δὴ πάρεστιν, ἐγχρονιζομένης δ' ἀνίεσθαι ἡ συστολὴ καί, ὡς οἶμαι, ἡ ἐπὶ τὴν συστολὴν ὁρμή· τυχὸν δὲ καὶ ταύτης διαμενούσης, οὐχ ὑπακούσεται τὰ ἑξῆς διὰ ποιὰν ἄλλην ἐπιγινομένην διάθεσιν δυσλόγιστον τούτων γινομένων· οὕτω γὰρ καὶ κλαίοντες παύονται, καὶ μὴ βουλόμενοι κλαίειν κλαίουσιν ...*

172. *Ibidem,* p. 420.

173. Ces textes gênent assez E. Bréhier, *Chrysippe et l'ancien Stoïcisme,* Paris, PUF, nouvelle édition 1951, p. 255-256. Le grand historien de la philosophie est partisan d'un «intellectualisme» de Chrysippe, et a tendance à le lire à travers les *Tusculanes.*

L'analogie est exposée clairement par Cicéron en IV.X.23 : *Quem ad modum, cum sanguis corruptus est aut pituita redundat aut bilis, in corpore morbi aegrotationesque nascuntur, sic prauarum opinionum conturbatio et ipsarum inter se repugnantia sanitate spoliat animum morbisque perturbat. Ex perturbationibus autem primum morbi conficiuntur, quae uocant illi νοσήματα, eaque, quae sunt eis morbis contraria, quae habent ad res certas uitiosam offensionem atque fastidium, deinde aegrotationes, quae appellantur a Stoicis ἀρρωστήματα, hisque item oppositae contrariae offensiones.*

«De la même façon que, lorsque le sang est corrompu, ou le phlegme ou la bile sont trop abondants, naissent dans le corps des maladies et des affections chroniques, de même le trouble de jugements dépravés et leur lutte intestine privent l'âme de sa santé et lui apportent le trouble de maladies. Or de ces troubles naissent d'abord des maladies, qu'ils appellent *νοσήματα*, et les états opposés à ces maladies, qui comportent une répulsion vicieuse et un dégoût à l'égard d'objets déterminés, puis les affections chroniques que les Stoïciens appellent *ἀρρωστήματα*, et aussi les aversions opposées et contraires à ces affections.»

L'analogie systématique et rigoureuse avait été faite par Chrysippe, comme nous le rapporte Galien. Pour Chrysippe, «il faut penser que la maladie de l'âme est tout à fait semblable à l'état fébrile du corps qui produit non des fièvres périodiques, mais des fièvres atactiques et des frissons, et surtout à cause de la diathèse, et sous l'effet de petites causes qui surviennent...» :

τὴν μὲν τῆς ψυχῆς νόσον ὁμοιοτάτην εἶναι τῇ τοῦ σώματος πυρετώδει καταστάσει, καθ' ἣν οὐ περιοδικῶς, ἀλλ' ἀτάκτως πυρετοὶ καὶ φρίκαι γίνονται, καὶ ἄλλως ἀπὸ τῆς διαθέσεως, καὶ μικρῶν ἐπιγινομένων αἰτίων. [174]

L'analogie avec la maladie du corps chez Cicéron repose sur le système humoral hippocratique ; les trois humeurs fondamentales sont représentées, le sang, le phlegme, la bile [175]. Cette doctrine humorale est très bizarre dans un contexte stoïcien. Pour

174. Galien V K 435.

175. On voit ici que c'est une même humeur *bile* qui peut se différencier en *bile jaune* ou *bile noire.* Sur la question de savoir s'il y a trois ou quatre humeurs fondamentales, cf. J. Jouanna, *Hippocrate, La nature de l'homme,* édition, traduction et commentaire, Berlin, 1975, Introduction, p. 45 ss. et la bibliographie qu'il cite.

Chrysippe, les éléments constitutifs du corps ne sont pas les humeurs, mais les éléments : chaud, froid, sec, et humide, si l'on en croit Galien [176]. Est-ce Cicéron qui choisit la thèse humorale, ou est-ce sa source ? Il n'est guère possible de le dire.

Mais comment comparer des *humeurs* avec des *jugements* ? Galien a très bien perçu la difficulté, comme nous allons le voir. Il faut, d'autre part, faire attention à la différence entre *νόσημα* (*morbus*) et *ἀρρώστημα* (*aegrotatio*). Elle correspond parfaitement aux *Définitions* du Pseudo-Galien qui définit ainsi l'affection que nous appelons chronique.

> *ἀρρώστημά ἐστι νόσημα ἐγκεχρονισμένον μετ' ἀσθενείας πλείονος. ἢ ἀρρώστημά ἐστι νόσημα ἀσθενὲς ἐλαττοῦν τὴν δύναμιν.*
>
> « L'*ἀρρώστημα* est une maladie chronique accompagnée d'une grande faiblesse ; ou encore, l'*ἀρρώστημα* est une maladie faible qui diminue la force. » [177]

Cela correspond exactement à Cicéron :

> *Morbum appellant totius corporis corruptionem, aegrotationem morbum cum imbecillitate.* [178]

L'*aegrotatio* que Cicéron donne comme équivalent de l'*ἀρρώστημα*, désigne donc une maladie chronique. Mais il faut faire attention ici à cet aspect de la chronicité. Il s'agit d'une invétération de la maladie primaire ; il ne faut surtout pas se méprendre et confondre cette maladie chronique avec la terminologie qui va triompher en médecine, sans doute avec Thémison, dans la distinction des maladies aiguës et des maladies chroniques. Ainsi, par exemple, la *manie* s'oppose à la *phrénitis* comme une maladie chronique à une maladie aiguë. En ce sens, la chronicité ne désigne pas l'invétération d'une maladie, mais une espèce radicalement différente [179]. La *manie* n'est pas une *phrénitis* vieillie ; tandis que l'*aegrotatio* n'est pas différente de la maladie ; c'est le *morbus vieilli* ; si l'on comprend bien ce que dit Cicéron, il y a une loi progressive de l'invétération qui donne la *maladie, morbus* (qui est de la passion vieillie), et l'*aegrotatio* qui est du *morbus* vieilli.

176. Cf. par ex. V K 448.

177. XIX K 390.

178. *Tusculanes* IV.XIII.28.

179. Cf. par ex., la définition qu'en donne Caelius Aurélien, *Maladies Chroniques*, I.1. Caelius attribue à Thémison cette distinction fondamentale. Cf. *supra*, p. 92.

cum autem hic feruor... inueterauerit, ... tum exsistit et morbus et aegrotatio... [180].

«Or, quand cette chaleur... aura vieilli, ... alors existent la maladie et le mal "chronique"» [181]

Mais l'autre sens de la chronicité existe peut-être confusément chez Cicéron, comme nous le verrons à propos de la *procliuitas* : là l'*aegrotatio* paraît bien une maladie lente avec accès et rémissions [182].

Il est bon de préciser quelques points de vocabulaire. La *κατάστασις* est un état, une manière d'être, une assiette [183]. L'*ἕξις* que l'on traduit généralement par complexion, s'oppose à la *diathèse* comme un état permanent à un état temporaire [184].

Pour qu'il y ait passion, maladie de l'âme, il faut que se rencontrent une diathèse particulière, et des causes déclenchantes. Le processus de la maladie est double; il y faut un terrain et une cause qui est qualifiée de petite. La maladie en elle-même est une fièvre atactique. Mais la nécessité d'une cause est bien intéressante. Il n'y a pas de maladie sans cause externe, objective; Chrysippe utilise, si l'on suit Galien, le terme d'*αἰτία* plutôt que de *πρόφασις*; mais nous ne pensons pas qu'il y ait là une différence radicale.

F. Robert a bien montré, récemment, le sens médical hippocratique de *prophasis* [185] = cause évidente, cause observable. Il écrit : «S'il signifiait cause, sans plus, une maladie sans *prophasis* serait une maladie sans cause, et l'on ne saurait prêter à l'auteur une telle absurdité.» Mais il existe un domaine où l'absence de cause visible, objective, peut avoir un sens, c'est celui de la psychologie et de l'affectivité. Hippocrate note, dans le cas de la onzième malade de la série des seize malades d'*Épidémies* III [186] que la femme au caractère triste (*δυσάνιος*) a eu un chagrin (*λύπη*) à la suite d'une prophasis. Il y avait là un *terrain* (le caractère) et une *cause* pour la

180. IV.X.24.

181. Sur les deux sens de la chronicité, cf. le premier chapitre, p. 29.

182. IV.XII.27.

183. Cf. Galien XVIII B K 590 ss.

184. Cf. Galien IV K 750; V K 834. Hippocrate oppose la *diathèse* athlétique à la *complexion* (ἕξις) saine; cf. la note de Daremberg, Galien, *Œuvres,* Paris, Baillière, 1854, t. I, p. 33.

185. *R.E.G.*, t. LXXXIX, n° 426-427, juillet-déc. 1976, p. 317-342.

186. III L 134; cf. notre article *Écriture et médecine.*

production du chagrin. S'il prend soin de noter la présence d'une prophasis, c'est qu'il peut y avoir des chagrins sans prophasis. C'est justement ce qui distingue l'*aegritudo* de la *mélancolie*. Pour Chrysippe il faut une diathèse et une cause déclenchante. C'est le *bonum* ou *malum praesens* de l'expression *opinio recens boni / mali praesentis* qui a une réalité.

Chrysippe a réfléchi avec grand soin à son analogie. Il s'est bien gardé de choisir une similitude entre la maladie de l'âme et la *phrénitis* ou la *manie* par exemple, ce qui aurait pu prêter à confusion ou à discussion quant à l'origine. Il choisit la *fièvre* qui est considérée en elle-même comme une maladie par les médecins ; il le fait non parce qu'elle comporte du délire, mais parce qu'elle est nettement d'origine organique, physique ; et de toutes les fièvres, il choisit celles qui n'ont aucun sens, aucune régularité, aucune norme. Les fièvres tierces, quartes, les hémitrites, par exemple, ont des accès réguliers, que l'on peut attendre. La maladie de l'âme fait partie de ces fièvres errantes ou erratiques que décrivent les *Définitions médicales* du Pseudo-Galien [187] :

> *πλανῆται πυρετοὶ καλοῦνται οἱ μὴ ὡρισμένως μηδὲ εὐτάκτως, ἀλλ' ἀκαταστάτως γινόμενοι.*
>
> « On appelle fièvres erratiques des fièvres qui n'ont pas de définition, qui n'ont aucune régularité, mais au contraire qui n'ont aucun statut. »

Il n'existe aucune normalité des fièvres erratiques. Comme leur nom l'indique, elles vont, elles viennent ; elles ont des accès aux moments les plus fortuits, ce qui implique que le médecin ne saurait espérer saisir un *kairos*. C'est ainsi qu'il faut comprendre la passion. Cette maladie de l'âme a une autonomie que l'on ne saurait maîtriser intellectuellement, et dont on ne saurait rendre compte par aucune théorie ni statistique. *Il n'y a pas de loi de la passion, pas de norme, pas de régularité, pas de limite.* Ce qui implique de grandes difficultés du point de vue de la cure.

La notion de *procliuitas – Tusculanes* IV.XII.27 ss.

> *Sunt alii ad alios morbos procliuiores – itaque dicimus grauidinosos quosdam, quosdam torminosos, non quia iam sint, sed quia saepe – sic alii ad metum, alii ad aliam perturbationem.*
>
> « Il est des gens qui sont enclins à certaines maladies, d'autres à d'autres – ainsi nous disons que certains sont

187. XIX K 402.

catarrheux, certains dyssentériques, non qu'ils le soient actuellement, mais parce qu'ils le sont souvent – de même certains sont enclins à la crainte, d'autres à une autre passion.»

... *Ergo et inuidi et maliuoli et liuidi et timidi et misericordes, quia procliues ad eas perturbationes, non quia semper feruntur.*

«... Donc les envieux, les malveillants, les jaloux, les timides, les miséricordieux, c'est qu'ils sont enclins à ces passions, non qu'ils en sont la proie sans cesse.»

Cicéron donne ensuite une définition de la *procliuitas* :

haec igitur procliuitas ad suum quodque genus a similitudine corporis aegrotatio dicatur, dum ea intellegatur ad aegrotandum procliuitas.

«Donc l'inclination spécifique à chaque genre de passion peut se dire *maladie chronique* par analogie avec le corps, à condition d'entendre celle-là comme tendance à tomber malade.»

L'ensemble du passage est assez complexe.

On a la chance de posséder un texte fort intéressant de Caelius Aurélien sur la notion de *decliuitas.* Il s'agit d'un passage du livre I des *Maladies aiguës,* sur la *phrénitis* [188].

«C'est pourquoi, selon nous [189], on peut parler avec raison de signes d'un penchant [190] ou d'une maladie orientée vers la phrénitis [191], de même que nous parlons de malades glissant vers la maladie, que les Grecs nomment, d'une appellation générale, *epinosous* [192]. En effet, ce terme même par sa qualité et sa vérité bien examinée signifie qu'il y a un état vers quoi sont portées les choses, sans pourtant qu'elles y aillent nécessairement. C'est pourquoi l'état toujours présent qui est signifié, montre de lui-même des signes; et par cette condition souvent aussi le futur est connu. Mais autres sont les signes du penchant à la phrénitis, autres

188. *M.A.*, I. 30.

189. Les Méthodistes.

190. *Decliuitas.* Pour l'introduction de la notion de penchant en médecine il nous semble que *Humeurs* VIII est important qui dit qu'il faut considérer *ἐς ὅτι μάλιστα νόσημα ἡ φύσις ῥέπει* : «vers quelle maladie la nature (de l'individu) incline principalement» – V L 488 – Loeb IV, p. 78; cf. aussi *Humeurs* XVI.

191. *atque pronae aegritudinis in phrenitim signa.*

192. Nous lisons *epinosous* plutôt qu'*eunosous.*

ceux du penchant à la léthargie, et à toutes les autres maladies...»

Qu'est-ce qui nous autorise à rapprocher Caelius de Cicéron ? D'abord la métaphore de la *decliuitas*, qui ressemble à celle de la *procliuitas*. Mais il existe une raison plus profonde. Caelius réfléchit sur la question de savoir s'il y a des signes des maladies à venir, en particulier de la phrénitis. Et il conclut qu'il ne saurait y avoir de signes que de réalités présentes. La *decliuitas* est donc un *état présent*. Cette discussion sur le signe est de toute évidence stoïcienne. Sextus Empiricus nous le rappelle [193] :

> «Ils (les Stoïciens) disent que le signe doit être un signe présent d'une chose présente : *τὸ σημεῖον παρὸν παρόντος εἶναι δεῖ σημεῖον* ...»

Cette constatation nous intéresse à deux fins : elle nous permet de montrer l'influence du Stoïcisme sur le Méthodisme, en tout cas celui de Soranus et de Caelius; et d'autre part de rapprocher la définition de la *decliuitas* de celle de la *procliuitas* cicéronienne. La *decliuitas* ou la *procliuitas* sont spécifiques d'une maladie. C'est une diathèse, c'est-à-dire un état présent, qui incline vers une maladie spécifique.

> *Ut sunt alii ad alios morbos procliuiores, sic alii ad metum, alii ad aliam perturbationem,*

dit Cicéron [194]; et encore :

> *haec igitur procliuitas ad suum quodque genus.* [195]

De même Caelius écrit [196] :

> *alia uero esse signa decliuitatis in phrenitim, alia in lethargiam atque ceteras passiones ...*
>
> «Or il y a des signes de penchant à la phrénitis, d'autres à la léthargie et autres maladies...»

La *procliuitas* est un état transitif vers une passion spécifique. Cet état n'est pas une virtualité; il a en lui-même une réalité. Sénèque utilise la notion de *procliuitas* dans la *Lettre 94*.13 :

> *Aut inest animo prauis opinionibus malitia contracta aut, etiam si non est falsis occupatus, ad falsa procliuis est et cito specie quo non oportet trahente corrumpitur. Itaque*

193. *Adv. math.* VIII.244 = *S.V.F.* II.73.24.
194. IV.XII.27.
195. IV.XII.28.
196. *Loc. cit.*

debemus aut percurare mentem aegram et uitiis liberare aut uacantem quidem, sed ad peiora pronam praeoccupare.

« Ou l'âme recèle des tendances vicieuses, que les opinions malsaines lui ont fait contracter, ou, même si l'erreur ne la domine pas, elle incline à l'erreur et bien vite sur la pente où l'engagent des représentations fausses elle trouve sa perdition. C'est pourquoi nous devons soit guérir radicalement l'âme malade et la délivrer de ses vices, soit, au cas où elle est libre encore, mais penche vers le mal, nous emparer d'elle les premiers. » (trad. Noblot).

D'autre part, cette spécificité du penchant est tout à fait cohérente avec l'idée que les Stoïciens se font de la pathologie. Ils s'intéressent, en effet, à l'entité nosologique beaucoup plus qu'à l'état du malade. Nous verrons que c'est une idée de la maladie qui s'oppose à l'aristotélisme. Disons simplement pour l'instant que la maladie comptant plus que le malade, cela explique la minutie du repérage et de la taxinomie des maladies. Il faut les nommer systématiquement, afin de les connaître et de procéder immédiatement à leur éradication [197].

Mais la grande difficulté, dans le texte de Cicéron, est de comprendre le sens d'*aegrotatio* dans la définition que nous citions :

« Donc l'inclination spécifique à chaque genre de passion peut se dire maladie chronique par analogie avec le corps, à la condition d'entendre celle-là comme tendance à tomber malade. »

Nous traduisons *aegrotatio* par maladie chronique. Mais c'est l'autre idée de chronicité que nous avons là ; il s'agit ici moins de l'invétération, que de la spécificité de la maladie lente (*tarda passio*) qui présente des phases d'accès et de rémissions. Ainsi ce qui définit en ce sens la *procliuitas* ou l'*aegrotatio* c'est la fréquence des accès, non leur continuité (*non quia iam sint, sed quia saepe sint* [198]). Si l'on comprend bien Cicéron, la *procliuitas* est déjà de la maladie, ou en tout cas un état pathologique qui a de la réalité. Mais pourtant, à la fin du livre IV, il écrit [199] :

Ergo ut optuma quisque ualetudine adfectus potest uideri ut natura ad aliquem morbum procliuior, sic animus alius ad alia uitia propensior.

197. Cf. *Tusculanes* IV.VII.16 et la taxinomie de Cicéron qui suit la tradition stoïcienne; cf. par exemple *S.V.F.* III.100.

198. IV.XII.27.

199. IV.XXXVII.81.

« Donc, de même que, bien que doué d'une santé parfaite, l'on peut paraître par nature prédisposé à quelque maladie, de même toutes les âmes sont enclines les unes à des vices, les autres à d'autres vices. »

L'on reconnaît bien le caractère distributif et spécifique de la *procliuitas*. Mais la *procliuitas* semble ici pouvoir coïncider avec l'état de santé.

Nous sommes là dans une contradiction qui est au cœur de la doctrine stoïcienne et de l'analogie des maladies de l'âme et du corps.

Il s'agit de la définition de la santé de l'âme, que Posidonius a posée en critiquant Chrysippe, à propos de la *procliuitas*, l'*εὐεμπτωσία* [200].

Peut-on comparer la santé de l'âme à la santé du corps ?

« Chrysippe dit que l'âme des non-sages (*φαῦλοι*) est tout à fait semblable aux corps prêts à tomber dans des fièvres ou diarrhées, ou n'importe quelle autre maladie, sous l'action de quelque petite cause qui survient [201]; et Posidonius le blâme pour cette image; car, dit-il, il faut comparer l'âme des non-sages non pas à ces corps-là, mais aux corps qui sont purement et simplement sains (*τοῖς ἁπλῶς ὑγιαίνουσι σώμασιν*). Qu'ils aient la fièvre, en effet, pour des causes importantes ou légères, cela ne fait pas de différence, relativement au fait qu'ils souffrent de ces fièvres, et au fait qu'ils sont tombés malades, quelle que soit la cause de la maladie; mais ce qui fait la différence, c'est que les uns tombent facilement malades, les autres difficilement. Chrysippe a tort d'assimiler la santé de l'âme à la santé du corps; il fallait comparer *la maladie de l'âme* à la constitution du corps qui tombe facilement malade (*τὴν δὲ νόσον τῇ ῥαδίως εἰς νόσημα ἐμπιπτούσῃ καταστάσει τοῦ σώματος*). Car il est évident que l'âme du sage est sans trouble; mais son corps n'est jamais à l'abri des troubles; mais il est plus juste de *comparer les âmes des non-sages à la santé* d'un corps qui comporte une facilité à tomber dans la maladie (le mot est de Posidonius) plutôt que de la comparer à la maladie elle-même; car c'est plutôt un état maladif qu'un état déjà malade. »

200. Sur l'*εὐεμπτωσία* *S.V.F.* III.102 est très insuffisant. Le texte de Posidonius que nous citons est transmis par Galien V K 432 ss.; cf. Edelstein, *Fgt.* 163, p. 14 ss.

201. Galien, ou Posidonius, emploie ici *πρόφασις* et non *αἰτία*.

Et plus loin [202], Galien, citant Posidonius, écrit :

«Il ne faut pas comparer, comme le fait Chrysippe, la maladie de l'âme à une cachexie morbide du corps, à cause de laquelle on est soumis à des fièvres erratiques et non périodiques, mais bien *plutôt assimiler la maladie de l'âme à la santé du corps comportant une propension à la maladie* (*τὸ εὐέμπτωτον εἰς νόσον*).»

Posidonius tente de conserver l'analogie, comme on le voit, mais en niant l'exactitude de la symétrie de l'âme et du corps. Ce qui est santé pour le corps, c'est-à-dire un état fragile, mais qui entre les accès est bien portant, est *maladie pour l'âme*.

La dissymétrie est encore bien plus grande avec l'âme du sage, que l'on ne saurait en rien comparer avec la santé, même excellente, du corps; car le sage ne peut ressentir des troubles de l'âme, alors qu'il peut être malade physiquement [203]. Cicéron, qui ne manque pas pourtant une occasion d'accuser la dissymétrie entre l'âme et le corps, entre le sage et le non fou, ne suit pas Posidonius mais Chrysippe, comme on le voit dans le texte que nous citons plus haut [204].

Un autre trait de Chrysippe que conserve Cicéron se trouve dans la conception de la maladie et de la santé. Si l'on met à part la différence que nous signalions, dans le choix des éléments qui composent la santé (humeurs pour Cicéron, chaud, froid, sec, humide pour Chrysippe), la santé est bien accord des éléments.

En ce qui concerne l'âme, la maladie est trouble des jugements dépravés (*prauarum opinionum conturbatio*) [205], et la santé accord et harmonie de ces jugements.

Est enim corporis temperatio, cum ea congruunt inter se e quibus constamus, sanitas, sic animi dicitur, cum eius iudicia opinionesque concordant, eaque animi est uirtus, quam alii ipsam temperantiam dicunt esse, alii obtemperantem temperantiae praeceptis et eam subsequentem nec habentem ullam speciem suam, sed siue hoc siue illud sit, in solo esse sapiente. [206]

«Il existe en effet un état d'équilibre du corps, quand s'accordent entre eux les éléments dont nous sommes faits;

202. V K 433.
203. Nous retrouverons ce problème à propos de la *folie du sage*, p. 308.
204. IV.XXXVII.81.
205. IV.X.23.
206. IV.XIII.30.

c'est la santé ; de même on parle de santé de l'âme, quand il y a accord de ses jugements et opinions ; c'est la vertu de l'âme, que les uns disent être la tempérance elle-même ; d'autres prétendent qu'elle obéit aux ordres de la tempérance dont elle est la conséquence, sans avoir une essence particulière ; mais que l'on en ait l'une ou l'autre conception elle ne se trouve que chez le sage.» [207]

Ainsi la santé de l'âme est l'accord entre les jugements, qui seraient donc les éléments de l'âme. Cicéron suit fidèlement Chrysippe [208].

Mais il tombe sous le coup de la critique très intelligente de Galien [209]. Si l'on veut que l'analogie entre la santé de l'âme et celle du corps soit bonne, écrit Galien, il faut dire précisément quels sont les éléments qui composent l'âme, les définir et les dénombrer [210]. Or Chrysippe est incapable de le faire. C'est qu'il confond *fonctions* et *parties*. Les jugements sont des fonctions de l'âme et non des parties. Un membre, par exemple, n'est pas composé de fonctions, mais de parties. Il y a une différence entre la perception des couleurs et l'humeur vitrée et le cristallin. Les *ἐννοίαι*, les *προλήψεις* sont des fonctions en actes et non des parties. (*οὐ μόρια τῆς ψυχῆς εἶναι λεκτέον, ἀλλ' ἐνεργείας τινάς*...). On ne saurait donc établir strictement l'analogie entre la santé de l'âme et la santé du corps [211].

Si Galien porte une attaque aussi vigoureuse à Chrysippe, c'est qu'il vise son monisme, qui le fait passer de l'analogie au parallélisme exact et à la franche synonymie [212]. Comment se fait-il que Cicéron ait choisi la théorie moniste de Chrysippe ?

Le principe logique est toujours le même que nous avons tenté de décrire à propos de l'interprétation pythagorico-platonicienne de Chrysippe. La lecture dualiste de la théorie moniste

207. Cette formule de la santé comme concordance d'éléments (quels que soient les éléments qu'on y met), correspond tout à fait au modèle alcméonien ; Diels-Kranz, I, p. 215. Mais Alcméon parlait de l'*isonomie de puissances*, et non de l'*accord d'éléments.*

208. Les termes de Cicéron, *temperatio, congruunt, concordant, temperantia*, correspondent tout à fait à ceux de Chrysippe, *εὐκρασία, συμμετρία* ; cf. Galien, V K 440.

209. Cf. J.B. Gould, *The philosophy of Chrysippos*, Leiden, Brill, 1970, p. 192-196 : *The Galen's objections.*

210. V K 441 ss.

211. V K 445-447. Chrysippe est inférieur à Platon qui dénombre les éléments de l'âme (hégémonique, irascible, concupiscible), p. 441, à Épicure, pour qui ce sont les *atomes*, à Anaxagore, pour qui ce sont les *homéomères*, même à Asclépiade qui parle de *ὄγκοι* et de *πόροι* (p. 449).

212. V K 439.

suffisait à décoller le recto-verso psycho-physiologique de la passion et à faire du jugement l'essentiel et de la réaction physiologique la conséquence. *Curieusement, paradoxalement, la description de la passion par Chrysippe est la plus favorable à une lecture dualiste qui oppose l'âme et le corps; il n'y a qu'à distendre ce qui était joint, à opposer ce qui était lié; c'est une question de point de vue.*

De la même façon, du point de vue rhétorique, il suffit de veiller à ce que l'analogie subsiste, que la confusion ne s'opère jamais, qu'il n'y ait jamais l'identification et la synonymie que Galien attribue à Chrysippe. D'où la prudence de Cicéron, par exemple :

> *Qua oratione praetermissa minime necessaria ea, quae rem continent, pertractemus.* [213]
>
> « Laissons de côté cette discussion, qui n'a aucune nécessité, pour traiter du fond de la question. »

Cette discussion qu'il faut laisser de côté est la discussion à propos de l'analogie que Cicéron trouve excessive [214].

> *Hoc loco nimium operae consumitur a Stoicis, maxime a Chrysippo, dum morbis corporum comparatur morborum animi similitudo.*
>
> « Ici les Stoïciens, et par-dessus tout Chrysippe, consacrent beaucoup trop d'efforts à l'analogie des maladies du corps et des maladies de l'âme. »

Même remarque un peu plus loin : [215]

> *Atque ut ad ualetudinis similitudinem ueniamus eaque conlatione utamur aliquando, sed parcius, quam solent Stoici...*
>
> « Et pour en venir à l'analogie de la santé, et user une fois de cette comparaison, mais de manière plus économe que les Stoïciens... »

Ainsi peut-on réduire le corps à n'être qu'une métaphore de l'âme :

> *cum autem hic feruor concitatioque animi inueterauerit et tamquam in uenis medullisque insederit...*
>
> « et quand cette fièvre et cet ébranlement de l'âme aura vieilli et se sera, *pour ainsi dire,* fixé dans les veines et la moelle... » [216]

213. IV.X.23.
214. *Ibidem.*
215. IV.XII.27.
216. IV.X.24.

Cicéron n'est certainement pas le seul à interpréter en termes de métaphore le monisme de Chrysippe. L'*Anonyme de Londres* et Galien en sont la preuve. L'*Anonyme* cite la définition de la passion comme élan excessif, et précise aussitôt que la *ὁρμὴ πλεονάζουσα* est une métaphore :

> *τῆς ὁρμῆς αὐτοῖς ἐξακουομένης οὐχὶ ἀντὶ τῆς ὑπερτάσεως, ἀλλὰ ἀντὶ τοῦ ἀπειθὲς εἶναι τῷ αἱροῦντι λόγῳ.*
>
> « L'élan devant être entendu, selon eux, non dans le sens d'un débordement, mais dans le sens d'une désobéissance aux choix de la raison. » [217]

On ne saurait plus clairement évacuer toute l'originalité du Stoïcisme de Chrysippe. Déjà, écrit Galien, les sectateurs de Chrysippe ne comprenaient pas d'où pût venir une *πλεοναζούσῃ ὁρμή*, puisque la raison ne saurait, par définition, dépasser la mesure. Il doit donc y avoir, concluaient-ils, *τις ἄλογος δύναμις*, une force irrationnelle. [218]

Critique de la métriopathie

Cicéron attribue aux Péripatéticiens l'idée d'une auto-régulation naturelle de la passion. Or, Aristote n'a jamais, en ce qui le concerne, tenu de tels propos. La passion ne saurait régler elle-même sa propre puissance. Il s'agit d'un équilibre venant d'une rencontre avec la passion contraire, d'une « balance », qui n'est pas le résultat de l'*annulation de deux tensions,* mais du *mélange* de deux forces opposées et de sens contraire.

En réalité tout repose sur l'équilibre du plaisir et de la douleur, qui accompagnent nécessairement chaque passion, ce qui correspond, physiologiquement, à l'équilibre du chaud et du froid dans le *καρδία*. Ce sont là les raisons de la *μεσότης* [219], de la moyenne.

Avec Aristote nous sommes dans l'univers de la durée et du qualitatif.

> « Comme la santé du corps et sa force se construisent par une répétition ou la routine d'un régime et d'un exercice propre, ainsi la vertu morale se développe par des actes répétés de réponses émotionnelles propres et d'actions qui

217. *Anon. Lond.* II.26-30.
218. V K 378.
219. Cf. Theodore Tracy SJ, *Physiological Theory and the doctrine of the Mean in Plato and Aristotle,* La Haye–Paris, Mouton, 1969, notamment p. 233-261 et p. 339 ss.

sont l'assimilation fondamentalement contrôlée du chaud et du froid, de l'humide et du sec.»

écrit le R. P. Tracy [220].

La *συμμετρία* est une moyenne, et cette *μεσότης* est le résultat d'un mélange. [221]

Encore une fois l'étude d'une comparaison va nous être précieuse et nous prouver qu'une métaphore et une comparaison peuvent être apparemment identiques mais que leur signification change selon ce que nous appelons l'imaginaire des philosophies. [222]

Cicéron écrit :

Qui modum igitur uitio quaerit, similiter facit, ut si posse putet eum qui se e Leucata praecipitauerit, sustinere se cum uelit. Vt enim id non potest, sic animus perturbatus et incitatus nec cohibere se potest nec quo loco uult insistere, omninoque, quae crescentia perniciosa sunt, eadem sunt uitiosa nascentia; aegritudo autem ceteraeque perturbationes, amplificatae certe, pestiferae sunt; igitur etiam susceptae continuo in magna pestis parte uersantur. Etenim ipsae se impellunt, ubi semel a ratione discessum est, ... [223]

«Donc chercher une limite au vice, cela revient tout à fait au même que si l'on pensait qu'un individu qui s'est jeté du haut du cap Leucate, pourrait s'arrêter suivant sa volonté. Car de même que cela ne se peut, de même un esprit en proie au trouble et à l'excitation ne peut se contenir ni rester dans l'assiette de son choix; en règle générale tout ce qui se révèle nuisible en grandissant est vicieux à sa naissance; or le chagrin et les autres passions, du moins quand elles ont pris de l'importance, apportent la peste; donc c'est que ces passions aussi, dès leur naissance, sur le champ, sont déjà, pour une grande part, de la maladie. En effet, d'elles-mêmes, elles se donnent de l'élan, une fois qu'il y a eu rupture d'avec la raison...»

Nous ne saurions traduire *pestiferae* par *infectieuses,* comme le fait J. Humbert. La notion d'infection pose des problèmes tellement difficiles qu'il n'est pas besoin d'ajouter des complications par une

220. Cf. Tracy, *op. cit.*, p. 239-242.

221. *Op. cit.*, p. 234 ; cf. *Éthique à Nicomaque,* 1104 a 32 b 3.

222. Cf. notre étude : *La présure et le lait, quelques remarques sur la rêverie de la caille du lait,* in *L.E.C.*, 1975, t. XLIII, n° 1, p. 3-17.

223. *Tusc.*, IV.XVIII.41.

métaphore moderne qui n'est pas nécessaire.[224] C'est même introduire un faux sens. La passion n'est pas un germe qui provoque la maladie par un travail spécifique sur l'organisme; elle est *déjà* de la maladie. Elle est de la maladie dès l'origine. Nous insistons à dessein : le processus pathogène est celui de la maladie, et non celui du malade. Cette idée nous paraît essentielle. La passion est un « décrochage » catastrophique de la raison. Une fois que s'est opéré ce décrochage, on se trouve devant une prolifération anarchique de la passion, devant un accroissement irrémédiable qui la concerne essentiellement. Consentir à la passion, c'est consentir à l'autonomie de la maladie. Toute passion est donc initialement une catastrophe, puisque c'est de la maladie qui obéit à la seule loi de la maladie : sa prolifération incoercible; « *ipsae* » dit Cicéron : d'elles-mêmes, toutes seules...

Comparons avec Aristote (*Éthique à Nicomaque* III, v. 1114 a 13)[225] :

> « Bien sûr, le souhaitât-on, on ne pourra pas, une fois qu'on sera devenu injuste, cesser de l'être et être juste. Pas davantage le malade ne peut-il se rendre la santé, et pourtant c'est, le cas échéant, de son plein gré qu'il est malade (*ἑκὼν νοσεῖ*), s'il a vécu dans l'incontinence et n'a pas écouté les médecins; car, à ce moment-là, il lui était possible de n'être pas malade; mais une fois qu'il a perdu sa santé, ce n'est plus possible, tout de même qu'*il n'est plus possible à celui qui a lancé une pierre de la rattraper,* ce qui n'empêche pas qu'il était en son pouvoir de la prendre et de la lancer; car le *principe de l'action est en lui.* (*ἡ γὰρ ἀρχὴ ἐν αὐτῷ*). *Ainsi en va-t-il pour l'injuste et pour l'intempérant : au début, il leur était possible de ne pas devenir tels et donc ils le sont de leur plein gré; mais une fois devenus tels, il ne leur est plus possible de ne pas l'être.* »

Y a-t-il donc si loin du saut de Leucate qui ne saurait s'arrêter à la volonté du sauteur, jusqu'à la pierre d'Aristote ? Il y a toute la distance qui sépare deux théories de la maladie.

L'analogie de la passion et de la maladie, chère aux Stoïciens, pourrait sembler un souvenir d'Aristote; on aurait tort de le penser. Chez Aristote, c'est l'homme passionné qui est malade : la passion n'est pas une maladie en soi. Deux conceptions médicales s'opposent

224. Sur la notion d'*infection* et de *contagion,* cf. notre chapitre : « Les atomistes et la maladie de l'âme. »

225. Trad. Gauthier-Jolif, Louvain, 1970, tome I, 2e partie, p. 70.

là ;l'une s'intéresse aux malades, l'autre aux maladies.

L'une est plutôt hippocratique [226] et considère les transformations du patient, l'autre croit davantage aux entités nosologiques, à la réalité de la maladie. Chez Aristote, l'on devient malade. La première passion, ou le premier temps de la passion ne saurait être catastrophique. Il faut la durée, la répétition. Le principe, ici encore, est l'habitude. Chez Cicéron, il est question du devenir de la passion, chez Aristote, de celui de l'homme malade. Pour le Stagirite, la maladie ne saurait exister sans la transformation lente de l'être. Pour lui, la maladie du passionné est un processus qui s'instaure et qui prend du temps. Si nous voulions employer un langage métaphorique, nous dirions que la passion chez Aristote relève des lois «chimiques» ou physiologiques, pour les Stoïciens, des lois mécaniques. Il faut se rendre compte que nous sommes dans deux univers parfaitement cohérents, mais tout à fait inassimilables; celui de la qualité, de la durée, l'univers aristotélicien; l'univers de l'instant et de son drame, qui insiste sur la valeur du quantitatif : celui du stoïcisme de Chrysippe.

L'imaginaire des *Tusculanes,* dans sa critique d'Aristote, présente les mêmes caractéristiques que nous relevons à propos de la *praemeditatio* et de la *defetigatio,* et de leurs aspects anti-posidoniens.

L'exemple que donne Cicéron, pour démontrer l'impossibilité d'une limite naturelle des passions, montre à l'évidence qu'il raisonne en termes de *quantité.* Ainsi Publius Rupilius dépassa la limite de son chagrin puisqu'il mourut. Mais s'il l'avait mieux limité ? Supposons qu'il ait par surcroît perdu ses enfants. Supposons, qu'en plus, surviennent douleurs physiques, perte des biens etc...

> *Si pro singulis malis aegritudines accederent, summa ea fieret quae non sustineretur.* [227]
>
> «Si à chacun de ces maux s'étaient ajoutés des chagrins, les chagrins se seraient totalisés de manière insupportable.»

Ce raisonnement, impeccable selon la loi physique du contenant et du contenu, n'a pas de sens dans l'univers du mélange, du tempérament, de la physiologie.

226. Nous généralisons; car nous pensons que le *Corpus hippocratique,* contrairement à ce que pensent certains spécialistes, s'intéresse parfois aux entités nosologiques, et pratique des diagnostics; cf. le premier chapitre, p. 29.

227. *Tusc.,* IV.XVII.40.

Quand le sucré rencontre l'amer, et que cela donne un goût moyen, cela ne vient pas de ce qu'au sucré s'est opposée une quantité de non sucré; mais la qualité spécifique de l'amer s'est mélangée à la qualité spécifique du sucré pour donner ce résultat harmonieux. Ce monde du mélange est parfaitement décrit dans l'ouvrage hippocratique de l'*Ancienne Médecine* (Chapitre XIV) :

> « ce qu'ils ont tenu pour l'élément nuisible, c'est *la force de chaque qualité,* ce qui, trop puissant pour la nature humaine, ne pouvait être assimilé par elle, et c'est cela qu'ils ont cherché à supprimer. *Or ce qu'il y a de plus fort dans le doux, c'est le plus doux,* dans l'amer, le plus amer, dans l'acide, le plus acide, bref, en chacune de toutes les qualités présentes en l'homme, son point extrême. Car ces qualités, ils voyaient et qu'elles étaient présentes en l'homme, et qu'elles incommodaient l'homme. Car il y a dans l'homme du salé, de l'amer, du doux, de l'acide, de l'astringent, du fade, et mille autres choses douées des propriétés les plus diverses et en nombre et en force. Ces choses-là, tant qu'elles restent mêlées et tempérées ensemble, ne se font pas sentir et ne causent pas de souffrance; mais, quand l'une d'elles a été mise à part, subsiste à l'état isolé, alors elle se fait sentir et cause de la souffrance. » [228]

L'on nous objectera que les Stoïciens ont pourtant réfléchi de manière profonde et originale sur la *κρᾶσις*; qu'ils ont une philosophie du mélange [229]. C'est vrai. Mais, sauf peut-être chez le plus hippocratique et aristotélicien d'entre eux, Posidonius [230], ils n'ont pas compris la passion en termes de mélange et de tempérament.

Réfléchissons un peu sur quelques conclusions que nous pouvons tirer.

Le résultat de la philosophie quantitative est d'introduire dans la vie morale le conflit et la violence. C'est évident si l'on réfléchit sur l'exemple que donne Cicéron de Socrate et de Zopyre. Ce n'est pas un hasard s'il clot le livre IV des *Tusculanes* [231]. Il est, aux yeux de Cicéron, la réfutation sans contre-dit possible de la détermina-

228. Trad. Festugière, Paris, Klincksieck, 1948, p. 12. Cf. notre article *Qu'est-ce qu'être malade ? Quelques réflexions sur le sens de la maladie dans Ancienne médecine, op. cit.*

229. Cf. par ex. S. Sambursky, *Physics of the Stoics,* London, 1959.1971, surtout p. 13 ss. et p. 121 ss.

230. Cf. M. Laffranque, *op. cit.,* p. 426-427. Mais les passages de Galien qu'elle cite sont bien difficiles à interpréter (K V.400.401.418.405 = *Decret. Hip. et Plato.* IV).

231. IV.XXXVII.80.

tion physico-biologique de l'individu. C'est ainsi qu'il présente le même exemple dans le *De fato* [232]. On connaît l'anecdote. Le physionomiste Zopyre avait décrété que Socrate était un homme stupide et borné, selon le *De fato,* un homme qui avait tous les vices, comme nous le disent les *Tusculanes.*

Socrate, comme nous l'avons signalé, avait soulagé Zopyre devant les rires de l'assistance, en disant que tous ces vices étaient bien innés en lui, mais qu'il s'en était débarrassé par la *raison.*

Ab ipso autem Socrate subleuatus, cum illa sibi insita, sed ratione a se deiecta diceret. [233]

De cet exemple, l'on peut tirer quelques leçons. Le Socrate de Zopyre est l'illustration magnifique du dualisme cicéronien; il en est l'«exemplum» radical. Socrate est un sage; nul n'en saurait douter. Cette sagesse est exemplaire dans la mesure où elle n'était absolument pas naturelle. Au contraire, dans le donné biologique de Socrate, dans son bagage génétique, tout était contre la sagesse. La vertu de Socrate est le résultat et la preuve d'une puissance de la raison sur le corps. Qui ne sent alors que la sagesse est le résultat d'un conflit ? Et qui ne sent, par derrière, naître la notion de *mérite* et pointer l'idée d'une mesure de la sagesse ?

Entre le sage naturellement sage, et Socrate, il ne fait aucun doute que l'amour de Cicéron va à Socrate. Nous sommes vraiment très proche de la philosophie d'un petit opuscule de Kant bien remarquable : «*De l'introduction en philosophie du concept de grandeur négative.*» [234]

Il existe, dit Kant, deux sortes d'équilibre. L'un, qui est un *nihil negativum,* n'a aucun sens; par exemple le résultat d'une contradiction logique. Mais il existe un *nihil positivum* qui est le résultat de l'antagonisme de deux forces opposées, de sens contraire, et de grandeur identique. $-2+2=0$, cela possède un sens.

Si j'introduis ce concept de *grandeur négative* dans la vie psychologique, je peux mesurer par exemple un plaisir [235]. Dans la vie

232. *De fato* V.10.

233. *Loc. cit.*

234. Cf. la traduction de R. Kempf, Paris, Vrin, 1972, 2e édition.

235. Cf. p. 31 : «On annonce à une mère spartiate que son fils a héroïquement combattu pour sa patrie. L'agréable sentiment du plaisir s'empare de son cœur. Mais on ajoute qu'il y a trouvé une mort glorieuse. Cette nouvelle diminue considérablement le plaisir du premier, l'abaisse à un moindre degré; appelez 4a le degré du plaisir occasionné d'abord, et mettez que le déplaisir soit simplement une négation 0; les deux choses réunies expriment la satisfaction : $4a + 0 = 4a$; par conséquent l'annonce de la mort n'eût en rien diminué le plaisir ce qui est inexact. Admettons que le plaisir éprouvé au récit de la bravoure $= 4a$, et que ce qui en reste après la cause deuxième, qui entraîna le déplaisir $= 3a$; alors, le déplaisir $= a$ et il est la négative du plaisir, c'est-à-dire $-a$; le plaisir définitif est donc $4a - a = 3a$.»

morale, je peux mesurer la vertu.

> «En morale il ne faut pas toujours considérer le zéro comme une négation de défaut, ni regarder une conséquence positive de plus de grandeur comme la preuve d'une grande activité dépensée en vue de cette conséquence. Insufflez à un homme dix degrés d'une passion qui dans un certain cas s'oppose aux règles du devoir, par exemple l'avarice ! Faites-le s'efforcer de douze degrés vers l'amour du prochain. Il sera bienfaisant et secourable de deux degrés. Imaginez un autre individu, avare de trois degrés, capable d'un acte de sept degrés conforme aux principes de l'obligation. Son action envers autrui aura une valeur de quatre degrés. Il est cependant incontestable que, pour autant que la passion supposée puisse être considérée comme naturelle et involontaire, la valeur morale de l'action du premier est supérieure à celle du second; leur estimation d'après la force *vive* établirait toutefois que la conséquence de deux degrés est moindre que celle de quatre degrés.» [236]

Ainsi Socrate étant le plus tenté sera le plus vertueux, car ayant les tensions les plus fortes, il aura dû y opposer des tensions identiques de sens contraire.

Kant répond de manière claire au doute cicéronien, que l'on sent dans les *Tusculanes,* à propos du chagrin et de la facilité de se consoler : et si j'étais insensible ? Si l'équilibre auquel finalement je parviens était finalement dû à une dureté naturelle ?

A cela Sénèque répond, dans une même interrogation, de manière magistrale, et fort proche de Kant aussi, dans la *Consolation à Heluia* :

> *Optimum inter pietatem et rationem temperamentum est et sentire desiderium et opprimere.* [237]
>
> «Le meilleur tempérament entre piété et raison est de ressentir le regret et le réprimer.»

La phrase est intéressante; en ce qu'elle utilise un terme qualitatif, qui relève de la crase physiologique des humeurs, *temperamentum,* mais lui donne une raison conflictuelle. Il faut ressentir de la tristesse, il faut la réprimer; *sentire et opprimere,* telle est finalement la leçon quantitative et la mesure de la sagesse.

236. *Op. cit.,* p. 56.
237. XVI.1.

Mais il nous faut poser la question de savoir si ce Socrate qui triomphe de son propre moi au livre IV des *Tusculanes* peut être authentiquement stoïcien. Il l'est certainement; et profondément, dans une perspective qui va s'accentuer avec Sénèque, Épictète, Marc-Aurèle; c'est le stoïcisme de l'effort, celui de la *φιλοπονία*, de l'ascèse. Mais il y a un stoïcisme de la grâce; celui qui définit le sage comme l'être le plus grand, le plus beau, le plus sain; ce sage qui peut-être n'a jamais existé, n'existera jamais; mais qui est un être harmonieux. La sagesse, c'est aussi la grâce qui se réalise dans la danse; métaphore que connaît bien Cicéron puisque c'est lui qui la rapporte dans le *De finibus,* comme nous l'avons déjà dit. Ce stoïcisme-là n'a aucune chance de triompher dans une philosophie dualiste, qui oppose en termes de conflit l'âme et le corps.[238]

Ce stoïcisme est aussi très éloigné du qualitativisme aristotélicien. L'on sait qu'Aristote distingue l'homme tempérant de celui qui se vainc lui-même. C'est la distinction du *tempérant* et du *continent* de l'*Éthique à Nicomaque* (1151 b 33). En effet comme le tempérant, le continent (ἐγκρατής) est homme à ne se laisser entraîner par les plaisirs du corps à aucune action qui soit contraire à la règle. Mais ils diffèrent entre eux : le continent a de mauvais désirs, le tempérant n'en a pas. Le tempérant est ainsi fait qu'il ne saurait trouver du plaisir hors de la règle, le continent est homme à y trouver plaisir, encore qu'il ne s'y laisse pas conduire.[239]

Cette grâce du tempérant vient de ce qu'il agit en se faisant plaisir. Si l'on voulait interpréter le Socrate de Zopyre en termes aristotéliciens, il faudrait dire que le Socrate qu'il a devant les yeux n'est plus le même Socrate; ce n'est pas un homme vainqueur de soi-même, mais un Socrate réconcilié, parce qu'il a travaillé dans le temps à se changer lui-même.

Que les passions ne sont bonnes à rien

Le stoïcisme de Chrysippe, identifiant absolument la passion à la maladie, ne saurait considérer qu'une passion puisse être utile en quoi que ce soit. Pour Aristote, la passion a sa fonction dans la vie morale. Cicéron nous dit que les Péripatéticiens utilisaient une métaphore : celle de la pierre à aiguiser.

> *Primum multis uerbis iracundiam laudant : cotem fortitudinis esse dicunt.*

238. C'est, pourrait-on dire aussi, le débat fondamental du Stoïcisme (voir la distinction entre le κατόρθωμα et le καθῆκον).

239. Cf. Tracy, *op. cit.*, p. 240.

« D'abord ils font l'éloge, à grands renforts de mots, de la colère, ils disent qu'elle est la pierre à aiguiser du courage. » [240]

Ce ne sont qu'effets rhétoriques, dit Cicéron :

illa quidem ex rhetorum pompa : 'ardores animorum cotesque uirtutum'. [241]

La tradition nous donne d'autres métaphores pour exprimer l'utilité des passions. Nous connaissons celle que Sénèque attribue à Aristote : l'éperon *(calcar)* [242]. Il faut y ajouter la métaphore du *nerf* que l'*Anonyme de Londres* nous transmet :

καί φασιν τὰς μετριοπαθείας νεῦρα εἶναι τῶν πράξεων... :

« Ils disent, (les Anciens, c'est-à-dire les Péripatéticiens), que les passions moyennes sont nerfs pour les actions. » [243].

La métaphore du nerf est à la fois intéressante et dangereuse à exploiter; pour la bonne raison que νεῦρον pour l'*Anonyme de Londres* n'a certainement pas le même sens que pour Aristote. C'est que la découverte des nerfs est postérieure à Aristote –, et que pour ce dernier le terme de νεῦρα ne désigne que les tendons, ligaments, ou même les muscles, mais en aucune façon les *nerfs.* [244] La passion est donc ce qui soutient, ce qui maintient l'action.

Mais il s'agit peut-être d'une erreur d'attribution de la part de l'*Anonyme de Londres*; car, d'autre part, Plutarque nous dit que *la colère est le nerf de l'âme pour Platon.* [245].

Revenons à la *pierre à aiguiser.* Elle nous paraît la métaphore la plus intéressante. L'on sait qu'Isocrate la définit par sa capacité de communiquer le tranchant, sans en avoir elle-même la vertu. [246] Ainsi, – mais les textes péripatéticiens font cruellement défaut –, la métaphore de la pierre à aiguiser signifierait que la passion est bien

240. *Tusculanes* IV.XIX.43; cf. aussi *Acad.* II.44, 135 : *(Veteres academici) iracundiam fortitudinis quasi cotem dicebant.*

241. *Tusculanes* IV.XXI.48.

242. *De ira* III.3.

243. *Anon. Lond.* II.20.

244. Cf. l'article classique de F. Solmsen, *Greek philosophy and the discovery of the nerves,* in *Museum Helveticum,* vol. 18, 1961, fasc. 4; surtout p. 176, note 43.

245. *Vertu éthique* 449 E. Peut-être une interprétation de *Resp.* 411 B.

246. Cf. Plut., *Vit. Dec. Or.* 4.838 e. ...αἱ ἀκόναι μὲν αὐταὶ τεμεῖν οὐ δύνανται, τὸν δὲ σίδηρον τμητικὸν ποιοῦσιν, cité par C. O. Brink, *Horace on Poetry, The Ars poetica,* Cambridge University Press, 1971, p. 375, commentaire au vers 304 de l'*Art poétique* d'Horace qui veut être une pierre à aiguiser : ...*Ergo fungar uice cotis, acutum / reddere quae ferrum ualet exsors ipsa secandi*; sans doute, à notre avis, pour opposer la pierre à aiguiser qui ne possède pas la vertu qu'elle communique, à l'*aimant* de Démocrite et de l'*Ion* de Platon.

d'un registre autre que la vertu, qu'elle n'a pas la même qualité, mais qu'elle est capable de communiquer à la vertu la propre qualité de cette dernière. Ce qui serait assez aristotélicien à notre goût.

En tout cas, Cicéron refuse absolument toute utilité, tout usage même possible de la passion. Mais il se rend compte du danger de ce terrorisme; supprimer les passions, c'est supprimer la rhétorique. C'est un aveu qui vaut la peine d'être souligné; parce qu'il montre à la fois la situation impossible où Cicéron se place, et son intelligence philosophique. Il s'en tire en éludant le problème, comme dans le cas de la possibilité de la folie du sage. [247]

> *Et quidem ipsam illam iram centurio habeat aut signifer uel ceteri, de quibus dici non necesse est, ne rhetorum aperiamus mysteria. Utile est enim uti motu animi, qui uti ratione non potest; nos autem, ut testificor saepe, de sapiente quaerimus.*
>
> «Et assurément je concède cette fameuse colère elle-même à un centurion, un porte drapeau, à tous ceux dont il n'est pas nécessaire de parler, pour ne pas dévoiler les mystères de la rhétorique. Car il est utile d'utiliser le mouvement d'une âme qui ne peut se servir de la raison; mais nous, comme je l'atteste souvent, c'est du sage que nous nous occupons.» [248]

Le grand problème de la folie du sage

Il faut donc faire une différence essentielle entre la non-folie, et la sagesse. Mais le sage peut devenir *furiosus* comme le rappelle Cicéron :

> ... *tamen eius modi est, ut furor in sapientem cadere possit, non possit insania.* [249]

Nous avons dit dans notre analyse des définitions, que Cicéron tente d'arracher la folie au registre du corps. Son interprétation psychologique du *furor* d'Athamas, d'Alcméon, d'Ajax, d'Oreste [250] est éclairante à ce sujet. Si le *furor* est l'effet d'une colère, d'une peur, d'une douleur et non de la bile noire par exemple, comment expliquer que le sage puisse devenir *furiosus* ? Il ne le saurait sans

247. *Tusculanes,* III.V.11 : *Sed haec alia quaestio est.*
248. IV.XXV.55.
249. *Tusc.* III.V.11.
250. *Ibidem.*

déchoir de sa sagesse; il serait donc responsable de sa folie. Il ne serait pas sage. C'est ce qui explique la volte-face de Cicéron, son embarras évident. *Sed haec alia quaestio est* ... [251] «Mais c'est une autre question...» Évidemment c'est une autre question; car l'on ne peut concevoir la folie du sage, dans la perspective stoïcienne, que si l'on consent à l'origine corporelle de cette folie; et Cicéron vient justement d'en enlever la possibilité. Il serait affronté à une contradiction s'il continuait son raisonnement en ce lieu.

Un texte de Diogène Laërce est bien intéressant au sujet de l'origine corporelle des fantasmes qui peuvent attaquer le sage :

> ἔτι δ'οὐδὲ μανήσεσθαι· προσπεσεῖσθαι μέντοι ποτὲ αὐτῷ φαντασίας ἀλλοκότους διὰ μελαγχολίαν ἢ λήρησιν, οὐ κατὰ τὸν τῶν αἱρετῶν λόγον, ἀλλὰ παρὰ φύσιν. [252]
>
> «Le sage ne peut sombrer dans la *mania*; assurément peuvent parfois fondre sur lui des imaginations étranges en raison d'une *mélancolie* ou d'un *délire fébrile*, non selon le principe du choix, mais contrairement à la nature.»

Laissons de côté l'affirmation que le sage ne peut pas devenir maniaque, pour constater que les troubles que peut concevoir le sage dans ses représentations, viennent seulement de la bile ou du délire de paroles, λήρησις, *qui survient dans les fièvres; c'est-à-dire que ces fantasmes ne peuvent avoir une origine que physique.* Cela ne saurait mettre en cause que la *nature*, et non la liberté et la responsabilité du sage dans la détermination de son choix.

Cela suppose, naturellement, que la maladie physique n'atteint pas l'usage des représentations. Il y aurait donc deux sortes de folie, l'une qui atteindrait la faculté du jugement, l'autre qui la laisserait intacte. Cicéron nous dit : *furorem autem rati sunt mentis ad omnia caecitatem.* «Or nos ancêtres ont pensé que le *furor* est un aveuglement de la pensée à l'égard de toutes choses.» [253]. Cet aveuglement, s'il peut échoir au sage, ne peut être qu'une cécité objective, d'origine physique. C'est ainsi que Cicéron lui-même rapporte ailleurs un propos stoïcien : *praesertim cum ipsi dicatis (scil. Stoici) sapientem in furore sustinere se ab omni adsensu, quia nulla in uisis distinctio appareat.* «d'autant que vous-mêmes (les Stoïciens), vous prétendez que le sage, dans la folie, s'abstient de tout sentiment, parce qu'aucune distinction n'apparaît dans ses représentations.» [254].

251. *Ibidem.*
252. VII.118; *S.V.F.* III.644.
253. *Tusc.*, III.V.11.
254. *Acad. Pr.* II.48 = *S.V.F.* III.147.32.

Ainsi le *furor* n'attaque pas la capacité de suspendre le jugement. Il apporte la confusion dans les perceptions mais le sage conserve la possibilité de repousser l'adhésion à ces représentations.

La théorie physico-médicale de la perception que nous propose Cicéron dans les *Tusculanes* peut justifier une telle affirmation. Ainsi, dit Cicéron, il n'y a pas de sens dans le corps *(neque enim ullus sensus in corpore)*; comme les physiciens et les médecins nous le montrent, il existe des conduits qui font communiquer le siège de l'âme avec les yeux, les oreilles, les narines *(uerum etiam medici qui ista aperta et patefacta uiderunt, uiae quasi quaedam sunt ad oculos, ad auris, ad naris a sede animi perforatae).* Et il poursuit : *Itaque saepe aut cogitatione aut aliqua ui morbi impediti apertis atque integris et oculis et auribus nec uidemus nec audimus,* ... «C'est pourquoi, souvent, empêchés soit par une pensée, soit par la force d'une maladie, alors que nos yeux et nos oreilles sont tout ouverts et tout à fait intacts, nous ne voyons ni n'entendons ...» [255].

Ce qui prouve que c'est la *mens* et non le corps qui perçoit. Le texte peut sembler contredire ce que nous essayons de démontrer; puisqu'il est question d'une *maladie* de l'âme. Outre le fait que l'on pourrait montrer que cette *maladie* est une *passion,* il vaut beaucoup mieux remarquer que Cicéron fournit là un mécanisme de perception qui fait de l'âme le seul responsable des sensations, et corrolairement une explication, sans mettre en cause l'âme, d'une perception confuse. Ces *uiae* n'ont qu'à être perturbées, bouchées par exemple, et la perception devient impossible, sans que l'âme y soit pour rien.

Il est intéressant de trouver chez Galien les deux possibilités d'une perturbation de la sensibilité et de celle du jugement. Ainsi, à propos de la *phrénitis,* maladie d'origine corporelle, et du crocydismos et de la carphologie, symptômes de cette maladie, Galien nous donne une causalité physique des illusions (φαντασιαί). Les

255. *Tusculanes* I.XX.46. Il est très difficile de repérer précisément ces physiciens et ces médecins. Nous pouvons reconnaître, dans cette théorie de l'âme seule responsable de la perception, celle de Straton de Lampsaque, telle que nous la rapporte le Pseudo-Plutarque des *Tyrwhitt's fragments : Savoir si le désir et le chagrin relèvent de l'âme ou du corps* (Loeb, tome XV, p. 43-47), cf. notamment p. 44 : ἀναίσθητα γὰρ τὰ λοιπὰ πλὴν τοῦ ἡγεμονικοῦ... Mais l'on sait, d'autre part, que Cicéron n'aime pas Straton (cf. par ex. *De natura deorum* I.35 et la note de Stanley Pease, tome I, p. 249-250). Pour les *quasi uiae,* l'on pourrait songer aux canaux, πόροι, seulement perceptibles à la raison, d'Asclépiade de Pruse, même si ce médecin est d'obédience épicurienne. C'est l'embarras de ces canaux qui explique les maladies. Le mieux est de constater ici un certain *éclectisme* en ce qui concerne la physiologie.

malades voient des cheveux, des flocons, des fils [256]. Dans les fièvres aiguës et les inflammations des poumons, les humeurs envahissent l'œil; cela arrive surtout dans les céphalées violentes et les phrénitis, et explique ce que les médecins appellent *crocydisme* et *carphologie*. On le sait par le récit des convalescents. Chez certains, dit Galien, c'est la faculté de ressentir qui est malade, mais le jugement est parfaitement sain. Chez d'autres, c'est le jugement lui-même qui est atteint. « Certains aussi délirent à cause du remue-ménage de leur faculté de pensée (*διὰ φρόνησιν ὑπερβάλλουσαν*) ». Galien raconte d'ailleurs une expérience personnelle d'une maladie, durant laquelle il entendit deux de ses amis présents : « Oh ! le voici déjà qui est pris de crocydisme et de carphologie ». « Je compris parfaitement, dit Galien, que je souffrais de ce qu'ils disaient, et comme je sentais en moi-même que mon intelligence n'éprouvait aucun dérangement, 'vous avez raison, leur dis-je, venez donc à mon aide pour que la phrénitis ne s'empare pas de moi'. » [257]

Ainsi l'on trouverait chez les médecins la confirmation de la possibilité de deux sortes de folies; l'une qui laisse le jugement intact, l'autre qui le perturbe. *Mais cette distinction est de fait, elle n'est pas de droit*; c'est-à-dire que la préservation du jugement n'est pas une garantie de sagesse, mais le pur et simple hasard d'une forme que prend la maladie.

Le problème de la folie du sage peut s'exprimer sous un autre aspect : *le sage peut-il perdre la vertu* ? Une très intéressante question, à laquelle quelques rares textes répondent, qui n'ont pas été assez attentivement examinés. Ainsi Diogène Laërce nous dit que « selon Chrysippe la vertu peut se perdre, selon Cléanthe cela est impossible. Chrysippe dit qu'elle peut se perdre par l'ivresse et la mélancolie; Cléanthe qu'elle ne peut se perdre à cause de la solidité des perceptions » :

> *καὶ μὴν τὴν ἀρετὴν* Χρύσιππος *μὲν ἀποβλητήν*, Κλεάνθης *δὲ ἀναπόβλητον· ὁ μὲν ἀποβλητὴν διὰ μέθην καὶ μελαγχολίαν, ὁ δὲ ἀναπόβλητον διὰ βεβαίους καταλήψεις* [258].

Voilà une preuve, s'il en fallait une autre, de la solidité et de la cohérence du monisme de Chrysippe. Si la maladie ou l'ivresse perturbe la sensation, le jugement sera immédiatement perturbé. Il

256. Galeni *comm. I in Hipp. Pronostic.* XXIII. XVIII b K 71-75 ; cf. *supra*, p. 85.

257. Galien, *De loc. adf.*, IV.II.1, trad. Daremberg, *op. cit.*, tome II, p. 588. Nous citons encore une fois ce beau texte de Galien.

258. *D.L.* VII.127; *S.V.F.* III.56, 39.

n'existe pas une retraite, un asile, où l'âme, assiégée par la confusion, pourrait se retirer et se protéger des attaques de la maladie. La folie peut donc atteindre complètement le sage et altérer sa sagesse.

La solidité de l'assentiment aux perceptions (καταλήψεις) ne peut rien contre la maladie, parce que l'homme est *un*. Il y a deux manières de devenir fou; l'une par le jugement; c'est une façon qui ne saurait atteindre le sage; l'autre par les sensations; l'altération de ces sensations peut venir de la maladie. Le sage peut ainsi accéder à la folie. Mais il n'est qu'une seule manière d'être fou. Et le résultat est le même : fou par le jugement, ou fou par la sensation, l'être du fou est identique. C'est la conséquence logique d'un monisme radical. Chrysippe a pensé jusqu'au bout l'identité de ce que nous appelions le recto-verso de l'âme et du corps, du jugement et de la sensation. L'on pourrait dire que, dans la maladie selon Chrysippe, on ne saurait alléguer le droit contre le fait. Il n'existe pas un droit du sage contre la maladie de la folie, contrairement à ce qu'affirme Cléanthe. Ce débat a laissé des traces dans la doctrine stoïcienne. Il est effectivement grave. Faut-il consentir à la folie du sage, impliquant le trouble profond, la subversion et la perte de l'usage des représentations et de la vertu ? Mais c'est alors concéder qu'il y a des conditions de possibilité physique à la sagesse; c'est reconnaître l'importance du donné physiologique, et faire de la santé physique une condition de possibilité de la santé morale. Cicéron ne saurait admettre une telle idée. Pour lui il existe une différence absolue, radicale, entre la santé de l'âme et celle du corps; c'est que la santé de l'âme dépend uniquement de la volonté [259].

Cette lutte du fait de la maladie contre le droit du sage, apparaît dans un passage de Simplicius qui écrit [260] : «Et ajoutons que les Stoïciens, dans les *mélancolies*, les *carus*, les *léthargies* et les absorptions de médicaments, sont d'accord pour dire qu'il y a perte (ἀποβολήν), en même temps que de tout l'état rationnel, de la vertu elle-même; mais sans que le vice puisse s'y substituer; il y a seulement relâchement de la fermeté et dégradation jusqu'à l'état que les Anciens appellent *moyen*» :

> *ἔτι δὲ καὶ οἱ Στωϊκοι ἐν μεγαγχολίαις καὶ κάροις καὶ ληθάργοις καὶ ἐν φαρμάκων λήψεσι συγχωροῦσιν ἀποβολὴν γίνεσθαι μεθ' ὅλης τῆς λογικῆς ἕξεως καὶ αὐτῆς τῆς ἀρετῆς,*

259. Cf. par ex. *Tusc.* III.III.5. Nous reviendrons sur cette question.
260. *S. V.F.* III.57.7.

κακίας μὲν οὐκ ἀντεισαγομένης, τῆς δὲ βεβαιότητος χαλωμένης καὶ εἰς ἣν λέγουσιν ἕξιν μέσην οἱ παλαιοὶ μεταπιπτούσης.

Les Anciens sont ici les Péripatéticiens [261].

Mais que voilà un texte intéressant, qui montre une utilisation par les Stoïciens du concept aristotélicien de *moyenne*. Cet état d'équilibre que représente pour Aristote la moyenne des passions, est pour les Stoïciens, l'ultime point de décadence du sage dans les maladies qui attaquent les représentations. Il existe une limite juridique à la folie du sage [262]. Il faut penser, au-delà du spectacle affligeant de la maladie, de la conduite aberrante du sage, que l'âme de ce dernier conserve une tranquillité essentielle. Son corps peut bien avoir ces comportements dramatiques. Son âme, par derrière cette apparence, suspend son jugement et refuse son accord aux perceptions confuses que lui porte son corps.

Cette idée limite et paradoxale est un acte de foi. Elle sera magnifiquement soutenue par Plotin dans un texte admirable que nous proposerions volontiers d'appeler : «*De la bienheureuse schizophrénie.*»

Au plus violent de la folie, plongé dans les maladies et les artifices de la magie, le sage restera sage, comme l'affirment les Stoïciens, et heureux [263]. Même si le sage perd la conscience de soi et de sa pensée, son âme n'est absolument pas touchée. Ce n'est pas parce qu'il n'y a pas de miroir que l'image est absente.

> «Mais, si le miroir est en pièces à cause d'un trouble survenu dans l'harmonie du corps, la raison et l'intelligence agissent sans s'y refléter, et il y a alors une pensée sans image...» [264].

C'est une position intenable, dit Alexandre d'Aphrodise. Comment penser qu'un homme en proie au délire (*τὸν παρακόπτοντα*), qui a besoin de liens (*δεσμῶν δεόμενον*), puisse conserver sa vertu et la fermeté de son jugement ? [265].

Le seul Stoïcien qu'un tel problème n'a pas dû gêner, est sans doute Chrysippe. C'est lui qui a une vue réaliste de la folie. Mais

261. Le texte est extrait du *Commentaire aux catégories d'Aristote.* Remarquons que c'est ainsi que l'*Anonyme de Londres* appelle les Péripatéticiens par opposition aux *Modernes, i. e.* les Stoïciens (II.20, 22).

262. Les Stoïciens pourraient dire aussi cette phrase que l'*Anonyme de Londres* prête à Asclépiade : *la nature conserve le droit. ἡ φύσις τηρεῖ τὸν νόμον. Anon. Lond.* 39.5. Nous avons commenté, dans le second chapitre, cette phrase du médecin; cf. *supra,* p. 191.

263. *Ennéades* I.IV.9.

264. I.IV.10; trad. Bréhier, Paris, Belles Lettres, 1924, tome I, p. 81.

265. *S. V. F.* III.57.16.

à partir du moment où l'on opère la dichotomie cicéronienne, c'est-à-dire, répétons-le, dès qu'on lit le monisme de Chrysippe à la lumière de Pythagore et de Platon, et que l'on oppose ainsi violemment l'âme au corps, on ne comprend pas comment une maladie d'origine corporelle pourrait atteindre l'âme fortifiée du sage. Inversement, la santé de l'âme du sage est un acte de foi. Le sage reste toujours présent à lui-même (αὐτὸς αὐτῷ πάρεστι) [266]. C'est que l'être humain, et en particulier le sage n'est pas double, mais un; et que l'âme se sépare du corps et méprise les prétendus biens corporels [267].

Nous voilà, comme toujours avec Plotin, au bout du chemin. Plotin résume, là encore, tout un débat profond de la pensée antique, autour du scandale de la folie du sage, en lui donnant sa solution. Comme l'âme du sage est, par définition, séparée de son corps, le séisme de la maladie ne saurait altérer sa présence à soi-même. C'est l'âme pour elle-même qui est atteinte, non l'âme en elle-même. Nous pourrions dire que c'est la solution métaphysique qu'appelle la lecture cicéronienne de Chrysippe.

Plotin répond par un monisme au monisme de Chrysippe. Le monisme de Plotin est celui de l'âme. Pour Plotin l'un, c'est l'un de l'âme, pour Chrysippe c'était l'un du corps et de l'âme. Chrysippe donnait une justification physico-biologique de son monisme. Galien a vite fait d'en montrer l'inanité par les progrès de la science. Mais aucune anatomie ne saurait triompher du monisme de Plotin. Il est irréfutable. Il est de l'ordre de la foi. [268]

Cicéron avait raison de dire que le problème de la folie du sage était une autre question. Et il ne pouvait certes pas la poser dans les termes de ses définitions. N'admettant pas que la maladie du corps puisse contaminer l'âme, si le sage devient *furiosus,* ce ne peut être que par une maladie de l'âme ce qui est *de iure* impensable. Il était tout simplement confronté à une antinomie.

Nous retrouverons le problème de la folie du sage et de sa maladie à propos d'Hercule dans notre chapitre suivant.

Nous avons essayé de comprendre les subtilités du fonctionnement de l'analogie de la maladie de l'âme avec celle du corps dans l'interprétation que Cicéron donne de Chrysippe, et comment nous nous retrouvons, avec les *Tusculanes,* dans une perspective dualiste. Sénèque a repris l'analogie et réfléchi sur le modèle médical. Nous

266. *Ennéades* I.IV.12.
267. *Ennéades* I.IV.14.
268. Et lié à une doctrine complexe de la *procession* des *puissances.*

nous proposons de considérer cette réflexion dans le *De ira* et les *Lettres à Lucilius.* Nous réservons pour notre dernier chapitre, consacré à l'euthymie, une analyse de la maladie de Sérénus dans le *De tranquillitate animi.* Nous allons nous poser la question du *monisme* de Sénèque dans le *De ira,* qui nous paraît être la difficulté essentielle du traité à propos des rapports entre la physiologie et la morale; nous examinerons ensuite l'utilisation du lieu commun de la maladie de l'âme dans les *Lettres à Lucilius.*

PHYSIOLOGIE ET MORALE DANS LE *DE IRA* DE SÉNÈQUE

Le monisme de Sénèque apparaît dans la manière dont il pose le rapport du physiologique et de la morale dans le *De ira.* Les textes de Galien que nous avons étudiés situent, nous semble-t-il, de manière très éclairante, la question de la moralité. Le passage du physiologique au moral est l'un des problèmes les plus aigus de la moralité antique. C'est l'une des difficultés de la pédagogie, comme on le voit chez Lucrèce, chez Sénèque [269]. Si l'action morale se définit comme l'action volontaire, «il est vital ... de comprendre comment l'exercice ... peut contrôler les tendances naturelles qui résultent d'un manque d'équilibre de la composition de la psyché», écrit D. Furley à propos de Lucrèce [270], étant donné que cette âme est un composé de chaud, de froid et d'air [271]. «Et malheureusement, continue Furley, Lucrèce ne développe pas ce point.» [272].

Lucrèce se contente d'affirmer que «l'éducation a beau en former quelques-uns (des hommes) et leur donner un poli uniforme, elle laisse pourtant subsister l'empreinte première du caractère de chacun.» [273]. Pour sauver à la fois le caractère libre de l'action volontaire et la cohérence de Lucrèce, Furley est obligé de définir, à la suite d'Aristote, l'action libre comme celle qui comporte une cassure, un «break», dans la série des causes; et de chercher dans la définition de l'atome, et notamment du clinamen, l'origine de ce *break* [274]. Il est, en effet, très intéressant de parier pour la cohérence, et en cela Furley suit le modèle du raisonnement qu'a tenu Vlastos

269. *De ira* II, 19, 1.
270. *Two studies in the Greek atomists,* Princeton, 1967, p. 199.
271. Lucrèce, *De rerum natura,* III. 283 ss.
272. *Ibidem.*
273. III. 307 ss.
274. *Op. cit.,* notamment p. 184 ss et 216 ss.

à propos de Démocrite [275], comme nous le verrons [276]. Mais le silence de Lucrèce n'en est pas moins flagrant.

Le *De ira* de Sénèque a pour nous, dans cette perspective, un intérêt tout particulier: car Sénèque réfléchit sur le phénomène d'une maladie de l'âme, en l'espèce la colère; le repense dans l'originalité d'une définition chrysippéenne de la passion; mais il n'évite pas le problème du donné biologique, dans les termes nouveaux où il se pose, non plus que celui de la liberté, dans le passage d'un déterminisme physiologique à la spontanéité de l'acte libre. A. J. Voelke a bien vu que le livre II du *De ira* est de toute première importance pour la constitution de la *uoluntas* dans ses rapports avec la tendance [277]. Selon Pohlenz, Sénèque aurait distingué entre connaissance et vouloir. La raison en serait que Sénèque écrit et pense en latin. Le philosophe romain serait volontariste [278]. L'on voit que quelque chose de nouveau s'élabore par rapport aux concepts grecs de *boulésis* et de *prohairésis.* Même si, dans le *De ira,* le concept de *uoluntas* n'est pas très clair dans son extension [279], nous allons voir qu'il s'enrichit si on le replace dans la problématique du traité.

Sénèque est-il moniste ou dualiste ? Il semble que l'on puisse en discuter et que l'on puisse présenter des textes plaidant pour l'une ou l'autre position. Nous rencontrerons le problème avec les tragédies de *Médée* et des deux *Hercule.* Dans les tragédies, Sénèque est indiscutablement moniste. Mais certaines *Lettres à Lucilius* présentent une division platonicienne, ou posidonienne, de l'âme. «La partie irrationnelle de l'âme comprend elle-même deux parties, l'une hardie, ambitieuse, emportée, passionnée; l'autre basse, languissante, livrée aux plaisirs, la première, effrénée, mais cependant meilleure, plus brave, plus digne d'un homme.», nous dit la *Lettre 92* [280].

Le *De ira* est à ce propos, sans aucune ambiguïté. Il représente la thèse moniste la plus claire, la plus originellement chrysippéenne :

275. Furley ne cite pas cet article, pourtant fondamental, et qu'il connaît certainement : G. Vlastos, *Ethics and physics in Democritus,* in *Philosophical Review,* 1945, p. 578-592, 1946, p. 53-64, repris in *Studies in Presocratic Philosophy,* édité par Allen et Furley, *op. cit.,* vol. II, p. 381-408.

276. Dans le chapitre sur l'*euthymie,* p. 441 ss.

277. *L'idée de volonté dans le Stoïcisme,* Paris, PUF, 1973, p. 163-165.

278. Cf. M. Pohlenz, *Philosophie und Erlebnis in Senecas Dialogen,* in *NAG, phil.-hist. Kl.* I 4.3, 1941, p. 55-108; cf. aussi J. M. Rist, *Stoic Philosophy,* Cambridge, 1969, p. 224 ss.

279. Voelke, *ibidem,* p. 167.

280. *Ep.,* 92.8.

« L'esprit n'a pas un siège à part, et il n'observe pas de l'extérieur les passions pour ne pas les laisser avancer au-delà du point qu'il convient, mais il se change lui-même en passion et pour cette raison ne peut appeler à son secours cette force utile et salutaire déjà trahie et déjà affaiblie. »

Neque enim sepositus est animus et extrinsecus speculatur affectus, ut illos non patiatur ultra quam oportet procedere, sed in affectum ipse mutatur : ideoque non potest utilem illam uim et salutarem, proditam iam infirmatamque, reuocare. [281].

La formule « se vaincre soi-même » conçue comme un conflit entre forces opposées n'a plus de sens. Il n'existe pas de point de vue où l'esprit pourrait se regarder lui-même. La passion est une conversion, une altération, une aliénation; elle n'est pas duel, et une fois que le processus est arrivé au point de non retour, la passion relève de la mécanique des fluides ou de la physique universelle, mais absolument plus du sujet passionné. Nous retrouvons là ce que nous avons écrit à propos des *Tusculanes*; et que nous allons décrire dans l'univers de la tragédie à propos de *Médée* et d'*Hercule* [282]. Le *De ira*, là non plus, ne laisse aucun doute. « Certaines choses au début sont en notre pouvoir, plus tard leur force nous entraîne et ne nous permet plus de rétrograder. L'homme précipité dans un abîme n'est plus maître de ses mouvements, et il ne peut ni arrêter ni retarder sa chute... » [283] :

sed consilium omne et poenitentiam irreuocabilis praecipitatio abscidit, et non licet eo non peruenire, quo non ire licuisset...

« Mais le fait de se jeter [284] sans qu'on puisse revenir là-dessus, supprime toute délibération et regret, et il ne peut pas ne pas parvenir là où il aurait pu ne pas aller... »

L'on retrouve les métaphores de la pierre et du saut de Leucate que nous avons examinées [285]. Ainsi, le monisme de l'âme ayant été clairement établi et adopté dans le livre I, il va être d'autant plus intéressant de suivre le problème de la pédagogie dans une perspective qui fait sa place au donné biologique. Telle est la question qui nous paraît essentielle au livre II du *De ira*.

281. I.8.2.
282. *Infra,* le chapitre IV, *Tragique et maladie de l'âme* p. 373 ss.
283. I.7.4; traduction Bourgery.
284. *Impulsion* de Bourgery traduit mal *praecipitatio*.
285. *Supra,* p. 300 ss.

La colère n'est pas une passion fondamentale de la classification stoïcienne; elle est une espèce du genre désir (*ἐπιθυμία*) [286], ou du genre chagrin, si l'on suit Galien [287]. C'est en tout cas une maladie de l'âme, que les Stoïciens ont examinée avec attention [288]. Il s'agit en effet d'une passion dont l'on peut se demander si elle n'est pas le modèle des passions. Elle présente en effet un caractère physiologique sensible au niveau de la poitrine [289]; elle est très raisonnante et même casuiste; elle a une allure dramatique et conduit à des actions parfois catastrophiques. Dans l'argumentation de Chrysippe pour faire du cœur l'origine de la passion et du jugement, l'exemple de la colère est très important [290].

> *Τῆς μὲν ὀργῆς γιγνομένης ἐνταῦθα, εὔλογον καὶ τὰς λοιπὰς ἐπιθυμίας ἐνταῦθ' εἶναι, καὶ νὴ Δία τὰ λοιπὰ πάθη καὶ τοὺς διαλογισμοὺς καὶ ὅσον τούτοις ἐστὶ παραπλήσιον.*
>
> «Puisque c'est là que naît la colère, il est raisonnable de penser que c'est là aussi le siège des autres désirs, et, par Zeus, des autres passions, et des raisonnements, et de tout ce qui est voisin de cela.»

Quand Sénèque écrit son *De ira,* il dispose d'une abondante réflexion philosophique qui va de Platon à Cicéron, sans oublier la position originale d'Aristote qui justifie la colère mesurée [291] comme nous l'avons déjà vu [292], et, plus que tout, il faut penser à la tradition posidonienne, malheureusement perdue. L'on sait juste que Posidonius avait écrit, lui aussi, un *περὶ ὀργῆς* [293], dont fait peut-être partie la définition que nous rapporte Lactance [294] :

> *aut ut ait Posidonius, cupiditas puniendi eius a quo te inique putes laesum... :*
>
> «ou comme dit Posidonius, (la colère est) le désir de punir l'individu dont on pense avoir reçu un injuste dommage.»

Deux problèmes sont liés, à notre avis, dans le livre II du *De ira* :

286. Cf. la classification d'Andronicus, *S. V.F.* III.96.36.

287. *S. V.F.*, III.102.26.

288. Antipater a écrit un *περὶ ὀργῆς*, *S. V.F.*, III.257.21.

289. *L'irascible platonicien.*

290. Galien, *De plac.*, cf. *S. V.F.*, II.241.2; 242.5; 250.21.

291. Cf. G. Cupaiuolo, *Introduzione al «De ira» di Seneca*, Naples, 1975, et notamment ch. V : *la Traduzione filosofica nel «De ira»*, p. 88-117; et surtout M. Giusta, *I Dossografi di Etica*, Turin, 1964-1967, t. I, p. 49-50; t. II, p. 305-315; 378-380; 420-430.

292. *Supra*, p. 299.

293. Posidonius, *The Fragments*, ed. L. Edelstein et I. G. Kidd, Cambridge, 1972, *Fragment* 36.

294. *Fragment* 155.

celui de la naissance inconsciente de la passion, et celui de l'importance du corps. Tout cela est fort complexe. Nous savons que, pour les Stoïciens, la passion est de l'organique *et* du jugement. Chrysippe pense la passion comme les deux aspects indissociables d'une même chose [295]. Mais ce monisme est très difficile à penser, à maintenir. L'influence dualiste est telle qu'on peut trouver souvent, en même temps, une opposition entre l'âme et le corps. Telle est donc la difficulté.

D'autre part, la question se pose de l'origine de la passion. Nous avons vu jouer, dans ce même chapitre à propos de Cicéron, les notions de *procliuitas* [296], d'*εὐεμπτωσία* [297], en fait ce que nous pourrions traduire par la notion de terrain, et que nous trouvons dans le *De ira* avec la mise en évidence des tempéraments différents [298]. Autre chose est de considérer la passion, en tant que telle, dans sa genèse. C'est quelque chose qui naît dans un terrain, qui grandit; à partir de quel moment cet être est-il, à strictement parler, passion, maladie de l'âme ? C'est à l'instant où sa définition se réalise, c'est-à-dire où il est nature et jugement; c'est-à-dire quand la conscience s'ajoute à la nature. Telle est la théorie des premiers chapitres du livre II du *De ira*. Cela veut dire que la conscience n'est pas au début de la passion.

L'importance du terrain.

C'est Posidonius qui a donné au Stoïcisme ce que nous appellerons un corps médicalisé [299], un corps qui ne soit pas seulement une totalité essentielle mais assez indéterminée comme chez Chrysippe, où tout repose sur une anatomie plus que fantaisiste comme nous l'avons dit. Posidonius, répétons-le, a cette situation intellectuelle extraordinaire d'être un Stoïcien qui adopte la tripartition de l'âme platonicienne, et qui est donc en fait dualiste [300]. Le dualisme semble d'ailleurs organiser de manière tout à fait systématique le rapport entre les maladies de l'âme et les maladies du corps, si l'on suit un fragment transmis par Plutarque : «Il y a, pour Posidonius, les maladies psychiques, et les maladies somatiques; et les maladies d'origine non psychique, mais qui affectent l'âme, tout en étant d'origine somatique, et les maladies non somatiques, mais qui

295. Comme nous l'avons montré.
296. *Tusculanes* IV.XII.27 ss.
297. Cf. *supra*, p. 291.
298. II.19.
299. M. Pohlenz, *Die Stoa*, I p. 363; ce n'est pas, nous l'avons dit souvent, que Chrysippe fût un intellectualiste, comme le dit Pohlenz, p. 362.
300. Cf. *supra*, p. 46.

affectent le corps tout en étant d'origine psychique. Les maladies tout simplement psychiques sont celles qui consistent en des jugements et des opinions, comme désirs, craintes, colères; simplement somatiques sont les fièvres, frissons, épaississements, raréfaction; somatiques mais qui affectent l'âme : léthargies, mélancolies, douleurs vives, illusions, effusions; inversement, maladies psychiques qui affectent le corps : tremblements, pâleurs, et changements d'aspect par crainte ou chagrin.» [301]. Dans cette taxinomie idéale, l'on peut donc reconnaître immédiatement ce qui est du corps et ce qui est de l'âme.

Cicéron se retrouverait donc dans ce dualisme, mais Posidonius admet, ce que ne fait pas Cicéron, l'importance déterminante de la physiologie. En cela il est en même temps aristotélicien et par delà hippocratisant. Pour lui aussi, comme le rappelle Galien, les mouvements «passionnels» de l'âme (*παθητικαὶ κινήσεις*) suivent la diathèse du corps, laquelle varie pour une grande partie, avec l'environnement [302]. La leçon d'*AEL,* reprise par Aristote [303], est là toute vivante. L'influence posidonienne sur le *De ira* a été remarquée depuis longtemps [304], et nous allons la retrouver nous-même dans la pédagogie.

Le donné biologique

A propos de l'éducation Sénèque pose le problème de l'inégalité naturelle. Le Stoïcisme n'a cessé de réfléchir sur les rapports de la nécessité et de la liberté. Parmi toutes les déterminations de l'acte, le progrès de la connaissance médicale a précisé le domaine particulier de la détermination physiologique. Le Stoïcien qui a pris conscience de la difficulté inhérente au fait biologique est évidemment Posidonius [305]. Dans le *De ira,* Sénèque décrit la différence des tempéraments de l'âme *(natura)* [306]; les plus enclins à la colère sont les tempéraments bouillants *(feruidi).*

301. *Fragment* 154.10. L'on voit, encore ici, que la tripartition de l'âme se résoud surtout dans l'opposition de l'âme rationnelle et de l'âme irrationnelle, qui est, en fait, comme nous l'avons dit après Plutarque, la reduplication de l'opposition de l'âme et du corps. Nous n'avons garde d'oublier l'importante médiation du *θυμός*.

302. Edelstein, *Fragment* 169, 97; cf. M. Laffranque, *op. cit,* p. 436-437.

303. *Pol.* VII.

304. Cf. Pohlenz, *Die Stoa,* t. II, p. 120, 155; E. Holler, *Seneca und die Seelenteilungslehre und Affektpsychologie der Mittelstoa,* Diss., München, 1934, p. 36 ss.

305. Cf. M. Laffranque, *op. cit.*, notamment, p. 425 ss.

306. II.XIX.1 ss. Le terme de *temperatura* est dans la *Lettre* 11.6.

> «Car, comme il y a quatre éléments : le feu, l'eau, l'air, la terre, quatre propriétés *(potestas)* leur correspondent : le froid, la chaleur, la sécheresse et l'humidité; et ainsi le mélange *(mixtura)* de ces éléments constitue les variétés de lieux, d'êtres vivants, de corps, et de mœurs; et les esprits ont telle ou telle tendance suivant que l'action de tel ou tel élément se fait sentir davantage.» [307]

Nous sommes en présence d'une étiologie élémentaire à quatre composants : le feu, l'eau, la terre, et l'air auxquels correspondent les quatre qualités : chaud, froid, sec, humide, si l'on admet que les deux séquences sont parallèles. On rapproche toujours cette théorie de celle de Lucrèce [308] ;

> «Il faut admettre de même que le souffle, l'air et la chaleur existent entremêlés dans tout l'organisme et que tel ou tel d'entre eux prédomine, tel autre est subordonné, pour que leur ensemble arrive à réaliser une certaine unité... L'esprit possède cette chaleur, qu'il a rassemblée quand la colère l'enflamme et fait briller les yeux d'un éclat plus aigu. Il possède également ce souffle froid, compagnon de la crainte, qui provoque le frisson et le tremblement des membres.» [309]

Les commentateurs du *De ira* renvoient à ce texte, ceux de Lucrèce au passage du *De ira* [310]. L'origine posidonienne que voudraient suggérer quelques-uns est tout à fait incertaine [311]. Nous pouvons, tout de même, apporter quelques précisions. Nous trouvons la théorie des quatre éléments dans le *Timée* de Platon. Ainsi le démiurge choisit, pour constituer le corps de l'homme, les triangles réguliers et lisses, pouvant produire feu, eau, air et terre [312]. Mais peut-être peut-on penser au médecin Philistion de Locres, dont il n'est pas impossible d'ailleurs qu'il faille le rapprocher du *Timée*. L'*Anonyme de Londres* nous renseigne sur la théorie du médecin sicilien [313].

307. Traduction Bourgery modifiée légèrement.

308. III.283 ss.

309. Trad. Ernout.

310. Cf. par ex. Ernout et Robin, *ad loc.*, pour évoquer d'abord Asclépiade, «sans vouloir rien en inférer», et pour cause ! quant au rapprochement avec le *De ira* XIX, pour dire qu'il n'a rien de topique avec la doctrine qu'ils évoquent.

311. Par ex. Cupaiuolo, p. 110, note 34, à la suite de Pohlenz.

312. 73 b 6-8; cf. Brisson, *op. cit.*, p. 420 ss.

313. XX, 25; Médecin qui semble avoir eu une grande influence sur Platon. Né en Sicile ou dans le Sud de l'Italie, il appartient au 4e siècle. Il fut le maître du médecin Chrysippe de Cnide. Cf. Wellmann, *Die Fragmente der sikelischen Ärzte,* Berlin, 1901, p. 69, 110-11.

«Philistion pense que nous sommes faits de quatre «formes» (ἰδεῶν), c'est-à-dire de quatre éléments (στοιχείων) : le feu, l'air, l'eau, la terre. Chacun de ses éléments possède sa propriété (δυνάμεις); le feu a le chaud, l'air le froid, l'eau l'humide, la terre le sec.» [314]

Les quatre éléments et les quatre qualités élémentaires, viennent certainement de ce médecin. Si les séquences de la phrase de Sénèque sont parallèles, il faut admettre que les mêmes *potestates* (δυνάμεις) ne correspondent pas aux mêmes éléments chez Sénèque et chez Philistion. Mais l'origine n'est guère douteuse.

Il y a donc une inégalité naturelle à l'égard des passions et en particulier de la colère. Les tempéraments «bouillants» sont plus portés à la colère que les autres. «Certains philosophes de notre école pensent que la colère est suscitée dans notre poitrine par le bouillonnement du sang autour du cœur» écrit Sénèque [315]. Certains y voient la pensée de Posidonius [316], d'autres sont sensibles à l'origine aristotélicienne [317]. Ils ont tous raison, dans la mesure où Posidonius s'inspire d'Aristote [318]. A cette détermination du tempérament, il faut ajouter celle du climat. «Ceux qui sont exposés aux glaces du Nord ont des natures farouches, et, comme dit le poète, sont semblables à leur ciel.» L'on reconnaît la leçon d'*AEL* et d'Aristote, et celle de Posidonius [319]. Il faut y ajouter la différence des âges; le vieillard est plus froid que le jeune homme [320]; l'inégalité qu'introduit la maladie [321], aussi l'*habitude* [322], c'est la leçon d'*AEL,* d'Aristote, et de Posidonius [323].

Ainsi, à l'époque de Sénèque, réfléchir sur l'organique dans la constitution des passions, est impossible sans une réflexion sur la constitution de l'organisme, et toute la série des causes qui le modifie. Nous sommes bien dans la même problématique que celle du *Timée* de Platon et celle de Galien. Ce n'est pas la première fois qu'un Stoïcien affronte cette problématique; nous l'avons vu avec

314. Pour la théorie quaternaire et les rapprochements avec *Nature de l'homme*, cf. J. Jouanna, *Nature de l'homme d'Hippocrate*, édité, traduit et commenté, Berlin, Akademie-Verlag, 1977, *Introduction*, p. 51.

315. *De ira,* II.19.3.

316. M. Pohlenz, *De Posidonii libris περὶ παθῶν*, in *Jahrbücher für classische Philologie,* 24 Supp., Lipsiae, 1898, p. 583 ss, repris par Giusta, *op. cit.*, t. II, p. 427.

317. Bourgery (p. 45, note 1), qui renvoie à *De anima* 403 a 21.

318. Par ex. M. Laffranque, *op. cit.*, p. 429.

319. M. Laffranque, *op. cit.*, p. 435-437.

320. *De ira* II.19.4.

321. *Ibidem,* 4.5. et 20.1.

322. *Ibidem,* 20.2.

323. Galien, *De plac.* IV.416.27, Edelstein, *Fragment* 165.

Posidonius [324]. Mais Posidonius était dualiste. L'originalité de Sénèque est d'avoir pensé la difficulté en moniste, comme il le précise dans le livre I du *De ira* [325]. Nous sommes dans la perspective inverse de celle de Cicéron dans les *Tusculanes* qui, comme nous l'avons montré, fait une lecture dualiste de Chrysippe. Sénèque, au contraire, adopte une détermination physiologique lisible dans une opposition du corps et de l'âme, et la pense à l'intérieur d'une théorie moniste.

Le philosophe ne peut négliger le corps; et c'est une donnée difficilement modifiable.

> «Il est sans doute difficile de changer la nature, et l'on ne peut transformer les éléments dont l'homme a été une fois pour toutes constitué à sa naissance.» [326]

Il faut donc connaître ce donné et agir en tenant compte de la nature. L'on va à la sagesse avec son corps. L'on sait que selon la dominante de l'élément, les naturels sont plus chauds ou plus froids, plus humides ou plus secs. Les natures chaudes sont enclines à la colère. Les natures plus humides, plus sèches ou plus froides, ont à redouter la peur *(pauor),* le malaise *(difficultas),* le désespoir *(desperatio),* la méfiance *(suspiciones)* [327]. Il faudra donc traiter et éduquer. Sénèque ne s'étend pas sur la diététique; on le comprend puisqu'il n'est pas médecin. Mais il est déjà fort intéressant qu'il ne la néglige pas complètement. Il faudra refuser le vin aux natures chaudes, comme le fait Platon [328]. Il ne faut pas les gorger de nourriture, car les corps se gonflent, et les esprits s'enflent avec le corps [329]. Il faut leur faire faire de la gymnastique, sans aller jusqu'à l'épuisement de la chaleur; il faut les faire jouir, car le plaisir modéré relâche et tempère les esprits [330]. Traiter les natures froides, sèches et humides est plus embarrassant. Car le principe du traitement est l'allopathie, c'est-à-dire le traitement par les contraires. Si je soigne une nature froide en la réchauffant pour éviter la tristesse, je risque de favoriser la colère. Il faudra donc utiliser un relativisme thérapeutique et traiter le vice qui a pris de l'importance [331]. De la même façon il faut traiter l'*animus.* Il faut que les

324. Cf. *supra,* p. 276.
325. Cf. *supra,* p. 317.
326. II.20.2, trad. Bourgery.
327. II.20.4.
328. II.20, 2; *Leg.* II 666a.
329. *Distendentur enim corpora et animi cum corpore tumescent* (II.20, 2). Nous retrouverons avec l'*euthymie* la question du vin.
330. II. 20. 3.
331. II. 20, 4.

plus irritables évitent les études trop pénibles; qu'ils s'adonnent aux arts d'agrément. Sénèque cite Pythagore et sa musicothérapie, distingue entre les trompettes et les chants calmants, attribue au vent des vertus [332]. Tous conseils que l'on pourrait trouver chez un médecin. C'est ainsi que, nous l'avons vu, Caelius Aurélien dans son chapitre sur la *manie* s'intéresse aux lectures et aux divertissements de ses malades [333]. La fatigue, dit Sénèque, agite en nous de l'âcreté. «C'est pourquoi tous ceux qui se défient de leur estomac quand ils ont à intervenir dans une affaire importante, suivent un régime propre à calmer la bile, que remue surtout la fatigue, soit qu'elle refoule la chaleur vers le milieu du corps, nuise au sang et en arrête la circulation dans les veines malades, soit qu'un corps exténué et affaibli pèse sur l'âme...» [334]

Dans tout le *De ira,* l'on voit Sénèque s'intéresser de près à la médecine. Il connaît beaucoup plus qu'on ne pense la théorie médicale, et les allusions à la médecine sont très nombreuses dans les *Lettres à Lucilius,* comme nous le verrons.

A côté de la *parénétique,* le philosophe pratique donc la médecine sous la forme de la connaissance des naturels et de l'hygiène. Il faut avouer que la définition du passage de l'une à l'autre de ces deux techniques n'est pas clairement donnée dans cette perspective. Mais nous allons voir que Sénèque a réfléchi d'une autre manière sur le passage du physique au psychique, conçu comme celui de l'inconscient au conscient, de l'involontaire au volontaire.

La genèse de la passion

Dans cette description anthropologique des conditions de possibilité de la colère, le Stoïcisme risquerait de perdre sa nature. Mais Sénèque a retrouvé l'originalité de la pensée stoïcienne, en réfléchissant sur la genèse de la passion. Nous citons Sénèque avec les équivalents grecs des concepts qu'y a mis Giusta [335] :

Nam speciem (*φαντασία*) *capere acceptae iniuriae et ultionem eius concupiscere et utrumque coniungere, nec laedi se debuisse et uindicari debere, non est eius impetus* (ὁρμή), *qui sine uoluntate nostra concitatur. Ille simplex est, hic compositus et plura continens. Intellexit aliquid, indigna-*

332. III.9.1, 2, 3.
333. *Maladies chroniques* I.V.162 ss; cf. aussi Celse, *De medicina,* III.18.
334. III.9.4, trad. Bourgery.
335. *Op. cit.,* t. II, p. 313.

tus est, damnauit, ulciscitur : haec non possunt fieri, nisi animus eis quibus tangebatur assensus est. [336]

«Avoir la représentation d'une offense, désirer s'en venger, associer ces deux sentiments, à savoir que l'on n'aurait pas dû recevoir d'offense et que l'on doit se venger, cela ne relève pas de l'élan qui se meut sans notre volonté. L'élan est simple, tandis que cela est composé et fait de plusieurs éléments : compréhension, indignation, condamnation, vengeance; cela ne se peut faire que si l'esprit a donné son assentiment à ce qui le touche.»

Ira non moueri tantum debet, sed excurrere : est enim impetus; numquam autem impetus sine assensu (συγκατάθεσις) *mentis est.* [337]

«La colère ne doit pas seulement se mettre en mouvement, mais prendre sa course : car c'est un élan; or il n'y a jamais élan sans consentement de l'esprit.»

Prima illa agitatio animi, quam species iniuriae incussit, non magis ira est quam ipsa iniuriae species; ille sequens impetus, qui speciem iniuriae non tantum accepit, sed adprobauit, ira est, concitatio animi ad ultionem uoluntate et iudicio pergentis [338].

«Ce premier trouble de l'âme, que la représentation de l'offense a provoqué, n'est pas plus la colère que ne l'est la représentation de la colère elle-même; cet élan consécutif qui non seulement a reçu la représentation de l'offense mais l'a approuvée, c'est la colère, excitation de l'âme qui marche à la vengeance avec la volonté et le jugement.»

Primus motus non uoluntarius quasi praeparatio adfectus et quaedam comminatio; alter cum uoluntate non contumaci, tanquam oporteat me uindicari, cum laesus sim, aut oporteat hunc poenas dare, cum scelus fecerit; tertius motus est iam impotens, qui non si oportet ulcisci uult, sed utique, qui rationem euicit. [339]

«Le premier mouvement n'est pas volontaire, comme s'il y avait une préparation de la passion et comme une menace; puis il y a un second mouvement, accompagné de volonté,

336. II. 1. 4, 5.
337. II.3, 4.
338. II.3, 5.
339. II.4, 1.

sans trop de fermeté, comme s'il convenait que je me venge, puisque j'ai été offensé, ou bien qu'il faut qu'un tel soit puni, puisqu'il a commis un crime, le troisième mouvement est déjà hors de toute domination possible, qui veut la vengeance non pas s'il le faut, mais de n'importe quelle façon et qui triomphe de la raison.»

Φαντασία, *ὁρμή*, *συγκατάθεσις*, Giusta a raison de retrouver là les concepts de l'*ὁρμὴ πρακτική* [340]. La séquence est d'ailleurs très bien décrite par Sénèque, dans la *Lettre* 113, 18 [341].

Omne rationale animal nihil agit, nisi primum specie *alicuius rei incitatum est, deinde* impetum *cepit, deinde* adsensio *confirmauit hunc impetum.*

«Tout vivant ne fait rien s'il n'est d'abord excité par la représentation de quelque chose; si ensuite l'élan ne l'a saisi, puis si l'assentiment n'a confirmé cet élan.»

Il nous semble qu'une des belles originalités de Sénèque est la découverte de l'importance de l'inconscient – au sens simple de la non-conscience, dans l'origine de la passion; ce qui pourrait s'exprimer, comme on l'a proposé, par la notion de *προπάθεια*.

La *προπάθεια*

Ainsi avant l'élan, il y aurait une réaction épidermique, épisodique, anecdotique, qui ne tiendrait pas seulement du terrain (ce que rendrait la notion de *procliuitas*), mais aux circonstances, aux hasards de la vie. Même le sage ne peut faire qu'il ne ressente ni qu'il n'ait des représentations. C'est tout simplement la vie. La passion naît au moment où s'accentue la réaction, où elle prend vigueur, et où s'attache la conscience. L'intérêt de la description de cet état d'avant la passion et d'avant la conscience est de ne pas réduire l'origine de la passion à un simple point abstrait mais au contraire de lui donner comme un «bouillon de culture», sans confondre cela avec le terrain. Cette prépassion, Holler propose de l'appeler *προπάθεια* [342], *(propassio, antepassio).* Cette description serait pour lui posidonienne [343]. Ce ne l'est, à notre avis, que si l'on confond *εὐεμπτωσία (procliuitas)* et *προπάθεια (antepassio).* En fait le terme de *προπάθεια* apparaît tardivement. La définition est donnée

340. *Op. cit.*, t. II, p. 313; cf. *S. V.F.* III.41, 27.
341. *S. V.F.* III.40, 17.
342. *Seneca und die Seelenteilungslehre, op. cit.*, p. 36 ss.
343. *Ibidem.*

par Origène [344], comme le rappelle Pohlenz [345]. Le terme, comme il le souligne aussi, est certainement d'origine médicale, si l'on suit Plutarque [346].

«Il faut surtout prendre garde aux pré-maladies et aux pré-sensations.» (προπαθείαις καὶ προαισθήσεσιν) [347].

Cet état est une diathèse, c'est-à-dire un état ponctuel du corps (par opposition à l'ἕξις). Il peut se révéler par une fatigue sans cause apparente [348].

Et lorsque l'on veut définir la προπάθεια morale, c'est à Sénèque, *De ira,* que l'on revient, par une sorte de pétition de principe et de cercle vicieux. En fait, il faut bien convenir que les sources sont inexistantes; et que, si ce n'est pas Sénèque qui a inventé cet état, c'est lui qui l'a décrit; et surtout il faut se poser la question de savoir pourquoi il l'a fait avec tant de soin. *C'est que cet état n'est plus tout à fait du corps, sans être encore tout à fait de l'âme,* pour parler en dualiste; nous retrouverons là cette frange d'incertitude si intéressante pour notre sujet, qui nargue les classifications dualistes et la répartition entre médecine et philosophie, cette zone que nous retrouverons avec l'euthymie dans le *De tranquillitate animi.* Cette zone il revient à Sénèque d'en avoir fait la topologie, le relevé, de l'avoir peuplée d'êtres relatifs. Comme par définition on ne la connaît pas directement puisqu'elle est hors de la conscience, comment peut-on avoir quelque idée d'elle ? Ce n'est possible que par ce qu'elle signifie; et lorsque l'on parle de signes, c'est évidemment à la médecine que l'on pense tout de suite, puisqu'elle est une pratique de ce champ du savoir. La médecine connaît par signes; elle est même, dans la tradition hippocratique, un relevé et une codification des signes; elle est sémiotique [349]. Il n'est donc pas étonnant de voir Sénèque utiliser des analyses médicales; et notamment à propos de ce que nous avons appelé la προπάθεια. La pré-maladie signifie sa présence par des sortes de pré-sensations, pour employer le mot de Plutarque [350]. Il existe des signes précurseurs de la colère comme de l'épilepsie. «Ceux qui ont des attaques

344. *Ps.* 4, 5; 38, 4 (*P. Gr.* XII.560 et 689).

345. *Die Stoa* t. II, p. 154.

346. Plutarque, *De tuenda sanitate,* 127 D; cf. aussi 128 B.

347. Origène, *loc. cit.*

348. Plutarque cite *Aph.* II, 5 : «Lourdeurs et fatigues spontanées indiquent une maladie.»

349. La connaissance par les signes est d'autre part une démarche stoïcienne. Pour un rapprochement entre la sémiotique médicale et stoïcienne, cf. G. Verbeke, *La philosophie du signe chez les Stoïciens,* in *Les Stoïciens et leur logique,* Paris, Vrin, 1978, p. 402.

350. προαίσθησις - 128 B.

d'épilepsie connaissent la venue imminente de la maladie, lorsque la chaleur quitte leurs extrémités, que la vue se trouble, qu'il y a tremblement des nerfs, que la mémoire disparaît et la tête tourne; aussi préviennent-ils la cause à ses débuts par les remèdes accoutumés, et écartent-ils tout ce dont l'odeur et le goût trouble leurs esprits, ou bien ils luttent contre le froid et l'engourdissement par des fomentations; si la médecine agit trop peu, ils évitent la compagnie et tombent sans témoin. Il est utile de connaître sa maladie et d'en réprimer la violence avant qu'elle ne se développe.» [351], écrit Sénèque. Il existe donc un état de pré-conscience, résultat du donné biologique, puisqu'il est réaction, mais aussi des circonstances extérieures, puisqu'il n'y a réaction qu'à une action. C'est le domaine des réflexes, des émotions.

Il faut distinguer les émotions des passions. «Rien de ce qui frappe l'esprit par hasard ne doit être appelé passion...» «S'imaginer que la pâleur, les larmes, l'excitation générale, un profond soupir, l'éclat soudain des yeux ou tout autre phénomène analogue soit l'indice d'une passion et la manifestation de notre état d'esprit, c'est tomber dans l'erreur et méconnaître qu'il s'agit là d'impulsions purement corporelles.» [352]. Le bâillement, les yeux qui se ferment, la raison n'y peut rien; peut-être l'habitude *(consuetudo)* et l'attention vigilante *(assidua obseruatio)* [353] ont quelque chance d'avoir une influence.

Mais l'importance donnée à l'inconscient prend un autre sens, chez Sénèque, plus dramatique. Tel réflexe peut signifier plus profondément; il peut révéler ma nature; et il manifeste aussi la rencontre de la limite de ma volonté; il est ce sur quoi ma raison ne peut agir. Que puis-je contre le frisson, le dégoût, la chair de poule, le vertige ? Que puis-je contre la rougeur ? [354]. Ce dernier phénomène surtout est intéressant, parce qu'il est le signe physique de la pudeur, qu'il a donc un double versant physique et éthique. Il y aurait donc une «pudeur naturelle», liée alors au donné individuel du corps.

«En effet, écrit Sénèque, dans notre corps aussi les os, les nerfs, les articulations, charpente et organes de vie, moins agréables à

351. III.10.3.4; il faut y joindre la *lettre 74*.33, où Sénèque écrit : «*Quemadmodum in corporibus languorem signa praecurrunt – quaedam enim segnitia eneruis est et sine labore ullo lassitudo et oscitatio et horror membra percurrens : – sic infirmus animus multo ante quam obprimatur malis quaetitur.*»

352. II.3, 2; trad. Bourgery.

353. II.4, 2; l'on peut peut-être reconnaître l'influence de Posidonius dans l'intervention de l'habitude.

354. II.2, 1.

voir, se constituent d'abord; après tout cela, ce qui frappe surtout les regards, le teint *(color),* se répand le dernier sur le corps déjà achevé.» [355]. Cette progression de l'intérieur vers l'extérieur montre la situation toute particulière du *teint.* Il signifie comme limite extrême du corps, pour l'intérieur de celui-ci; et il est signifiant du corps; mais le signifié a des valeurs éthiques. C'est un signifiant naturel dans la mesure où la volonté ne peut rien sur lui. Ce que nous décrit là Sénèque coïncide avec la tradition philosophique du *color.*

χρῶμά ἐστι ποιότης σώματος ὁρατόν.

«Le teint est la qualité visible du corps,»

écrit le pseudo-Galien du *De historia philosophica.* [356] Pythagore, dit-il, appelle le teint la «surface visible du corps» (*ἐπιφάνεια τοῦ σώματος*); et Zénon le Stoïcien définit les couleurs, de manière générale, les formes premières de la matière (*τῆς ὕλης πρώτους εἶναι σχηματισμούς*). Le teint a aussi cette propriété d'intéresser le médecin comme le moraliste.

Il existe donc plusieurs niveaux d'inconscience; il y a d'abord le fait que je n'assiste pas à tout ce qui se passe en moi, à ces petits épisodes sans gravité; il y a une forme plus importante d'inconscience, qui relève de ma responsabilité : j'aurais dû être vigilant et assister à telle réaction de mon être; et il existe une autre forme d'inconscient, beaucoup plus proche de l'inconscient freudien, qui signifie par des manifestations physiques : rougeur et pâleur par exemple; mais aussi peut-être des actes. L'on comprendra beaucoup plus l'importance que Sénèque donne à cette troisième «psycho-physiologie», si l'on a à la mémoire le mot si pathétique d'Hercule : tous ses actes, avant la tuerie de sa famille, lui ont été commandés, celui-ci seul, il l'a «voulu» ou plutôt celui-là seul est le sien : *Hoc unum meum est.* [357]. D'où jaillit cet acte ? D'où sort-il ? De quel moi profond ? l'étonnement d'Hercule marque la découverte de cet autre soi-même qui existe hors du champ de la conscience.

L'on doit évoquer ici la *Lettre* 11 à Lucilius. «Aucune sagesse, en effet, n'élimine les défauts naturels du corps (ou de l'âme); tout ce qui est fixé et inné en nous, s'adoucit par l'art, mais ne s'élimine pas.» [358]. Ainsi, les jambes qui se dérobent, les suées, les rou-

355. *De ira* II. 1, 2, trad. Bourgery modifiée pour *articuli* qu'il traduit par *muscles.*
356. K XIX 257.
357. *Hercule furieux,* v. 1068.
358. *Ep.* 11, 1.

geurs subites, toutes ces manifestations [359], il n'est pas de sagesse qui les supprime. *(Haec, ... nulla sapientia abigit)* [360]. La qualité de l'individu à sa naissance et le tempérament *(conditio nascendi et corporis temperatura),* malgré tous les efforts de l'âme, resteront fixés [361]. *Conditio nascendi* doit désigner, comme le pense Scarpat [362], la qualité, la nature : *quelli du sono congenità... Temperatura* traduit le grec κρᾶσις; c'est le tempérament, l'équilibre des éléments [363].

Tout cela nous force à faire plusieurs conclusions : Il existe une résistance à l'*animus,* à la volonté, et à la connaissance [364]. Cette résistance n'est pas autre chose que le donné biologique. Du point de vue de la connaissance, il faut répéter qu'il existe plusieurs formes de l'inconscient. Il existe des choses cachées par hasard, par les circonstances, à cause de notre manque d'acribie ou notre paresse. Mais il existe aussi des choses cachées par nature, qui se révèlent dans notre vie et dans nos actes. Je m'échappe à moi-même et parfois je révèle dans mes actes un individu qui m'est étranger et pourtant qui n'est autre que moi.

Reprenons les termes de notre problème. Il existe un donné biologique avec lequel il faut compter. Posidonius a accepté la tripartition platonicienne, en tournant le dos au Stoïcisme de Chrysippe. L'on peut agir sur la partie non rationnelle de l'individu, de manière indirecte, par le dressage, selon le principe de l'habitude [365]; et l'on agira sur la partie rationnelle par l'enseignement des préceptes. Cela correspond parfaitement à la partition dualiste et à la répartition des tâches entre le diététicien-hygiéniste et le philosophe.

Mais dans une perspective moniste, que devient l'opposition du biologique et du rationnel ? *C'est la croissance qui résout le problème de la dualité, de l'opposition du corps et de l'âme,* comme la marche résout l'aporie de Zénon, l'Éléate, qui nie le mouvement.

Que l'enfant devienne adulte ou que l'élan passe à la conscience, c'est le même problème, et c'est ainsi qu'il faut comprendre la *uoluntas.* L'on peut dire aussi que l'acte volontaire reproduit

359. *Ep.* 11, 2, 3.
360. *Ep.* 11, 6.
361. *Ep.* 11, 6.
362. *Op. cit.*, p. 268.
363. Scarpat renvoie à *De ira* II.19.1-2.
364. Cf. M. Laffranque, *op. cit.*, notamment p. 486.
365. Nous la décrivons pour l'instant en termes dualistes.

la croissance de l'individu, un vivant, un animal [366]. Un acte quel qu'il soit, naît, grandit, et va vers sa fin, heureuse ou malheureuse, de même que l'individu naît, croît et meurt. Il peut aussi avorter ou mourir à la naissance. Je suis continuellement, parce que je suis vivant, peuplé de ces mouvements avortés auxquels je n'attribue aucune importance. Mais qu'est-ce que croître pour un stoïcien moniste ? C'est devenir autre tout en restant le même; ou plutôt c'est l'histoire d'un même qui s'approprie des altérations successives. Si nous reprenons la théorie de la croissance de l'individu telle que la décrit Galien, par exemple, nous comprendrons très bien la différence [367]. L'individu commence par n'avoir qu'une âme végétative, dont la finalité est le plaisir; puis s'ajoute l'âme irascible, dont la finalité est la victoire; et l'âme rationnelle qui rencontre le sentiment moral, la pudeur. Chaque âge possède une *οἰκείωσις* avec ses différents sentiments. Nous avons remarqué l'utilisation que fait Galien d'un concept stoïcien [368]. Ainsi la croissance est une augmentation, une acquisition successive de propriétés. Nous avons plusieurs étages dont chacun a sa finalité. Il faudra donc, comme nous l'avons vu, les soigner, en n'oubliant pas qu'il y a correspondance entre ces étages, et que le second dépend du premier, et le troisième des deux précédents. Ce n'est pas ainsi que pense un moniste. Il accepte certes la notion d'*οἰκείωσις*, de familiarité naturelle que chaque âge possède avec une propriété particulière. Mais cette appropriation est pensée en acte. C'est ce que décrit admirablement la *Lettre 121* de Sénèque.

> *Vnicuique aetati sua constitutio est, alia infanti, alia puero, alia seni : omnes ei constitutioni conciliantur in qua sunt.*
>
> « Chaque âge possède sa constitution particulière; le bébé en a une, le garçon en a une autre, une autre le vieillard; tous ont une familiarité avec la constitution qui est la leur. » [369].

La plante aussi a ses constitutions successives. Elle est d'abord brin d'herbe, puis tige, puis épi, sans cesser d'être la même plante. De même entre le premier âge, l'enfance, l'adolescence, la vieillesse, il y a bien des différences :

> *tamen idem sum qui et infans fui et puer et adulescens.*
>
> « Pourtant je suis le même, le bébé, le garçon et l'adolescent. »

366. Cf. la *Lettre 113* qui étudie la question : « est-ce que la justice, le courage, la pudeur et les autres vertus sont des animaux ? »

367. Cf. *supra*, ce que nous disons de la *génétique* chez Galien (p. 59).

368. Sur la notion d'*οἰκείωσις* cf. l'article de S. G. Pembroke in *Problems in Stoïcism*, édité par A. A. Long, University of London, The Athlone Press, 1971, p. 114-149.

369. *Ep.* 121, 15 ss.

Non enim puerum mihi aut iuuenem aut senem, sed me natura commendat.

«Ce n'est pas le garçon, le jeune homme ou le vieillard, mais moi-même que la nature recommande à moi-même.» [370].

Ainsi je ne cesse d'être autre tout en restant le même; je suis un être qui croît. Je n'ajoute pas des propriétés à mon être; j'assimile des altérations successives.

La volonté doit aussi être pensée dans le devenir, dans la croissance. La volonté n'est pas distincte de moi qui veux, et je suis un être vivant. Je ne suis pas deux, un corps et une âme, mais je suis du biologique *et* du sens. C'est pourquoi la question de la moralité dépasse de loin la simple question des mœurs. Elle doit s'intéresser à la nourriture, à la gymnastique, au vêtement, à l'instruction, et à la détente [371]. Mais c'est dans la tragédie, et notamment celle de *Médée* que nous allons tenter de comprendre la physiologie de la volonté [372].

Le *De ira* nous engage à être vigilant à l'égard de ce qui vient de notre corps. Plutarque ira plus loin encore, en parlant de la nécessité, pour chaque homme, d'avoir conscience, ou plutôt perception de son corps. Tiberius Caesar, écrit-il, disait qu'un homme au-dessus de 60 ans qui tend sa main à un médecin est ridicule [373]. Chacun devrait connaître, selon Plutarque, son propre pouls, son idiosyncrasie, son tempérament, sa sécheresse. Car il n'a aucune conscience ou perception de soi-même (*αὑτοῦ γὰρ ἀναίσθητός ἐστιν*), et il est aveugle et sourd à l'égard de son corps, celui qui a besoin d'un médecin pour savoir cela. Plutarque rattache cette idée à une tradition platonicienne en citant le *Timée* qui décrète, comme nous l'avons vu, qu'il ne faut jamais mouvoir l'âme sans le corps, ni le corps sans l'âme [374]. Voici donc une nouvelle façon d'interpréter le «connais-toi toi-même», ni métaphysique, ni psychologique, mais psychophysiologique. Se connaître, pour le *De ira* comme pour Plutarque, c'est se connaître jusque dans les événements les plus profonds, les plus intimes de son corps. Inversement, comme le

370. Sur la notion de *commendatio* cf. V. Goldschmidt, *Le système stoïcien et l'idée de temps,* Paris, Vrin, 1953, p. 58 et 129 ss.

371. *Ep.* 121.2.3 : *Deinde dicam : non quicquid morale est, mores bonos facit. Aliud ad hominem alendum pertinet, aliud ad exercendum, aliud ad uestiendum, aliud ad docendum, aliud ad delectandum.*

372. Cf. le chapitre IV *Tragique et maladie de l'âme* p. 373 ss.

373. *De sanitate tuenda,* 136 E; cf. aussi Tacite, *Annales* VI.46. Cf. E. Aziza Shuster, *Le médecin de soi-même,* Paris, P.U.F., 1972, p. 22-27 et 101.

374. *Loc. cit.* 137 E = *Timée* 88 B.

disait Plutarque, un peu plus haut, les émotions de l'âme prouvent souvent que le corps est proche de la maladie. Mais surveiller son corps, guetter la palpitation ou le sursaut, c'est risquer de s'engloutir en lui; Sénèque l'a bien senti dans les *Lettres à Lucilius.* Certes la *lettre 57* analyse la présence indéracinable du corps. Le sage n'est pas dispensé des émotions qui lui viennent de son corps : *Huius quoque ferietur animus, mutabitur color.* «Lui aussi, son âme sera frappée; il changera de couleur.» [375] *Et uultum adducet ad tristia et inhorrescet ad subita et caligabit, si uastam altitudinem in crepidine eius constitutus despexerit : non est hoc timor, sed naturalis affectio inexpugnabilis rationi.* «Sa physionomie se contractera devant un spectacle triste; il aura la chair de poule devant l'inattendu et il aura les yeux brouillés, si, au bord d'un gouffre, il jette un regard sur la vaste profondeur; ce n'est pas de la crainte, mais une affection naturelle sur laquelle la raison n'a aucun pouvoir.» Il existe donc une limite au pouvoir du sage; c'est le donné de son corps, sa constitution, son tempérament, sa sensibilité d'être vivant. Mais s'il faut connaître son corps, il faut se garder de s'y engloutir; *il faut séparer l'âme du corps dans la maladie physique,* dit la *lettre 78.* Les *imperiti,* les ignorants, fréquentent trop leur corps, de sorte qu'ils souffrent davantage en cas de maladie. Ils ne sont pas habitués à se contenter de leur âme [376], tandis que l'homme grand et sage, sépare son âme de son corps [377], et ne communique avec cette partie de lui, plaintive et fragile, qu'autant qu'il est nécessaire. Il n'y a pas contradiction; mais tout est dans la mesure de cette nécessité. L'on retrouve la thèse pythagorico-platonicienne [378] que philosopher c'est apprendre à mourir, c'est-à-dire séparer l'âme de son corps. Pour lui ce n'est pas une abstraction métaphysique, mais la tâche est grande et pénible quand le corps parle trop souvent comme chez lui, dont la santé est précaire [379].

Mais si nous voulons revenir à une perspective médicale, nous pensons qu'il est important de noter, en plus de l'attention au corps, la mise en évidence du temps dans la maladie. Nous l'avons vu à propos de la προπάθεια qui est un état évoluant dans le temps. Dans le livre III du *De ira* où il y a abondance de métaphores médicales, nous voyons, par exemple, Sénèque recommander l'attitude médicale et non chirurgicale à l'égard de la colère d'autrui : «Nous

375. *Ep.* 57.3.
376. *Ep.* 78.10.
377. *Ibidem : Ideo uir magnus ac prudens animum diducit a corpore...*
378. Cf. par ex. l'apprentissage de la mort, la μελέτη θανάτου du *Phédon* 81 a.
379. Nous verrons, dans l'*Hercule sur l'Œta,* l'admirable méditation sur le tragique de la maladie, qui réside en ce que le mal risque d'engloutir la force même d'y résister.

n'aurons pas l'audace d'adoucir la colère à ses débuts par un discours : elle est sourde et démente; nous lui donnerons du temps. Les remèdes sont utiles dans les rémissions *(remedia in remissionibus prosunt)*... Le meilleur remède des maladies naissantes, c'est le repos.»[380].

Nous avons trace d'une discussion à ce propos chez Caelius Aurélien[381]. C'est le médecin méthodiste qui a insisté sur les temps de la maladie, c'est-à-dire l'attaque *(initium),* l'accès *(augmentum),* le déclin *(declinatio),* la rémission. En période de rémission, il faut donner le médicament pour restaurer les forces. Mais cette allusion de Sénèque aux temps de la maladie montre que les Stoïciens, comme nous l'avons déjà dit, contrairement à l'opinion de Riese, n'ignorent pas le temps dans la maladie. La passion est un procès évolutif. Si, comme nous l'avons dit, avec Chrysippe et Cicéron il faut éradiquer la passion à ses débuts, de manière toute chirurgicale, il est intéressant de voir proposer dans le *De ira* un modèle médical. Sénèque présente ici quelque chose de nouveau, la considération de la maladie comme un individu qui a ses lois avec lesquelles il faut compter.

Le livre III montre que Sénèque connaît bien les grands problèmes médicaux. Par exemple, il écrit à propos de la théorie péripatéticienne du bon usage de la colère :

> *Caducae sinistraeque sunt uires et in malum suum ualidae, in quas aegrum morbus et accessio erexit.*
>
> «Les forces sont caduques et funestes et leur énergie sert à leur propre mal quand c'est la maladie et l'accès qui les suscitent chez les malades.»[382].

Cette constatation est faite par les médecins dans les cas de phrénitis et de manie, comme nous l'avons vu et comme nous le rappellerons à propos d'*Hercule furieux.* En III.5.1, Sénèque rappelle que personne ne doit se sentir à l'abri de la colère et il la compare à la peste : «De même», écrit-il, «que la vigueur du corps et un souci attentif de la santé ne servent en rien contre une maladie pestilentielle, elle s'attaque en effet indistinctement aux faibles et aux robustes, de même la colère est un danger, autant pour les caractères inquiets que pour les caractères affermis et sereins chez qui elle est d'autant plus laide et dangereuse qu'elle procure en eux plus de changements.» Nous trouvons là deux exemples topiques en

380. III.39.2.
381. *Maladies chroniques* V.46.
382. III.3.4.

médecine, celui de la peste d'Athènes et celui que nous appellerons du 16e malade. En effet, ce qui a choqué, comme nous l'avons abondamment décrit dans notre étude sur Lucrèce, à la fois les médecins et les moralistes, c'est que la «peste» ne tient compte ni de la force, ni du régime, ni de la vertu de l'individu. Quant à ce que nous appelons le cas du 16e malade, il s'agit de celui du jeune homme «poli et paisible» (*κόσμιός τε καὶ ἥσυχος*)[383] :

> «Dixième jour», écrit Hippocrate, «il délira modérément, mais il était d'un naturel poli et paisible.»

Pour le médecin, il s'agit de la notation d'un comportement général du jeune homme, de la régularité de son comportement. La maladie est d'autant plus grave que l'écart est grand par rapport à une norme définie par un caractère. Un délire non marqué est par rapport à un caractère non marqué l'équivalent d'un délire marqué par rapport à un caractère marqué[384]. Il s'ensuit évidemment que le signe sera d'autant plus inquiétant que la manifestation sera plus éloignée du caractère. C'est ce qu'exprime très bien encore Caelius Aurélien dans une polémique contre les médecins non méthodistes où il écrit : «Ces malades qui sont par nature tristes et dans leur maladie ont un délire gai, et inversement ceux qui par nature sont rieurs et gais et ont un délire accompagné de colère et de tristesse, sont plus gravement atteints tant il est vrai qu'aucune trace ne paraît subsister des qualités qu'ils montraient quand ils étaient en bonne santé.»[385].

Ainsi, pour revenir à Sénèque, chez un individu habituellement ferme et serein, la colère est d'autant plus dangereuse qu'elle est un grave écart par rapport à la norme de son caractère.

Sénèque nous propose toute une prophylaxie de la colère dont nous avons déjà parlé : pratiquer le divertissement, écouter de la musique, porter ses yeux sur de la couleur verte qui adoucit la vue, s'occuper à des études agréables, éviter la lassitude qui consume ce qui est doux et paisible et agite des humeurs âcres, faire comme ceux qui se méfient de leur estomac et suivent un régime pour calmer la bile avant d'aller au Forum[386], éviter la faim et la soif. Mais il est un moyen d'action sur la colère original que propose Sénèque : c'est l'inversion des signes. Ainsi la colère enflamme le regard, transforme le visage : *In contrarium omnia eius iudicia flec-*

383. *Épidémies* III, dernier cas, 16e malade, III L 147.
384. Nous avons étudié cela dans notre article, *Écriture et médecine*, p. 148.
385. *Maladies aiguës* I. 41.
386. III.9.1.

tamus. «Inversons tous les signes de la colère : que le visage se détende, que la voix s'adoucisse, que la démarche se ralentisse; peu à peu, l'intérieur prend la forme de l'extérieur.» Cette manière d'agir sur la «machine» nous paraît très profonde et nous n'en connaissons pas d'équivalent dans la psychothérapie des médecins. Peut-être, si l'on veut absolument chercher une origine, faudrait-il penser aux vertus posidoniennes du dressage dont nous avons parlé [387].

Nous allons maintenant considérer l'analogie de la santé de l'âme et de la santé du corps à travers les *Lettres à Lucilius* qui montrent à la fois la permanence d'une tradition et une réflexion moins technique mais plus personnelle de Sénèque.

La santé de l'âme dans les *Lettres à Lucilius*.

Santé du corps, santé de l'âme. C'est Sénèque qui donne à la santé du corps une dignité épistémologique et pédagogique, à l'intérieur de la théorie stoïcienne de la science. Il fonde le lieu commun de l'analogie de la santé de l'âme et de la santé du corps sur le rôle même de l'analogie dans la connaissance [388], et la justifie du même coup. Nous avons en nous-mêmes non pas la science, mais les germes de la science [389]. C'est, écrit Sénèque, par le moyen de l'analogie que, selon notre École, l'esprit a conçu l'honnête et le bien. «On connaissait la santé du corps, ce qui a fait concevoir que l'âme aussi a la sienne; on connaissait les forces du corps; on a conclu qu'il existe également une robustesse de l'âme.» [390]. «Manifestement», écrit Voelke, «Sénèque reproduit ici l'enseignement de Chrysippe.» [391]. Nous avons vu, en effet, Chrysippe réfléchir sur l'analogie des maladies du corps et des maladies de l'âme; et il est possible, mais rien ne le prouve, qu'il ait marqué le rôle euristique de l'analogie avec la santé du corps. Quoi qu'il en soit, il est important de trouver dans les *Lettres à Lucilius* cette théorie de l'analogie qui fonde une réflexion constante sur la santé de l'âme comparée à la santé du corps dans cette œuvre. Ainsi, pourrait-on dire, la santé du corps est première en fait; la santé de l'âme, dont la conception même est née d'une analogie, devient première en droit, dès qu'elle est envisagée; mais l'acte fondateur doit se poursuivre dans une

387. *Supra*, p. 276 ss.

388. Sur le rôle de l'analogie dans le Stoïcisme, cf. Cicéron, *De finibus* III, 10, 33, et Diog. Laërce VII, 52; cf. aussi Voelke, *L'idée de volonté dans le Stoïcisme*, Paris, P.U.F., 1973, p. 62-65.

389. *Ep.* 120, 4.

390. *Ep.* 120, 5 : *Noueramus corporis sanitatem : ex hac cogitauimus esse aliquam et animi. Noueramus uires corporis : ex his collegimus esse et animi robur.*

391. *Op. cit.*, p. 62.

comparaison difficile, quelquefois éclairante, quelquefois pleine de contradictions, entre âme et corps, maladie de l'âme et maladie du corps, philosophie et médecine. Nous allons considérer quelques éléments de cette analogie dans les *Lettres à Lucilius*.

La *Lettre 50* nous paraît très intéressante par la réflexion sur un cas concret de folie qui permet de retrouver l'analogie entre maladie de l'âme et maladie du corps. C'est le cas d'Harpaste, la folle «héritée» par Sénèque de sa défunte femme. Le philosophe rappelle d'abord l'aversion qu'il a envers ces phénomènes [392]. Cette pauvre femme est aveugle et croit que c'est la maison qui manque de lumière [393], en quoi consiste sa folie. Sénèque se sert du cas d'Harpaste pour un apologue : nous sommes tous des fous, dans la mesure où nous ne comprenons pas que nous sommes avares ou cupides [394]. Mais cette lettre présente, à notre avis, un intérêt qui dépasse la rhétorique, dans la mesure où elle définit la folie comme l'absence de conscience de sa maladie. Revenons à Harpaste. C'est une folle au sens médical du terme, c'est-à-dire que sa folie relève du médecin et est d'origine somatique. C'est d'ailleurs un signe de folie qu'un oubli des fonctions naturelles, ou que l'absence de conscience d'une douleur. L'on en trouverait beaucoup d'exemples chez les médecins; nous nous contenterons de Celse : *Quibus causa doloris neque sensus eius est, his mens labat.* «Ceux chez qui il y a une cause de douleur, mais qui ne la perçoivent pas, leur esprit vacille.» [395], sentence que Daremberg rapproche avec raison d'Hippocrate, *Aphorismes* II, 6 [396] : «Chez ceux qui ont quelque partie du corps attaquée d'une maladie douloureuse et qui de plus habituellement ne ressentent pas leur douleur, l'esprit est malade.» [397]. L'on ne sait pas trop ce que signifie dans cet aphorisme le terme de douleur, ou maladie douleureuse. Pour Galien il s'agit de l'érysipèle ou de fractures, et il pense que l'esprit (*γνώμη*) désigne l'intelligence (*διάνοια*) [398]. Daremberg parle de lésions à l'encéphale [399], qui déclenchent des maladies aiguës dont le malade n'a pas conscience. Quoi qu'il en soit, au sens le plus général l'absence de perception de la douleur et du mal est un signe d'*aberration mentale.* Plutarque reprendra l'analogie en lui donnant un contenu médical. «La première condition pour se débarrasser d'une maladie

392. *Ep.* 50, 2 : *Ipse enim auersissimus ab istis prodigiis sum.*
393. *Ibidem : nescit esse se caecam.*
394. *Ep.* 50, 3.
395. II, 7, 21 – Loeb Classical Library.
396. Son édition p. 42.
397. Traduction Daremberg, *Œuvres choisies d'Hippocrate,* p. 540.
398. Galien, XVII B K 460.
399. *Op. cit.,* p. 579.

est une perception (αἴσθησις) qui mène l'élément souffrant à utiliser ce qui lui fait du bien... Les maladies du corps qui s'accompagnent de la perte de perception (ἀναισθησία) sont les plus graves : léthargies, céphalées, épilepsies, apoplexies et fièvres qui excitent l'inflammation jusqu'au délire...» [400]. «La première et la plus grave des maladies de l'âme est l'*ignorance* (ἄγνοια) qui rend incurable le vice...» [401]. Il est évident, à travers le texte de Plutarque, que l'expérience médicale rejoint la définition platonicienne du *Timée* : Il y a deux espèces de démence, la *manie* et l'*ignorance* (ἀμαθία) [402].

L'exemple d'Harpaste est extrêmement intéressant du point de vue médical de même que pour l'analogie qu'il permet. On est malade de l'âme quand l'on ne comprend pas que l'on est malade. *Quid nos decipimus ? Non est extrinsecus malum nostrum : intra nos est, in uisceribus ipsis sedet, et ideo difficulter ad sanitatem peruenimus, quia nos aegrotare nescimus.* [403]. «Pourquoi nous abusons-nous ? Notre maladie ne vient pas du dehors; elle est à l'intérieur de nous, elle a son siège dans nos viscères mêmes, et si nous parvenons avec tant de difficultés à la santé, c'est que nous ne savons pas que nous sommes malades.» [404]. Cette phrase peut s'expliquer de plusieurs façons. Il y a deux théories stoïciennes sur l'origine du mal. La première la place en dehors de nous, dans la société; c'est celle de l'ancien stoïcisme et c'est celle que critique Galien dans les œuvres que nous avons étudiées [405]. La nature selon Zénon, écrit encore Diogène Laërce, ne saurait fournir le point de départ de la perversion [406]. C'est la thèse que Sénèque suit souvent, par exemple dans les premières *Lettres à Lucilius,* où il insiste sur les fréquentations, le nombre des amis, leurs qualités [407]. Ce sont nos parents les premiers qui nous corrompent, «en nous donnant le culte de l'or et de l'argent,» écrit-il dans la *Lettre 115*; le désir, inoculé quand nous sommes encore fragiles, s'installe plus profondément et croît avec nous [408].

400. *Si les affections de l'âme sont plus funestes que celles du corps* (500 F).
401. 500 E.
402. 86 b.
403. *Ep.* 50, 4.
404. Cf. aussi *Ep.* 6, 1 : «L'on félicite certains malades quand ils ont pris conscience *(senserunt)* qu'ils sont malades.»
405. Cf. *supra,* le platonisme de Galien.
406. D.L. VII.89 : ἡ φύσις ἀφορμὰς δίδωσιν ἀδιαστρόφους. Pour cette idée, cf. aussi Cicéron, *De legibus* I, 17, 48; 11, 31; et P. Grimal, commentaire au *De const. sap.*, p. 79. C'est aussi la théorie exprimée dans *Tusc.* III, 1, 2.
407. Cf. par ex. *Ep.* 7.
408. *Ep.* 115, 11.

Mais il est une autre théorie de l'origine du mal, qui le place en nous-mêmes. Elle vient de la réaction posidonienne à Chrysippe; et c'est Galien qui nous le dit encore. Posidonius a restitué, dans l'inflexion platonicienne qu'il a donnée à la doctrine et que nous avons interprétée comme une réaction fondamentalement dualiste, des fonctions distinctes chez l'individu. Ce faisant, il réintroduit le conflit dans la moralité et place le germe du mal en nous-mêmes. Galien écrit : « Il ne semble pas à Posidonius que le mal arrive du dehors à l'homme et qu'il n'a dans l'âme aucune racine d'où nous le voyons germer et grandir; il croit tout le contraire, car pour lui le germe du mal est en nous-mêmes (*τῆς κακίας ἐν ἡμῖν αὐτοῖς σπέρμα*) [409]. En fait le Platon du *Timée,* auquel il faut toujours revenir quand l'on parle de la maladie de l'âme, réunit les deux types de causalité, l'externe et l'interne. Nous sommes malades de l'âme à la fois par le donné biologique et par l'éducation. « Car nul n'est vicieux volontairement. C'est par l'effet de quelque disposition maligne du corps ou d'une éducation mal réglée que l'homme devient vicieux... » [410].

Pour revenir à la phrase de la *Lettre 50* que nous commentons, il faut se demander ce que signifie l'expression : *intra nos est, in uisceribus ipsis sedet...* « La maladie est en nous, elle a son siège dans nos viscères mêmes. » Elle a l'avantage de resserrer l'analogie entre l'âme et le corps. Le siège de la maladie de l'âme peut être les viscères; il n'est pas besoin de donner un sens métaphorique à *in uisceribus* dans le cas de la maladie de l'âme; nous avons vu, à propos du *De ira,* l'importance du donné physiologique dans la détermination de la personne morale; et nous aurons l'occasion de parler longuement des viscères de Médée [411].

Il existe, d'autre part, dans cette lettre, comme un pessimisme de Sénèque en ce qui concerne le donné individuel, et un optimisme médical. Pessimiste est cette idée que la santé de l'âme n'est pas naturelle, qu'elle est de la maladie surmontée. *Toute santé de l'âme est guérison :*

> *Ad neminem ante bona mens uenit quam mala. Omnes praeoccupati sumus : uirtutes discere uitia dediscere est.* [412].

« Il n'est personne chez qui la sagesse est venue avant la déraison. Nous sommes tous investis d'avance : apprendre

409. *Que les mœurs...* IV K 820 = *Scripta minora,* ed. Marquardt-Mueller-Helmreich, t. II, p. 78; cf. aussi Voelke, *L'idée de volonté..., op. cit.,* p. 124-125.

410. 86 e, traduction Rivaud.

411. Cf. *infra, le tragique et la maladie de l'âme.*

412. *Ep.* 50, 7;

les vertus, c'est désapprendre les vices.»

Laborandum est, chez Sénèque [413] : « Il faut faire effort.» [414]. Mais le médecin ne désespère jamais, même devant un mal invétéré : *Sed nec indurata despero.* [415].

On voit qu'il n'est pas facile d'expliquer une telle lettre qui est faite de contradictions. C'est au moment où l'identité, plus que l'analogie, semble réalisée entre maladie physique et maladie de l'âme que Sénèque affirme leur hétérogénéité. L'on peut retrouver là ce que nous appelions la dissymétrie cicéronienne entre les maladies du corps et les maladies de l'âme dans les *Tusculanes* [416] et que reprend Plutarque dans le texte que nous citions un peu plus haut :

> « La raison, si elle est en bonne santé, prend conscience des maladies du corps, mais si elle est elle-même atteinte des maladies de l'âme, elle n'a pas la faculté de juger des maux qu'elle subit, car c'est dans sa faculté de juger qu'elle les subit.» [417].

Cette dissymétrie est parfois accentuée par Sénèque lui-même, comme dans la *Lettre 53.* La maladie physique, par sa présence même, impose son diagnostic; quand les chevilles gonflent, pas de doute c'est la goutte. Mais pour les maladies de l'âme, plus l'on est atteint, moins on le sent. [418]. Il est évident que le changement de modèle médical permet ici la diversité. Certes la folie et la goutte sont toutes les deux des maladies somatiques; mais nous avons assez insisté dans notre étude des concepts médicaux [419], pour savoir qu'il existe tout de même une différence essentielle; la goutte n'implique pas immédiatement une contamination au niveau de l'âme.

Autre difficulté, la conciliation du pessimisme à l'égard de la maladie et de l'optimisme en ce qui concerne la cure. Toute âme est congénitalement malade. Cela nous évoque, bien évidemment, une autre tradition qui procède du *Timée.* Quand l'âme vient d'être enchaînée à un corps, elle est d'abord et primitivement folle [420]. Il

413. *Ep.* 50, 5.

414. Nous retrouvons là la théorie du *De constantia sapientis,* cf. I, 1.

415. *Ep.* 50, 6.

416. *Tusc.* III (I.1; III.5).

417. *Si les affections de l'âme* 500 E, trad. J. Dumortier, in Plutarque, *Traités 27-36,* édition et traduction par J. Dumortier et J. Defradas, Paris, Belles Lettres, 1975.

418. *Ep.* 53, 6, 7.

419. Cf. notre premier chapitre.

420. *Timée* 44 a.b. L'on n'a jamais songé à rapprocher cette idée de la naissance de l'âme avec *Maladie sacrée* qui parle de la nécessaire purgation du *cerveau* de l'embryon à sa naissance, sous peine de maladies épileptiformes (VI L 369).

ne faut pas limiter cette affirmation à une idée pythagoricienne; elle est folle à cause du traumatisme physiologique de la naissance dont les effets se calment pour des raisons qui sont aussi de même nature. Il est évidemment difficile de concilier ce pessimisme biologique avec l'optimisme de la définition stoïcienne du sage dont nous savons qu'il est le plus beau, le plus grand par naissance. Il y a deux races d'hommes, celle des sages et celle des non-sages [421]. Mais l'on sait d'autre part que sans doute aucun sage n'a jamais existé. Il y aurait bien une solution, mais nous pensons qu'elle serait de facilité, qui serait d'attribuer le pessimisme à l'humeur de Sénèque et à sa «névrose» [422].

Sénèque, comme nous allons le voir, a approfondi la comparaison entre médecine et philosophie, en réfléchissant sur leur ressemblance et leur différence. En cela la *Lettre 72* est importante. Il existe, nous dit Sénèque, entre un homme à la sagesse confirmée et un homme en progrès de sagesse la même différence qu'entre l'homme sain et celui qui relève d'une longue maladie. L'homme en marche vers la sagesse et le convalescent risquent la rechute [423]. Mais là s'arrête la ressemblance; car entre le sage et l'homme sain l'analogie n'est plus possible. L'âme guérit en une seule fois et complètement : *animus semel in totum sanatur*; et, si la santé du corps est temporaire, la santé du sage est radicale et définitive. Le sage ne peut retomber malade; il ne peut même plus tomber malade [424]. Nous retrouvons là encore le problème de la santé du sage, dont nous avons parlé et dont nous reparlerons à propos d'*Hercule furieux* et d'*Hercule sur l'Œta*. Il s'agit ici de la santé de l'âme du sage opposée à la santé du corps, c'est-à-dire de l'âme débarrassée des passions et sûre de ne jamais y retomber. La sagesse pour les Stoïciens, écrit Clément d'Alexandrie, vient d'un changement (*ἐκ μεταβολῆς*), l'âme changeant à l'égard de la sagesse. Pour un lecteur d'Hippocrate le mot de *μεταβολή* ne procure aucun doute. Il s'agit là encore d'une métaphore médicale [425]. Mais le changement de l'âme est définitif quand elle va vers la sagesse. Sénèque nous donne dans la *Lettre 72* une définition de la santé de l'âme. Elle

421. *S. V.F.* I, 52, 26.

422. Dans les *Lettres à Lucilius* «*the modern reader recognizes a fellow neurotic...*» D. A. Russel, *Letters to Lucilius*, in *Seneca*, édité par C. D. N. Costa, London, 1974, p. 79. C'est la même question que nous avons déjà évoquée pour Cicéron et Lucrèce. La psychologie ne doit jamais précéder l'étude des textes; ce n'est qu'après avoir étudié la problématique des textes et repéré les traditions que l'on peut essayer de donner quelques indices pour une prudente étude psychologique.

423. *Ep.* 72, 6.

424. *Sapiens recidere non potest, ne incidere quidem amplius.*

425. *S. V.F.* III, p. 52, 7.

est en bonne santé, quand elle se suffit à elle-même, quand elle a confiance en elle-même *(si confidit sibi)* [426]. Le sage est rassasié *(plenus)* et jouit de la joie la plus grande, continue, qui est toute sienne *(laetitia fruitur maxima, continua, sua)* [427]. La joie, le plaisir de cohabiter avec soi-même, nous en verrons l'importance dans notre chapitre consacré à l'euthymie, où nous étudions le *De tranquillitate animi.* C'est l'effet de la sagesse, dit ailleurs Sénèque, que de se plaire à soi-même, et de ce que la joie est inaltérable [428].

Dans la *Lettre 85* Sénèque nous rapporte un syllogisme stoïcien *(nostrorum haec interrogatio est)* qui dit :

> *Qui fortis est, sine timore est : qui sine timore est, sine tristitia est : qui sine tristitia est, beatus est.* [429].
>
> «Qui est courageux est sans crainte; qui est sans crainte est sans tristesse; qui est sans tristesse est heureux.»

Il ne nous semble pas que l'on y ait beaucoup prêté attention; et pourtant nous l'appellerions volontiers le syllogisme de la mélancolie, car les deux passions qu'il élimine, la crainte et la tristesse, nous savons depuis longtemps qu'elles sont spécifiques de la mélancolie [430]; nous ne rappellerons pas cette fois l'aphorisme d'Hippocrate, nous nous contenterons de sa transposition par Celse :

> *At si longa tristitia cum longo timore et uigilia est, atraebilis morbus est.* [431]
>
> «Mais si une tristesse prolongée est accompagnée de crainte prolongée et de veille, c'est la maladie de l'atrabile.»

Ainsi ce syllogisme dévoile, comme l'ennemi du sage, la mélancolie, avec ses deux symptômes psychologiques; il manque le symptôme physique de la nausée. Il est dans le *De constantia sapientis* où Sénèque parle d'une âme nauséeuse *(nausiantis animi)* [432] et nous le retrouverons dans le *De tranquillitate animi.* Le syllogisme place comme remède absolu le courage. Nous reparlerons des remèdes de la mélancolie dans notre étude sur l'euthymie.

Revenons à la sagesse comme *métabole.* Ce changement peut survenir à l'insu même de celui qui en est le béneficiaire, comme

426. *Ep.* 72, 7.
427. *Ep.* 72, 8.
428. *Ep.* 85, 24.59, 14-16.
429. *Ep.* 85, 24.
430. Cf. le premier chapitre.
431. II.7.19; cf. Hippocrate, *Aphorismes* VI, 23 : «Si la crainte ou la tristesse persévère longtemps, cela est un état mélancolique.»
432. X.2; cf. P. Grimal, *Commentaire,* p. 74.

nous le dit Sénèque dans la *Lettre 75* [433] où il nous décrit l'état de ces gens qui sont au voisinage de la sagesse : « pourtant, même ce qui est tout proche, est de l'autre côté. » *(tamen etiam quod prope est, extra est)*. C'est que l'on ne passe point progressivement à la sagesse; la transformation, la *métabole* est radicale. Comme le dit E. Bréhier : « ce n'est pas la limite d'un progrès; c'est une chose d'une espèce nouvelle. » [434]. Ils sont devenus sages brusquement et n'ont pas encore fait l'inventaire de leur bien; ils ne sauraient pourtant rechuter *(tamen in illa quae fugerunt decidere non possunt)*. Il leur manque de savoir qu'ils savent *(scire se nesciunt)* [435]. Pour qu'il y ait guérison, pour qu'il y ait réussite complète de la transformation, il faut que la sagesse prenne conscience d'elle-même. Il y a un travail de la sagesse; travail d'abord qui représente l'effort du candidat à la sagesse, l'ascèse, la lutte contre le vice et les tentations. Mais ce travail ne fait pas le sage. Il existe un autre travail, plus profond, plus mystérieux, en relation bien sûr avec le premier mais qui est un travail de tout l'être et qui aboutit à un changement total de l'être, à une nouvelle nature, à une nouvelle espèce. Il faut un certain temps au nouvel être, qui n'a pas assisté complètement à sa naissance, pour s'éprouver, se connaître et savoir qu'il sait. Sénèque retrouve ici une idée très profonde qui est essentiellement chrysippéenne, comme on le sait par Plutarque qui la critique : « Comment n'est-il pas contraire au sens commun de dire que l'on perçoit la différence entre la santé et la maladie et non celle qui est entre la sagesse et la folie, que l'on croit la folie encore présente alors qu'on en est débarrassé et que l'on ignore la présence de la sagesse que l'on possède ? » [436].

Cet état de voisinage de la sagesse, dit Sénèque, d'autres l'ont décrit en termes d'analogie avec les maux du corps; ils ont désormais échappé aux maladies de l'âme *(iam effugisse morbos animi)*, mais non pas encore aux affections *(affectus)* et se trouvent debout sur un endroit glissant *(in lubrico)*, « parce que personne n'est préservé du danger de méchanceté *(malitia)*, sinon celui qui l'a rejetée toute entière, or personne ne l'a rejetée, sinon celui qui a pris à sa place la sagesse. » [437].

Sénèque décrit ici en termes physiques de substitution radicale ce que nous décrivions tout à l'heure en termes physiologiques de

433. *Ep.* 75, 9; cf. Bréhier, *Chrysippe*, p. 215.

434. Cf. Bréhier, *loc. cit.*

435. *Ep.* 75, 9.

436. *Des notions communes*, traduction Bréhier, revue par V. Goldschmidt, in *Les Stoïciens*, Paris, Pléiade, NRF, 1962, p. 141.

437. *Ep.* 75, 10.

changement radical. Il en profite pour rappeler la distinction entre l'affection et le petit malaise *(affectus)* qu'il faut prendre garde de laisser dégénérer en maladie invétérée ou maladie chronique [438]. Ainsi le rhume peut s'aggraver en phtisie. Celui qui est proche de la sagesse, mais n'a pas encore fait sa mue, ressent encore des *affectus.* C'est un langage auquel nous sommes maintenant bien habitué et que nous avons étudié à propos de Cicéron.

Nous ne saurions laisser de côté la réflexion de Sénèque dans la très importante *Lettre 94 à Lucilius.* L'objet de cette épître est une réfutation d'Ariston de Chios, avec lequel le philosophe romain dialogue. L'on sait qu'Ariston s'était séparé de l'école de Zénon parce qu'il refusait la parénétique, c'est-à-dire l'usage des préceptes [439]. Pour Ariston la vertu est *une* et ne se différencie que par ses qualités successives et ses points d'application. Les préceptes ne servent à rien; il faut une âme saine, sinon – *doces illum quid sano faciendum sit, non efficis sanum* – «tu apprends au malade ce qu'un homme en bonne santé doit faire; tu ne lui donnes pas la santé.» [440]. Il faut, selon Ariston, s'attaquer radicalement au mal, c'est-à-dire guérir à fond l'âme malade et la débarrasser de ses vices, ou bien, si elle n'est pas encore occupée par le mal, mais qu'elle incline à lui, il faut prendre possession d'elle avant le mal [441]. Ariston, toujours selon Sénèque, aurait comparé la folie publique *(insania publica)* et la folie abandonnée aux médecins.

> *Inter insaniam publicam et hanc quae medicis traditur, nihil interest nisi quod haec morbo laborat, illa opinionibus falsis. Altera causas furoris traxit ex ualetudine, altera animi mala ualetudo est. Si quis furioso praecepta det, quomodo loqui debeat, quomodo procedere, quomodo in publico se gerere, quomodo in priuato, erit ipso quem monebit, insanior; ei bilis nigra curanda est et ipsa furoris causa remouenda. Idem in hoc alio animi furore faciendum est; ipse discuti debet : alioqui abibunt in uanum monentium uerba.* [442].
>
> «Entre la démence publique et celle qui est confiée aux médecins, nulle différence sinon que l'une souffre de maladie, l'autre d'opinions fausses. L'une tire les causes de la folie de l'état de santé; l'autre est une mauvaise santé de l'âme. Si

438. *Ep.* 75, 11-12.

439. A propos d'Ariston, cf. *S. V.F.* I, p. 75-90, et E. Bréhier, *Histoire de la philosophie,* Paris, P.U.F., 1926-1932, t. I, 2, p. 378-383.

440. *Ep.* 94, 5.

441. *Ep.* 94, 13 **:** *Itaque debemus aut percurare mentem aegram et uitiis liberare aut uacantem quidem, sed ad peiora pronam praeoccupare.*

442. *Ep.* 94, 17.

> quelqu'un donne des préceptes au fou, lui dit comment il doit parler, marcher, se comporter en public, dans le privé, il sera plus dément que celui qu'il exhorte; c'est sa bile noire qu'il faut soigner et c'est la cause même de la folie qu'il faut éloigner. Il faut faire de même pour cette autre folie de l'âme; c'est la folie même qui doit être dissipée; sinon les paroles de ceux qui exhortent le malade tombent dans le vide.»

Plusieurs remarques s'imposent à lire ces mots d'Ariston que Sénèque nous restitue. Comment comprendre, d'abord, *insania publica,* démence publique ? Il vaudrait peut-être mieux dire folie sociale. C'est celle qui relève de notre comportement en société, de nos mœurs. Elle s'oppose à la folie qui est le domaine du médecin, c'est-à-dire la folie d'origine somatique. Nous avons assez insisté sur ce phénomène de partition entre les maladies qui relèvent du philosophe et celles qui relèvent du médecin pour n'y pas revenir. Ariston connaît donc cette répartition. D'autre part, pour lui, l'origine du *furor* est la bile noire. Nous avons dit et répété, à ce propos, l'importance de la tradition péripatéticienne telle qu'elle apparaît dans le *Problème XXX.* Il faut noter aussi les limites de l'analogie entre santé du corps et santé de l'âme. Nous savons par Plutarque qu'Ariston «supposait une vertu unique qu'il appelait santé (*ὑγίεια*)» [443]. Si l'on a la vertu toute entière et l'on ne saurait que l'avoir toute entière, on a la santé. Dans de telles conditions, il n'y a pas d'état «maladif» de l'âme ou de santé précaire. C'est le tout ou rien qui explique que l'on ne saurait dialoguer avec des fous; il n'y a aucune communication possible. Et c'est bien cette question de communication et du dialogue qui intéresse Sénèque.

Dans une réponse fort bien structurée et documentée au philosophe de Chios, Sénèque rétorque que les médecins aussi se servent de préceptes. Ils utilisent le remède et le conseil *(adicit remediis medicina consilium)* [444]; ce n'est pas moins utile que la drogue elle-même. D'autre part, Ariston est trop radical dans sa loi du tout ou rien. Il faut, selon lui, rendre d'abord la santé, ce qui est la condition première de tout dialogue possible. Mais, dit Sénèque, il existe des conseils qui peuvent s'adresser à la fois au malade et au bien portant, par exemple : ne pas manger avidement, éviter la fatigue, sont des préceptes communs à tous les cas [445].

443. *Vertu éthique,* 440 E; cf. F. Kudlien, *Die stoische Gesundheitsbewertung und ihre Probleme,* in *Hermes* 102, 1974, Heft 3, 3. Quartal, p. 446-456.

444. *Ep.* 94, 20.

445. *Ep.* 94, 22.

Et si, comme le prétend Ariston, les préceptes sont vains, appliqués aux vices graves, la médecine, dit Sénèque, à côté du remède, dont la définition est de guérir, connaît le *leuamentum*, la drogue qui soulage dans les maladies incurables [446]. De même, la puissance de la philosophie toute entière, même si elle y employait toutes ses forces, ne saurait extraire des âmes un mal déjà durci et ancien *(duram iam et ueterem animis extrahet pestem)* [447]. Il ne faut pas parler d'échec de la philosophie, non plus que de celui de la médecine. Cette dernière ne guérit pas rien parce qu'elle ne guérit pas tout [448]. L'utilisation de l'analogie avec la médecine est judicieuse. Elle permet de situer la parénétique à son niveau de pratique, d'art. Elle répond à Ariston de manière précise, puisqu'il définit la vertu comme santé; et elle le fait de manière très humaine. Faut-il donc abandonner les incurables ? C'est une question que s'est posée la médecine ancienne. Ainsi l'auteur du *De arte* écrit : «Je vais d'abord définir ce que j'entends par la médecine : c'est délivrer complètement les malades de leurs souffrances, mitiger les maladies très intenses, et *ne rien entreprendre pour ceux que le mal a vaincus, sachant bien que la médecine ne peut pas tout.*» [449]. Dans la perspective de l'auteur du *De arte*, cela fait partie de l'art que de connaître ses limites; il faut donc renoncer devant l'incurable. Guérir, émousser ou mitiger (*ἀμβλύνειν*), sinon abandonner. Sénèque, semble-t-il, étend la médecine jusqu'aux maux incurables *(morbos insanabiles)* [450]. Quand il n'y a plus rien à faire, il y a encore à tendre la main. «La relation d'une caresse, d'un timbre de voix, d'un regard, reste d'une extraordinaire puissance jusqu'au 'Tout est changé' qui annonce souvent que le dernier souffle n'est pas loin.» écrit J. Trémolières dans son admirable *Partager le pain* [451]; et cela appartient au médecin dont Pétrone nous dit ironiquement qu'il n'est rien autre qu'une consolation de l'âme [452].

Dans l'idée de la médecine que se fait Sénèque, comme nous le verrons à propos de la *Lettre 78*, la consolation rejoint le remède;

446. *Ep.* 94, 24; le terme de *leuamentum* est chez Celse, à propos de l'émission d'urine qui soulage (II, 7, 12, Loeb Classical Library).

447. *Ep.* 94, 24.

448. *Ibidem : Sed non ideo nihil sanat quia non omnia.*

449. Traduction Daremberg, *Œuvres d'Hippocrate*, p. 30. Nous suivons, comme Daremberg, la leçon de Calvus : *πάντα οὐ δύναται*. Jones : *ταῦτα οὐ δύναται ἰητρική*. Sur la question de l'abandon des malades, cf. D. Gourévitch, *Abandon de malades et refus de soins dans l'Antiquité classique.* XXIIe congrès international d'histoire de la médecine, Bucarest 1970, p. 63-64.

450. *Ep.* 94, 24.

451. Paris, R. Laffont, 1975, p. 76.

452. *Sat.* XII, 5.

et, de toutes façons, la loi du tout ou rien, celle d'Ariston, ne lui paraît pas acceptable. Sénèque semble savoir, comme les médecins de son temps, qu'il n'est pas vrai que l'on ne puisse pas dialoguer avec les malades, y compris les fous. Dans la folie, il y a des degrés dans la perte de connaissance. Par exemple Celse, à propos de la phrénitis, écrit : «Mais la phrénitis est présente quand la démence commence à être continue, ou quand le malade, bien qu'il ait encore son bon sens *(quamuis adhuc sapiat)*, est la proie d'hallucinations; elle est totale quand l'esprit est livré complètement à ces hallucinations.» [453]. Nous avons suffisamment insisté, à propos de la phrénitis et de la manie, sur le dialogue que conseille Caelius Aurélien avec les malades et sur ce que nous appelons le bricolage de Caelius. Caelius conseille de s'arranger de façon à poursuivre le dialogue avec le malade, en essayant de ne pas le heurter de front et en compensant ses désirs que le médecin juge aberrants pour sa santé, par un jeu sur la posologie ou les circonstances [454]. «Les préceptes ne guérissent pas la folie», dit Ariston [455]. De la même façon, ils ne sauraient guérir la *malitia*, la perversion de l'âme. Sénèque présente ici plusieurs observations. D'abord il retrouve la dissymétrie que nous avons signalée chez Cicéron; il n'y a pas parallélisme exact entre les maladies de l'âme et celles du corps. En supprimant la folie, il est vrai que l'on donne du même coup la santé. En supprimant les fausses opinions, l'on n'aboutit pas du même coup, immédiatement, à la claire distinction du bien et du mal [456]. La sagesse n'est pas la santé; elle est de la santé confirmée. Quand le fou reprend son bon sens, ce sens n'est pas la sagesse. Et en ce qui concerne le fou lui-même, il n'est pas vrai, dit Sénèque, que les préceptes ne servent à rien.

> *Nam quemadmodum sola non prosunt, sic curationem adiuuant; et denuntiatio et castigatio insanos coercuit. De illis nunc insanis loquor, quibus mens mota est, non erepta.* [457]
>
> «En effet, de la même façon qu'ils ne sont pas utiles à eux seuls, de même ils aident la cure; et l'avertissement et la réprimande contraint les déments. Je parle en ce moment des déments qui ont l'esprit perturbé, non perdu.»

Sénèque évoque ici le principe d'autorité que nous avons décrit chez Celse et Caelius. Le fou est un mineur qu'il faut menacer et parfois

453. *De medicina* III, 18, 3, Loeb Classical Library.
454. Cf. *supra*, p. 108 ss.
455. *Ep.* 94, 36.
456. Cf. *Ep.* 94, 36.
457. *Ibidem.*

châtier. La parole est nécessaire; il faut non seulement proposer le remède au phrénitique ou au maniaque, mais encore le lui imposer. Tout cela est parfaitement cohérent du point de vue médical; l'on voit Sénèque répondre à Ariston en s'appuyant sur une thérapeutique parfaitement acceptable à un Celse ou à un Caelius. Il est aussi vraiment très intéressant de voir Sénèque donner sa caution au principe de la cure morale du fou et de rentrer ainsi, avec Cicéron et Plutarque, dans les auteurs familiers du créateur de la médecine philosophique dont nous avons déjà parlé, Philippe Pinel qui écrit dans sa *Nosographie philosophique* : « Il est une étroite union, une dépendance réciproque entre la philosophie morale et la médecine, comme le remarque Plutarque. Combien il importe, pour prévenir les affections hypocondriaques, mélancoliques, ou la nausée, de suivre les lois immuables de la morale, de prendre de l'empire sur soi-même, de maîtriser ses passions, de se rendre, en un mot, autant familier avec les écrits d'Épictète, de Platon, de Sénèque, de Plutarque qu'avec les résultats lumineux de l'observation qui nous ont été transmis par Hippocrate, Arétée, Sydenham, Stahl...; Cicéron, dans le 3e et 4e livres des *Tusculanes,* ne regarde-t-il point les passions comme des maladies et ne donne-t-il point des règles fondamentales pour les traiter ou les guérir ? »[458].

La connaissance que Sénèque semble posséder du traitement des fous est sans doute livresque. Il ne paraît pas avoir aimé le contact avec les insensés, si l'on en croit l'histoire d'Harpaste dont l'infirmité lui sert pour une parabole :

> «Cette folle *(fatua)* a perdu soudainement la vue. Je te raconte une chose incroyable mais vraie : elle ne sait pas qu'elle est aveugle; à tout instant elle demande à l'esclave qui la garde de l'emmener; la maison, dit-elle, est toute sombre. Ce qui nous fait rire chez cette femme peut nous arriver à nous tous; il faut te le représenter : personne ne comprend qu'il est avare ou qu'il est cupide... »[459].

Mais nous n'en avons pas fini avec la médecine dans la *Lettre 94*. Il nous faut dire quelques mots de la question du préambule des lois. Toujours à propos de la défense des préceptes qu'Ariston assimile aux lois en les déclarant inefficaces, Sénèque écrit : « Je ne suis pas, en cette matière, de l'avis de Posidonius qui dit : 'A qui sont destinés les principes que Platon ajoute aux lois ? Car il faut que la loi soit brève pour que les ignorants la retiennent plus faci-

458. *Nosographie philosophique,* 2e édition, Paris, An XI (1803), p. 15-16.
459. *Ep.* 50, 2.3.

lement. Qu'elle soit comme une voix émise par inspiration divine; qu'elle ordonne, qu'elle ne discute pas. Rien ne me paraît plus froid ni plus inepte qu'une loi accompagnée d'un préambule.'» [460]. En évoquant Platon, Sénèque fait ici allusion à une discussion très célèbre de Platon à propos de la question de savoir s'il faut accompagner ou non les lois d'un préambule, et Platon compare les lois aux ordonnances des médecins [461]. Au livre IV, Platon, distinguant les médecins libres des empiriques, écrit : «Mais le médecin libre, lui, soigne et examine habituellement les maux des gens libres; il s'enquiert depuis l'origine, méthodiquement, communique ses impressions au malade lui-même et aux amis de celui-ci; et tandis qu'il se renseigne auprès des patients, en même temps, dans la mesure où il le peut, il instruit le sujet lui-même, ne lui prescrit rien sans l'avoir préalablement persuadé, et alors, à l'aide de la persuasion, il adoucit et dispose constamment son malade, pour tâcher de l'amener peu à peu à la santé.» [462]. Quelle que soit la vérité historique de l'existence de cette double médecine, Sénèque utilise ici une topique traditionnelle; et il est important de montrer que, dans la défense de la parénétique stoïcienne, intervient, et dans une tradition très ancienne, discutée à l'intérieur même du Stoïcisme, l'exemple de la médecine et l'analogie de la relation du médecin au malade conçue dans son exigence pratique.

Solacium et *remedium*.

La consolation appartient à l'âme, et le remède au corps [463]. Ainsi chacun a sa thérapeutique; et pourtant tout un jeu subtil de la philosophie a tenté de les identifier. Qu'est-elle au fond, cette médecine, si démunie dans sa pharmacopée, sinon finalement une consolation de l'âme, comme le dit Pétrone : *Medicus enim nihil*

460. *Ep.* 94, 38 = Edelstein-Kidd, *fragment* 178.

461. *Leg.* IV.720 b e (cf. aussi IX.857 c d).

462. Traduction Diès in *Platon, Œuvres complètes*, t. X, Paris; Belles Lettres, 19. Ce passage a fourni l'occasion à un certain nombre d'historiens de la médecine de voir, dans l'Antiquité grecque, l'existence de deux médecines, l'une réservée aux hommes libres, qui aurait été le fait d'homme de l'art, et l'autre réservée aux esclaves et qui aurait été le lot d'empiriques; cf. par exemple ; A. Festugière, *Ancienne Médecine*, Paris, Klincksieck, Commentaire p. 29, note 9. Malheureusement il n'existe aucun témoignage hippocratique de cette double médecine; comme l'ont montré L. Cohn-Haft, *The public physicians of Ancient Greece*, Northampton, Mass., 1950, p. 61-65, et F. Kudlien, *Die Sklaven in der griechischen Medizin der klassischen und hellenistischen Zeit*, Wiesbaden, 1968, p. 35-38. Nous sommes de l'avis de J. Scarborough, *Roman Medicine*, Thames and Hudson, 1969, p. 27, qui écrit : «*Plato's intellectual ideals remain in the realm of the theoretical rather than the actual.*»

463. Cf. Cicéron, *Lael.* 3.5 : *non ergo medicina me ipse consolor et maxime illa solatio quod...*

aliud quam animi consolatio [464]. Ne doit-elle pas, d'ailleurs, savoir quitter le malade, quand il est trop gravement atteint, comme nous le disions à propos du *De arte*. En vérité, il semble que, dans cette répartition de l'âme et du corps entre philosophe et médecin dont nous n'avons cessé de parler, le philosophe dût se limiter au *solacium* et le médecin au *remedium*. Il existe pourtant une réflexion qui tente de les concilier. Nous venons de voir, à propos de la parénétique, une rencontre du médecin et du philosophe dans le conseil et la parole. Nous avions essayé, jadis, de montrer dans le *prooemium* du chant V de Lucrèce, une réflexion sur *solacium et remedium*, à propos de la glorification d'Épicure comme dieu-médecin [465]. Entre Cérès et Liber, d'une part, et Épicure de l'autre, écrivions-nous [466], existe une analogie de fonction. Cérès a donné aux hommes le blé, Liber le vin, remède aux maux. Épicure a donné à l'humanité les *solacia uitae*.

dulcia permulcent animos solacia uitae [467].

Nous comprenons, comme nous l'écrivions alors [468], *consolations à la vie* [469]; et, disions-nous, «que sont ces *dulcia ... solacia uitae* d'Épicure ?» Dionysos a donné aux hommes le *φάρμακον πόνων*, le remède aux maux de la vie. «C'est le sens que nous donnerions volontiers à *solacium* : remède. A notre connaissance aucun commentateur n'a pensé à la fameuse *τετραφάρμακος* d'Épicure que représentent les quatre premières *δόξαι* ou beaucoup mieux, parce que beaucoup plus simplement encore, la citation de Philodème (*πρὸς τοὺς Στωικούς*), connue justement sous le nom de *τετραφάρμακος* :

ἀφόβον ὁ θεός, ἀνύποπτον ὁ θάνατος, καὶ τἀγαθὸν μὲν εὔκτητον, τὸ δὲ δεινὸν εὐεκκαρτέρητον.

«La divinité n'est pas à craindre; la mort est sans risque; le bien est une acquisition solide; le mal est facile à endurer.»

Certes, concluions-nous, *solacium* n'est pas *remedium*. La *τετραφάρμακος* aussi est une métaphore; l'on sait que c'est Ménon le médecin, élève d'Aristote, qui mit au point un mélange qui portait

464. *Sat.* XII, 5.
465. *Quel Dieu est Épicure ?* in *R.E.L.*, tome L, 1972, p. 139-162.
466. P. 147.
467. V. 21.
468. P. 150.
469. *Vitae* n'a pas besoin, pour cela, d'être au datif, comme le pense Bailey, *comm. ad loc.*

ce nom [470]. Mais dans le *prooemium* du chant V, dans cette constitution d'un Épicure médecin, il nous semblait légitime de réactiver *solacium.* «Lui qui nous a donné, encore maintenant répandus à travers les grandes nations, les remèdes adoucissants qui apaisent les âmes.» [471].

Il est intéressant de voir Sénèque réfléchir sur ce couple à la fois complémentaire et antithétique de *solacium* et *remedium* dans la *lettre 78.* Sénèque commence à plaindre Lucilius à propos de ces rhumes auxquels, lui aussi, il est depuis longtemps sujet. Dans sa jeunesse, il en était venu à la plus grande maigreur et songeait à se suicider. Seul la pensée du chagrin que son père en aurait eu l'en empêcha [472].

> *Itaque imperaui mihi, ut uiuerem... Quae mihi tunc fuerint solacio dicam, si prius hoc dixero, haec ipsa, quibus adquiescebam, medicinae uim habuisse. In remedium cedunt honesta solacia, et quicquid animum erexit, etiam corpori prodest : studia mihi nostra saluti fuerunt. Philosophiae acceptum fero, quod surrexi, quod conualui illi uitam debeo...*
>
> «Ainsi je me suis donné l'ordre de vivre. Ce qui me servit alors de consolation, je te le dirai; mais après t'avoir dit que cela même par quoi je me tranquillisais eut pour moi force de médecine. Les consolations honnêtes tiennent lieu de remède, et tout ce qui redresse l'âme *est aussi utile au corps*; nos études m'ont sauvé la vie. Je porte au compte de la philosophie de m'être redressé l'âme, de m'être guéri le corps; c'est à elle que je dois la vie...»

En ce cas le *solacium* fut le *remedium,* et la philosophie a guéri et fait vivre. Sénèque fonde son argumentation sur l'idée banale de l'influence de l'*animus* sur le corps. *Pars sanitatis uelle sanari fuit,* écrit-il dans *Phèdre* [473].

Le médecin n'a jamais ignoré le rôle de la volonté et du courage dans la maladie. Comme le dit l'auteur des *Epidémies* I : «Il faut que le malade aide le médecin à combattre la maladie.» [474]. Nous avons déjà vu, chez Celse, le rôle de l'*animus* [475]. L'importance

470. Cf. Galien, XII K 601-328. I.452. Le remède de Ménon était composé de cire, de résine, de poix et de graisse.

471. V. 20-21.

472. *Ep.* 78.1.2.

473. V. 249.

474. II L 636.

475. III, 21, à propos de Métrodore et de la cure de l'hydropisie.

du moral sur le physique a toujours été soulignée; même Asclépiade reconnaît l'importance d'une colère immense, d'une crainte excessive ou d'une tristesse profonde comme cause déclenchante d'une phrénitis [476]. Caelius Aurélien remarque que, dans le cas des maladies aiguës, il arrive qu'un malade, rendu joyeux ou terrifié par une nouvelle impromptue, guérit par un certain changement qui se produit dans le corps *(mutatione quadam corporis)* [477]. Ces effets de l'âme sur le corps, du sentiment sur le physique, sont toujours aussi banals et aussi mystérieux. Ils servent ici, dans cette lettre pleine de médecine, à fonder l'importance de la philosophie sur le comportement et à la légitimer comme *remedium.*

La thérapeutique médicale sert d'exemple topique dans toutes les *Lettres à Lucilius.* Par exemple, la *lettre 64,* partant d'une analogie avec l'ophthalmie, permet à Sénèque de définir le rôle du philosophe. Les remèdes sont trouvés depuis longtemps, mais «même si tout a été trouvé par les Anciens, il y aura toujours ceci de neuf : l'expérience et la science ainsi que l'organisation de ce qui a été trouvé par d'autres» [478], autrement dit, la posologie et le kairos, dont l'on sait l'importance pour la médecine et que nous avons défini comme «la perception immédiate de la nécessité urgente de l'action, étant entendu que ce n'est pas autre chose que la perception de l'état des choses» [479] :

> *Teras ista oportet et eligas tempus, adhibeas singulis modum.*
>
> «Il faut broyer ces drogues, choisir le moment, adapter la mesure à chaque cas.» [480].
>
> *Animi remedia inuenta sunt ab antiquis : quomodo autem admoueantur aut quando, nostri operis est quaerere.*
>
> «Les remèdes de l'âme ont été inventés par les Anciens; mais comment les appliquer et quand le faire, c'est notre rôle que de le chercher.»

Ainsi est esquissée une réflexion sur le cas et l'occasion qui trouve son développement dans la justification de la parénétique de la *lettre 94* contre Ariston de Chios dont nous venons de parler.

Mais la philosophie a l'avantage sur les médecins qu'elle propose un remède radical, absolu, qui vaut non pas pour une maladie mais pour toute la vie; c'est *le mépris de la mort : Totius uitae remedium*

476. Caelius Aurélien, *Maladies aiguës* I, 6.
477. *Maladies chroniques, praefatio* 21.
478. *Ep.* 64, 8.
479. Cf. *Euripide et la connaissance de soi,* p. 18.
480. *Ep.* 64, 8.

est : contemne mortem. [481]. Le médecin, lui, se contente de ranimer l'énergie du malade en lui interdisant de se laisser aller, en lui prescrivant la lecture à haute voix, en lui recommandant l'exercice passif, ou le vin comme fortifiant; ou bien encore il le lui interdit s'il tousse [482]. Dans cette affirmation de la puissance de l'esprit sur le corps, l'on touche à l'utopie d'une philosophie qui prétendrait que la sagesse, c'est la santé. En vérité, comme la contemplation de la maladie physique a une fonction cathartique, si nous la comprenons bien dans le chant VI de Lucrèce, ainsi, pour Sénèque, l'on peut soigner par la contemplation de la mort.

Grandeur et limite du modèle médical en éthique :

Le *De sera numinis et uindicta* de Plutarque.

Nous avons réfléchi sur l'analogie de la maladie de l'âme chez Chrysippe, chez Cicéron et Sénèque. Nous voudrions, en guise de conclusion, marquer la grandeur et la limite du modèle médical en éthique.

L'utilisation du modèle médical est très ancienne et l'analogie avec l'action du médicament ou de la chirurgie remonte certainement au-delà du *Gorgias* de Platon en ce qui concerne la cure des âmes méchantes, ou du *Phèdre* pour ce qui est de l'action de la rhétorique. En fait, on se souvient que Gorgias lui-même comparait le pouvoir des mots à celui des drogues [483]. J. Jouanna a montré récemment la présence du modèle médical dans la réflexion sur la politique chez Thucydide [484]; et nous avons nous-même retrouvé dans les troubles de Corcyre le thème, et peut-être l'origine du thème, de la maladie de la cité, à propos des *Lettres* du Pseudo-Hippocrate [485]. L'inverse est vrai, et la politique a servi de métaphore à l'organisme et à son fonctionnement, comme on le voit dans la très célèbre formule d'Alcméon qui définit la santé comme l'*isonomie* des puissances (humide, sec, froid, chaud, amer, doux et le reste) et la maladie comme monarchie d'une de ces puissances [486].

481. *Ep.* 78, 5.

482. *Ibidem.*

483. Cf. *L'éloge d'Hélène,* D.K. II B 11 § 14 : « Il existe une identité de rapport entre la force du discours relativement à l'ordonnance de l'âme et l'ordonnance (τάξις) de drogues relativement à la nature des corps » (traduction J. P. Dumont, *Les Sophistes, fragments et témoignages,* Paris, P.U.F., 1969, p. 88). Cf. J. de Romilly, *Gorgias et le pouvoir de la poésie,* in *Journal of Hellenic Studies,* 1973, p. 155-162.

484. 3e Congrès hippocratique de Paris (septembre 1978), dans sa communication : *La problématique du changement dans le* Régime des maladies aiguës *et chez Thucydide (Livre VI),* in *Hippocratica,* Colloques internationaux du CNRS N° 583, Éd. du CNRS, 1980, p. 299-318. où Jouanna met en rapport le ch. XIII (Nicias) et le ch. XVIII (Alcibiade) et *R.M.A.* XXVI (fin), XXVII, XXVIII et XXXVI.

485. Cf. le chapitre V, p. 441 ss.

486. D. K. I B 4 (p. 215).

Le *Gorgias* de Platon propose une réflexion sur le châtiment comme cure de l'âme en proie à la maladie, c'est-à-dire l'injustice et l'intempérance (*ἀδικία* et *ἀκολασία*) [487]. Cette analogie est assez éloignée de l'objet que nous avons fixé à notre étude, dans la mesure où le modèle médical est très rudimentaire et où nous sommes loin, semble-t-il, de la psychopathologie. Dodds [488] rejoint Edelstein [489] et Wehrli [490], pour dire qu'il ne faut pas exagérer le rôle ni l'influence de la médecine. En fait Platon insiste surtout sur le modèle chirurgical du fer et du feu (*τὸ καίεσθαι καὶ τὸ τέμνεσθαι*) [491]. Pour guérir il faut avoir une idée de la santé et le courage de se faire soigner dans l'idée que la souffrance est en vue d'un bien. A ce propos Dodds parle de la « faiblesse logique » de ce passage, mais reconnaît que l'approche médicale du problème de la délinquance représente un immense progrès de la moralité relativement à la loi du talion ou à la conception irrationnelle de la faute comme une pollution, qui a tellement influencé la loi grecque archaïque [492].

Cette maladie de l'âme, injustice et intempérance, est-elle loin de celle du *Timée,* déraison et ignorance ? L'on peut, bien sûr, faire rentrer celle du *Gorgias* comme espèce dans le genre que serait celle du *Timée.* Mais cela nous paraît bien subtil. C'est, à notre avis, une autre analogie, qui touche à la fois à l'éthique et à la politique, dans la mesure où l'âme malade par excellence est celle du tyran. C'est le tyran Archélaos qui est à la fois le plus coupable et le plus malheureux [493], et, dans le mythe du *Gorgias* [494], Platon nous dit que « Rhadamanthe souvent, mettant la main sur le Grand Roi ou sur quelque autre prince ou dynaste, constate qu'il n'y a pas une seule partie saine dans son âme, qu'elle est toute lacérée et ulcérée par les parjures et les injustices. » [495]. Cette maladie de l'âme est celle que Sénèque appelle *crudelitas,* la cruauté, que l'on trouve dans la *lettre 85,* 10 et surtout dans le *De clementia* où, bien sûr, elle a particulièrement sa place comme maladie de l'âme du prince :

487. 477 e. L'analogie médicale commence en fait, comme l'a montré Dodds, *Plato's Gorgias,* a revised text with introduction and commentary, Oxford, 1959, p. 229, avec l'utilisation du verbe *προσφέρειν* (administrer) in 465 a.

488. *Loc. cit.*

489. *Ancient philosophy and medicine,* in *Ancient medicine,* p. 349.

490. *Ethik und Medizin,* in *Mus. Helv.* VIII (1951), 36, p. 117.

491. 479 a.

492. *Op. cit.,* p. 254.

493. *Gorgias* 479 e.

494. 524 e.

495. Traduction Croiset.

« La principale raison qui rend la cruauté détestable, c'est qu'elle passe les bornes ordinaires d'abord, ensuite les bornes humaines, elle recherche des supplices nouveaux... Elle trouve son plaisir dans la souffrance d'êtres humains, mais en vérité, cette horrible maladie de l'âme atteint chez le prince au paroxysme de la folie lorsque la barbarie lui est une volupté, que le meurtre commence à être à son goût. »[496].

Nous n'avons pas voulu, dans cette étude, traiter du cas particulier de la santé du prince, parce que c'est un sujet auquel il faudra consacrer un livre entier.

L'on ne saurait abandonner l'étude du modèle médical dans l'éthique sans consacrer quelques réflexions au *De sera numinis et uindicta*[497] de Plutarque, ni admirer le caractère symphonique de l'utilisation des analogies. La médecine, comme nous l'allons voir, *a réponse à tout.*

En fait Plutarque, comme nous allons le montrer, en reprenant l'ancienne analogie du corps et de l'âme, de la médecine du corps et de la médecine de l'âme, résorbe l'éthique dans la médecine et transpose le moral dans la biologie. La cohérence obtenue alors emporte la conviction d'un Joseph de Maistre, qui a fourni une traduction annotée de ce traité[498]. En fait, nous nous proposons de le montrer ailleurs, ces problèmes du rapport de l'éthique et du biologique se reposent de manière aiguë au début du XIXe siècle, comme on le voit dans la réaction de Bonald et de J. de Maistre lui-même aux écrits de Cabanis sur les *Rapports du physique et du moral.*

En vérité l'allure rhapsodique de la composition du traité de Plutarque et l'allusion apparemment décousue à la médecine ont caché le caractère systématique; il ne suffit pas d'écrire : « Plutarque est parfaitement familiarisé avec le domaine et le langage de la médecine. Il aime en outre, comme tous les moralistes antiques,

496. *De clementia* III. 23, traduction Préchat, Paris, Belles Lettres, 1925 (1967).

497. *Des délais de la justice divine* que nous appellerons, par commodité, le *De sera...*

498. « Je ne me rappelle pas avoir jamais rien travaillé avec autant de soin; j'ai écrit trois fois ce beau traité de ma propre main; il a été lu ligne par ligne sur le grec par un habile helléniste qui ne m'a fait qu'une observation. » (Lettre à H. de Costa, 3 juillet 1816). « C'est », écrit-il au Comte de Blacas, « le chef d'œuvre de la morale et de la philosophie antique. » Qualifier J. de Maistre « d'esprit franchement réactionnaire » (comme le fait le dernier éditeur français du *De sera...*, Mme Y. Vernière in *Plutarque, Traités 37-41* (tome VII. 2), Paris, Belles Lettres, 1974, p. 124, ne suffit sans doute pas à expliquer la pensée d'un écrivain aussi complexe.

comparer la médecine de l'âme et la médecine du corps; mais il s'efforce dans son style très imagé de laisser aux termes techniques leur sens moral, et d'employer des termes concrets quand il s'agit de psychologie.»[499].

Il est vrai que l'argumentation donne une apparence inorganisée, mais les thèmes médicaux ont, en fait, une finalité qui est la constitution d'une cohérence inaltérable. Ces thèmes, qu'on croirait facultatifs, sont situés à des nœuds importants de la problématique.

Pourquoi vient-Il si tard ?

Le *De sera...* est une théodicée, qui cherche à clore le scandale de la pensée tragique, celui que Platon avait dénoncé, l'existence de dieux mauvais et inconséquents [500]. Plutarque commence son raisonnement à partir justement d'un vers d'Euripide :

μέλλει, τὸ θεῖον δ' ἐστι τοιοῦτον φύσει. [501].

«Il tarde; car tel est le divin par nature.»

Dans la *Phèdre* de Sénèque, Hippolyte entendant les propos de Phèdre, s'écrie :

... Magne regnator deum
tam lentus audis scelera, tam lentus uides ! (v. 671-672).

«Puissant maître des Dieux, avec quelle nonchalance tu entends ces crimes, avec quelle nonchalance tu les vois !»

Pour y comprendre quelque chose, il nous faut prendre une série d'exemples dans le *De sera...*

– On ne demande pas raison à un technicien de sa technique si l'on est profane. Or Dieu est le technicien de la thérapeutique des âmes (549 F).

– Dieu connaît le *kairos,* le moment propice à la guérison du mal (*τὴν κακίαν*), et présente à chacun, pour remède, son châtiment; mais il n'a pas fixé une fois pour toutes une mesure (*μέτρον*) ni un temps (*χρόνος*) pour tous les cas (550 A). En somme, Dieu est un médecin de l'individu, du malade et non de la maladie. Il est médecin hippocratique et non médecin méthodiste, qui croit à l'entité

499. Y. Vernière, *op. cit.,* p. 174, note 2.
500. Cf. Notamment *Rep.* 377 e ss. Sur Platon et la tragédie, cf. V. Goldschmidt, in *Questions platoniciennes,* Paris, Vrin, 1970, p. 103-140.
501. *Oreste,* v. 420.

de la maladie comprenant un temps objectif, avec un début, un accès, un état, un déclin, et une rémission [502]. Dieu est médecin de l'âme; la médecine de l'âme (*δίκη καὶ δικαιοσύνη*) est la plus grande de toutes les techniques [503]. C'est le *kairos* qui est important dans le châtiment et non la rapidité et la promptitude [504]. Cela revient à préférer la médecine à la chirurgie; en même temps nous allons voir, grâce à l'analogie médicale, naître une réflexion sur le temps et la durée.

– Dieu sait qui est incurable et qui ne l'est pas (551 C.D) et surtout quand il s'empare de l'âme malade, il faut accorder un délai (*χρόνον*).

– L'homme est susceptible de mutations (*μεταβολαί*) (551 E.F). Le terme est évidemment empreint de réminiscences médicales. Ces mutations s'expliquent par la partie «malléable» de l'homme, appelée *τρόπος* et *ἦθος*.

– Les grandes natures mettent du temps à trouver leur assiette, à cause de leur force même. Plutarque fait une comparaison avec le *terrain* :

> «L'agriculteur novice ne saurait apprécier un terroir plein de fourrés touffus et d'herbes folles..., mais ce juge plus clairvoyant, reconnaissant à ces signes l'excellence et la qualité des âmes, sait attendre que l'âge apporte en temps voulu son concours à l'épanouissement de la raison et de la vertu : c'est ainsi que le naturel de chacun porte ses véritables fruits.» (552 C) [505]

ὥρα, καρπόν sont des mots importants; car ils introduisent une notion nouvelle, celle de *maturation* dont nous allons reparler [506].

– Dieu emploie quelques hommes à punir la méchanceté des autres; de même que le fiel de l'hyène et la présure du phoque, animaux impurs, ont une vertu curative, de même à certains peuples Dieu réserve la dureté amère du tyran (553 A).

– Existe-t-il des «suspensions» de souffrance (*ἀναβολὴ τιμωρίας*) (553 F) ? Le terme d'*ἀναβολή* est du registre médical. Chez Oribase (45.2, 6) il désigne l'action de soulager, en soulevant une tumeur.

502. Caelius Aurélien, *Maladies chroniques* V.47 *(initium, augmentum, status, declinatio, remissio)*.

503. Cf. *Gorgias* 478 b.

504. 553 D.

505. Trad. Vernière.

506. Idée précisée déjà (552 D) par l'éloge de la loi égyptienne qui fait que la femme enceinte condamnée à mort est épargnée jusqu'à l'accouchement.

– Plutarque pose le problème de la co-naissance du châtiment avec le crime [507]. Il ne faut pas penser avec Platon, dit-il, que le châtiment est une souffrance consécutive à l'injustice, mais parler de la souffrance comme contemporaine et issue de la même racine (554 A). Plutarque va donner plusieurs paradigmes de la contemporanéité de l'acte méchant et du châtiment :

– *La cantharide* qui possède son propre contre-poison (554 A).

– *Hérodicos de Sélymbrie* (554 C) : « Voyez Hérodicos de Sélymbrie atteint d'une affection pulmonaire incurable et inventeur d'un traitement mixte à base de gymnastique et de médecine. Platon nous dit qu'il ne fit que prolonger sa mort... Il en est de même pour les méchants. » [508].

Hérodicos est bien connu comme médecin de la *longue maladie* [509]. Il a mauvaise réputation chez Platon [510], chez Aristote qui écrit : « La vertu du corps est la santé ; elle consiste à pouvoir user du corps sans en devenir malade ; car beaucoup d'hommes sont sains comme on dit que l'était Hérodicos, personne n'envierait leur santé, parce qu'ils doivent s'abstenir de tous ou de la plupart des plaisirs humains » [511] ; mais aussi dans la *Collection hippocratique* [512] : « Hérodicos tuait les fébricitants par des courses, par des luttes multipliées, par des bains de vapeur ; mauvais ; l'état fébrile est ennemi des luttes, des promenades ; des courses, des frictions ; c'était traiter la souffrance par la souffrance... » [513].

Jusqu'à présent la référence à la médecine ne dépasse guère les lieux communs auxquels nous sommes habitués. Elle insiste surtout sur la technicité d'un dieu médecin qui seul a la connaissance, et reprend l'idée platonicienne du châtiment comme cure. Mais cela se complique avec l'autre question, tragique elle aussi dans son essence, de la réversibilité du châtiment sur les enfants des criminels. « Euripide accuse les dieux de faire retomber les fautes des parents sur leur descendance. » (556 E) [514]. C'est là que la réponse

507. C'est un problème que nous retrouvons à propos du rescrit de Marc-Aurèle, cf. le chapitre IV *Tragique et maladie de l'âme* p. 423 ss.

508. Traduction Vernière.

509. Cf. *supra*, p. 93, où nous l'avons proposé comme l'inventeur de la « maladie chronique » avant Thémison.

510. *Prot.* 316 A ; *Rep.* III.406 a, 408 d.

511. *Rhétorique* 1361 b 3 (traduction M. Dufour).

512. *Épidémies* VI, 3.18, V L 303.

513. Traduction Littré ; cf. aussi *An. Lond.*, IX, 20. Il ne faut évidemment pas confondre, comme le fait Y. Vernière (*op. cit.*, p. 205, note 3) Hérodicos de Sélymbrie et le frère de Gorgias, Hérodicos de Léontium. Sur Hérodicos de Sélymbrie, cf. Deichgräber, *op. cit.*, p. 60.

514. Cf. Nauck 2, *Trag. graec. frag.*, Eur. 580.

de Plutarque va se révéler fort complexe [515]. Plutarque se sert du paradigme de la *contagion* et propose l'analogie du temps et de l'espace :

> «Pourquoi ordonnons-nous aux enfants de ceux qui sont morts par phtisie ou hydropisie de rester assis, les pieds plongés dans l'eau, jusqu'à ce que le cadavre ait été brûlé ?» [516].

C'est que l'on croit ainsi empêcher la maladie de les atteindre. D'autres puissances ayant des facultés de contact (*ἀφάς*) et de diffusion (*διαδόσεις*) se transmettent des uns aux autres (558 E). *Cela nous étonne dans le temps et non dans l'espace.* «Et pourtant il est plus surprenant de voir une maladie qui a pris naissance en Éthiopie contaminer Athènes, tuer Périclès et atteindre Thucydide, que de voir, par suite de la perversité des Delphiens et des Sybarites, le châtiment se déplacer et retomber sur leurs enfants.» (558 E.F). Si l'on veut bien se reporter à ce que nous écrivions plus haut de la peste dans le livre VI de Lucrèce, l'on ne sera pas surpris de trouver ici le concept de *diadose,* de circulation à l'intérieur d'un organisme clos, qui explique le phénomène de la contagion. Nous retrouverons le concept dans notre étude du *περὶ λύσσης* des *Lettres* du Pseudo-Hippocrate. C'est un concept médical et la citation de Thucydide nous replace dans cette problématique de la peste que nous avons étudiée. La peste et le contage sont des phénomènes qui relèvent de l'histoire; comme nous l'avons dit, la description *princeps* de la contagion est d'un historien et non d'un médecin; nous avons tenté d'en expliquer les raisons.

Mme Vernière se demande comment Plutarque en est encore à défendre le dogme périmé de l'hérédité des peines. De toutes façons, dit-elle, cette doctrine n'est ici qu'épisodique [517]. En vérité l'hérédité des peines est un vieux dogme; mais Plutarque a conscience de la défendre et c'est pourquoi elle nous intéresse, parce qu'il estime une idée moderne et historique, celle du contage et de la contagion. Si la prophylaxie qu'il propose est pleine de superstition, le concept de *diadose* a toute l'allure d'un concept «scientifique». Dans un temps-bloc, comme dans un espace-bloc, la circulation du contage doit pouvoir se concevoir. Et contrairement à ce que pense Mme Vernière, cette doctrine n'est pas épisodique mais

515. Comme le dit justement G. Soury, *Le problème de la providence et Plutarque,* in *R.E.G.* 1945, p. 163-179 : «Ce problème de la punition des innocents est complexe et il ne suffit pas de dire que c'est là une conception primitive (p. 177)».

516. 558 D, traduction Vernière.

517. *Op. cit.,* p. 167.

contribue à la cohérence de ce que nous appelons la «pensée biologique» de Plutarque que nous préciserons tout à l'heure, et notamment à l'idée de totalité organique. De même il faut souligner le paradoxe. La peste et le phénomène de la contagion constituent d'ordinaire l'argument qu'il faut réfuter contre la Providence, comme on le voit chez Philon [518]. Plutarque se sert du phénomène lui-même pour justifier l'hérédité des peines.

Plutarque continue en affirmant la responsabilité collective de la cité et de la famille. La cité est une et d'un seul bloc (*συνεχές*), comme un animal (*ὥσπερ ζῷον*), ne dégénérant pas de soi-même (*οὐκ ἐξιστάμενον αὐτοῦ*) [519] dans les mutations selon le temps (*ταῖς καθ' ἡλικίαν μεταβολαῖς*), mais restant toujours en accord et en familiarité avec soi-même (*συμπαθὲς ἀεὶ καὶ οἰκεῖον αὐτῷ*) [520] (559 A). Ainsi la cité est un tout organique, c'est-à-dire un tout qui dépasse la somme des parties, mais en plus c'est un vivant. Comme d'un individu, nous disons qu'elle reste *la-même.* Nous reconnaissons, en effet, un même homme à tous les âges successifs de la vie [521]. L'individu lui-même est en sympathie organique avec sa famille. La famille est une création naturelle et non un artefact. Cette idée est aussi très importante. L'ancêtre se prolonge dans l'arrière-neveu, comme le père dans son fils. Le père n'est pas artisan, son œuvre n'est pas extérieure à lui, mais une partie de lui-même qui se poursuit en un autre [522] (559 D) :

ἐξ αὐτοῦ γὰρ οὐχ ὑπ' αὐτοῦ γέγονεν.

«Cela sort de lui, mais n'est pas produit par lui.»

Il n'y a donc aucun scandale à ce que des fils de criminels, qui gardent «enracinés en eux les qualités maîtresses de leurs pères, non point oisives et engourdies, mais comme principe actif et aliment quotidien de leur vie...», soient punis et partagent le destin de leurs pères. [523]

L'analogie, ou plutôt comme nous le dirons, l'identification de l'éthique et du biologique, de la morale et de la médecine, permet l'adéquation de l'utilité et de la justice, du *χρήσιμον* et du

518. *De prouidentia* II.24 et 102.

519. Tel est le sens que propose Liddell-Scott qui rapproche de Platon, *Rep.* 380 d (ἐξίστασθαι τῆς αὐτου ἰδέας); cf. aussi Aristote, *Histoire des animaux,* 488.19.

520. Cette fois-ci le vocabulaire est stoïcien.

521. Comme le signale Y. Vernière, cela semble contredire *De E ap. Delphi* 312 B. Mais Soury concilie les deux passages, cf. *Le problème de la providence, op. cit.,* p. 171.

522. Cf. l'importante distinction de Galien entre création naturelle (ou *accroissement*) et création artificielle ou production (*Nat. Fac.* II, 3, 82 ss), comparaison entre Phidias et la nature.

523. 559 E, traduction Y. Vernière.

δίκαιον. Le thème de l'utile rejoint d'ailleurs celui de la technique. L'on ne peut parler d'injustice quand pour une douleur de la hanche on cautérise le pouce, pour un abcès au foie on sacrifie l'épigastre, quand on oint l'extrémité des cornes de bœuf pour remédier au ramollissement des sabots. [524]. Les châtiments visent à la guérison du vice. «Chercher dans des châtiments une autre justice que la guérison du vice, *s'indigner de voir soigner les uns en appliquant le remède aux autres ... ce serait ... ne rien voir au delà de la perception immédiate.*» [525]. Ce n'est pas seulement d'un membre à l'autre, mais d'une âme à l'autre que se transmettent certaines dispositions (*διαθέσεις*), procès morbifiques ou curatifs (*κακώσεις καὶ ἐπανορθώσεις*) [526]. Tout cela suppose la survie de l'âme; ce postulat est accepté. Plutarque répond ensuite à l'objection de Bion de Borysthénie [527] qui prétendait Dieu plus ridicule quand il punit les enfants des méchants que le médecin qui donne un remède au fils ou au petit-fils quand c'est le père ou le grand-père qui est malade [528]. Mais Bion n'a pas poussé l'analogie assez loin. Ce qui justifie la «cure» des enfants, c'est l'hérédité d'un *terrain* [529]. L'enfant est disposé à la même maladie. Le régime permet alors de dissiper le mal et d'éviter la chronicité. «Ce n'est donc point, repris-je, une absurdité de notre part, mais une nécessité, ce n'est point une démarche ridicule, mais fort utile au contraire, que de prescrire aux enfants des épileptiques, des atrabilaires et des podagres, gymnastique, régime et remèdes, non qu'ils soient malades, mais pour leur éviter de l'être.» [530]. Seul Dieu est capable de faire le diagnostic, de percer les caractères (*διορᾶν, διαισθάνεσθαι*) [531]. C'est que l'homme contrairement aux animaux a le pouvoir de cacher le mal et de mimer le bien [532] et nous échappe : *ἐγγενῆ κηλῖδα τῆς κακίας*, le «naevus» originel du mal. Il est stupide, dit Plutarque, de penser que le dard vient au scorpion au moment où il pique [533].

> *Οὐ γὰρ ἅμα γίγνεται καὶ φαίνεται τῶν πονηρῶν ἕκαστος, ἀλλ' ἔχει μὲν ἐξ ἀρχῆς τὴν κακίαν, χρῆται δὲ καιροῦ καὶ*

524. 559 E.
525. 559 F; traduction Vernière.
526. 560 A.
527. Philosophe à tendance cynique du 2e siècle avant J.-C.
528. 561 C.
529. 561 D : *ἐπιτηδείως ἔχοντα πρὸς τὴν αὐτὴν νόσον.*
530. 561 E, traduction Vernière.
531. 562 B.
532. 562 B.
533. *κηλίς* est un terme médical, cf. Oribase IX, 44, 3.

δυνάμεως ἐπιλαβόμενος τῷ κλέπτειν ὁ κλέπτης καὶ τῷ παρανομεῖν ὁ τυραννικός· ἀλλ' ὁ θεὸς οὔτ' ἀγνοεῖ δήπου τὴν· ἑκάστου διάθεσιν καὶ φύσιν, ἅτε δὴ ψυχῆς μᾶλλον ἢ σώματος αἰσθάνεσθαι πεφυκώς.

«Car la naissance des criminels ne coïncide pas forcément avec leur manifestation, mais ils ont le mal depuis le début; le voleur vole et le tyran viole la loi quand ils rencontrent l'occasion et qu'ils en ont la force. Mais Dieu n'ignore pas l'état particulier (diathèse) et la nature de chacun, étant donné que, pour lui, l'âme est plus aisée à connaître que le corps.» [534].

Il ne poursuit pas par colère ni par haine, mais par *médecine* (ἰατρείας ἕνεκα), comme lorsqu'on supprime l'épilepsie avant qu'elle ne se déclare [535]. Dieu contraint l'état et les dispositions momentanées (ἕξις et διάθεσις) avant que l'injustice ne se déclare [536]. Le mal croît et se révèle quand il a la *force* et l'*occasion*. Nous retrouvons là l'idée de maturation et nous en avons signalé l'importance. Dieu connaît diathèse et physis, ou ce qui revient au même, diathèse et hexis. Nous sommes toujours dans un vocabulaire médical [537]. Dieu est le médecin qui connaît le tempérament de chacun et sa disposition, son état de santé, à un moment donné. Dieu sait que l'avenir offre plus de dangers que le passé; il sait que quelquefois il vaut mieux laisser en liberté un coupable, mais arrêter certains autres qui méditent leurs forfaits. «De même il y a des remèdes qui ne réussissent pas à certains malades et profitent à d'autres patients qui, pour n'être pas malades, ne sont pas moins en danger que les premiers.» [538]. Et Plutarque conclut : «Tous ceux dont le naturel chérit et reproduit la tare paternelle voient la justice les poursuivre et punir en eux l'identité du vice, tout comme les verrues, les grains de beauté» etc... [539].

534. 562 C.
535. 562 D.
536. 562 E.
537. *Hexis* et *diathesis* sont des *qualités* (cf. Aristote, *Catégories* 8 et *Meta.* Δ 14) : « Une première espèce de qualité peut être appelée *état* (hexis) et *disposition* (diathesis). Mais l'*état* est différent de la *disposition* en ce qu'il a beaucoup plus de durée et de stabilité; sont des *états* les sciences et les vertus, car la science semble bien être au nombre des choses qui demeurent stables... Par contre, on appelle *dispositions* les qualités qui peuvent facilement être mues et rapidement changer, telles que la chaleur et le refroidissement, la maladie et la santé... L'état diffère donc de la disposition en ce que cette dernière est aisée à mouvoir... » (traduction J. Tricot). Le terme de diathèse n'intervient pas fréquemment dans la *Collection hippocratique* (cf. J. Jouanna, *Hippocrate et l'école de Cnide*, p. 431, note 2).
538. 562 E.
539. 563 A.

Nous avons dû paraître long à évoquer toutes ces références à la médecine et ce que nous pouvons appeler, d'un nom vague, la biologie. Mais cela nous paraissait nécessaire pour percevoir que l'évocation de la médecine n'a rien de rhapsodique [540], comme on le dit généralement, mais est symphonique, si l'on peut dire. La médecine fonctionne comme un *paradigme* parfait pour Plutarque; elle permet d'établir une *cohérence* complète [541]. Cette cohérence s'établit par la permanence du raisonnement analogique [542]; l'analogie se réduisant souvent en identification (ainsi l'individu est à la famille ce que la famille est à la cité, c'est-à-dire un tout; analogie du temps et de l'espace etc...).

En quoi consiste la cohérence de ce que nous proposons d'appeler, faute de mieux, la «pensée biologique» de Plutarque ? Nous n'avons qu'à reprendre nos conclusions. Elle suppose :

– l'idée de totalité organique, conçue comme un vivant;
– l'idée de création naturelle, différente de l'artefact, qui fonde l'hérédité.
– la valorisation de la technique. Le technicien est seul connaissant et n'a pas à rendre compte au profane de sa technique. La technique et l'idée de totalité organique vivante peuvent se combiner. Ainsi soigner le pouce pour guérir la tête suppose à la fois la connaissance technique et la sympathie de l'organisme.
– la notion de contagion qui est essentielle. Mme Vernière déplore que Plutarque retourne à une pensée archaïque avec son idée de réversibilité des peines [543]. C'est, selon nous, une erreur; car Plutarque, avec l'idée de la contagion et de la *diadose* [544] a certainement l'impression d'être moderne.
– une conception du temps et de la durée; le *kairos* est le fait de la technique, mais nous le savons depuis Hippocrate et les Sophistes. Importante est l'idée de maturation. L'acte n'est

540. Il est vrai que l'abondance de la terminologie médicale a le pouvoir d'interdire qu'on perde de vue l'analogie.

541. Nous appelons *cohérence* un ensemble de raisonnements (d'enthymèmes, disait Aristote) qui tissent entre eux un réseau d'apparence logique, emportant la conviction par des procédés qui relèvent de la poésie plutôt que du raisonnement philosophique. Plutarque parle justement en 558 D d'*εἰκὸς καὶ πιθανόν*, le vraisemblable et le convaincant. C'est une bonne définition de la cohérence. Il faut ajouter que, pour qu'il y ait à notre avis cohérence, il faut une «sensibilité» aux problèmes philosophiques authentiques.

542. Ainsi l'individu est à la famille ce que la famille est à la cité, c'est-à-dire un tout; analogie du temps et de l'espace etc...

543. *Op. cit.* p. 109.

544. Concept dont nous avons vu la naissance historique et l'importance épistémologique. Nous reviendrons sur ce concept à propos du *περὶ λύσσης* du Pseudo-Hippocrate.

pas un début, mais un épanouissement. L'innocent n'est peut-être qu'un coupable qui s'ignore, ou qu'on ignore, mais que Dieu connaît.

Quelques remarques viennent immédiatement à l'esprit :

L'idée de totalité organique est une idée stoïcienne. Par exemple la conception stoïcienne de l'*hexis* [545] est, comme le dit justement S. Sambursky, le type le plus relevé de structure. «Nous devons nous rendre compte», écrit-il, «que les éléments de *hexis* ne sont pas de simples éléments localisés, mais des propriétés physiques qui interpénètrent et créent une totalité où chacune d'elles a part à l'existence du reste.» [546] «*hexis*», écrit-il encore, «représente le type le plus complexe de toute structure possible, c'est-à-dire une entité qui démontre une communication *(diadose)* entre les membres individuels et l'ensemble.» Il y a une hexis physique et une hexis morale. «L'interdépendance des vertus est l'une des assomptions de base de l'éthique stoïcienne.» [547]. Le modèle de l'hexis morale est évidemment la κρᾶσις δι' ὅλων, c'est-à-dire un mélange intégral, mais où l'identité des substances est maintenue. Ainsi une goutte de vin tombée à la mer est mélangée à l'ensemble de la mer sans perdre pour autant son identité de goutte de vin.

L'acte comme maturation, comme épanouissement, est aussi une idée stoïcienne; nous l'avons justement dit à propos de Sénèque et de la *lettre 121*.

La différence entre la croissance naturelle et l'artefact est aussi stoïcienne, que l'on pense au *feu artiste* et au *logos spermatikos.* C'est vrai. Mais la cohérence que Plutarque en donne n'a rien de stoïcien. En fait, les Stoïciens ne se sont pas servis d'un modèle physiologique dans leur théodicée, mais seulement de modèles logiques et physiques. A propos du mal et du bien, les Stoïciens se sont contentés finalement d'une combinatoire et c'est bien ce que leur reproche Plutarque [548]. Il critique la justification chrysippéenne par l'économie générale du monde. Comme le note D. Babut, les arguments de Plutarque sont assez faibles. «On ne peut s'empêcher de regretter le caractère insuffisamment explicite de ce texte, malheureusement isolé : citation et discussion sont en effet trop brèves pour nous permettre de comprendre sûrement la posi-

545. Cf. la définition que nous transmettent les *Définitions* pseudogaléniques (*S. V. F.*, II.124, 20) : ἕξις = πνεῦμα σώματος συνεκτικόν.

546. *Physics of the Stoics*, Londres, 1959, p. 9.

547. *Op. cit.*, p. 81.

548. *De Stoïc. rep.* 1040 B.C., 1050 E, 1051 A.

tion de Chrysippe, ... Car la citation de Plutarque présente trois justifications possibles des souffrances de gens de bien : 1) des négligences, inévitables dans le gouvernement de l'univers comme dans l'administration des grandes maisons; 2) l'action de mauvais démons qui rempliraient mal les fonctions que leur a confiées la Providence; 3) la nécessité...» [549]. D. Babut soupçonne Plutarque de mauvaise foi et d'éliminer le contexte intéressant de Chrysippe [550]. L'argument logique, rapporté par Plutarque, dit qu'«il n'est pas possible de supprimer le mal et que d'ailleurs il ne serait pas bon qu'il le fût.» [551]. Comme le rappelle D. Babut, Plutarque préparait, lui aussi, sa théodicée; le *De sera...* et «sa maladresse pourrait donc refléter une sorte de solidarité inavouée avec d'autres partisans de la théodicée.» [552]. Peut-être pourrions-nous proposer un autre type d'explication à son opposition au Stoïcisme qui serait celle de la physiologie contre l'harmonie, c'est-à-dire finalement la combinatoire. Certes le monde est considéré par les Stoïciens comme un *ζῷον* [553], mais l'on ne va pas jusqu'à un modèle physiologique précis, jusqu'à l'anatomie comme le platonicien Lamprias dans le *De facie* de Plutarque (928 c) : «C'est sous l'empire de la Raison que les astres sont comme des *yeux*, «porteurs de lumière», enchâssés dans le visage du Tout, qui se promènent, que le soleil avec la force d'un *cœur* envoie partout et diffuse en guise de sang et d'air, chaleur et lumière; la terre et la mer dans le plan de la nature rendent au monde tous les services que le *ventre* et la *vessie* rendent à l'animal. Quant à la lune, entre le soleil et la terre, elle est placée comme entre le *cœur* et le *ventre*, le *foie* ou quelque autre viscère mou [554] : elle transmet ici la chaleur d'en haut et les exhalaisons d'ici, elle les filtre en les purifiant par une sorte de coction.». Voilà une rêverie physiologique du monde. C'est à notre avis la première et ce type de rêverie est très rare. X. Bichat regrette l'absence du modèle physiologique dans la description de l'univers [555].

549. *Plutarque et le Stoïcisme*, Paris, P.U.F., 1969, p. 291-292.

550. *Op. cit.*, p. 292.

551. *De Stoïc. rep.*, 1051 A (*S. V.F.* II.1182); traduction D. Babut, p. 295.

552. *Op. cit.*, p. 290.

553. *S. V.F.* II.169, 15; 191, 34; 192, 7. Le *Timée* proposait déjà l'image du monde comme un Tout, vivant unique, qui contient en lui-même tous les vivants, mortels ou immortels (69 c).

554. La rate ? Nous avons cité la traduction de P. Raingeard, *Plutarque, De facie*, texte critique avec traduction et commentaire, Paris, Belles Lettres, 1935.

555. «Si la physiologie eût été cultivée par les hommes avant la physique, ... je suis persuadé qu'ils auraient fait de nombreuses applications de la première à la seconde, qu'ils auraient vu les fleuves coulant par l'action tonique de leurs rivages, les cristaux se réunissant par l'excitation qu'ils exercent sur leur sensibilité réciproque, les planètes se

Pour revenir à ce que nous appelions la cohérence de Plutarque elle tisse un réseau de réponses aux problèmes de la théodicée d'une manière qui n'est ni stoïcienne, ni platonicienne. Le Stoïcisme refuse la responsabilité collective et la réversibilité des peines. Sénèque dit, de façon l'on ne peut plus claire : « Rien n'est plus inique que de faire le fils héritier de la haine encourue par le père. » [556]. Quant à Platon, comme nous l'avons déjà dit, il prend grand soin, avec le mythe d'Er, d'affirmer la spécificité des maladies de l'âme par rapport à celles du corps. Le corps et l'âme sont malades des maladies qui leur sont propres [557]. L'on ne saurait, en aucune façon, identifier les maladies du corps avec celles de l'âme, ni la médecine avec la morale. Or c'est de cette confusion systématique et cohérente qu'est fait le *De sera*... qui justifie Dieu par la technique médicale et l'étiologie des maladies.

La grande question, la question radicale qui était posée à Socrate était celle-ci : il faut démontrer qu'il vaut mieux être juste (même si l'homme juste meurt conspué, haï et confondu avec l'égoïste) qu'être égoïste (même si, au comble de l'injustice, il reçoit toutes les récompenses du juste) [558]. A cela Socrate finit par répondre : « Il faut donc reconnaître à l'égard de l'homme juste que s'il est en butte à la pauvreté, à la maladie ou à quelque autre de ces états que l'on prend pour des maux, cela finira par tourner à son avantage, soit de son vivant, soit après la mort; car les dieux ne sauraient négliger quiconque s'efforce de devenir juste et de se rendre par la fatigue de la vertu aussi semblable à la divinité qu'il a été donné à l'homme. » [559]. C'est alors que Platon nous propose le mythe d'Er le Pamphylien, qui nous conte le châtiment et la récompense des âmes et le choix des genres de vie. La justification de Dieu, son « irresponsabilité » et la responsabilité de celui qui choisit sont établies au niveau du mythe : *αἰτία ἑλομένου· θεὸς ἀναίτιος* [560]. « Chacun est responsable de son choix; la divinité est hors de cause. » C'est par le mythe que l'on peut se permettre d'entrer au

mouvant parce qu'elles s'irritent réciproquement à de grandes distances etc. Tout cela paraîtrait bien éloigné de la raison, à nous qui ne voyons que la pesanteur dans ces phénomènes. » *Recherches physiologiques sur la vie et la mort*, 5e édition revue et augmentée de notes par Magendie, Paris, 1829, p. 108.

556. *De ira* II.34.3. Il s'agit de la cruauté de Sylla ; *nihil est iniquius quam aliquem heredem odii fieri.* Philon, lui aussi, trouve absurde l'idée de responsabilité héréditaire. Il prend l'exemple que justifie justement Plutarque, du médecin qui soignerait le fils sain au lieu du père malade (*De prouidentia* II.17).

557. 609 e.

558. *Rep.* 361 a.d et 367 c.

559. *Rep.* 613 a.

560. *Rep.* 617 e.

«conseil de Dieu». Plutarque a conservé la structure du dialogue de la *République* en terminant par le mythe de Thespesios qui est, comme on l'a vu depuis toujours, l'équivalent de celui d'Er.

L'histoire de Thespesios est très jolie, très pittoresque [561]. Mme Vernière écrit dans son livre *Symboles et mythes dans la pensée de Plutarque* [562] : «Ce que nous pouvons déjà constater, c'est que son histoire joue exactement le même rôle dans le *De sera*... que celle du Phamphylien dans la deuxième partie du livre X de la *République* : articulation, schéma d'ensemble sont proches... Le tournant du mythe est pris de la même façon...»

En fait chez Plutarque, c'est toute la première partie qui est déjà mythique; c'est la cohérence de la pensée biologique, comme nous l'avons appelée, qui est mythique; le mythe de Thespesios n'est guère plus qu'une queue décorative, sans réelle importance pour la démonstration du rôle de Dieu. Chez Platon, la nette distinction de la spécificité des maladies de l'âme et du corps, juste avant le mythe d'Er, indiquent que l'on ne saurait, sinon sur le plan du mythe, confondre médecine et philosophie, cure et châtiment.

Nous espérons que nous avons montré le caractère profond de la pensée stoïcienne, dans la relation entre éthique et médecine, et sa réflexion sur la maladie de l'âme. Chez les Stoïciens le modèle de la maladie a été vraiment opératoire et efficace du point de vue de la description phénoménologique de la passion. Des notions comme celles de *procliuitas,* ou de *decliuitas,* d'*opportunitas (kairos),* d'*invétération* et de *chronicité,* d'*accès* et de *rémission,* de *prophylaxie,* d'*hygiène* sont enrichissantes pour la problématique de la moralité. Avec Sénèque, dans le *De ira,* l'on aborde de front une question essentielle de la moralité, c'est-à-dire la relation du donné biologique et de la liberté morale. Les Stoïciens, surtout depuis Posidonius, reconnaissent la part déterminante du donné de nature. Mais d'autre part la doctrine stoïcienne a un caractère universel qu'il faut sauver. Épicure écrit tout simplement : «L'on ne devient pas sage à partir de n'importe quelle condition *(hexis)* du corps, ni dans n'importe quelle ethnie.» [563]. Sénèque, dans le *De ira,* affronte un cas particulier, le problème de «la liberté et

561. Ainsi le passage sur la couleur des âmes (565 C); la description de ce que l'on peut appeler le «complexe de Lady Macbeth» (la tache) (565 C.D).

562. Paris, Belles Lettres, 1977, p. 97-98.

563. D.L. X.117 = US 226 (En fait il croit que seuls les Grecs peuvent philosopher) (Ar.143 = US 226).

du déterminisme de la théorie stoïcienne de l'action humaine.», pour employer l'expression de A. A. Long [564], qui examine seulement le rapport du destin et de la liberté. Mais le destin, c'est aussi le donné biologique, le tempérament de chacun. Que Sénèque n'ait pas résolu le problème, comment l'eût-il pu, alors que c'est encore une question fondamentale de la biologie ? [565]. Mais il l'a posé, et il a envisagé comme Galien le fera, que l'hygiène et la diététique sont une partie de la morale [566]. Dans les *Lettres à Lucilius* Sénèque utilise une référence à la maladie de l'âme comme un modèle pédagogique souple. Il n'enferme pas la moralité dans une identification avec la médecine. Il nous a paru important de montrer que Plutarque a pris ce risque, que ni Platon, ni les Stoïciens n'avaient assumé, ce qui l'a conduit au mythe.

Il est sans doute bon de prendre quelque hauteur et de tenter d'expliquer simplement les grandes lignes que fait apparaître notre chapitre. Tout part de la réaction anti-platonicienne de Chrysippe, qui refuse l'opposition de l'âme et du corps, et organise un système moniste cohérent. L'émotivité, l'affectivité, la pensée ont la même origine, la *kardia.* La moralité ne se vit donc pas en termes d'opposition et de conflit entre deux forces opposées, mais comme une accumulation d'énergie, un accroissement de forces sur lesquelles on peut agir au départ et qui, à partir d'un certain seuil, sont régies par des lois physiques. L'autre effort de Chrysippe a été de systématiser l'analogie des maladies de l'âme et des maladies du corps. Nous avons précisé ce que nous appelions le monisme de Chrysippe. Ce qu'il tente d'exprimer, au moyen de métaphores ou d'analogies, est difficile. Il ne s'agit pas, par exemple, d'une réduction de l'âme au corps. Ce serait un contresens de le croire. Chrysippe a conçu l'âme et le corps comme un recto-verso indissociable, ce qui signifie en gros que lorsque j'ai l'un, j'ai l'autre, lorsque j'ai le jugement j'ai la manifestation physiologique. La titillation, la morsure, le gonflement, l'affaissement, tout cet univers de l'émotivité que Chrysippe a magnifiquement décrit, ne sont pas des conséquences de jugements, mais leur versant physique. Nous pensons que c'est une idée admirable, mais très difficile à concevoir. D'autre part, il subsiste chez Chrysippe ou peut-être chez les commentateurs de Chrysippe qui nous le transmettent, un langage dualiste, par exemple lorsque Galien nous dit que Chrysippe prétend que les maladies de l'âme sont tout à fait semblables à celles du corps. Entendons-nous bien.

564. *Problems in stoicism, op. cit.*, p. 173.

565. Cf. en dernier lieu, Th. Dobzhansky, *Le droit à l'intelligence, génétique et égalité,* Paris, 1978.

566. Cf. *supra,* p. 62 ss.

Chrysippe n'a jamais confondu maladie de l'âme et maladie du corps. Toutes les maladies du corps ne sont pas *ipso facto* des maladies de l'âme, ce qui serait une hypothèse réductionniste. Mais Chrysippe essaie de trouver dans les maladies purement physiques un modèle de la maladie que l'on pourrait appliquer à la maladie de l'âme. En vérité, comme le montre Galien, la symétrie est difficile; puisque, comme nous l'avons dit et répété, le modèle de la maladie physique choisi par Chrysippe est les fièvres erratiques, dont la définition est justement d'être anomales. Galien, comme nous l'avons dit, reproche à Chrysippe de ne pouvoir donner une définition de la santé de l'âme, faute de pouvoir donner les composants de cette âme. Mais Galien se fonde sur une idée de la santé, considérée comme l'équilibre entre éléments composants, qui ne convient pas à la conception de Chrysippe. La santé de Chrysippe ne se fonde pas sur un équilibre statique, ou une crase «chimique», mais sur une norme en acte, dont nous avons vu la difficulté chez lui et dans le *De ira* de Sénèque.

Cicéron, dans l'histoire de la maladie de l'âme, a une importance considérable. Que sa pensée soit originale ou non, c'est lui, par les *Tusculanes,* qui va avoir une influence déterminante sur l'histoire des idées. Or les *Tusculanes* montrent que l'on ne peut plus penser la maladie de l'âme hors du modèle chrysippéen. C'est un acquis; et nous avons vu que l'*Anonyme de Londres* le dit très clairement aussi, de même que Soranus ou Caelius dans la discussion de la *manie* et de l'*hydrophobie.* Mais Cicéron, que cela tienne à une position idéologique ou à une question de tempérament, comme nous l'avons remarqué, est foncièrement dualiste. Il croit à l'opposition de l'âme et du corps et à la vérité de ce qu'il appelle, comme Galien le fera, l'ancien discours sur l'homme. Or, l'on peut lire Chrysippe en dualiste. Il suffit de penser que le jugement et sa manifestation physique sont liés dans le temps (le signe physiologique étant une conséquence du jugement), et non pas comme un recto-verso indissociable. Mais là où les choses se compliquent, c'est quand on veut expliquer comment du rationnel peut agir sur du physiologique; comment le jugement et la volonté peuvent modifier le donné biologique [567]. Il faut avouer que là-dessus Cicéron se contente d'affirmer sa foi en la volonté. Nous pensons qu'il méprise ce qui avait été la grande leçon de Posidonius à ce propos. Le philosophe d'Apamée, lui-même dualiste, s'inspirant à la fois d'Hippocrate et d'Aristote, reconnaissait la valeur de

567. L'on se trouve devant le problème qui fut celui de la *Critique de la raison pratique* de Kant.

l'*habitude,* considérée comme le procès psychosomatique par excellence. On peut agir sur l'âme par le corps, par un dressage, dans la durée. C'est le sens que nous avons donné à la *praemeditatio* posidonienne [568]. Nous pensons que Cicéron n'aime pas la physiologie, les considérations biologiques. Nous croyons qu'il a une certaine répugnance pour le corps. Ce n'est pas vrai de Sénèque, peut-être pour des raisons de santé et de tempérament.

Nous avons vu deux aspects de Sénèque, dans le *De ira* et les *Lettres à Lucilius.* Ce n'est pas son seul apport à la réflexion sur la maladie de l'âme; nous le verrons grâce à *Médée* et à *Hercule* [569], et au *De tranquillitate animi* [570]. Par rapport à Cicéron, le *De ira* représente un retour à la conception de Chrysippe, au monisme dynamique de la passion [570]. Mais, d'autre part, Sénèque pose le problème du rapport du donné biologique et de la morale, de la prophylaxie, de la diététique et de la liberté. Nous avons parlé de ce problème dans le chant III de Lucrèce. A vrai dire, l'origine en est dans le *Timée,* quand Platon réfléchit sur les maladies de l'âme, qui surviennent à la suite de l'état du corps (86 b) et sur les soins à fournir à ce corps (88 b ss.). L'on peut lire le *Timée,* nous l'avons vu, comme le fait Galien; la maladie de l'âme est alors la production de l'état du corps; il faut agir essentiellement par le régime. Mais il est difficile de concilier le déterminisme biologique et Chrysippe. La passion est élan auquel s'ajoute le jugement. C'est un être complexe *(compositus et plura continens)* [572]. Elle naît de la concession de la volonté. Mais chez Sénèque, nous a semblé très intéressant ce temps de latence qui précède la passion, ce que nous avons appelé, après d'autres, la προπάθεια. Non seulement ce concept permet de dissocier l'émotivité de l'affectivité [573], mais de décrire un inconscient dont nous trouvons l'hypothèse tout à fait remarquable [574]. Il y a une vie en nous qui ne monte pas toujours à la conscience; et ce n'est d'ailleurs pas toujours utile, car l'on risquerait de s'y perdre. Mais il faut exercer une vigilance très grande, dans la mesure où nous savons que le salut est dans l'acceptation

568. Cf. notre analyse de προενδημεῖν.

569. Cf. le chapitre IV *Tragique et maladie de l'âme* p. 373 ss.

570. Cf. le chapitre V, p. 441 ss.

571. Répétons la phrase de Sénèque (*De ira* I.VIII.3) : *Non enim, ut dixi, separatas ista sedes suas diductasque habent, sed affectus et ratio in melius peiusque mutatio animi est.*

572. *De ira* II.I.5.

573. *De ira* II.III.1.

574. En cela le Stoïcisme est intéressant pour l'histoire de l'inconscient, beaucoup plus que par l'entraînement psychique que les Stoïciens pratiquaient, comme le dit H. E. Ellenberger, *A la découverte de l'inconscient,* Paris, 1974, p. 37.

ou le verrouillage de la conscience, c'est-à-dire l'affirmation de la volonté. Les *Lettres à Lucilius* sont beaucoup moins liées à une doctrine précise. L'analogie entre médecine et parénétique est un élément important de la pédagogie stoïcienne.

Nous avons jugé nécessaire de terminer ce chapitre par une réflexion sur le *De sera...* Cela se justifie, pensons-nous, de plusieurs façons. Nous trouvons dans ce texte de Plutarque la concordance de thèmes que nous avons déjà rencontrés, notamment à la fin du chapitre II, dans l'étude que nous avons faite de la peste de Lucrèce. C'est une théodicée qui s'oppose à ce que nous avons interprété comme un anti-providentialisme épicurien. Plutarque se place dans l'univers tragique et le justifie par l'utilisation systématique de modèles médicaux. Mais Plutarque nous permet de mesurer la différence avec Platon et Chrysippe. Il se sert souvent, comme nous l'avons dit, d'un vocabulaire stoïcien, ce qui ne veut pas dire qu'il adhère au Stoïcisme; mais il se croit certainement platonicien en imitant le livre X de la *République.* Or, Chrysippe n'a jamais réduit la maladie de l'âme à la maladie du corps; Platon, dans la *République,* refuse une telle identification. Plutarque utilise à tous les niveaux une pratique et une étiologie médicales qui ont réponse à tout. En fait, il construit un mythe.

CHAPITRE IV

TRAGIQUE ET MALADIE DE L'AME

L'on ne saurait réfléchir sur la maladie de l'âme en laissant de côté la tragédie. Nous n'avons jamais cessé de nous intéresser aux rapports de la tragédie et de la médecine. Mais ici nous voudrions nous limiter à deux histoires tragiques, celle de Médée et celle d'Héraclès ; la première parce que nous avons la chance de savoir qu'elle a fourni à Chrysippe pâture à sa réflexion sur la maladie de l'âme, c'est-à-dire la passion, et que cela a donné lieu à une belle polémique chez le médecin-philosophe qu'est Galien. La seconde, parce qu'elle est traitée dans deux tragédies remarquables par le philosophe du Stoïcisme qu'est Sénèque. Ces deux histoires sont parfaitement exemplaires, et chacune d'elle présente une tradition cohérente. Nous avons appelé la première les *viscères de Médée* parce que le terme de *mégalosplachnie* pourrait paraître un peu pédant, bien que ce soit le terme d'Euripide (v. 109).

LES VISCÈRES DE MÉDÉE

Dans une note à un traité de Plutarque, un éditeur récent écrit tranquillement : « Plutarque est parfaitement familier avec le langage de la médecine. Il aime, en outre, comme tous les moralistes antiques, comparer la médecine de l'âme à la médecine du corps ; mais il s'efforce, dans un style très imagé, de laisser aux termes techniques leur sens moral, et d'employer des termes concrets quand il s'agit de psychologie » [1].

En fait, cette comparaison de la médecine et de la morale est fondamentale ; et notre thèse n'est pas autre chose qu'un essai de mettre en lumière ce lieu commun et ses raisons d'être. Il nous paraît évident, et cela est peut-être plus clair après notre chapitre consacré aux *Tusculanes,* que le problème capital de l'éthique ancienne gravite autour de la relation de l'âme et du corps, qui impose un dialogue entre les médecins et les moralistes. Nous voyons la philosophie et la morale, comme la médecine, se poser le problème du rapport entre l'âme et le corps.

1. R. Klaere, Plutarque, *Œuvres Morales,* tome VII, 2e partie, Paris, Belles Lettres, 1974, p. 174.

Nous voulons décrire ici la fascinante histoire des viscères de Médée. Comme nous l'allons voir, d'Euripide à Sénèque, en passant par Chrysippe, il existe une constante du personnage, autour du problème du corps de Médée. Il pourrait se résumer ainsi : dans quelle mesure intervient le donné biologique de Médée dans la décision horrible de tuer ses enfants ? Est-ce une maladie de l'âme, ou une maladie du corps ? Telle est la question de ce que nous appelons, après Euripide et Galien, les «viscères de Médée». Diogène Laërce nous raconte que Chrysippe recopia, ou peu s'en faut, toute la *Médée* d'Euripide; et que, quelqu'un ayant en main cet écrit, à une personne qui lui demandait ce qu'il avait, répondit : «C'est la *Médée* de Chrysippe» [2]. Peut-être pouvons-nous imaginer comment Chrysippe lisait Euripide, et cela grâce à la discussion de Galien dans le *De placitis* [3]. Notre espoir est que cette discussion pourra aussi éclairer quelque peu la *Médée* de Sénèque.

Selon notre habitude, nous prendrons le débat dans la tradition ancienne. Certes les études récentes sur la *Médée* de Chrysippe sont intéressantes, mais nous verrons qu'elles se rangent très bien dans la tradition [4].

Les vers de la *Médée* d'Euripide qui sont sans doute, depuis les Anciens, le plus commentés, sont – v. 1078-1080 :

Καὶ μανθάνω μὲν οἷα τολμήσω κακά,
θυμὸς δὲ κρείσσων τῶν ἐμῶν βουλευμάτων,
ὅσπερ μεγίστων αἴτιος κακῶν βροτοῖς.

Que signifient *κακά* ? Malheurs ? maux ? crimes ? Quel sens donner à *θυμός*, à *βουλευμάτων* ? Et *μανθάνω*, faut-il lui donner le sens malencontreux de Méridier : «Je *sens* le forfait que je vais oser...» [5] ? Contentons-nous pour l'instant d'une pseudo-traduction :

«Je comprends quels malheurs-crimes je vais oser. Mais mon *thymos* est plus fort que mes *bouleumata, thymos* qui est la cause des plus grands malheurs-crimes pour les mortels.»

Pour une interprétation spontanée moderne, cela ne peut avoir qu'un sens : la passion de Médée l'a emporté sur sa volonté raisonnable. Mais cela n'est malheureusement pas aussi simple, ni aussi évident.

2. D.L. VII.179. On se prend à rêver d'une histoire borgésienne, d'une Médée qui fût à la fois la même et une autre, comme dans l'admirable nouvelle de *P. Ménard auteur du Quichotte*, in *Fictions*, Paris, 1951, p. 57 ss.

3. V K, surtout p. 307 ss.; cf. aussi *Claudii Galeni de Placitis Hippocratis et Platonis Libri novem*, recensuit et explanavit I. Mueller, Leipzig 1874, Amsterdam 1975, p. 272 ss.

4. Ce qui n'étonne pas quelqu'un qui croit que l'histoire révèle la structure.

5. Paris, Belles Lettres, 1956.

Prenons quelques articles parmi les plus récents. Ainsi celui de E. Schlesinger [6]. Selon lui le *thymos* signifie déjà passion chez Héraclite et chez Démocrite. Le *thymos* n'est pas seulement la vie sentimentale passionnée, le θυμοειδής platonicien ; de même que les *bouleumata* ne s'opposent pas au *thymos* comme la noétique s'oppose à lui. *Thymos* n'est pas un terme technique de la psychologie, il signifie la *vitalité*.
– W. Schadewaldt [7] voyait dans le *thymos* et les *bouleumata* les deux puissances bipolaires, opposées, du psychisme, qui, en se relayant subitement, cherchent à déterminer l'action de l'homme.
– B. Snell y trouve une réflexion sur le rapport entre la *passion* et la *raison*. Il déclare comme possible que Socrate soit arrivé à sa thèse de la vertu comme connaissance, en opposition aux propos de Médée [8].
Si nous laissons de côté les désespérés, ceux qui pensent à deux rédactions du monologue [9], ou à un humour d'Euripide [10], nous arrivons à l'interprétation de H. Diller, qui propose finalement de traduire *bouleumata* par *plans*. Le terme n'aurait pas le sens de «rationnel» ; κρείσσων signifierait «maître de». Il faudrait traduire «ma *libido*, maîtresse de mes plans» [11].

Outre que cette interprétation est bien la plus plate qui ait jamais été proposée, elle ne résout pas le problème [12]. Comme va nous le montrer Galien, le monde se partage en deux : les Chrysippéens et ceux qui ne le sont pas. Et j'ai bien peur que Chrysippe ait jamais été le seul des Chrysippéens cohérents. Schlesinger, sans le savoir, est du côté de Chrysippe.

Il s'agit de déterminer si ce qui se passe en nous, quand nous agissons, et en particulier quand nous agissons mal, est *un* ou *deux* ; est une force, une pensée unique, ou un duel, un conflit entre nous-même et nous-même. C'est notre première question.

La deuxième suggestion, selon nous, s'impose ; c'est que la double lecture, le double-dire et le double-entendre, sont possibles

6. *Hermes* 94, Heft 1, janvier 1966, p. 27-53.

7. *Monolog und Selbstgespräch,* in *Neue Philologische Untersuchungen,* 2, 1926, p. 198.

8. *Das früheste Zeugnis über Sokrates,* in *Philologus* 97, 1948, p. 126 ; cf. aussi *Scenes from Greek Drama,* 1964, p. 59 ss.

9. Th. Bergk, *Griechische Literaturgeschichte* III, 1884, p. 512, n. 140.

10. G. Jachmann, *Binneninterpolationen* II, n° 6.6.1936, p. 193, n. 1.

11. Θυμὸς δὲ κρείσσων ἐμῶν βουλευμάτων, in *Hermes* 94, Heft 3, juillet 1966.

12. Il faut ajouter aussi l'intéressant article de W.W. Fortenbaugh, *On the antecedents of Aristotle's bipartite psychology,* in *Greek Roman and Byzantine Studies,* vol. 11, 1970, n° 3, p. 233-250, qui cherche à mettre en évidence l'importance de *Médée* et de *Phèdre* pour la formation de la psychologie bipartite d'Aristote.

dans le texte d'Euripide. Il s'agit de savoir si *thymos* et *bouleumata* s'opposent comme la passion et la raison, s'ils relèvent de deux ordres en conflit, ou si, finalement, ils sont deux forces de même nature. Cette question est capitale, comme nous l'avons vu pour le problème de la maladie de l'âme ; et nous avons la chance de posséder, à ce propos, la discussion d'un médecin-philosophe. Chrysippe pense que le *thymos* et les *bouleumata* sont un, relèvent d'une même origine ; Galien veut démontrer que c'est le conflit habituel de la raison et du désir. Galien s'en prend vigoureusement à Chrysippe d'avoir choisi les poètes et les bonnes gens comme garants de sa théorie moniste de la passion. Chacun sait l'amour des Stoïciens pour les métaphores. Nous avons suffisamment étudié celle, si expressive, de la course, par où Chrysippe nous donne sa conception de la passion [13].

Il n'est peut-être pas inutile de traduire quelques propos de Chrysippe que nous rapporte justement Galien [14], pour nous remettre à l'esprit la définition de l'âme.

> « L'âme est un souffle co-naturel (*σύμφυτον*) et continu qui parcourt tout notre corps, tant que l'harmonie (*συμμετρία*) de la vie est en lui. Il est réparti entre toutes les parties de cette âme : la partie qui parcourt la trachée artère, nous lui donnons le nom de voix ; les yeux, la vue ; les oreilles, l'ouïe ; les narines, l'odorat ; la langue, le goût ; toute la chair, le tact ; les testicules, ce qui a un *logos spermatikos* ; mais ce vers quoi tout afflue, c'est le cœur, qui est la partie hégémonique de l'âme. Les choses étant ainsi, il y a accord sur tout, mais désaccord sur la partie hégémonique. Les uns et les autres la placent dans des lieux différents. Les uns dans le thorax, d'autres dans la tête. Platon ayant décrété que l'âme est triple, plaçait dans la tête la partie rationnelle (*λογιστικόν*), dans le thorax la partie irascible, et la concupiscible autour du nombril. Ainsi le lieu paraît nous échapper ; la perception (*αἴσθησις*) n'en est pas évidente – ce qui est le cas pour le reste – et les critères n'étant pas non plus évidents, grâce auxquels on pourrait trancher ; sinon la discussion n'en serait pas arrivée à un tel point, tant chez les médecins que chez les philosophes. »

Quelques réflexions s'imposent d'abord. La doctrine est parfaitement conforme aux postulats originels [15]. Nous remarquerons que le vocabulaire est ici platonicien et que c'est contre Platon

13. *Supra*, p. 267.
14. V K 287, Müller 251.
15. Cf. Zénon, *S.V.F.* II ; 313, 33 par exemple.

que Chrysippe dirige sa critique. Galien aura donc raison, comme nous le verrons tout à l'heure, d'arbitrer entre Platon et Chrysippe. Le vocabulaire platonicien n'est pas très commode pour Chrysippe ; car s'il a l'avantage de montrer qu'il y a plus de parties de l'âme que n'en compte Platon lui-même, la notion de parties est périlleuse. Car l'âme stoïcienne est *une*, et d'un bloc (*συνεχές*). En somme, ces parties ne sont que des qualités d'une seule et même substance à laquelle on donne des noms différents selon l'objet de leur application, comme Dieu reçoit des noms divers.

Quant à l'allusion à la controverse ardue qui divise tant les médecins que les philosophes, elle nous intéresse au premier chef. Le siège de l'âme rationnelle n'est pas, comme on peut s'en douter, un simple choix capricieux ; il dépend de l'idée que se fait le médecin ou le philosophe, du rapport corps et âme [16]. Si le débat n'était qu'arguties de sophistes, s'il se limitait aux notes d'un traité d'histoire comme nous avons, par exemple, celui du pseudo-Galien [17], notre étude n'aurait aucun intérêt ; ces débats seraient lettre morte. Mais Chrysippe, au grand scandale de Galien, oublie l'autorité de Platon au profit de celle du plus grand nombre, qui, selon lui, affirmerait que l'hégémonique est dans le cœur.

> « Il me semble, dit Chrysippe [18], que le plus grand nombre est porté à cette affirmation, comme si les gens sentaient tous que les *passions où la pensée est impliquée* – *κατὰ τὴν διάνοιαν παθῶν γιγνομένων* – naissent dans la région du thorax, surtout dans la région où le cœur est situé, en particulier les chagrins, la colère, et surtout le désir, qui monte comme une vapeur et se répand au dehors (*ἀναθυμιωμένου*) [19] et envahit le visage et les mains, et devient pour nous notre apparence. »

Chrysippe conclut là par un jeu de mot intraduisible : *ἔμφυσις* – *ἔμφασις*. En somme Chrysippe raisonne comme ceux que critique l'auteur de *Maladie sacrée* 17 : « Le cœur, dont certains disent qu'il est le centre de la pensée et que nous éprouvons par lui chagrin et souci ». Le médecin, lui, comme nous l'avons vu, fait le raisonnement inverse. Il estime que l'on sent par où l'on pense.

16. Cette idée est-elle, en elle-même, rationnelle ? Elle est souvent un fait de culture ; mais nous pensons que, plus profondément, on naît dualiste – ou moniste – comme on naît vitaliste ou mécaniste selon Canguilhem, *La Connaissance de la vie*, Paris, Vrin, 1967, p. 88.

17. XIX K 222-345 ; cf. sur l'âme, p. 254.

18. V K 291-292 ; Müller 255.

19. Il s'agit de l'*anathymiasis*.

Les *κατὰ τὴν διάνοιαν παθή* sont, en fait, les troubles qui suivent et accompagnent le déroulement de la pensée ; c'est ce qui se lit sur nous comme une mimique fondamentale et signifiante (*ἔμφασις* désigne aussi en grec l'expression du visage). Et c'est ce que nous éprouvons en nous, par des morsures, des piqûres, des relâchements, des contractions. Ce tout signifie en dehors, pour les autres, et en dedans, pour nous-mêmes.

Chrysippe, nous dit Galien, est d'accord avec la pensée des Anciens qui disent que c'est un bouillonnement de la chaleur innée qui naît dans le cœur à cause de la colère ; le visage se bouffit, tout le corps rougit, et le cœur saute avec toutes les artères du vivant [20]. Et, ajoute Chrysippe, « puisque la colère prend naissance dans le cœur, il est raisonnable de penser que tous les autres désirs naissent là aussi ; et alors toutes les autres passions et les raisonnements (*διαλογισμούς*) et tout ce qui est voisin de cela [21] » : *καὶ ὅσα τούτοις ἐστὶ παραπλήσια*.

Pauvre Chrysippe, selon Galien ! Que ne va-t-il pas chercher, comme autorité ; les expressions populaires du genre : *ἀναβαίνειν τὸν θυμόν, καταβαίνειν τὴν χολήν* : la colère monte, la bile descend [22] ; il cite les poètes, et même les femmes [23]. Le sens commun parle bien aussi des gens qui ont *du cœur* pour signifier qu'ils ont *de l'âme* (*εὐκάρδιοι* pour *εὔψυχοι*) ; et l'expression *καρδίαν ἀλγεῖν*, avoir mal au cœur, s'applique bien aux gens chagrinés, comme si la tristesse naissait dans le cœur [24].

Mais la preuve la plus convaincante, et nous en laissons bien d'autres, est l'étymologie selon Chrysippe. *Καρδία* prend son nom de la puissance. *Καρδία* et *κρατία* ont la même origine ; car le cœur, *καρδία*, est le viscère le plus fort :

κυριώτατον εἶναι τὸ σπλάγχνον [25].

C'est de ce viscère que part l'élan de nos mouvements. Il est le lieu de l'*ὁρμή*, de la *συγκατάθεσις*, le réceptacle de nos sensations [26].

20. V K 292 ; Müller 256.
21. V K 321-322 ; Müller 288.
22. *Ibidem.*
23. V K 323 ; Müller 290.
24. V K 340 ; Müller 307.
25. V K 328 ; Müller 295.
26. Quel est-il en réalité ? Nous en avons parlé à propos de la *cardiaca passio*, cf. *La santé de Chrysippe et de Cicéron, supra*, p. 263. Galien lui-même parle de la difficulté de distinguer entre *καρδία* et l'entrée de l'estomac (ambiguïté des textes qui désignent par *καρδία* l'estomac, par exemple Thucydide et Hippocrate ; V K 275 ; Müller 238).

Dans son ouvrage, Galien réfute, à plusieurs reprises, l'argumentation de Chrysippe à propos de ses citations de *Médée*. Comment peut-il citer ces vers du tragique sans percevoir qu'ils réfutent irrémédiablement sa thèse ?

καὶ μανθάνω μὲν, οἷα δρᾶν μέλλω κακὰ
θυμὸς δὲ κρείσσων τῶν ἐμῶν βουλευμάτων [27].

Ainsi nous savons que Chrysippe utilisait ces deux vers comme appui de sa démonstration de l'unité de la passion et du jugement ; nous savons comment il lisait ces vers, comment il les comprenait. Le triomphe du *thymos* sur les *bouleumata* n'est pas le résultat d'un duel, mais le déferlement d'une vague qui emporte avec elle la vague précédente et dépasse la lisière où elle s'était arrêtée. Ces deux vagues n'en sont qu'une, et c'est le mouvement même de la mer. Que l'on nous excuse d'ajouter une autre métaphore, mais tel est le Stoïcisme, que l'on ne peut éviter même de le décrire sans utiliser des images.

Pour Galien, l'attitude de Chrysippe est une absurdité logique et physiologique. Les vers de *Médée* prouvent, de manière irréfutable, que Médée est au moins duelle. Médée reconnaît elle-même qu'elle est vaincue par la colère. Connaître, et être vaincu par la colère, n'est-ce pas là introduire deux principes, *δυὸ ἀρχαί*, l'un qui est un rationnel, et l'autre irrationnel [28] ?

Il est beau de voir le monisme de Chrysippe se fortifier et le dualisme de Galien se construire dans la *Médée*. Elle montre, dit Galien, ainsi que l'exemple de l'Ulysse dans Homère que Chrysippe aime à citer, qu'il existe deux parties de l'âme en conflit ; chez le sage, la partie la meilleure, chez le barbare inculte la pire [29].

La vie de l'âme, continue Galien, est une situation conflictuelle (*stasis*). Il faut continuellement se vaincre soi-même. Cela peut avoir deux sens : celui d'Ulysse, ou celui de Médée ; ajoutons celui aussi d'Hercule, comme nous le verrons dans la méditation de Junon au début de l'*Hercule Furieux* de Sénèque. Au passage Galien suggère une explication au crime de Médée. L'individu, pour un Grec, est *physis* et *paideia* [30]. Médée est par nature et par son inculture une barbare. L'acte de Médée s'explique fondamentalement par un ensemble de donné biologico-culturel ; ce qui est parfaitement cohérent avec la pensée morale de

27. V K 408 ; Müller 382 ; cf. aussi V K 307 ; Müller 273.
28. *Ibidem.*
29. V K 338 ; Müller 306.
30. Comme le dit Platon, par exemple in *Leg.* VI.757 c.

Galien [31]. Médée est une femme, elle est barbare, et non civilisée, tandis qu'Ulysse fait partie des Grecs civilisés (Ἑλλήνων δὲ καὶ πεπαιδευμένων) chez qui le *logismos* l'emporte sur le *thymos* [32]. Galien, citant les fameux vers d'Euripide, transpose ici βουλεύματα en λογισμός. Il faut qu'il y ait, sinon des parties, du moins des fonctions, des forces de l'âme [33].

La plus belle discussion, celle qui justifie le titre de notre chapitre, est à notre avis le problème de la *mégalosplachnie* de Médée.

Dans sa réflexion sur le parler populaire, Chrysippe avait cité le terme ἀκάρδιος, qui montre bien que pour le peuple l'origine de l'âme est dans le cœur ; et il joint à ce terme, celui d'ἄσπλαγνος, éviscéré ; ce qui signifierait « n'avoir pas de cœur », au sens où l'on n'a pas de pitié. Mais alors que fait Chrysippe des viscères gonflés de Médée ? Et Galien cite les vers que prononce la Nourrice (v. 108-110) :

> τί ποτ' ἐργάσεται
> μεγαλόσπλαγχνος δυσκατάπαυστος
> ψυχὴ δηχθεῖσα κακοῖσιν;
>
> « Que va-t-elle faire, le viscère gonflé, difficile à calmer,
> l'âme mordue par le mal ? »

Extraordinaire passage ! Si l'on traduit comme Méridier, μεγαλόσπλαγχνος par « cœur hautain », on s'expose à ne rien comprendre, faute de prendre au sérieux les mots.

Μεγαλόσπλαγχνος est un terme que l'on rencontre dans le *Corpus hippocratique.* Il intervient dans le *Régime des maladies aiguës.* Il y est employé une fois au sens actif ; il s'agit d'un vin qui gonfle les viscères, en l'espèce la rate et le foie [34] ; et deux fois le terme y décrit un état, comme chez Euripide [35]. Il désigne alors un état de gonflement des viscères, lié, ce qui peut être important, à la présence de la bile amère.

> « Le mélicrat ... convient moins à ceux chez qui prédomine la bile amère (πικροχόλοισι) et dont *les viscères sont gonflés*... Il favorise l'évacuation par le bas des matières bilieuses, qui parfois sont belles, parfois aussi plus foncées et

31. Cf. par exemple : *Quod animi mores temperamenta sequantur,* IV K 767-822 et V K 295-322 ; et notre étude sur le platonisme de Galien, *supra,* p. 47 ss.

32. *Ibidem,* V K 307.

33. Εἰ μὴ μόρια, πάντως γε δυνάμεις τινές. V K 308.

34. Édition R. Joly, L. 1.

35. *Ibidem,* LIII.1.2.

plus écumeuses qu'il ne faudrait. Cela aussi arrive davantage à ceux qui sont bilieux (τοῖσι χολώδεσι) et dont *les viscères sont gonflés*.»

C'est, comme on le voit, un constat physiologique; mais une étiologie «psychologique» n'est pas impossible. Nous entendons que même si elle est un faux sens sur le texte même d'Hippocrate, elle se trouverait «à son aise» dans la tradition médicale, et dans la réflexion sur les relations de l'âme et du corps, à cause de la présence de la bile, comme nous l'avons vu à propos de la mélancolie. La mégalosplachnie de Médée, dit Galien, signifie qu'elle est admirablement douée des trois viscères essentiels : le cerveau, le cœur, et le foie. Fidèle à la tripartition de l'âme platonicienne de la *République* et au principe physiologique du *Timée* corrigé par lui, Galien affirme continuellement que le cerveau est le siège de la rationalité, le cœur, celui de la colère, et le foie, celui du désir [36]. Médée est pourvue de ces trois solides viscères. Elle est à la fois *ἐπιθυμητικωτάτην*, *θυμικωτάτην* et *λογίσασθαι δεινήν* [37].

Peut-on imaginer que ce terme ait gêné Chrysippe ? Nous ne le pensons pas, bien au contraire. Mais pour lui cette viscéralité n'a pas dû être plurielle. Elle est le gonflement de la *kardia*, elle a dû être la preuve palpable, déterminante, de cette réserve inquiétante de *thymos*.

Galien ne comprend pas qu'on puisse soutenir l'origine commune de la passion (ou plutôt il faudrait dire, dans la perspective de Chrysippe, de l'action passionnée) et du jugement. Il se réfère au livre IV de la *République* [38], et à ce qui lui paraît l'illustration déterminante, comme Médée d'ailleurs, de l'irréductibilité de la passion au jugement, l'épisode de Léontios [39] :

> «Léontios, remontant du Pirée et s'étant aperçu qu'il y avait des cadavres dans le lieu des supplices, sentit à la fois le désir de les voir et un mouvement de répugnance qui l'en détournait. Pendant quelques instants, il lutta contre lui-même et se couvrit le visage; mais à la fin, vaincu par le désir, il ouvrit les yeux tout grands et courant vers les morts, il s'écria : "Tenez, misérables, emplissez-vous du beau spectacle !"».

36. Cf. *supra*, p. 48 ss.
37. V K 317; Müller 288.
38. *République* IV, 439 e.
39. *Ibidem*, traduction Diès.

Toujours à propos de la *Médée* de Chrysippe, il faut retenir la critique que fait Galien, en introduisant, de manière excellente, le critère de l'objectivité. Si l'on n'établit pas la spécificité irréductible de la passion, si on identifie la passion et le jugement, comment Chrysippe distinguerait-il entre Médée qui tue ses enfants, et l'homme qui tuerait ses enfants en vue d'un bien ? Celui qui, pour sauver sa patrie, méprise la vie de ses enfants, les fait étrangler par d'autres ou les étrangle lui-même, celui-là le fait par une représentation du bien et en se servant du *logismos*. Tandis que Médée, bien loin de suivre le logismos, dit qu'elle a claire conscience du logismos, qu'elle se prépare à commettre le mal, et que son thymos est plus fort que les bouleumata [40]. Brutus contre Médée. Quel beau diptyque ! Quels beaux sujets de tragédie ! Pour Chrysippe, comme nous l'avons suffisamment écrit à propos de la course, de la marche et de la danse [41], l'action droite n'est autre chose que du thymos réglé. Du viscère plein de Médée va jaillir le torrent qui bouleverse tout, emporte tout, ruine tout. S'il y a violence dans l'être, elle relève de la mécanique des fluides, de l'accumulation en soi d'un potentiel de force qui va à l'occasion s'écouler comme le jet d'un abcès qui crève [42], ou comme un océan qui rompt sa digue, la violence ne saurait résulter d'un conflit intérieur.

Ce long débat nous permet de redire qu'il existe deux lectures possibles des vers d'Euripide : une lecture dualiste, qui fait des *bouleumata* le raisonnement et du *thymos* la passion, et une lecture moniste, qui confond l'origine des uns et de l'autre. Elles ne sont pas, certainement, dues au hasard ; elles sont déjà incluses dans le texte d'Euripide. Nous allons montrer qu'il y a un tragique du moniste, un tragique stoïcien ; un tragique du *pathos*, que l'on verra à l'œuvre dans la *Médée* de Sénèque.

Dans son chapitre sur *Ajax*, dans *Les trois fureurs* [43], J. Starobinsky semble regretter l'allusion à la bile noire qui intervient, comme pour guider, et mal le faire, l'interprétation des siècles postérieurs. Un sang noir sort des narines et du flanc d'Ajax [44]. Excès de bile noire ? « Le délire d'Ajax n'est plus », écrit-il, « qu'un cas de dyscrasie mélancolique où la colère, l'égarement, ... le désespoir suicidaire s'enchaînent conformément à l'attente du savoir

40. V K 372 ; Müller 342.

41. Cf. *supra*, p. 267 ss.

42. La παθητικὴν φλεγμονήν – V K 422 ; Müller 398 – qui peut aussi mystérieusement, avec le temps, se réduire.

43. *Les trois fureurs*, Paris, Gallimard, 1974, p. 64-65.

44. Cf. Sophocle, *Ajax*, v. 918, 1412-1413.

médical. La donnée fondamentale reste, certes, le caractère du héros, mais dans l'*éthos* ainsi conçu, la part de l'attitude choisie devient secondaire par rapport à celle de la nécessité physique». Ainsi l'intervention du corps, de la physiologie, serait, selon Starobinski, réduction, et transformerait l'histoire du héros en un simple jeu du déterminisme mécaniste. Nous pensons d'abord qu'il n'a pas fallu attendre un siècle pour que le corps s'impose aux tragiques. C'est le mérite en effet d'Euripide; et, d'autre part, nous sommes convaincu que loin d'être une simplification dans l'étiologie de la conduite, l'irruption du physiologique dans le drame a été l'introduction du loup dans la bergerie; le résultat a été une complication bien plus qu'une simplification et une réduction.

La maladie de la *Médée* d'Euripide

Nous avons eu l'occasion d'étudier sous la forme d'un mémoire d'Études supérieures, les rapports d'Euripide et du *Corpus hippocratique*. Nous n'avons jamais cessé depuis de réfléchir à ce problème.

C'est avec *Médée* que, dans l'œuvre d'Euripide, intervient clairement, pour la première fois, le problème du rapport de l'âme et du corps dans l'explication de l'action tragique [45]. Qu'on veuille bien nous excuser si, pour le mettre en évidence, nous sommes obligés de nous astreindre au détail [46].

L'importance des termes qui se réfèrent à la physiologie est un fait massif. On ne la peut percevoir que si l'on est systématique et si l'on refuse par principe d'y voir une source de métaphores traduisibles au gré de l'inspiration [47], selon une *ἄλογος αἴσθησις*, souvent chère aux philologues, comme elle le fut à Denys d'Halicarnasse [48].

Médée est malade. Tout lui est en horreur

Νῦν δ' ἐχθρὰ πάντα, καὶ νοσεῖ τὰ φίλτατα. (v. 16)

45. Bien que, d'une manière très perspicace, Chrysippe cite *Alceste*, pour la formulation de la passion – v. 1080 : Ἔγνωκα καὐτός, ἀλλ' ἔρως τις ἐξάγει. Cf. Galien, V K 413.

46. Il ne s'agit pas de poser la question générale du tragique, mais de voir comment le corps intervient dans l'étiologie de la praxis tragique de *Médée.*

47. Cf. par exemple, la traduction de Méridier : *μεγαλόσπλαγχνος* = «cœur hautain».

48. Cf. par ex., Denys d'Halicarnasse, *Thucydide* IV, 2, *Lysias* 11 ; cf. aussi W. Kendrick Pritchett, *Dionysius of Halicarnassus, On Thucydides,* University of California Press, Berkeley, Los Angeles, Londres, 1975, p. 40, et J.F. Lockwood, *The metaphorical vocabulary of D. of H.,* in *Classical Quarterly* 31 (1937), n. 193.

Elle gît sans nourriture, le corps abandonné aux douleurs.

> Κεῖται δ' ἄσιτος, σῶμ' ὑφεῖσ' ἀλγηδόσι (v. 24)

Elle ne cesse de pleurer (v. 25). Elle a les yeux fixés au sol (v. 28). Elle est figée et sourde.

> « Comme la roche ou la vague de la mer elle entend ses amis qui l'exhortent » (v. 29).

Les enfants lui font horreur :

> στυγεῖ δὲ παῖδας ... (v. 36).

Elle a le *phrêne lourd.*

> βαρεῖα γὰρ φρήν ... (v. 38).

La nourrice craint qu'elle ne se suicide en se transperçant le foie d'un glaive (v. 40). Elle est terrible (δεινὴ γάρ) (v. 44). La nourrice demande aux enfants de ne pas approcher d'une mère au *thymos* en mauvais état (δυσθυμουμένη) (v. 91).

Médée a le regard du taureau

> ... ὄμμα νιν ταυρουμένην (v. 92).

L'expression sera reprise et précisée, en v. 188 : ἀποταυροῦται. Elle ne calme pas sa bile.

> ... οὐδὲ παύσεται
> χόλου ... (v. 93-94).

La nourrice met de nouveau en garde les enfants :

> « Prenez garde à son éthos sauvage et à la nature abominable de son phrène qui se complaît en soi. » (v. 103-104).

Il est évident, dit-elle, que cette nuée montante va rapidement s'élever sous l'effet d'un thymos plus grand. Car que va faire le viscère gonflé, difficile à calmer, l'âme mordue par le mal ? (v. 106-110).

Arrêtons-nous un moment sur ces quelques vers. Nous avons été frappé, jadis, par la lecture hippocratique que l'on peut faire des signes que nous donne la nourrice. La présence de la bile (v. 94), peut s'interpréter comme un signe d'une maladie mélancolique. Par exemple, *Aphorismes,* 6e section 56 [49], nous dit que « dans les maladies mélancoliques, des déplacements (de l'atrabile) font craindre les maladies de ce genre : l'apoplexie, le spasme, la manie, la cécité ... » [50] :

49. IV L 576.
50. Traduction Littré.

τοῖσι μελαγχολικοῖσι νουσήμασιν ἐς τάδε ἐπικίνδυνοι αἱ ἀποσκήψιες· ἢ ἀπόπληξιν τοῦ σώματος, ἢ σπασμὸν, ἢ μανίην, ἢ τύφλωσιν συμαίνουσιν.

La tristesse de Médée peut faire songer à une maladie de ce type, par exemple, *Aphorismes,* 6e section 23 [51] :

> «Quand la crainte ou le mauvais état du thymos dure longtemps, c'est mélancolique.»
>
> *Ἢν φόβος ἢ δυσθυμίη πουλὺν χρόνον διατελέῃ, μελαγχολικὸν τὸ τοιοῦτον.*

L'état de prostration, joint au refus de se nourrir et au silence total est décrit dans *Épidémies* III, 6e malade [52], à propos de la fille d'Euryanax (vierge) durant sa maladie :

> *ἀπόσιτος πάντων παρὰ πάντα τὸν χρόνον, οὐδ' ἐπεθύμησεν οὐδενός. ἄδιψος, οὐδ' ἔπινεν οὐδὲν ἄξιον λόγου· σιγῶσα, οὐδὲν διελέγετο· δυσθυμίη· ἀνελπίστως ἑωυτῆς εἶχεν.*
>
> «La malade ne prit point de nourriture pendant ce temps; et elle n'en éprouva aucun désir; point de soif; elle buvait à peine; gardant le silence elle ne prononçait pas une parole; difficulté du thymos; elle désespérait d'elle-même.» [53].

Le regard est aussi un signe très inquiétant. La hardiesse du regard, *ὄμματος θράσος*, est un signe de délire; comme l'impossibilité de tenir longtemps l'œil ouvert ou les paupières repliées (*ἔῤῥιψις* et *κατάκλασις*) [54]. Le regard du taureau, c'est la distortion des yeux décrite par exemple dans *Maladie sacrée* VII [55] : *τὰ ὄμματα διαστρέφονται ... οἱ ὀφθαλμοὶ διαστρέφονται* [56].

L'on trouverait bien d'autres références dans le *Corpus hippocratique.* Nous n'avons pas l'intention de faire ici une revue complète. Il nous importe seulement qu'une lecture médicale soit possible des signes pronostics de la maladie de Médée. On peut s'attendre à des manifestations graves, spasmes, manie, épilepsie. On peut craindre la violence et le délire. Et l'on pourrait ranger cette maladie parmi les «mélancolies», si l'on veut conserver

51. IV L 568.
52. III L 52.
53. Traduction Littré modifiée.
54. Cf. *Épidémies* VI.1.15 – V L 274.
55. VI L 372-374.
56. Cf. le regard d'Héraclès (*Héraclès furieux,* v. 867 ss. – Lyssa), et d'Agavé (*Bacchantes,* v. 1122-1123).

la forme du pluriel de l'aphorisme que nous citions [57], et si l'on veut s'amuser à un diagnostic « à l'antique ».

La présence de bile, comme nous l'avons vu, a son importance. Elle est reprécisée en v. 98-99 :

... μήτηρ
κινεῖ κραδίαν, κινεῖ δὲ χόλον.

Voilà des expressions qui ont dû arrêter Chrysippe. Mais, du point de vue de la *kardia* et de la *bile*, c'est peut-être un autre vers que Médée prononce, et qui est une sentence générale, à propos des maris. Quand cela va mal chez lui, dit Médée, le mari sort se promener et va au dehors :

ἔξω μολὼν ἔπαυσε καρδίαν ἄσης (v. 245)

« Il va au dehors faire cesser *la nausée de sa kardia.* »

Il faut rapprocher de ce vers les expressions μαινομένᾳ (v. 432) et καρδίας μέγαν χόλον (v. 590). Que l'on nous pardonne ces traductions qui n'en sont pas. Mais elles visent à arrêter le regard sur un terme dont, nous le répétons, il importe avant tout de ne pas le transformer en vague métaphore. La *nausée* au niveau de la *kardia,* ou à ses alentours, nous la trouvons dans le *Corpus hippocratique,* par exemple, *Épidémies* VII.10 [58], le malade présente ἄση δὲ περὶ τὴν καρδίην [59].

Mais il nous faut parler un peu d'ἄση, la nausée ; et ce faisant, c'est donner quelques éléments pour l'histoire de la sensibilité occidentale. Dans une note à ce vers, Page [60] renvoie à Sappho. Et c'est bien d'elle, en effet, que vient la description du malaise, de la dysthymie érotique. C'est elle qui dans l'admirable *Fragment* 1 décrit les mouvements de sa *kardia* dans sa poitrine ; c'est elle qui dans l'hymne à Aphrodite relie la nausée, la douleur que nous dirons de l'âme, pour parler vite, et le thymos [61] :

μή μ' ἄσαισι μηδ' ὀνίαισι [62] δάμνα
πότνια θῦμον.

« Ne dompte pas mon thymos par les nausées et les peines. »

Ainsi le rapport du sentiment au corps a été mis en place par Sappho, la fondatrice, la source de notre méditation sur la passion ;

57. *Aphorismes* 6, IV L 576.

58. V L 380.

59. Des gens qui, comme nous, pensent à une grande influence littéraire sur *Épidémies,* diront peut-être que c'est *Médée* ou Sappho qui a influencé le médecin.

60. *Medea,* Oxford, 1938, comm. *ad loc.*

61. V. 3-4 ; cf. *Sappho and Alcaeus,* Oxford, 1955, Page ed., comm. *ad loc.*

62. Forme dorienne de ἀνίασσι.

celle dont Catulle imita [63], et Ronsard [64], et bien d'autres encore, le poème 31 sur la «jalousie».

G. Devereux a cru voir dans le *Fragment* 31, dans l'«attaque» de Sappho, une attaque typique d'anxiété; et, dans la situation que Sappho décrit, l'évidence de son authentique lesbianisme [65]. Ainsi l'idiosyncrasie de Sappho serait à l'origine de notre sensibilité ? Nous rapprochons très souvent cet article de celui de Benvéniste sur *Catégories de pensées, catégories de langue* [66], et du livre de Lélut sur le *Démon de Socrate* [67]. Ainsi, si nous suivons ces auteurs, notre sensibilité n'est que méditation répétitive d'une sensibilité particulière et parfois invertie ; quand nous philosophons, nous ne faisons que ratiociner sur les catégories d'une langue particulière et singulière, le grec; quand nous sommes sages, nous ne faisons qu'imiter un homme halluciné. Ces questions sont très intéressantes et constituent des occasions de saines réflexions sur l'origine de notre culture [68].

Mais pour en revenir à Sappho et expliquer ce trouble qui la prend à considérer l'être aimé en compagnie d'un autre, combien serait plus éclairante la théorie du désir de R. Girard, telle qu'il l'exprime encore dans son beau livre *Des choses cachées depuis la fondation du monde* [69] : «La seule réponse concevable, c'est que le dernier venu dans la structure triangulaire, le véritable *tiers* n'est pas celui qu'on pense. Même s'il jure ses grands dieux que son désir pour l'objet précède l'apparition du rival, même s'il s'arrange, sur le plan chronologique pour avoir une apparence de raison, il ne faut pas croire le sujet. Le véritable tiers, c'est lui, et s'il désire toujours de fàçon triangulaire, c'est parce que son désir est sa copie conforme d'un désir préexistant.»

Le désir n'a rien à voir avec la différence des sexes, mais avec sa triangulation originaire. Faire de l'angoisse de Sappho une

63. *Poème* 51.

64. A notre avis plusieurs fois, mais surtout dans *Sonnets à Hélène*, Ronsard, *Œuvres complètes*, Paris, Pléiade, 1958, t. I, p. 222 :

«Te regardant assise auprès de ta cousine»

65. *The nature of Sappho's seizure in Fr. 31 LP as evidence of her inversion*, in *Classical Quarterly*, n° 20, 1970, p. 17-31.

66. *Problèmes de linguistique générale*, Paris, Gallimard, 1966, p. 63.

67. F. Lélut, *Le démon de Socrate*, Paris, Trinquart, 1836.

68. Cf. la réponse de J. Vuillemin à Benvéniste in *De la logique à la théologie*, qui est, en ce qui concerne la philosophie, déterminante : «Pour aller jusqu'à conclure que la table des catégories de la pensée reflète celles des catégories de la langue, il faudrait avoir montré que le tableau des catégories empruntées à la langue est aussi le tableau *complet* de ces catégories quant à la langue.» (Paris, Flammarion, 1967).

69. Grasset, 1978, p. 362.

névrose ou une forme a-normale de sensibilité, c'est se tromper lourdement. Pour un historien qui s'attache à la notion de l'*euthymie,* qui cherche à faire l'histoire du malaise et du bien-aise, dans ce je ne sais quoi qui se situe au niveau du plexus, et où semble s'éprouver, dans un langage dualiste, l'accrochage de l'âme et du corps, Sappho est essentielle. Elle relie le thymos à la nausée et à la peine ; le thymos, pourrions-nous dire, c'est la parataxe de nausée et de peine. La nausée n'est pas cause de la peine, ni la peine de la nausée. C'est un donné immédiat, indivis. Le corps est le lieu où je sens mon âme et ses avatars.

Voilà que nous cherchions dans *Médée* la médecine, et nous y rencontrons le lyrisme. Cela n'est surprenant qu'à première vue, et n'est aucunement contradictoire dans cette tragédie. Avec Euripide, en effet, l'on sent déjà que le problème du rapport de *l'âme et du corps,* va devenir un problème plus technique, celui de la morale et de la médecine.

Il existe un domaine où *ἄση* a un simple emploi descriptif sans aucune connotation psychologique. Voyons, par exemple, *Aphorismes* 5e section 61 [70] :

> « Si, chez une femme, les règles manquent sans qu'il soit survenu ni frisson, ni fièvre, si, de plus, elle a des nausées (*ἄσαι δὲ αὐτῇ προσπίπτωσι*), comptez qu'elle est enceinte » [71].

Mais les médecins n'ignorent pas l'affectivité ; et l'on n'a pas souligné suffisamment, à notre avis, l'importance des émotions dans *Maladie sacrée,* où l'on trouve justement l'association de la tristesse-nausée.

> *ἀνιᾶται δὲ καὶ ἀσᾶται παρὰ καιρὸν ψυχομένου τοῦ ἐγκεφάλου καὶ ξυνισταμένου παρὰ τὸ ἔθος· τοῦτο δὲ ὑπὸ φλέγματος πάσχει.* [72]

> « Le malade a tristesse et nausée, quand le cerveau se refroidit trop et se contracte contre l'habitude, et c'est un effet du phlegme. »

Il ne faut pas traduire, à notre avis, comme le fait Littré, par *tristesse et angoisse,* ou comme Grensemann par *Unlust und Ekel,* mais maintenir le sens physiologique de *nausée* pour *ἄση*. L'on peut donner plusieurs interprétations à ce groupe dans *Maladie sacrée* :

70. IV L 554.
71. Traduction Littré.
72. VI L 388 ; 15, 4, édition Grensemann, De Gruyter, 1967.

– c'est un groupe de mots convenu, habituel ; il vient du parler populaire ou de la poésie (Sappho). C'est possible.
– la solution qui nous paraît la plus intéressante et que nous proposons est celle-ci : *Maladie sacrée* est un texte polémique, qui critique ceux qui mettent dans les phrênes la pensée sous prétexte que l'on y ressent l'émotion. L'auteur de *Maladie sacrée*, lui, met l'émotion dans le *cerveau* ; il prend l'association tristesse-nausée pour la placer dans le cerveau, et l'arracher à la *bile* pour la donner au *phlegme* [73].

Dans la *Médée*, Euripide maintient ouverts plusieurs ordres de causes : la race, Médée est une barbare, le sexe, Médée est une femme [74] ; le tempérament particulier, sa mégalosplachnie, la cause déclenchante, la *prophasis*, pourrait-on dire : couche désertée (réaction physiologique), trahison de Jason (réaction psychologique) [75]. Il ne conclut pas ; c'est le drame qui conclut pour lui. Chez Euripide la *praxis* tragique fournit les solutions aux problèmes qu'elle propose. L'on peut toujours lire une tragédie d'Euripide en se posant un problème d'ordre philosophique : par exemple en ce qui concerne *Médée* : le mal radical est-il possible ? ou comment le mal est-il possible ? A propos des *Bacchantes* : Y a-t-il une bonne ou une mauvaise folie ? et c'est la praxis tragique qui conclut : Agavé, l'ivresse à la bouche, brandissant la tête de son fils comme un trophée, montre que la folie ne saurait être double ; la folie clinique révèle la vérité de toute folie. Telle est, à notre avis, la seule façon de répondre à la question fondamentale de savoir : comment se fait-il qu'un philosophe, comme Euripide, ait choisi le théâtre comme moyen d'expression ?

Kitto dit quelque part [76] : *medicine is no drama*, et nous devons répondre à cette affirmation provocante. Si Kitto veut dire, comme Starobinski [77], que la recherche d'une étiologie médicale n'explique pas le tout de la praxis tragique, c'est évident – et nous luttons contre toute lecture réductrice. Mais Kitto a tort de bien des façons.

Revenons à l'exemple de l'*ἄση*. Elle est la manifestation physiologique qui accompagne le chagrin. Elle deviendra, dans la taxinomie stoïcienne des passions, une espèce du genre chagrin [78] :

73. Cf. le premier chapitre, p. 29 ss.
74. Cf. par exemple v. 265-266 et v. 1368-1370.
75. Cf. par exemple v. 265-266 et v. 1368-1370.
76. *Greek tragedy*, 3e éd., New-York, 1961, p. 344-349.
77. Cf. *supra*, p. 384.
78. *S.V.F.*, 10.10.36 ; 96.10 ; ῥιπτασμός est un terme du *Corpus hippocratique*, cf. par exemple *Coac.* 81 - V L 600 ; *Acut.*, 54.20 = 14.1 de l'édition R. Joly qui traduit par « agitation ».

λύπη μετὰ ῥιπτασμοῦ, chagrin avec jactitation. L'agitation remplace la nausée. *Ἄση*, dès l'origine, actualise le double versant de la passion qui est : jugement *et* contraction, jugement *et* gonflement. Chrysippe a dû apprécier à son juste prix cette utilisation ambiguë, lyrique et médicale, de *καρδία* et d'*ἄση*.

La force et la faiblesse de Chrysippe sont venues de ce qu'il a voulu penser comme *un* l'anatomie et la pensée ; ce qui donnait au médecin le droit de s'intéresser à son anatomie. On lui aurait bien passé d'utiliser un vague cœur métaphorique ; on ne lui en aurait pas voulu d'utiliser un langage poétique de la passion, à la condition qu'il ne prétendît point unifier la passion et le jugement. Sa force est d'avoir (paradoxe, mais le stoïcisme ne serait pas sans la tension qui maintient les paradoxes) pensé la passion comme de l'organique et de la raison indivis, d'avoir conçu une théorie dynamique de la passion. Sa faiblesse, c'est de se référer à une anatomie qui sera vite dépassée et qui l'est déjà peut-être de son temps [79]. Renvoyer à des poètes pour justifier une anatomie, cela scandalise Galien. Mais on peut interpréter cela autrement. Chrysippe est celui qui veut concilier le discours poétique et le discours physiologique ; il prend au sérieux les métaphores de l'organisme. Pour Galien, dont l'entreprise tend à concilier Hippocrate et Platon, l'anatomie donne raison à Platon et à sa tripartition de l'âme. Tout discours sur la passion, celui d'Homère ou celui d'Euripide, est lisible immédiatement selon cette grille.

La tradition se poursuit. Ce n'est pas un hasard si nous trouvons, à propos du personnage de Médée justement, une explication physiologique des *ἀνίαι* de la jeune fille, au moment du coup de foudre de sa rencontre avec Jason chez Apollonius, *Argonautiques* III, v. 761 ss. :

Δάκρυ δ' ἀπ' ὀφθαλμῶν ἐλέῳ ῥέεν·ἔνδοθι δ' αἰεὶ
τεῖρ' ὀδύνη σμύχουσα διὰ χροός ἀμφί τ' ἀραιὰς
ἶνας καὶ κεφαλῆς ὑπὸ νείατον ἰνίον ἄχρις
ἐνθ' ἀλεγεινότατον δύνει ἄχος ὀππότ' ἀνίας
ἀκάματοι πραπίδεσσιν ἐνισκίμψωσιν Ἔρωτες. [80].

« Une larme coula de ses yeux sous l'effet de la pitié. Et alors, sans cesse, la déchirait la douleur brûlante à travers la peau, autour des nerfs étroits et sous le nerf de la tête,

79. Comme le montre Solmsen, *op. cit.*, p. 565, la question des liens entre stoïcisme et anatomie est très délicate. La doctrine stoïcienne suit-elle la découverte des nerfs ?

80. F. Vian, dans son édition, Paris, P.U.F., 1961, p. 101, trouve que « dans tout ce passage, Apollonius fait assez indiscrètement étalage de ses connaissances physiologiques. »

profondément, là où la souffrance est la plus lancinante, quand les infatigables Amours piquent les angoisses dans le diaphragme.»

F. Solmsen a bien montré la coïncidence de ce vocabulaire avec les recherches de l'école d'Alexandrie [81]. Quand Apollonius décrit l'agonie amoureuse de Médée, écrit Solmsen, il place ses émotions dans sa *καρδίῃ*. Ce qui correspond aux traditions de la poésie. Mais aucune tradition ne guidait Apollonius dans le choix de son vocabulaire pour l'utilisation de *ἶνας* ou de *ἰνίον*. Hérophile et Erasistrate, qui ont mis en évidence le rôle des nerfs dans la perception, avaient-ils fait aussi penser que les nerfs transportent des émotions ? Est-ce que le siège de la souffrance, et de son opposé le désir, avait été transféré du cœur au cerveau ? Est-ce que *ἰνίον* fait allusion à une localisation des nerfs dans le cervelet ? La poésie, conclut Solmsen, «est trop allusive pour satisfaire notre curiosité de techniciens; nous ne devons pas non plus oublier que le poète joue avec des mots et que ce n'est pas seulement la doctrine mais aussi un élément d'expérience qui peut être incorporé aux vers» [82].

L'on peut faire plusieurs remarques dans ce poème érudit. Nous retrouvons les *ἀνίαι* de Sappho ; mais la nausée a disparu. Elle laisse place à un procès physiologique de la sensation. La technique n'a pas remplacé la poésie ; elle a fourni une explication. La parataxe a laissé place à la relation de cause à effet, et à la description d'un comment. Le rapport *ἄσαισι, ὀνίαισι* de Sappho a fait place au rapport *ἶνας, ἰνίον, ἀνίας*. La bile a disparu, semble-t-il. Il reste pourtant un souvenir de la mélancolie, la flèche dans le diaphragme, la douleur aiguë de l'épine [83]. Mais c'est elle qui est devenue une métaphore. On a changé de médecine. Les viscères de Médée sont devenus de minces nerfs.

Euripide a pu maintenir la parataxe du chagrin et de la nausée, du logos et de la bile, du corps et de l'âme, de la passion et de la raison, en utilisant un langage aux références poétiques et médicales; et il est intéressant de voir qu'à la même époque se constituait une médecine qui maintient, elle aussi, la parataxe, qui ne

81. *Op. cit.*, p. 580 ss.

82. *Ibidem.*

83. Cf. *Maladies* II - VII L 108. Le lieu où le médecin décrit la *tension d'esprit*, maladie difficile ; le malade semble avoir dans les viscères une épine qui le pique... ; et notre analyse de ce passage dans notre étude sur la mélancolie.

choisit pas entre les signes pour ériger un lien causal ; et, comme nous l'avons montré, dans les *Épidémies* III se manifeste l'*éthos* comme signe [84].

La onzième malade est particulièrement intéressante [85] :

'Εν Θάσῳ γυνὴ δυσάνιος ἐκ λύπης μετὰ προφάσιος...

«Dans l'île de Thasos, une femme de *caractère triste*, à la suite d'un chagrin *motivé*...»

Cette femme manifestait des terreurs (*φόβοι*), du découragement (*δυσθυμίη*), elle délirait et prononçait des obcénités (*ᾐσχρομύθει*) ; elle était assoupie et prostrée, s'élançait de son lit ; ne pouvait se soutenir ; elle délirait beaucoup (*παρέλεγεν*) et finalement reprit toute sa lucidité (*πάντα κατενόει*).

Pourquoi cette indication de caractère ? On pourrait dire qu'il s'agit d'un terrain favorable, sur lequel est intervenue une cause secondaire, son chagrin qui n'était pas pure invention. Le caractère serait la cause principale. C'est une interprétation possible.

Galien commente le terme *δυσάνιος* [86]. «Est *δυσάνιος*, selon Critias [87]», écrit Galien, «celui qui s'afflige des petites choses et qui pour les grandes est triste et mélancolique plus longtemps que les autres hommes». Galien rapproche ce cas de la 14e malade, dans ces mêmes *Épidémies*, la femme de Cyzique qui eut des jumelles et qui était silencieuse, renfrognée (*σκυθρωπή*) et qui ne se laissait pas convaincre (*οὐ πειθομένη*). Mais il s'étonne qu'Hippocrate ne note pas l'absence des règles, ou leur écoulement insuffisant. La maladie, en effet, fut jugée par des règles abondantes. Galien s'intéresse au problème de la cause et au fond, ne voit dans la tristesse que la conséquence d'un écoulement sanguin insuffisant. La description épidémique est beaucoup plus complexe. Nous remarquons que, pour la première fois, est posée par un terme simple une qualité de l'être. Le mot *δυσάνιος* n'est pas d'une fréquence extraordinaire. Non plus que le terme *σκυθρωπός* dont le médecin qualifie la 14e malade, et dont Galien fait le synonyme de *δυσάνιος* :

σιγῶσα δὲ καὶ σκυθρωπὴ καὶ οὐ πειθομένη.

84. In *Écriture et médecine hippocratique*, p. 144 ss. : *La découverte du malade comme personne dans le spectacle de la maladie.*

85. III L 134.

86. XVII K 778 ; cf. Littré III, p. 134, note 3.

87. D.K., *Fragment* 42 d.

σκυθπωπός est très nettement du registre tragique [88] et désigne l'apparence physique du chagrin. Le médecin a profité de la recherche des tragiques sur les relations de l'âme et du corps, sur les motivations, sur la mise en évidence de la complexité de l'être. Il est légitime de penser qu'*Épidémies* III emprunte au vocabulaire tragique. Nous le pensons pour *σκυθρωπός*, nous le croyons aussi pour *παρακοπὴ τῆς γνώμης* qui intervient en III. 17 5e malade, *παρακοπή* seul revient pour la 7e malade [89].

Ainsi la comparaison entre le tragique et le médecin peut nous aider de manière beaucoup plus profonde que l'on aurait pu l'espérer. Si le tragique découvre le corps, sa profondeur et son opacité, le médecin découvre l'*éthos* et la nécessité d'en tenir compte dans sa sémiologie. Et le médecin comme le tragique, dans la *Médée*, maintient ouverte l'interprétation. C'est Galien qui traduit les *Épidémies* que nous citons en termes de causalité; c'est Galien qui relie la suppression des règles à la tristesse. Hippocrate n'en fait rien. L'aménorrhée est un signe comme l'aspect lugubre.

Mais la viscéralité de Médée n'évoque-t-elle pas l'hystérie ? La Médée de Sénèque est plus claire sur ce point, comme nous le verrons. C'est avec Phèdre qu'Euripide réfléchira sur la nature particulière de la femme, comme nous l'avons montré [90] :

> «Si tu souffres d'un mal que l'on ne doit pas dire, voici des femmes pour t'aider à la calmer», dit la Nourrice, «si c'est un accident qu'on puisse révéler à des hommes, parle, pour que ton cas soit signalé aux médecins.» [91].

Il existe un très beau texte hippocratique que nous aimerions citer : il s'agit d'un extrait de *Maladies des femmes* [92] :

> «Il y a une époque où elles ne savent elles-mêmes de quoi elles souffrent, avant qu'elles n'aient *la pratique des maladies* par le fait des règles, et ne *deviennent plus avancées en âge.* Alors la *nécessité* et le *temps* leur enseignent la cause des maladies; et il y a des cas où, chez les malades qui ne savent pas de quoi elles souffrent, les maladies,

88. Cf. Aesch, *Choe.* 738; Eur., *Médée* 271; *Ba.* 1252; *Pho.* 1333; *Or.* 1319; *Hi.* 1152; *Al.* 774.797; *Fr.* 406.

89. III L 118, III L 122; cf. la *τάλαινα παρακοπά* dont parle le Chœur à propos du crime d'Agamemnon (Aesch. *Ag.* 223).

90. *Euripide et la connaissance de soi,* in *Les Études Classiques,* tome XLIV, 1976, p. 3-24.

91. *Hipp.,* v. 293-296, traduction L. Méridier.

92. *Maladies des femmes,* 62, VIII L 126.

devenues incurables, prennent de court le médecin qui n'a pas eu le temps de s'informer auprès de la malade. Et en effet, elles ont *pudeur à parler,* si elles savent, et s'il leur paraît que le mal est *honteux,* dans l'inexpérience et l'ignorance où elles sont. Et en même temps les médecins se trompent, faute de s'informer de manière précise sur la cause de la maladie, et en soignant comme s'il s'agissait de maladies d'hommes... Il faut pousser l'interrogation aussitôt de manière précise. Car la cure des maladies des femmes diffère beaucoup de celles des maladies des hommes...»

Ce texte est absolument remarquable [93]. Le médecin réfléchit à la fois sur la nature de la femme et sa psychologie (liée à une morale). La femme a pudeur à parler de ses maladies, dont elle ignore tout a priori. Elle les considère comme honteuses (*αἰσχρόν*) et sa pudeur (*αἰδώς*), la réserve inculquée par son éducation, l'empêche d'en parler au médecin. Et, chose extrêmement importante et fine, seuls la *nécessité* (la venue des règles, par exemple) et le *temps,* la durée, l'expérience, lui apprennent ce qu'est sa nature. La femme est vouée à la connaissance d'elle-même comme femme, c'est-à-dire individu spécifique, dans la durée et l'expérience. Elle est une créature du temps.

Quand nous rapprochons le texte hippocratique d'*Hippolyte,* nous ne voulons pas dire que le médecin ait lu Euripide. Mais sa technique médicale l'a conduit à cette réflexion profonde en des termes qui sont ceux d'Euripide [94].

La *Médée* de Sénèque

Le problème technique de *Médée* qui a fasciné les tragiques et les philosophes, est très clairement formulé par Aristote dans

93. Littré range *Maladies des femmes* dans la 6e classe des écrits hippocratiques (avec *Génération, Nature de l'enfant, Maladies IV, Maladies des jeunes filles, Femmes stériles).* Selon lui ces six traités sont du même auteur et datent d'avant Aristote, cf. *Œuvres d'Hippocrate,* tome I, p. 373-379. R. Joly, *Hippocrate,* tome XI, Belles Lettres, 1970, p. 23, reprend l'idée et date *Génération* de la fin du Ve siècle.

94. «La *pudeur, vertu* qui passe pour être spécifiquement féminine et qui est, en réalité, bien plus *conventionnelle* qu'on pourrait croire, a eu pour but primitif, croyons-nous, de dissimuler la défectuosité des *organes génitaux.*» (soit l'absence du pénis) – S. Freud, *Nouvelles conférences sur la psychanalyse. La féminité,* Paris, N.R.F., 1971, p. 174. Quand nous lisons cette phrase de Freud nous retrouvons la même alliance de l'*éthique,* du *social* et du *physiologique* que dans le texte hippocratique. (Les mots soulignés dans la citation de Freud le sont par nous).

sa *Poétique* [95]. Médée est un personnage qui sait ce qu'il fait. L'action peut se produire, «à l'ancienne», avec des personnages qui savent et connaissent ce qu'ils font, comme Euripide a traité sa Médée tuant ses enfants (*εἰδότας καὶ γιγνώσκοντας*). Il s'agit d'un problème technique et accessoirement d'un problème psychologique, contrairement à ce que l'on pourrait penser [96]. Au poète tragique, s'il le veut, d'en faire un problème psychologique. Nous sommes alors dans le cas d'une solution possible du problème tragique qui est beaucoup plus général, comme nous l'avons déjà dit [97].

Que veut dire l'expression aristotélicienne : «une Médée qui sait et qui connaît» ? Cela signifie qu'en effet elle connaît et reconnaît ses enfants (par opposition à Héraclès) ; qu'elle sait qu'elle commet un crime, par opposition à Œdipe, qui, tuant Laios, ne sait pas qu'il tue son père [98]. Il n'y a pas de problème apparemment de sa reconnaissance (*ἀναγνώρισις*). Mais que veut dire finalement savoir, connaître ? Il s'agit de donner un contenu à la formule qu'Ovide met justement dans la bouche de Médée, décrivant la lutte de *cupido* et *mens* :

> ... *uideo meliora proboque*
> *deteriora sequor...* [99].

Pour Médée il n'y a pas erreur quant aux faits ; ce n'est pas là que réside l'*hamartia* tragique.

Nous avons vu Euripide proposer la solution du viscère *et* du logos conjoints. Nous avons vu Chrysippe lire dans *Médée* l'unité du logos et du viscère et l'accumulation, dans le viscère pléthorique, du torrent de la passion. Nous avons vu Galien établir le duel entre le viscère et le logos. Quelle est la solution de Sénèque ?

Elle est, sans conteste à notre avis, du côté de Chrysippe. La *Médée* de Sénèque, si baroque d'apparence, si gonflée, si boursouflée, est paradoxalement très simplificatrice. Elle réduit la tragédie d'Euripide à ses quelque six cents derniers vers. Nous ne voulons pas seulement dire qu'elle supprime l'épisode d'Egée (bien entendu elle conserve l'épisode de Créon et du crime contre

95. 1453 b 29.

96. Cf. F. Dupont, dans son intéressant article, *Le personnage et son mythe dans les tragédies de Sénèque*, in *Actes du 9e Congrès de l'Association G. Budé*, Rome, 1973, Paris, Belles Lettres, 1975, tome 1, p. 447-458.

97. *Supra*, p. 395.

98. C'est l'exemple d'Aristote, *loc. cit.*

99. *M.*, 7.20.

Créuse). Mais il faut attacher une importance à ce fait : chez Euripide aussi, contrairement à ce que l'on dit souvent, la décision de tuer les enfants, ou, en tout cas, l'annonce du fait, est donnée au v. 792 :

τέκνα γὰρ κατακτενῶ.

Et chez Euripide aussi, on peut voir à partir de ce moment la tragédie comme l'histoire d'un passage à l'acte. Il nous semble que toute la tragédie de Sénèque est la longue préparation de ce passage à l'acte et de sa nécessité. *Elle est une ascension vers un niveau d'être indispensable à l'accomplissement de l'acte.* Ce niveau d'être est, conformément à la pensée stoïcienne, un état de tension; et l'acte est la ruée irrémédiable d'une énergie jusqu'alors contrainte. L'acte de Médée est, dans tous les sens du terme, une catastrophe. Le temps de la tragédie est celui qui est nécessaire à l'accumulation d'une force.

La folie de Médée.

Médée elle-même, se décrit :

Incerta, uaecors, mente uaesana feror
partes in omnes. (v. 123-124).

« Incertaine, égarée, mon esprit fou m'emporte de tous côtés. »

Et la nourrice nous la montre ; telle une ménade,

furoris ore signa lymphati gerens.
Flammata facies; spiritum ex alto citat,
proclamat, oculos uberi fletu rigat,
renidet : omnis specimen affectus capit. (v. 386-389).

Rougeur de visage, respiration profonde, hurlements, larmes, mobilité indéfinie des sentiments et de leur expression. Tels sont les signes que le *De ira* nous donne aussi de la colère et de la folie :

tristis frons, torua facies, citatus gradus, inquietae manus, color uersus, crebra et uehementius acta suspiria, ... flagrant emicant oculi, multus ore toto rubor exaestuante ab imis praecordiis sanguine... [100].

« Le front sombre, la physionomie farouche, le pas précipité, l'agitation des mains, l'altération du teint, la respiration fréquente et profonde,... les yeux s'enflamment et

100. *De ira* I.I.3-4.

brillent, une forte rougeur s'étale sur tout le visage, tandis que le sang jaillit en bouillonnant des profondeurs de la région précordiale.»

Ce pittoresque de la folie, ces signes physiologiques d'un pronostic inquiétant, sont aussi bien le fruit d'une constatation médicale que d'une exubérance rhétorique. Là n'est pas, à notre avis, l'essentiel de la réflexion sur la folie telle qu'on peut la voir à l'œuvre dans cette tragédie. La question essentielle est celle de l'être de Médée; ou comment comprendre le passage du *Medea... fiam* – Médée... je le deviendrai – du vers 171, au *Medea nunc sum* – maintenant je suis Médée – du vers 910 ?

Dans un article intéressant [101], D. Henry et B. Walker écrivent : «C'est comme si, quand au vers 910 elle dit *Medea nunc sum*, le drame qui a été celui de la pleine émergence de Médée en tant que personne réelle à ses propres yeux, avait atteint son point culminant, comme si s'achevait là le processus qui était parti des mots *Medea fiam*.» [102]. Il existerait, selon eux, chez Médée, une perte du moi, une absence d'identité. «Chez elle, il y a une absence d'identité permanente combinée avec des affirmations répétées et désespérées d'une identité existante ou à venir qui fait de son rôle un rôle purement existentialiste» [103].

Médée a franchi la possibilité de discrimination de la valeur de ses choix. Elle est en plein relativisme moral [104]. Effectivement, le personnage de Médée a du mal à se retrouver dans les actes épars de la vie passée. Les auteurs de cet article ont voulu «rompre avec les théories lassantes d'une copie inférieure à l'original grec ou d'une *pièce à thèse* stoïcienne». Nous sommes bien d'accord pour renoncer à la thèse de l'infériorité; mais nous serions beaucoup moins libéral à l'égard de la *pièce à thèse*. Si l'expression est péjorative, renonçons-y. Mais n'abandonnons pas le stoïcisme, qui nous paraît au contraire fort éclairant. Ce n'est pas une pièce à thèse stoïcienne, mais il existe un tragique stoïcien de la passion, comme nous l'avons vu avec Chrysippe. Il réside dans la puissance accumulatrice, irrémédiable, d'une force, qui depuis sa naissance s'accroît sans règle et atteint bientôt un point de non-retour.

Etre Médée, ce n'est point rassembler des états d'âme ou des actes sous un nom ; ce n'est point subsumer une matière sous une

101. D. Henry et B. Walker, *Loss of identity : Medea superest ? A study of Seneca's Medea*, in *C. Ph.* LXII, 1967, p. 169-189.

102. *Op. cit.*, p. 175.

103. *Op. cit.*, p. 177.

104. *Ibidem.*

forme. Etre Médée suppose une force, un état de tension. Médée n'est pas un jugement analytique, Médée n'est Médée qu'à partir d'une certaine respiration, et d'une certaine tension. Pour comprendre le passage du *Medea superest* (v. 166), au *Medea fiam* et au *Medea nunc sum,* l'on peut se le représenter comme une ascension avec des paliers qui correspondent à des niveaux d'être. Le *fiam* a un sens factitif et décisif. Si l'on nous permet d'être familier, nous dirions que l'on n'est pas Médée tous les matins, au saut du lit. L'on est une virtualité de Médée que l'on peut atteindre, remplir, dépasser même, peut-être, s'il le faut. De toutes façons, criminelle ou sage, on ne saurait être sans s'exercer à être.

Médée a déjà été Médée plusieurs fois, dans certaines circonstances criminelles. La nourrice nous dit qu'elle présentait alors des signes d'exaltation :

Pauet animus, horret; magna pernicies adest.
Immane quantum augescit et semet dolor
accendit ipse uimque praeteritam integrat.
Vidi furentem saepe et agressam deos...

(v. 670 ss.)

« La terreur et l'horreur sont en son âme : un grand fléau est là. Combien s'accroît sa douleur farouche, comme elle s'enflamme elle-même et retrouve une force passée. Je l'ai souvent vue en état de furie s'attaquer aux dieux. »

Et Médée nous a dit que tous ses actes passés étaient le fruit d'une âme calme :

... nullum scelus
irata feci : saeuit infelix amor. (v. 135-136).

« Je n'ai commis aucun crime en état de colère : un amour malheureux fait rage. »

Il faut penser que le « degré zéro » de Médée est un état de tension et de fureur déjà perceptible à autrui. Tout est en effet à redouter si elle y introduit la passion. Le chœur le chante aux v. 591 ss. :

Caecus est ignis stimulatus ira
nec regi curat patiturue frenos
aut timet mortem; cupit ire in ipsos
obuius enses.

« Aveugle est le feu stimulé par la colère, et il ne se soucie pas d'être gouverné, et il ne supporte pas de frein et ne craint pas la mort. Mais il se précipite avec passion sur les épées. »

Se uincet, dit la nourrice, «elle va se vaincre» (v. 394). La nourrice veut bien dire, en effet, que ses exploits à venir dépasseront les crimes passés. Mais l'expression *se uincere* a un sens trop marqué pour qu'on ne le relève pas. Il existe une victoire de la passion sur elle-même qui ne doit rien à un conflit entre passion et raison. Nous retiendrons d'autant plus ce *se uincet* que nous aurons à y réfléchir, justement, à propos du prologue d'*Hercule furieux.* C'est dans cette perspective qu'il faut admirer le mouvement du long monologue de la fin (v. 893-977). Le *sequere felicem impetum* (v. 895) sonne comme une rupture définitive, un «larguer les amarres» pour l'aventure de la passion. Toute réserve soit lâchée, tout tabou, tout frein :

> *fas omne cedat, abeat expulsus pudor* (v. 900)
>
> *Medea nunc sum.* (v. 910).

Médée, au faîte de sa puissance, de son être, de son art (*creuit ingenium malis* – v. 910), s'écrie :

> «Je jouis d'avoir ravi la tête de mon frère, je jouis d'avoir coupé ses membres, et d'avoir dérobé à mon père le trésor caché, je jouis d'avoir armé ses filles pour tuer le vieux père.» (v. 911-914)

Puissance de ces quatre *iuuat* ! Cette exaltation, cette joie, cette *hilaritas* est inquiétante. Alors Médée est prise de tremblements :

> *Cor pepulit horror, membra torpescunt gelu*
> *pectusque tremuit.* (v. 926)

Elle est prise d'horreur à l'idée de cet acte. Mais est-ce de la raison ? Il n'est plus question de frein possible contre cette violence. Il ne s'agit plus de concevoir ni de raisonner, mais, seule, peut-être, une autre passion antithétique sauverait les enfants. Seul un autre courant peut-être aurait la force de combattre le premier :

> ... *Anceps aestus incertam rapit* (v. 939).
>
> «Un double courant m'entraîne d'un côté, de l'autre.»

C'est le tourbillon ; mais aussitôt :

> ... *Ira, qua ducis, sequor.* (v. 953).

Superbe rêverie du torrent, où nous retrouvons la métaphore de l'hydraulique que nous utilisions à propos de Chrysippe.

Sans dire que nous avons là un élément d'un *Traité des passions* [105], il faut bien reconnaître en *Médée* une méditation sur la

105. Comme ne craint pas de le faire B. Marti, *Seneca's Tragedies, a new interpretation,* in *TAPA,* 1945, vol. 26, p. 216-263 : *The second group of plays (Medea, Phaedra) form what might be called* exempla for a treatise on the Passions (p. 229).

passion, d'une pureté exemplaire, dirions-nous sans paradoxe. Elle est parfaitement conforme à ce que nous avons pu supposer de la *Médée* de Chrysippe. Peut-être nous accusera-t-on de récolter ce que nous avons semé, de retrouver ce que nous avons enfoui. Les textes de Galien sont tout de même assez clairs.

« Je suis une force qui va, ...
une âme de malheur faite avec des ténèbres. » (v. 992-994)

dit Hernani. Mais d'où vient sa force ? Nous savons très bien d'où vient la force de la Médée de Sénèque ; elle vient de Chrysippe. S'il y a un problème d'identité chez Médée, il est résolu par cette force unifiante qui concilie tout, comme le torrent concilie la pierre et le sable et l'eau, en les emportant.

... Nescio quid ferox
decreuit animus intus et nondum sibi
audet fateri. (v. 917-919).

« Je ne sais ce que mon âme sauvage a décidé à l'intérieur de moi et qu'elle n'ose pas encore s'avouer à elle-même. »

A ce niveau de fureur, il suffit d'être à l'écoute de soi-même, de tendre l'oreille à ce tumulte en soi, à l'intérieur de soi, quand on a bien brassé et bien mu son *intus.* Κινεῖ δὲ χόλον – elle brasse sa bile, disait la nourrice d'Euripide (v. 99).

Il suffit alors de faire passer à la parole, d'amener au jour l'abominable. Cela, en quelque sorte, s'est décidé tout seul. Nous retrouvons ce que nous décrivions, à propos du *De ira* [106], de la notion de *uoluntas* et de ses relations avec la conscience. La connaissance ici s'attache trop tard au mouvement confus de l'être ; l'élan est trop violent. Dans ce moment précis qui correspond aux vers d'Euripide, Sénèque écrit comme Chrysippe l'aurait fait ; et, dans une formule, nous pouvons dire que la *Médée* de Chrysippe existe ; c'est Sénèque qui l'a écrite.

Pouvons-nous déterminer cette passion : *ira, dolor, amor,* qu'importe ? A partir du moment où la rupture est consentie, où l'on a accepté le doux décrochage qui écarte la barque du rivage, une passion vaut toutes les autres, les est toutes, et les comprend toutes. Sénèque serait-il donc moniste, comme Chrysippe ? On peut apporter des textes pour infirmer une telle proposition. Par exemple, *Lettre* 71, 27 :

Memini ex duabus illum (sapientem) partibus esse compositum : altera est inrationalis, haec mordetur, uritur, dolet; altera rationalis, haec inconcussas opiniones habet, intrepida est et indomita ...

106. Cf. *supra*, p. 324 ss.

> «Je me souviens que ce sage est composé de deux substances; l'une, dénuée de raison, ressent les morsures, les brûlures, la souffrance; l'autre, en tant que douée de raison, s'appuie sur d'innombrables principes; elle est intrépide, indomptable.» [107].

Nous sommes bien là devant une proposition dualiste; un vice de la moralité comme conflit entre l'irrationnel et le rationnel. Mais nous avons vu au contraire le monisme cohérent du *De ira*.

La cohérence de l'être de Médée

Ainsi Médée aurait retrouvé son identité et sa cohérence; pourquoi pas la sagesse ? C'est la théorie «romantique» que propose F. Dupont quand elle écrit qu'à la psychologie qu'Aristote propose dans sa *Poétique* [108], Sénèque opposerait la folie comme seul passage possible entre le personnage humain et le héros criminel mythologique. Cette folie, selon elle, bien loin d'être démente, est au contraire cohérente et constitue une rencontre de la vérité [109]. L'on pourrait faire observer à l'auteur de cet article qu'outre que l'interprétation psychologique d'Aristote est fort contestable, c'est Aristote qui maintient l'utilité de la colère et non les Stoïciens, comme Sénèque le rappelle dans son *De ira* [110]. Et quelle est cette vérité de Médée ? Selon F. Dupont la vérité du mythe, en face de la vérité de la sagesse. Ainsi, à la fin, Médée rejoindrait le sage stoïcien, hors du temps. «Le personnage est sorti du temps, il a fait un bond hors de l'existence humaine, il s'envole comme Médée.» – «J'ai retrouvé mon sceptre, mon frère, mon père...», s'écrie Médée [111]. F. Dupont juge qu'il s'agit d'une formulation qui fait du héros tragique triomphant l'égal et le semblable du sage stoïcien, dont le bonheur parfait est au-delà de tout événement.

Une telle formulation eût sans doute beaucoup étonné sinon choqué Sénèque. La théorie romantique moderne de la sagesse du fou rencontre curieusement le problème antique de la folie du sage. Mais dans le parallélisme que suggère F. Dupont, il y a une intuition intéressante.

Nous en revenons au problème que Galien soumettait à Chrysippe : la différence que nous avons définie entre *Brutus* et *Médée*.

107. Traduction Noblot.

108. *Loc. cit.*

109. *Op. cit.*, p. 456 ; sur la théorie péripatéticienne, cf. le 3e chapitre, p. 243 ss.

110. I.5.1 ss.

111. V. 982 ss.

F. Dupont identifierait, si nous comprenons bien sa pensée, Brutus et Médée. Ils se sont, l'un et l'autre, réalisés dans leurs actes. Ils sont devenus Brutus et Médée. Qu'est-ce qui les différencie ? Sénèque le philosophe dirait qu'un tel amalgame est scandaleux ; il y a un souverain bien, qu'on ne saurait confondre, à moins de la plus grave perversion. Mais laissons là Sénèque le philosophe. Il n'est pas Sénèque le tragique. Nous n'entendons pas pour autant que ce n'est pas le même, mais il est deux personnages qui ne se confondent point ; il a écrit une œuvre philosophique à côté d'une œuvre théâtrale. Euripide, comme nous l'avons vu, est philosophe *et* poète.

Médée n'est pas l'égal du sage, elle est l'anti-sage, le soleil noir de la sagesse, la sphère ténébreuse symétrique, dans cet anti-monde, de la sphère lumineuse. Entre le silence de Médée et le silence du sage, il y a toute la différence d'un silence vide, d'un silence fait de bruit, envahi du bruit de la nature indéfinie, à un silence plein. La différence entre deux roches, si l'on veut. La nourrice d'Euripide compare le silence sourd de Médée à la roche ou à la vague des mers [112] :

ὡς δὲ πέτρος ἢ θαλάσσιος
κλύδων ἀκούει νουθετουμένη φίλων·

A cette roche s'opposerait le promontoire de Sénèque [113] et de Marc Aurèle [114].

Mais où sont les viscères de Médée ? ont-ils disparu ? On les retrouve pourtant en deux vers, au début et à la fin de la tragédie :

Per uiscera ipsa quaere supplicio uiam,
si uiuis, anime, si quid antiqui tibi
remanet uigoris. (v. 40-43).

« Dans les viscères même, cherche un chemin pour le châtiment, si tu vis, mon âme, et s'il te reste quoi que ce soit de ton ancienne vigueur. »

Le texte est énigmatique, et présente une sinistre suggestion qui a été interprétée de manière variée, écrit l'éditeur anglais de *Médée* [115]. Il s'agit des viscères des victimes que Médée s'apprête à sacrifier. Mais quelles sont les victimes ? Costa fait la liste des possibilités :

112. V. 28-29.

113. *De uita beata*, XXVII.3.

114. *Pensées*, IV.49 : « Ressembler au promontoire sur lequel sans cesse se brisent les vagues. »

115. Seneca, *Medea, edited with introduction and commentary by* C.D.N. Costa, Oxford, at the Clarendon Press, 1973, p. 67-68.

1° Jason et Créuse, ou seulement Créuse. C'est la solution la plus vraisemblable. *« Viscera is this a horrible double-entendre. »*
2° Les propres enfants de Médée : ce serait alors une référence voilée à ce qui va suivre. Mais les motivations pour tuer les enfants ne viennent qu'aux vers 549-550.
3° Les victimes normales des sacrifices pour la cérémonie du mariage ; mais en quoi ces victimes révèlent-elles une *supplicio uiam* ?
4° Médée elle-même.

Sénèque ne précise pas, et s'il nous faut choisir une solution, nous dirions que nous les prenons toutes ensemble. Médée sait qu'il faut atteindre aux viscères. Dans une horrible confusion, dans une indécise rêverie, elle se voit brassant, triturant des viscères et le fruit de ses entrailles. Cela n'est peut-être pas de bon goût. Cela est.

A la fin de la pièce, elle s'écrie :

Si posset una caede satiari haec manus,
nullam petisset. Vt duos perimam, tamen
nimium est dolori numerus augustus meo.
In matre si quod pignus etiamnunc latet,
scrutabor ense uiscera et ferro extraham. (v. 1009-1013).

« Si ma main avait pu me rassasier d'un seul meurtre, je n'en aurais tenté aucun. Quand j'aurai tué les deux, pourtant c'est un nombre encore trop restreint pour ma douleur. Si quelque gage est caché, là encore, dans la mère, je fouillerai mes viscères avec l'épée, et je l'arracherai avec le fer. »

Ces viscères immondes où elle se voit fouiller pour y chercher encore quelque trace de vie, ce sont les siens. Entend-on bien ces paroles ? On risque d'y trouver encore une faute de goût. La folie n'a rien à voir avec le bon goût. Le rêve que Médée poursuit là, l'acte qu'elle se voit faire, c'est son suicide, et davantage encore, la destruction en elle de toute vie possible, et de la vie qu'elle enfante.

Cohérence et sagesse ? C'est de l'auto-destruction frénétique. Voilà la fin de l'histoire des viscères de Médée. Ils n'expliquent plus rien ; ils désignent. Ils montrent un lieu où Médée poursuit la haine d'elle-même. On nous dira que la conclusion est jolie ; nous répondrons qu'elle est vraie. On nous fera remarquer qu'il est bien invraisemblable que Sénèque ait pensé à la mégalosplachnie de Médée. Outre que nous n'en savons rien, nous répondrons : tant mieux, c'est qu'il existe une vérité de Médée.

Nous conclurons sur Médée par le texte d'un médecin : Caelius Aurélien [116] : certains, dit-il, proposent le traitement de la *manie* par l'amour parce que «la tension de l'esprit serait détournée et purgée de l'âpreté de la folie», sans voir la vérité toute nue, qui est que, dans la plupart des cas, l'amour a été la cause de la folie. Caelius cite quelques cas plus ou moins mythologiques, et ajoute : «Dans la riche mythologie des Grecs, il y a l'histoire d'une femme, d'origine divine, tourmentée par les destins humains, et mue par la passion sauvage de se venger (*saeuo poenitudinis dolore*) qui a tué de ses mains ses enfants. Et il ne faut pas mépriser tous ceux qui ont appelé l'amour lui-même une forme de folie, en raison de la similitude de ce qui arrive à ceux qui souffrent de ces deux maladies. Et c'est un traitement impie et absurde de recommander cela même qu'on soigne. Je laisse de côté le fait qu'il est impossible de convaincre des fous d'aimer, puisqu'aussi bien, manquant de jugement, ils ne peuvent apprécier la beauté.»

Le médecin, ici, parle de l'amour passion, et non de l'amour physique qu'Hippocrate recommandait déjà, dans des cas d'hystérie [117]. Caelius Aurélien ne s'occupe pas ici du coït, qui semble naturellement du domaine du médecin, mais de l'amour qui est à la fois *passion et jugement*. Ce passage n'est pas sans faire penser à la fin du chapitre d'Arétée sur la mélancolie, et de son fameux *amour-médecin* (ὁ ἔρως μὲν ἰήσατο) [118]. Un adolescent, tombé dans un état de marasme, abandonné des médecins, fut guéri par l'amour. «Mais pour moi», ajoute Arétée, «je pense qu'il aimait dès le commencement et que déçu dans ses prétentions sur la jeune fille, il devint languissant, ce qui le fit paraître mélancolique à ses compatriotes. Peut-être ne savait-il pas lui-même que c'était de l'amour, mais dès qu'il fut uni à celle qu'il aimait, son chagrin cessa, sa langueur et son irascibilité disparurent, la joie remplaça la mauvaise humeur (δυσθυμίη), et c'est ainsi qu'il fut rétabli... et que l'amour fut son médecin (ἔρωτι ἰητρῷ)» [119]. L'influence stoïcienne que nous avons déjà remarquée souvent chez Caelius Aurélien, est ici patente ; la passion ne saurait en aucun cas être un bien ; et l'amour, en lui-même, est souvent folie. Ce langage est-il d'un philosophe ou d'un médecin ? Il est d'un médecin qui sait,

116. *Maladies chroniques*, I.5.176.

117. Cf. par exemple, *Maladies des jeunes filles*, VIII L 468 ; cf. aussi Rufus, édition Daremberg-Ruelle, p. 306 : les rapports sexuels «dissipent les idées fixes (συνεστυκότα λογισμόν), calment la colère, guérissent la mélancolie, diminuent les accès de délire, sont très efficaces contre les affections causées par la pituite.»

118. Hude III, 5, p. 41.

119. Traduction M. Laënnec.

comme il le dit ailleurs, que souvent les hommes tombent malades par un tourment de l'âme (*anxietas*) [120].

La maladie d'Heracles et la folie du sage

«Quelques-uns appellent aussi l'épilepsie la maladie d'Héraclès, non qu'Héraclès en ait souffert, mais le nom d'Héraclès a une vertu indicative; il marque l'importance de la maladie.»

C'est ainsi que Galien parle de la maladie d'Héraclès [121]. Le nom serait la manifestation allégorique de l'impressionnante maladie. La thèse de l'épilepsie d'Héraclès ne date pourtant pas, quoi qu'on dise, de Blaicklock [122]. La pensée populaire prétendait qu'il avait été touché du mal sacré, fatigué qu'il était par ses Travaux.

«Maladie d'Héraclès : de ceux qui, après une grande fatigue, tombent malades. Car Héraclès, après une accumulation de fatigues, tomba malade de la maladie sacrée.» (τῇ ἱερᾷ ἐνέπεσιν) [123]. Héraclès, quoique de bonne santé et de bon tempérament [124], a une histoire pathologique très importante [125]. Héraclès «était homme au sens le plus emphatique, un homme dans la pleine vigueur de son humanité...», écrit Verrall [126]. Évidemment, puisque cette force même fait partie du problème de la santé, ou de la maladie d'Héraclès; comme nous verrons que Sénèque l'a très bien compris.

On a souvent étudié le prologue d'*Hercule furieux* de Sénèque [127]; on l'a comparé avec l'épisode de Lyssa dans *Héraclès furieux* d'Euripide. On n'y a point assez vu, selon nous, une réflexion sur la folie d'une singulière intensité. Dans un éclair Junon trouve la raison de la folie. Cherchant parmi les monstres et les

120. *Maladies aiguës,* I.11.99.

121. XVII.2 K 431.

122. *Male Characters in Euripides. A Study in Realism,* Wellington, New Zealand University Press, 1952, p. 121 ss.

123. *Corpus Paroemiographorum Graecorum,* M IV 56.

124. Galien, XV K 123; IV K 751.

125. En fait, il y a trois maladies d'Héraclès qui correspondent à trois erreurs; nous préférons cette expression à celle des trois péchés, de Dumézil. Sur la tradition des erreurs et des maladies d'Héraklès, cf. G. Dumézil, *Heur et Malheur du Guerrier,* Paris, P.U.F., 1969, p. 89-96.

126. *Four plays of Euripides,* Cambridge, 1905, p. 179 : Héraclès *«was emphatically a man, a man in the full vigour of his manhood...».*

127. Cf. encore récemment K. Heldmann, *Untersuchungen zu den Tragödien Senecas,* in *Hermes, Einzelschriften,* Heft 31, 1974, p. 35-54; et K. Auliker, *Prologe und Akteeinteilungen in Senecas Tragödien,* Diss., Bern, 1960 *(Noctes Romanae),* p. 45-48.

ennemis possibles d'Hercule, quelqu'un qui puisse enfin le vaincre, elle dit ceci :

Sed uicit ista. Quaeris Alcidae parem ?
Nemo est nisi ipse : bella iam secum gerat. (v. 84-85).

«Mais il a vaincu tout cela. Tu cherches l'égal d'Alcide ? Il n'est personne sinon lui-même. Qu'il se fasse donc maintenant la guerre.»

C'est si l'on veut, un paradoxe rhétorique. Mais, il faut alors avouer qu'il touche juste et profond. Nous voilà, encore une fois, placé devant la formule du «se vaincre soi-même», formule de la sagesse, formule de la folie.

Me uicit : et se uincat... (v. 116)

s'écrie Junon. Mais la victoire sur soi de la folie est en fait la dérision de la formule de la sagesse.

Il y a deux manières de se vaincre soi-même : l'une qui mène à la lucidité, l'autre à l'effondrement, comme la nourrice dit de Médée *se uincet* (v. 394). Mais ce n'est pas le résultat d'un conflit dualiste ; il n'y a pas de dichotomie, il n'y a pas une partie d'Hercule contre une autre partie de lui-même ; ce n'est pas un combat du jour contre la nuit, de la raison contre l'irrationnel ; c'est Hercule tout entier contre Hercule. Il faut la totalité de l'être, des richesses physiques de cet être, pour que la victoire dérisoire soit totale. C'est ce que dit Junon, quand elle demande que le héros revienne avec toute la vigueur de son bras intact :

«Qu'il revienne avec toute la force de son bras.» :
manuque fortis redeat... (v. 113-114).

Du point de vue du fait, cela correspond à la constatation des médecins que l'homme en proie à la *phrénitis* ou à la *manie* est au maximum de sa force [128]. Le fou n'est pas un faible ; c'est un violent et un fort. La folie est violence appliquée à la destruction de soi-même. C'est ce que veut dire Junon. De manière un peu différente Amphitryon, alors qu'Hercule veut se tuer, dira à Thésée : «ce qui est le propre de la folie, il est en rage à présent contre lui-même.»

... quodque habet proprium furor,
in se ipse saeuit. (v. 1220-1221) [129].

128. Caelius Aurélien, *Maladies chroniques* I.5.152, dit que le maniaque est parfois d'une force étrange (*aliena fortitudo*).

129. A rapprocher des paroles du chœur de *Médée* : *Caecus est ignis stimulatus ira.../ .../... cupit ire in ipsos / obuius enses* (v. 591-594).

Le fou, comme nous le disions de Médée, est l'anti-sage. C'est le même qui est devenu un autre ; mais l'autre n'est pas le même diminué, amoindri ; il est autre avec toute sa force, tout son être, toute sa puissance d'être. Il ne reste plus du même dans l'autre. L'autre s'est substitué au même, dans un mouvement irrépressible. C'est ainsi qu'il faut penser l'aliénation. Et cette vue est profondément stoïcienne. On peut interpréter le personnage d'Hercule, comme une emphase allégorique, comme Verrall disait qu'Héraclès, chez Euripide, est un homme au sens le plus emphatique [130]. Alors, dramatiquement, la force d'Héraclès s'exerce avec les ravages les plus terribles. On peut l'interpréter de manière plus intéressante. La même qualité, les mêmes forces, peuvent mener à la sagesse ou à la folie. L'être au tempérament le plus doué peut devenir fou et faire servir ses mêmes qualités à la mort et au désastre : tragique stoïcien du sage avec le problème de la folie du sage. Plutarque écrit des Stoïciens :

> « Ils croient que l'élément passionnel et irrationnel n'est pas séparé du rationnel par quelque différence de nature, mais que c'est la même partie de l'âme, celle qu'ils appellent justement faculté de penser et partie hégémonique, qui, en changeant complètement d'orientation et en se transformant, dans les passions ou les changements, devient vice et vertu, que cette partie n'a rien d'irrationnel en elle, mais est appelée seulement irrationnelle, quand, sous l'effet d'un débordement de l'impulsion, devenue assez puissante pour s'imposer, elle est entraînée, contre le gré de la raison, à quelque acte choquant. Car la passion est une raison pervertie et déréglée, issue d'un jugement défectueux et erroné, qui a acquis une force impétueuse. » [131]

Ce tragique est essentiellement chrysippéen. Cléanthe refuse l'idée que le sage puisse devenir fou, ou pour parler comme lui, que la vertu puisse être détruite, à cause de la solidité des représentations. Chrysippe disait qu'elle se peut détruire, sous l'effet de l'ivresse et de la mélancolie [132]. Voilà qui est tout à fait cohérent pour Chrysippe qui ne distingue pas le physiologique du mental.

Or, si je peux me garantir de l'ivresse en ne buvant pas, puis-je me garantir contre les forces de la bile ? Si l'homme est un tout indivis agissant sur ses représentations, il agit sur sa bile. Mais la mélancolie existe ; et il faut se purger. Pétrone nous rapporte,

130. Cf. *supra*, p. 407.
131. *De la vertu éthique*, texte et trad., D. Babut, Paris, Belles Lettres, 1969, p. 92-93.
132. D. L. VII.127; *S. V. F.* III.56.

dans un contexte très intéressant, où il est question des risques et des efforts des grands découvreurs du monde, que Chrysippe se purgea trois fois l'esprit à l'ellébore [133]. Tertullien nous dit aussi que Chrysippe recourait à l'ellébore [134]. Les stoïciens, dit Simplicius, avouent que dans les mélancolies, les causus, les léthargies, les absorptions de drogues, il y a perte de la rationalité et de la vertu ; mais le sage ne saurait descendre au delà de la vertu moyenne [135].

Nous sommes tout à fait d'accord avec N.T. Pratt pour dire que «l'influence de la philosophie est beaucoup plus profonde qu'une simple correspondance entre les thèmes et le genre de la philosophie». Mais nous n'y voyons pas, pour nous, la naissance du drame psychologique [136], en donnant au mot drame un sens péjoratif et banal.

Sénèque nous propose cette fascinante conversion du héros et du sage : ce sont les mêmes forces de la vertu qui vont faire les forces de la folie [137].

133. Pétrone, *Satiricon* 88 :*Et Chrysippus, ut ad inuentionem sufficeret, ter elleboro animum detersit.* – Démocrite, dit Pétrone, «réussit à extraire le suc de tous les simples, et, pour connaître les vertus des minéraux et des plantes, consuma sa vie en expériences.» Il n'est pas difficile de reconnaître ici les *Lettres d'Hippocrate* que nous étudions plus loin à propos de l'*euthymie.* Beaucoup d'hommes studieux, écrit Pline, ont fait un fréquent usage de l'ellébore blanc pour se donner plus de sagacité dans les travaux littéraires. Carnéade en prit pour réfuter les travaux de Zénon (XXV, 21) ; cf. aussi Aulu-Gelle XVII, 15, Valère Maxime VIII, 7, 5, et la note de Daremberg, Oribase, *op. cit.*, tome 2, p. 806. – Les relations de la drogue et des philosophes ont inspiré des articles sur la santé de Marc-Aurèle qui prenait la thériaque de Galien, dont on sait qu'elle contenait de l'opium ; cf. par exemple, R. Dailly et H. van Effenterre, *Le cas Marc-Aurèle – essai de psychosomatique historique*, in *R.E.A.*, tome 56, 1954, p. 10-30 ; T.W. Africo, *The opium addictions of Marcus Aurelius,* in *Journal of History of Ideas,* 1961, tome XXII, p. 97-102 ; J.E. Whitehorne, *Was Marcus Aurelius an hypochondriac ?*, in *Latomus,* tome XXXVI, fasc. 2, avril-juin 1977.

134. *De anima,* VI, 81.

135. Cf. le troisième chapitre, p. 243 ss.

136. Cf. Norma T. Pratt Jr., *The Stoic base of Seneca's Drama,* in *TAPA* 79, 1948, p. 1-11.

137. On a remarqué que Junon s'excite à délirer : *nobis prius / insaniendum est* (v. 108-109). Mais il ne s'agit pas de *contagion.* Son délire correspond à celui de Médée ; il s'agit d'une mise en train pour trouver le pire des maux pour Hercule ou pour Jason. – D'autre part, Junon s'oppose à la «Lyssa raisonnable» d'Euripide, qu'a remarquée Wilamowitz-Moellendorf (*Der Herakles des Euripides*), Berlin, 1909, p. 124 : *«... ist doch der Gottesbegriff selbst zunächst nur ein Prädikatsbegriff und hat sich allmählich nicht nur zu einem Subjekt erhoben, sondern das, wovon er die Göttlichkeit prädicierte, zu seinen Prädicaten gemacht. Aber so lange seine Personification ganz durchsichtig ist, verstösst eine solche Erhebung in das Universelle wider den natürlichen Sinn, wider die Logik und die Religion. Eine* Λύσσα σωφρονοῦσα *ist eine Contradictio in adjecto und eine Blasphemie so gut wie die Frivolität Heras und die Verworfenheit der Iris.»*

Les signes de la folie

Nous ne déciderons pas si Hercule est, chez Sénèque, un épileptique. Le problème est bien plus vaste que cela. Mais les signes que ressent le héros pourraient très bien s'interpréter comme ceux d'une crise épileptique.

... Medium diem
cinxere tenebrae. Phoebus obscuro meat
sine nube uultu. Quis diem retro fugat
agitque in ortus ? Unde nox atrum caput
ignota profert ? (v. 939-943).

«... Voici que les ténèbres enveloppent le jour en son milieu. Phoebus s'avance, le visage assombri, sans qu'il y ait de nuage. Qui fait reculer le jour et le ramène à sa naissance ? D'où vient cette nuit inconnue qui avance sa tête noire ?»

Des troubles de la vue sont notés par les médecins anciens. Nous citerons quelques passages de la description de l'épilepsie par Caelius Aurélien [138] :

Pronos autem seu decliues aut uenturos in ipsam passionem sequuntur communia accidentia etiam ceterarum passionum quae ex membrana cerebri oriuntur, ut grauedo atque uertigo capitis et interior sonitus, consensus etiam occipitii, oculorum intentio, aurium tinnitus, aut difficilis auditus, et cum uertigine uisus obtusio, uel quaedam prae oculis quasi propendentia macularum marmoris similia, quae Graeci amarygmata siue marmarygas uocant, uel araneorum cassibus aut nubibus tenuissimis similia, aut paruulis uolantum animalibus ut sunt culices.

«Or ceux qui sont sur la pente de la maladie ou qui vont immédiatement y tomber, montrent des symptômes communs avec ceux des autres maladies qui ont leur origine dans la membrane du cerveau, comme lourdeur de tête, vertiges, bruits à l'intérieur de la tête, avec douleur concomitante dans la tête, fixité du regard, tintement des oreilles ou difficulté à entendre, et affaiblissement de la vue accompagnée de vertige, ou la perception d'objets devant les yeux comme s'ils se balançaient, semblables aux tâches du marbre que les Grecs appellent *amarygmata* ou *marmarygae*, ou aux toiles d'araignées ou à des nuages très fins, ou à de tout petits animaux volants comme des moustiques.»

138. *Maladies chroniques* I.4.62.

Pendant l'attaque, *sensuum priuatio ; accessione dominante, sequitur et quibusdam immobilitas perfecta cum ore demisso attestante pallore, cum aspiratione tarda et pulsu magno atque alti soporis simili oppressione. Alios uero raptos diuersa diductio atque saltus et uultus contortio uel oculorum sequetur...* [139] :

> «absence de sensation ; au paroxysme, suit une immobilité complète chez certains ; le visage est penché et pâle ; la respiration lente, le pouls grand, et le malade est accablé comme par un profond sommeil. Mais chez d'autres, crise convulsive qui agite les membres de tous les côtés, sauts ; contusion du visage ou des yeux...»

Euripide a noté l'immobilité d'Héraclès : *ἔστη σιωπῇ* (v. 930).

Après l'attaque, *omnium gestorum ignorantia, atque corporis dimissa uolutatio cum maestitia uultus aegrotantis* [140].

> «Ignorance de tout ce qui s'est passé ; le corps cesse de s'agiter ; le visage du malade est triste.»

Le sommeil après la crise est aussi noté par Caelius Aurélien :

> *Plerique enim raptu atque contractu corporis adfecti uel adprehensi secundo in altissimum soporem deuenerunt* [141]. [142].

> «Dans la plupart des cas les malades sont atteints ou saisis par une attaque et une convulsion du corps, et, dans un second temps, passent au plus profond sommeil.»

L'on peut trouver chez Sénèque lui-même, une description de l'épilepsie, au livre III du *De ira* quand il compare la colère à l'épilepsie [143] :

> *Qui comitiali uitio solent corripi, iam aduentare ualetudinem intellegunt, si calor summa deseruit et incertum lumen neruorumque trepidatio est, si memoria sublabitur caputque uersatur.*

> «Ceux qui ont des attaques d'épilepsie pressentent la crise prochaine lorsque la chaleur abandonne leurs extrémités, que la vue se trouble et qu'ils sont pris de tremblements

139. *Ibidem*, 64.
140. *Ibidem*, 66.
141. *Ibidem*, 61.
142. L'on pourra s'étonner que nous citions à propos de Sénèque la description d'un auteur latin que l'on situe au Ve siècle après J.-C. Outre que nous ne sommes pas sûr de la date, l'on sait que Caelius Aurélien traduit, pour une grande part, le médecin grec Soranus. Cf. aussi les descriptions d'Arétée (Hude III.4, p. 38-39). Sur l'épilepsie, le livre indispensable est celui de O. Temkin, *The falling sickness*, Baltimore, 1945.
143. *De ira* III.10.3.

nerveux, lorsque leur mémoire se perd et que la tête tourne.» [144]

Ces descriptions peuvent s'inspirer de la tradition médicale et de la tradition littéraire, par exemple celle du chant III de Lucrèce, celle d'Euripide, ou de l'observation.

Nous avons vu que, selon G. Devereux, la maladie d'Héraclès ne saurait être que l'épilepsie [145]. Telle n'est pas l'opinion de Temkin [146]. Du point de vue des modernes, écrit-il, les descriptions de la folie d'Hercule ou d'Oreste peuvent être identifiées avec des *états de rêve* d'épileptique [147]. Oreste a des hallucinations et attaque des troupeaux à l'épée, pourtant Euripide appelle cela *mania* [148]. Dans la folie d'Hercule chez Euripide (v. 923 ss.), chez Sénèque [149], le héros connaît un état de confusion au cours de laquelle il tue, il tombe soudain au sol et dort; puis il se réveille guéri. Les psychiatres relatent des actes analogues d'épileptiques [150].

Mais la question n'est pas, selon Temkin, quel diagnostic nous devons apporter à de telles conditions, mais quel était le diagnostic des Anciens; or là-dessus les Anciens se contredisaient. L'attitude de Temkin est très remarquable. Le plus intéressant est bien entendu le diagnostic antique.

Mais peut-on, par exemple dans la *mania* d'*Iphigénie en Tauride*, voir le diagnostic précis de *manie* par opposition à phrénitis, ou épilepsie par exemple ? La table nosologique est-elle à ce moment si précise ? N'est-ce pas plutôt un emploi indéterminé, de même que ceux de *furor* chez Sénèque ? Nous croyons que l'histoire de la médecine, si précieuse habituellement, doit reconnaître ici qu'elle ne saurait fournir des textes convaincants; comme Devereux ne saurait présenter aucune preuve de l'aide thérapeutique expérimentée dans les cas de ménadisme. L'expérience tragi-

144. Traduction A. Bourgery, Paris, Belles Lettres, 1971.

145. C'était l'opinion de A. Dieterich, *Kleine Schriften*, Leipzig, Berlin, 1911, p. 53 et 403, cité par O. Temkin, *op. cit.*, p. 17, note 90.

146. *Loc. cit.*, p. 17, note 90.

«Je ne pense pas», écrit Temkin, «que dans l'Antiquité l'épilepsie fût considérée comme l'un des principaux types de folie... Je ne crois pas non plus que les Anciens aient regardé la rage des *Bacchantes*, telle que la décrit Euripide, ou la folie d'Hercule et d'autres comme identiques avec la maladie sacrée.»

147. *Dreamy states.*

148. *Iph. Taur.* v. 307.

149. *Hercule furieux*, v. 930 ss.

150. Par exemple, R.D. Gillepsie, *Sleep and the treatment of its disorders*, New York, 1930, p. 84 ss., cité par Temkin, *ibidem.*

que s'est approfondie de l'expérience des médecins; mais la tragédie, en réfléchissant sur sa forme spécifique, sur sa nature, et sur la nature du tragique, a découvert l'être profond de la folie. Est-ce à dire que la folie est essentiellement tragique ? Elle l'est, dans la mesure où le tragique est lié profondément à la connaissance.

Éloge de l'inconscience

La description est assez sobre dans *Hercule furieux* [151]. Elle maintient la structure de la maladie. – Soudaineté de l'attaque (avec signes prémonitoires) – actes insensés – sommeil – retour à la conscience.

Au vers 1092, le chœur prononce un éloge de l'inconscience, que l'on n'a pas analysé :

> *Pelle insanos*
> *fluctus animi, redeat pietas*
> *uirtusque uiro. Vel sit potius*
> *mens uesano concita motu;*
> *error caecus qua coepit eat;*
> *solus te iam praestare potest*
> *furor insontem : proxima puris*
> *sors est manibus nescire nefas.*

Il s'adresse au sommeil :

> « Repousse les flots fous de son âme, que la pitié et la vertu reviennent au héros. Non. Plutôt que son esprit reste ébranlé par le mouvement de la folie; que l'erreur aveugle aille son chemin; seule peut maintenant garantir ton innocence la folie; le lot le plus proche des mains pures est l'ignorance de l'abominable. »

Cet éloge de l'inconscience n'est certes pas rhétorique. Il fait partie du tragique de la folie, qu'Euripide a découvert. La connaissance coïncide avec le malheur, comme on le voit dans l'*Héraclès furieux*, mais aussi chez Agavé et Oreste. Agavé sait confusément qu'elle a commis un crime. G. Devereux l'a bien montré. Sa résistance à l'effort thérapeutique de Cadmos est incompréhensible, écrit-il, si l'on ne suppose qu'Agavé repousse le moment de se souvenir de son crime. Il y a deux niveaux; Agavé sait qu'elle a tué Penthée et elle ne sait pas, c'est-à-dire refuse de savoir [152]. Devereux

151. Contrairement à la description très rhétorique de la « crise » de Déjanire in *Hercule sur l'Oeta*, v. 233-255.

152. *The psychotherapy scene in Euripides' Bacchae*, in *J.H.S.*, vol. XL, 1970, p. 35-48.

marque la différence qui, selon lui, distinguerait l'épileptique de l'hystérique. Chez l'épileptique l'ignorance est totale [153]. « Héraclès ne peut être aidé à se rappeler les actes qu'il a commis pendant son attaque. On peut seulement lui *raconter* son crime et on peut l'aider à vivre avec ces actes terribles *qu'il ne connaît que par ouï dire.* » [154].

Devereux renvoie à un arrière plan thérapeutique flou et incertain [155].

Mais il a raison de parler d'assistance thérapeutique. Nous ajouterions qu'Euripide lui avait déjà donné un nom : la *προσεδρία* [156]. La relation de malade à garde-malade a chez lui une importance fondamentale. On peut qualifier de rapports de *prosédrie,* les relations d'Electre à Oreste, mais aussi de la Nourrice à Phèdre, d'Amphitryon à Héraclès, de Cadmos à Agavé, de Pylade à Oreste. C'est un rapport pathétique et dramatique [157].

Médecine et drame

La médecine n'est pas un drame ; ce qui peut signifier que la médecine n'est pas de l'ordre du drame, et finalement que l'explication n'a rien à voir avec le dramatique. C'est une attitude tout à fait saine, que celle qui redoute d'être réductrice. Mais néanmoins nous devons reconnaître qu'avec Euripide la médecine ou plutôt la maladie a fait irruption dans le drame. Nous avons étudié le vocabulaire médical d'Euripide; et il est évident que l'on peut faire des rapprochements beaucoup plus nombreux, beaucoup plus intéressants, entre le *Corpus hippocratique* et les œuvres d'Euripide qu'avec celles d'Eschyle et de Sophocle [158].

153. Comme le dit Caelius Aurélien dans le texte que nous citions plus haut, p. 412.

154. *Loc. cit.,* p. 35, note 6 : *Heracles the epileptic cannot be helped to recall the deeds he performed during his seizure. He can only be told of his crime and be helped to live with this terrible hearsay knowledge.*

155. Notamment le ménadisme macédonien qu'Euripide aurait observé lors de son voyage, *loc. cit.*, p. 35. Il existe pourtant dans le *Corpus hippocratique* un test de diagnostic différentiel pour décider entre l'hystérie ou l'épilepsie d'une femme. « Identification d'une suffocation de la matrice. Pressez avec les trois doigts ; si la femme le sent, c'est une affection de la matrice ; sinon il s'agit de convulsion ». (κἢν αἴσθηται, ταῦτα ὑστερικά ἐστιν. ἢν δὲ μή, σπασμώδεα.)) *Régime des maladies aiguës, Appendice* 68, traduction R. Joly, *op. cit.*, p. 97.

156. *Oreste*, v. 93, v. 304.

157. Comme nous l'avions montré dans notre mémoire *Euripide, peintre du morbide et de l'anormal.*

158. Cf. par exemple, J. Dumortier, *Le vocabulaire médical d'Eschyle et les Écrits hippocratiques*, Paris, 1935 ; J. Psichari, *Sophocle et Hippocrate à propos de Philoctète à Lemnos*, in *Revue de Philologie* XXXII, Paris, 1908, p. 95-128 ; H. Miller, *Medical terms in greek tragedy*, in *TAPA*, tome XLIV n° 1, 1944, p. 1-24.

Il est des rapprochements plus éclairants. Nous avons étudié des ressemblances entre tel texte de *Maladie des femmes* et le monologue de Phèdre dans *Hippolyte* [159]. Nous avons rapproché aussi la scène de la crise d'Hercule d'un passage des *Affections internes* [160]. Il s'agit d'un cas de mélancolie ou de phrénitis, que nous citons dans la traduction de Littré :

> « Voici les accidents : le foie se gonfle, et, par suite du gonflement, se déploie contre les phrênes. Aussitôt une douleur se fait sentir à la tête, surtout aux tempes; l'ouïe n'est plus fine, *souvent même le malade ne voit plus*... [161]. Plus la maladie se prolonge, plus la souffrance du corps s'accroît; les pupilles se fendent (*καὶ αἱ κόραι σκίδνανται τῶν ὀφθαλμῶν*) ; il y a amblyopie ; si vous approchez les doigts des yeux, le malade ne s'en aperçoit pas, attendu qu'il ne voit point... Il ôte les filaments de sa couverture [162], croyant que ce sont des poux. Quand le foie se déploie davantage contre les phrênes, il délire ; il lui semble qu'apparaissent devant ses yeux des reptiles, d'autres bêtes de toute espèce, des hoplites qui combattent; lui-même combat au milieu d'eux ; *et il parle comme voyant des combats et des guerres* [163] ; il se soulève, il menace si on ne le laisse pas aller ; se mettant debout, il ne peut lever les jambes et tombe. Ses pieds sont toujours froids, et, quand il dort, il s'élance de son sommeil et s'effraye, voyant des songes effrayants. On connaît que ce sont des songes qui le font s'élancer, quand, revenu à lui, les songes qu'il raconte sont conformes aux actes de son corps et aux paroles de sa bouche... Quand il cesse de délirer, il reprend aussitôt la raison ; si on l'interroge, il répond juste et sait tout ce qui est dit. Puis, peu de temps après, le voilà derechef dans les mêmes souffrances. Cette maladie survient surtout en voyage, quand on parcourt une route déserte et qu'une vision frappe d'épouvante ; elle attaque aussi autrement. » [164].

Il ne peut être question d'influence de ce texte médical sur Euripide. La chronologie s'y oppose. L'influence littéraire d'Euripide

159. *Maladies des femmes* 62 (VIII L 126), *Hippolyte*, v. 373-430 ; cf. notre article *Euripide et la connaissance de soi*, in *Les Études Classiques*, tome XLIV, n° 1, 1976, p. 1-24. Cf. *supra*, p. 395.

160. VII L 285 ; cf. aussi *Jours critiques*, IX L 300.

161. Souligné par nous.

162. Il s'agit de la *carphologie* et du *crocydismos* que nous étudions à propos de la phrénitis, cf. *supra*, p. 82.

163. Souligné par nous.

164. C'est, selon Littré, *op. cit.*, p. 285, la maladie du roi Charles VI.

sur le médecin serait possible [165]. Mais n'est-on pas frappé par le caractère dramatique de ce passage ? La médecine n'est pas un drame, soit ; mais la maladie est un drame. Nous irons même plus loin. Trop souvent les philologues s'arrêtent à la description physiologique des symptômes. Elle est certes intéressante. Les signes que donne Euripide de la maladie d'Héraclès : distortion des yeux (regard taurin), écume de la bouche, altération du faciès, peuvent tous recevoir un éclairage hippocratique ; et nous en avons fait la liste [166]. Finalement il s'agit du pittoresque de la maladie. Ces signes ont une signification dramatique, pathétique. Mais la maladie d'Héraclès, d'Agavé, d'Oreste, a une valeur beaucoup plus intéressante : elle offre une structure tragique. Tout le monde connaît le schéma que propose Aristote de la tragédie et l'importance de la notion d'*ἀναγνώρισις*, que l'on traduit par *reconnaissance,* mais qu'il vaudrait peut-être mieux rendre par sa définition même chez Aristote : le passage de la non-connaissance à la connaissance [167].

> « L'anagnorisis est, comme le nom l'indique, le passage de la non-connaissance à la connaissance. » :
>
> *Ἀναγνώρισις δ' ἐστίν, ὥσπερ καὶ τοὔνομα σημαίνει, ἐξ ἀγνοίας εἰς γνῶσιν μεταβολή.*

La plus belle reconnaissance est celle qui coïncide avec la péripétie, c'est-à-dire le passage du malheur au bonheur, ou du bonheur au malheur, par exemple celle qu'on a dans *Oedipe* [168].

Euripide n'a évidemment pas lu Aristote. Mais Aristote n'invente pas le schéma tragique. Et comment ne pas voir que le schéma de la tragédie correspond à celui de la maladie par perte de connaissance. Tout y est ; même l'*hamartia,* l'erreur qui est la cause déterminante de la tragédie. Cette erreur s'explique par la perte de connaissance, l'aberration des sens ; et la reprise de conscience du malade coïncide avec la péripétie. C'est dans la mesure où il reconnaît qu'il est l'auteur de certains actes, comme Oedipe, qu'il franchit les portes du malheur. La maladie par perte de connaissance est une tragédie.

Quand Devereux, à la fin de son article sur Agavé [169], écrit :

165. Cf. ce que nous disions de la femme *σκυθρωπή* d'*Épidémies* III.

166. Cf. *Euripide, peintre du morbide et de l'anormal.*

167. *Poétique* 1452 a 29.

168. *Ibidem.*

169. *Loc. cit.*, p. 48 : *The psychiatric plausibility of this scene permits me to view it on a specimen (of one* hitherto unidentified *type) of Greek psychotherapy. Its analysis is therefore also a contribution to the history of Greek psychiatry.*

«Le caractère plausible en psychiatrie de cette scène me permet de la considérer comme un spécimen (d'un type pour l'instant non identifié) de la psychothérapie des Grecs. Son analyse est donc aussi une contribution à l'histoire de la psychiatrie grecque», nous sommes pleinement d'accord ; à condition de préciser que cela ne vient pas, à notre avis, d'une préscience psychologique [170], mais d'une réflexion profonde sur l'essence de la tragédie et de la folie. La folie est conçue comme une tragédie, parce que toutes les deux ont la même structure.

C'est en cela d'abord, profondément, qu'une étude sur la folie grecque ne saurait se dispenser d'une étude sur la tragédie ; et non point pour quelque vague raison romantique d'un éloge de la folie (ce grand exemple de «la folie grecque» dont M. Foucault remet l'étude aux calendes du même pays [171]).

Quant à la résistance à la conscience, à la lucidité, il est bien difficile de distinguer ce qui est en elle psychologie, ou morale. On peut même dire que c'est cette ambiguïté qui fait la valeur fondamentale des vers si connus d'*Oreste* [172] :

Ménélas : ... *τίς σ' ἀπόλλυσιν νόσος ;*
«Quelle est la maladie qui te détruit ?»

Oreste : Ἡ *σύνεσις, ὅτι σύνοιδα δειν' εἰργασμένος.*
«La connaissance, le fait que je connais que j'ai accompli des crimes.»

Ce passage est d'une grande difficulté. Il faut d'abord remarquer la figure *παρ' ὑπονοίαν*, la surprise : à la question quelle maladie, on aurait pu attendre une réponse du genre : c'est la *manie.* Le paradoxe se résout ensuite par une *figura etymologica* : *σύνεσις* / *σύνοιδα*. La traduction de L. Méridier : «Ma conscience. Je sens l'horreur de mon forfait.», est un véritable faux-sens. Il ne s'agit pas d'*αἴσθησις*, mais de *σύνεσις*. Ménélas demande une explication, en jouant sur les mots *σοφόν* et *σαφές*.

Ménélas : Πῶς *φῄς; σοφόν τοι τὸ σαφές, οὐ τὸ μὴ σαφές.*
«Que dis-tu ? La sagesse est d'être clair et non de n'être pas clair.» (v. 397)

170. G. Devereux, *loc. cit.*, p. 47 : ***Euripides observed and described accurately, and probably understood at least intuitively, not only psychological illness but also the psychotherapeutic process.***

171. *Cf. Histoire de la folie à l'âge classique*, Paris, Plon, 1969, p. 223.

172. V. 395-396, que nous avons déjà cités à propos de la mélancolie, cf. *supra*, p. 127 ; les études récentes n'apportent rien de nouveau sur ce problème ; cf. H. Erbse, *Zum Orestes des Euripides*, in *Hermes* 103, 1975, Heft 4, p. 434-459; W.D.S. Smith, *Disease in Euripides' Orestes*, in *Hermes* 95, 1967, p. 291-307.

Oreste répond :

Λύπη μάλιστά γ' ἡ διαφθείρουσά με.
«C'est le chagrin précisément qui me détruit.» (v. 398)

Nous savons que c'est une maladie sérieuse. Le *Corpus hippocratique* connaît les dangers du chagrin [173]. Ménélas est rassuré. C'est un dieu guérissable :

Δεινὴ γὰρ ἡ θεός, ἀλλ' ὅμως ἰάσιμος. (v. 399).

De la maladie au chagrin, nous sommes passé par la *synesis*. Mais devons-nous comprendre la synesis comme la conscience, ou le remords ? Il est certain que l'association de la maladie et de la connaissance a une grande importance dans l'histoire de la notion de conscience [174]. Mais les valeurs de la synesis d'Oreste se comprennent surtout en opposition avec l'oubli, la λήθη, la non-connaissance. Le sommeil d'Oreste est le seul refuge au malheur.

Electre : «Tu le tueras, si tu fais bouger sa paupière, quand du sommeil il goûte le plaisir délicieux ...» [175]

ὕπνου γλυκυτάταν φερομένῳ χαράν. (v. 159).

Le vers 174 fait l'éloge du sommeil :

«O Nuit, auguste Nuit, qui donnes le sommeil aux mortels dans la peine.» [175]

Les vers 185-186 parlent du «tranquille plaisir du sommeil». Aux vers 211 ss., Oreste chante les vertus du sommeil :

ὦ πότνια λήθη τῶν κακῶν ...;

il a tout oublié,

ἀμνημονῶ γὰρ ... (v. 216)

Avec la connaissance se pose le problème de la responsabilité, comme le dit le passage du chœur d'*Hercule furieux* que nous citions :

solus te iam praestare potest
furor insontem : proxima puris
sors est manibus nescire nefas. (v. 1097-1099)

«Seule, maintenant, la folie peut garantir son irresponsabilité ; l'état le plus proche des mains pures est l'ignorance du crime.»

173. Cf. par exemple, *Épidémies* III, 17, 11e malade ; *Régime des maladies aiguës* 16, II L 476, éd. R. Joly, *op. cit.*, p. 87.
174. Cf. A. Cancrini, *Syneidesis*, Rome, Edizioni dell'Ateneo, 1970.
175. Traduction Méridier.

Cette responsabilité est ici posée en termes juridiques ; la maladie est la garantie de l'innocence. Nous reviendrons à ce problème avec l'*Hercule sur l'Oeta* et l'introduction du soupçon.

Sénèque a conservé le retour à la conscience de l'*Héraclès furieux* d'Euripide. Mais Hercule reconnaît lui-même, par le raisonnement, qu'il est l'auteur de ses actes. Il n'a pas besoin du récit d'Amphitryon. Il constate la présence des cadavres (v. 1143), l'absence de sa peau de lion, de ses armes (v. 1150 ss.). Il reconnaît ses enfants et sa femme (v. 1160-1161). Il provoque le vainqueur d'Alcide (v. 1168). Il reconnaît ses armes (v. 1196). Seul lui a pu s'en servir. La conclusion est simple : *Nostrum est* (v. 1200). Est-ce un malheur, un deuil abominable ? Est-ce un crime ? Amphitryon distingue subtilement entre le *luctus* d'Hercule, et le *crimen* de Junon (v. 1200).

Quis nomen umquam sceleris errori indidit ? (v. 1237)
«Qui a jamais donné à l'égarement le nom de crime ?»

demande Amphitryon. Et Hercule lui répond :

Saepe error ingens sceleris obtinuit locum. (v. 1238)
«Souvent l'énormité de l'égarement l'égale à un crime.»

Est-ce un débat rhétorique ? Hercule répond par le quantitatif à la remarque qualitative de son père. Faut-il vivre, faut-il mourir ? La fin est admirable. Hercule a tout perdu,

... bona
mentem, arma, famam, coniugem, natos, manus
etiam furorem. (v. 1259-1261).

«... mes biens, ma raison, mes armes, ma gloire, ma femme, mes fils, mes mains et jusqu'à ma folie.»

Tous les actes qu'a fait Hercule lui ont été commandés, seul celui-là est le sien – *Hoc unum meum est* (v. 1268). Pour la fois où un acte a jailli de lui-même, c'est le désastre. Ici le tragique commence à changer de sens et n'est plus seulement la répétition d'Euripide. D'où viennent ces actes, qui est l'auteur de ces crimes que je dois bien identifier avec moi-même ? Qui suis-je, enfin ?

Hercule : *... Iamdudum mihi*
monstrum impium saeuumque et immite ac ferum
oberrat... (v. 1279-1281)
«Voilà déjà longtemps qu'un monstre impie, enragé, cruel, sauvage, erre autour de moi.»

Ce monstre, c'est lui-même qu'il va tuer. Ce monstre, c'est l'autre, l'auteur de ces actes, dont Hercule assiste à la parousie. Hercule va vivre ; autre victoire de lui, mieux, renversement de la proposition de Junon : *se uincat* (v. 116). Mais la grande raison de vivre est l'impossibilité de mourir, autre forme du tragique moderne. Aucune retraite, aucun asile, même pas la mort :

Vbique notus perdidi exilio locum (v. 1331).
«Connu partout j'ai perdu tout lieu d'exil.»

Cet *Hercule furieux* est fait de souvenirs et de nouveautés. Il conserve une partie de la structure euripidéenne. Mais on ne peut réduire *Hercule furieux* à la tragédie grecque ; dans Sénèque surgit la question du *moi,* sous une forme rhétorique, dans la fulgurante intuition de Junon ; de manière plus pathétique, dans la réflexion d'Hercule sur lui-même comme un autre. D'où vient l'égarement ? D'où vient la maladie ? *Hercule sur l'Oeta* va aller plus profondément interroger la maladie.

Hercule sur l'Oeta

L'authenticité de la pièce a été longtemps mise en doute. Nous ne croyons pas que l'on puisse sérieusement maintenir cette perspective ; et l'analyse de l'occurrence, dans les autres tragédies de Sénèque, du vocabulaire d'*Hercule sur l'Oeta,* paraît déterminante [176]. Nous voyons, quant à nous, dans *Hercule sur l'Oeta* une réflexion d'une très grande profondeur sur *Hercule furieux.* L'*Hercule sur l'Oeta* est une répétition d'*Hercule furieux* et une réflexion sur la *répétition.* Répétition par exemple de Déjanire qui double Junon, comme on l'a déjà remarqué. Déjanire cherche pour Hercule les maux les plus terribles, comme Junon dans le *Prologue d'Hercule furieux* (v. 256 ss.). Déjanire est le double humain de Junon ; ce qui ne veut pas dire que son œuvre sera moins terrible.

Déjanire : *Caelestis ira quos premit, miseros facit,*
humana nullos. (v. 441-442).

«La colère divine rend malheureux ceux qu'elle accable, la colère humaine en fait des riens.»

Venant après la tirade du soupçon, l'on peut interpréter ses paroles de manière objective ; Déjanire pense à la mort d'Hercule. Mais l'éclairage humain, trop humain, qu'elle donne à la folie d'Hercule, comme nous l'allons voir, du malheureux qu'il était dans *Hercule*

176. Cf. Stanley Pease, *On the authenticity of the H.O.*, in *TAPA*, 1918, vol. XLIX, p. 3-26 ; E. Ackermann, *De Senecae Hercule Oetaeo,* in *Ph. Suppl.*, Band 10 (1907), p. 410 ss., a noté les rapprochements de l'*Hercule sur l'Oeta* et des œuvres en prose. Cf. aussi E. Ackermann, *Der leidende Hercules des Seneca,* in *Rh. Mus.* LXVII (1912), p. 461 ss. : *Es zwingt uns daher auch kein formaler Grund, Seneca den Hercules Oetaeus abzusprechen.*

furieux, en fait, en cet instant, un néant aux actes insignifiants [177]. Avec Déjanire intervient le soupçon à l'égard de la folie d'Hercule [178], et son interprétation, si elle change totalement l'éclairage, sauve les faits. Tout s'explique logiquement; tout tient à une sexualité immaturée, à un amour irrépressible des vierges, à une horreur de la femme mûre et accomplie. Les travaux sont prétextes à voyager pour trouver des filles, la folie une simulation pour excuser les faits; la haine de Junon, l'excuse suprême, le dernier artifice :

errat per orbem, non ut aequetur Iovi
...
quod amet requirit, uirginum thalamos petit.
Si qua est negata, rapitur; in populos furit,
nuptas ruinis quaerit et uitium impotens
uirtus uocatur. (v. 417 ss.).

«S'il erre par l'univers ce n'est point pour égaler Jupiter... Ce sont des amours qu'il cherche et ce sont les vierges dont il désire la possession. Si on lui en refuse une, il l'enlève; il exerce sa fureur contre les peuples : il conquiert les épouses au milieu des ruines qu'il fait et c'est sa furieuse lubricité qui lui vaut sa réputation de valeur.» [179]

Post haec quid istas innocens seruo manus,
donec furentem simulet ac saeua manu
intendat arcus meque natumque opprimat ?
Sic coniuges expellit Alcides suas,
haec sunt repudia; nec potest fieri nocens :
terris uideri sceleribus causam suis
fecit nouercam... (v. 428 ss.).

«Et, après cela, pourquoi garder innocentes mes mains, en attendant qu'il fasse semblant d'être furieux et bande son arc cruel pour me tuer ainsi que mon fils ? Car c'est ainsi qu'Alcide se débarrasse de ses épouses, c'est ainsi qu'il les répudie; et pourtant il ne saurait passer pour coupable : n'a-t-il pas fait passer aux yeux de l'univers sa marâtre pour la cause de ses forfaits ?» [179].

Le soupçon à l'égard de la folie intervient à la fois dans la littérature et la médecine. Sophocle avait écrit une tragédie d'Ulysse, un Ὀδυσσεὺς *μαινόμενος* ; Cicéron et Ovide attestent la légende

177. Cf. aussi Hercule (v. 1189), qui s'adresse à Junon : *mortalis odia femina excessit tua.*

178. Chez Sénèque, comme chez Euripide, ce sont les femmes qui ont de l'intuition.

179. Traduction L. Herrmann.

post-homérique d'un Ulysse qui pour éviter la corvée des armes aurait fait le fou (*simulatione insaniae,* dit Cicéron) ; il aurait attelé un âne et un bœuf à sa charrue, et, pour le percer à jour, Palamède aurait feint de tuer Télémaque. L'amour d'Ulysse le trahit et il dut partir [180]. La simulation est bien connue des médecins. Galien en parle, dans son traité *Quomodo simulantes morbum deprehendi* [181] :

> καὶ παραληρεῖν προσεποιήσαντο καὶ μωραίνεσθαι καὶ μωραίνειν ἑτέρους.
>
> «D'autres ont fait semblant de déraisonner, d'être fous et de faire d'autres folies de cette sorte.» [182].
>
> «Les profanes estiment qu'il convient aux médecins de découvrir toutes ces données et de les distinguer les unes des autres» (ἐξευρίσκειν τε καὶ διακρίνειν ἀλλήλων) [183].

Celse s'intéresse à la simulation du fou qui parodie la raison et est ainsi fort dangereux [184].

Mais nous voudrions, en guise de court excursus, commenter le texte d'un Stoïcien, à ce propos. Nous avons en effet la chance de posséder sur la question de la responsabilité du fou un rescrit de Marc-Aurèle et de Commode [185]. Il a été étudié par P. Noyen dans un court article [186]. Un certain Aelius Priscus a tué sa mère ; et le juge Scapula Tertullus [187] a demandé conseil à Marc-Aurèle. Le texte est interprété par les historiens du droit comme l'exemple de la mansuétude impériale, qu'ils attribuent à l'*humanitas* stoïcienne. Nous pensons que l'on peut aller plus loin dans l'interprétation, grâce aux quelques incises que comportent les indications. «S'il t'est absolument évident», écrit Marc-Aurèle, «qu'Aelius Priscus est dans un tel état de folie, qu'il manque de toute con-

180. Cf. Cicéron, *De off.* III.36.97 ; Ovide, *Mét.* XIII.36 ; Pline, *H.N.*, XXXV.121.

181. XIX K 1-7 ; édition Deichgräber et Fr. Kudlien, *Die als sogenannte Simulantenschrift griechisch überlieferten Stücke des 2.Kommentars zu Epidemien II,* C.M.G. *V.10. 2.4,* Berlin, 1960, p. 113-116 ; cf. la traduction et le commentaire de D. Gourévitch, *A propos de la simulation dans l'antiquité : Galien et sa monographie princeps : Quomodo ...,* in *Méd. lég. exp. méd.*, I, 1, 1975-1976, p. 13-18.

182. Traduction D. Gourévitch.

183. Traduction D. Gourévitch.

184. *De medicina* III.18 : se méfier du *dolus insanientis.*

185. Le rescrit est rapporté par Macer, *Digestorum* I.18.14, Macer, *De iudiciis publicis.* Le rescrit date de la co-gérence de Marc-Aurèle et de Commode (176-180). La part de Commode est nulle ; elle se limite à l'association de son nom, cf. P. Noyen, *Marc-Aurèle et le problème de l'irresponsabilité,* in *Nouvelle Clio,* 1954 (Mélanges R. Goossens), p. 278, note 2.

186. P. Noyen, *loc. cit.*, p. 278-282 ; cf. aussi A. Lebigre, *op. laud.*, p. 36-40.

187. Sur le personnage, cf. P. Noyen, *op. cit.*, p. 278, note 1.

science sous l'effet d'une aliénation continue [188] de l'esprit (*in eo furore esse ut continua mentis alienatione omni intellectu careat*), et s'il ne subsiste aucun soupçon qu'il ait tué sa mère en simulant la démence (*simulatione dementiae*), tu peux épargner la punition à Aelius Priscus *puisqu'il est assez puni par «la folie elle-même»* (*cum satis furore ipso puniatur*). «Ainsi donc Marc-Aurèle», écrit P. Noyen, «en ordonnant de ne pas punir le matricide, a admis le principe de l'irresponsabilité» [189]. Au contraire, A. Lebigre pense qu'il ne ferait pas allusion à la notion d'irresponsabilité, mais que le texte ne serait inspiré que par la pitié. Il y aurait deux traditions dans la justification de l'absence de poursuites pénales à l'égard des fous, l'une fondée sur la mansuétude, représentée par Marc-Aurèle et Modestus, l'autre sur l'irresponsabilité juridique [190], et représentée par Ulpien. En effet, Modestus, dans le commentaire de la *Lex Iulia modestatis,* reprend le rescrit de Marc-Aurèle [191] :

> *Sane si per furorem aliquis parentem occiderit, impunitus erit, ut diui fratres rescripserunt super eo, qui per furorem matrem necauerat :* nam sufficere furore ipso esse puniri ...

Mais, dit-il ailleurs, s'il faut être sévère avec les audacieux, il faut pourtant être indulgent envers les fous :

> *... quamquam enim temerarii digni poena sint, tamen ut insanis illis parcendum est ...* [192].

Ulpien, toujours selon A. Lebigre [193], aurait été le premier à donner un fondement juridique à l'irresponsabilité, en assimilant l'*infans* et le *furiosus,* en ce qu'aucune idée de *culpa* ne peut être retenue contre eux, parce qu'ils ne sont pas maîtres de leur esprit [194]. Ulpien commente le *responsum* de Pegasus sur l'application de la *Lex Aquilia* :

> *Et ideo quaerimus, si furiosus damnum dederit, an legis Aquiliae actio sit ? Et Pegasus negauit : quae enim in eo culpa sit,* cum suae mentis non sit ?

Le dommage causé sera comparable à l'acte provoqué par un quadrupède ou une tuile tombée d'un toit.

188. *Continue,* c'est-à-dire sans intervalle. Sur le problème des intervalles, cf. le chapitre III, p. 245 ss.
189. *Op. cit.,* p. 279.
190. *Op. cit.,* p. 36.
191. *Digestorum* 48.9.9.
192. *Digestorum* 48.4.7.
193. *Op. cit.,* p. 37.
194. *Digestorum* 9.2.5.2.

Nous pensons qu'il est impossible de considérer avec A. Lebigre qu'il s'agit seulement d'un principe d'humanité. La notion de *conscience (intellectus)* est présente dans le rescrit, et il y est question des *intervalles* de conscience [195] et de la *simulation.* Il ne faut donc pas attendre Pegasus ni Ulpien pour dégager « clairement la notion d'irresponsabilité mentale du *furiosus* délinquant en la fondant sur l'absence de compréhension de ses actes qui caractérise le malade mental » [196]. Nous trouvons contrairement à ce que prétend A. Lebigre, le mot *intellectus* et le mot *mens* (*alienatio mentis*) dans le rescrit. P. Noyen, comme A. Lebigre, font appel à une vague philosophie stoïcienne humanitaire dont ils ne donnent aucun exemple. *Il nous paraît donc très important pour l'histoire du droit de faire remarquer l'intérêt de la réflexion de Sénèque sur la folie,* dans l'*Hercule furieux* [197] et l'*Hercule sur l'Oeta.* Chez le tragique l'irresponsabilité est bien liée à l'absence de conscience :

Proxima puris
sors est manibus nescire *nefas* [198].

Furor et *nescire* vont de pair. Et Déjanire nous propose une réflexion sur la *simulation.* Dans une note aux vers du chœur d'*Hercule furieux* [199], L. Herrmann écrit que « cette théorie n'est exposée ici que pour les besoins de la cause, car le crime, la souillure que l'on ignore, n'en existent pas moins aux yeux des anciens ». Cela faisait effectivement partie de la pensée tragique, que l'absence de correspondance entre le châtiment et la faute, l'absence de « circonstances atténuantes », et la totale responsabilité des hommes dans un acte où les dieux et les hommes avaient pourtant part.

Dans les paroles du chœur d'*Hercule furieux,* le tragique et le juridique se rejoignent ; ils le font dans une tragédie, et l'expérience tragique y est pour beaucoup. Il est évident que l'*Oreste,* l'*Héraclès furieux,* les *Bacchantes* d'Euripide ont fait évoluer la notion de folie dont nous avons vu qu'elle est à la fois une excuse et un refuge.

Pour revenir au rescrit de Marc-Aurèle, il est tout à fait impossible et même ridicule d'invoquer, à propos de la folie, châtiment suffisant, la punition divine, comme le fait A. Lebigre, qui écrit : « Une longue tradition antique veut que la folie soit infligée par les dieux, tantôt en châtiment d'une faute commise antérieurement,

195. *Ibidem : si uero, ut plerumque adsolet, interuallis quibusdam sensu saniore ...*
196. A. Lebigre, *op. cit.*, p. 40.
197. Les paroles du chœur (v. 1097-1099) : *solus te iam praestare potest/furor insontem.*
198. *Hercule furieux*, v. 1098-1099.
199. Édition Belles Lettres, p. 44, note 2.

tantôt par pur arbitraire. Il n'y a donc rien d'étonnant que le *furiosus* soit suffisamment puni par sa maladie même» [200].

Mais qu'en est-il de la mansuétude dont parlent les juristes ? «Tu peux épargner la punition à Aelius Priscus puisqu'il est assez puni par la folie elle-même ; et pourtant il devra être gardé avec grand soin et, si tu l'estimes bon, enchaîné, puisque cela conviendra tant à son châtiment qu'à sa protection et à la sécurité de ses proches.» (*quoniam tam ad poenam quam ad tutelam eius et securitatem proximorum pertinebit*). Entendons-nous : il ne s'agit pas de critiquer en aucune façon les liens ni la garde, dans la mesure où l'agité peut se faire du mal et nuire aux autres. Cela relève de l'élémentaire assistance à personne en danger. Mais ce sont les propositions causales qui sont ambiguës ; et il semble qu'il y ait une contradiction entre la folie, châtiment suffisant, et les chaînes à la fois châtiment et protection. Cela a tellement été senti qu'on a proposé la correction : *quod non tam ad poenam...* «ce qui conviendra moins à un châtiment qu'à la protection...» [201]. En fait, nous pensons qu'il ne faut pas corriger le texte ; mais que nous trouvons deux niveaux différents de raisonnement ; et nous découvrons là l'ambiguïté de l'attitude à l'égard de la folie. Dans la première explication de Marc-Aurèle, éviter le châtiment car la folie est en soi un châtiment suffisant, nous verrions volontiers une idée métaphysique, et, disons-le, platonicienne. L'acte, l'état de l'âme de l'individu, sont en soi, le châtiment même, idée que nous trouvons dans le *Théétète,* 176 e :

> «Socrate : Deux modèles, cher ami, au sein de la réalité sont dressés : l'un divin et bienheureux ; l'autre, vide de dieu, plein de misère. Mais ils ne voient point cela : aussi leur sottise, leur déraison même, les empêche de sentir qu'ils ne font que se rendre semblables au second par leurs actions injustes et perdre toute ressemblance avec le premier. *Leur punition, c'est leur vie même,* conforme au modèle auquel ils se font ressemblants» [202].

L'idée se retrouve dans le choix des vies du Mythe d'Er. Cette idée est reprise par Sénèque, dans deux formules très éclairantes :
Statim puniuntur, cum facta sunt, immo dum fiunt. (*Ep.* 87.25),

200. *Op. cit.,* p. 36 ; l'auteur cite L. Gernet, *Recherches sur le développement de la pensée juridique et morale en Grèce,* Paris, 1917, p. 313, sur l'aveuglement causé par les dieux. Mais entre le 5e siècle grec et l'époque de Sénèque, il existe une certaine évolution des idées ...

201. Variante rapportée par Krüger ; cf. A. Lebigre, *op. cit.*, p. 37, note 1.

202. Traduction A. Diès modifiée, Paris, Belles Lettres, 1950.

« Ils sont punis, dès leurs crimes accomplis, ou, davantage encore, au moment même où ils accomplissent ces crimes. »

et surtout *Ep.* 97.14 :

Sceleris in scelere supplicium est.

« Le châtiment du crime est dans le crime lui-même. »

Quant à l'explication de la contrainte par les chaînes, il ne nous semble pas qu'il faille corriger le texte ; mais nous trouvons ici l'ambiguïté du lien, dont la valeur coërcitive est à plusieurs fins : celle de prudence, celle de châtiment, et celle qui n'apparaît évidemment pas ici, dans un texte juridique, la fin thérapeutique. L'on peut dire que le psychiatre moderne n'en a pas terminé avec cette ambiguïté qui reste au centre de bien des discussions [203]. La prudence se comprend tout de suite. Elle se trouve recommandée dans les textes médicaux, que ce soit chez Celse, Caelius Aurélien ou Arétée. Caelius, quant à lui, ne parle pas de châtiment [204]. Le texte de Marc-Aurèle signifie, à l'égard du fou, que certes, il n'est pas responsable ; mais d'un autre côté on ne sait jamais ; peut-être faut-il quand même châtier quelque peu, peut-être y a-t-il quelque chose par derrière qui doive être châtié. Puisque le lien a le double caractère d'être un instrument de prudence et, d'ordinaire, de châtiment, autant en profiter ; surtout, comme nous l'avons dit dans le chapitre *Stoïcisme et maladie de l'âme,* à l'origine de la folie se trouve la passion humaine que l'on a laissé croître ; et en quelque sorte, à l'origine, l'on est responsable de sa folie, comme dans le Mythe d'Er, avant le passage du Léthé, l'on a choisi une vie.

La valeur thérapeutique de la violence est soulignée par Celse : « Mais si l'esprit du malade est aliéné, on emploie avec succès certaines corrections (*tormentis quibusdam*). S'il lui arrive de dire ou de faire quelque chose mal à propos, on le contraint par la faim, les chaînes, les coups... les terreurs, les craintes subites, tout ce qui est utile à cette maladie » [205]. Il s'agit de maintenir le malade, mais aussi en quelque sorte, de réveiller sa conscience par la contrainte et la violence, idée que l'on retrouve au cours des temps.

Mise à part la simulation toujours possible, il existe le problème des intervalles de lucidité, et, dit Marc-Aurèle, « tu examineras qu'il

203. Cf. par exemple le livre récent de B. de Fréminville, *La raison du plus fort. Traiter ou maltraiter les fous ?,* Paris, Seuil, 1977.

204. On recommande, pour ne pas blesser le malade, de le lier avec des couvertures ou d'entourer les liens de laine.

205. *La démence longue* – Celse, III.18.21.

n'a pas commis le crime dans ces moments, en sorte que la maladie ne puisse pas lui valoir l'acquittement. Si tu trouves qu'il en est ainsi, tu nous consulteras et nous verrons s'il ne doit pas être condamné au dernier supplice, attendu l'énormité de son crime» [206].

Le récit d'Hyllus – v. 775 ss.

L. Herrmann a bien vu la parenté de la scène de la maladie avec l'*Hercule furieux*. «Le poète a volontairement fait croire», écrit-il, «pendant quelques vers, qu'Hercule a une nouvelle crise de folie. Le parallélisme entre les deux tragédies est accentué par le meurtre de l'innocent Lichas qui correspond à celui de la famille d'Hercule» [207]. Le parallélisme est en effet frappant. La crise arrive aussi pendant un sacrifice à Jupiter. Par delà l'*Hercule furieux* de Sénèque, la scène renvoie à Euripide, dans la mesure où il s'agit d'un *récit*. La scène n'est pas représentée. Il faut méditer plus avant cette parenté. Nous disions que l'*Hercule sur l'Oeta* est une réflexion sur la répétition. Les spectateurs de cette attaque soudain croient à la répétition du *furor* :

... Volgus antiquam putat
rabiem redisse ... (v. 806).

Les serviteurs fuient.

«Resistite», inquit, «non furor mentem abstulit,
furore grauius istud atque ira malum est :
in me iuuat saeuire.» (v. 823 ss.).

«Arrêtez», dit-il, «ce n'est pas la folie qui m'a ravi l'esprit ; c'est un mal plus grave que la folie et l'emportement : c'est contre moi que j'ai envie de laisser aller ma rage.»

C'est un très grand moment du théâtre et de la culture. La scène se répète et change de sens. Un moment les deux figures d'Hercule coïncident : la même apparence, la même gesticulation ; mais la signification change. Une interprétation mythologique serait aussi réductrice [208] que celle qui ramènerait la douleur d'Hercule à une vulgaire *éléphantiasis* [209]. Il y a un travail très subtil du poète tragique qui propose une réflexion nouvelle sur la maladie.

206. Traduction P. Noyen, *op. cit.*, p. 279.

207. Son édition, Paris, Belles Lettres, 1926, tome 2, p. 165, n° 1.

208. Celle de Dumézil, in *Heurs et Malheurs du Guerrier.*

209. Il y a une gale d'Héraclès, cf. *Corpus Paroemiographorum Graecorum M.* IV.57 : Ἡράκλειος ψώρα.

Les deux figures de la maladie se rejoignent dans un symptôme identique, puis s'éloignent, celle plus abstraite du *furor,* celle, indomptable, irrépressible, de la douleur physique ; à tel point que le *furor,* la maladie de l'*égarement* peut sembler presque rassurante à Alcmène :

Non uirus artus, nate, femineum coquit,
sed dura series operis et longus tibi
pauit cruentos forsitan morbos labor. (v. 1396).

« Ce n'est pas, mon fils, le poison donné par ta femme qui cuit ton corps, mais la dure suite de travaux, ton long effort, t'a procuré peut-être ces maladies qui te font saigner. »

Dolor iste furor est : Herculem solus domat. (v. 1407).

« Cette maladie est la folie ; elle seule peut dompter Hercule. »

Alcmène retrouve la raison populaire, et le proverbe dont nous parlions. Mais cette tunique qui a fondu avec sa chair, où est-elle ? Où est la cause de tant de souffrance, sinon fondue, confondue avec lui. Sénèque a décrit le décharnement d'Hercule, à la manière dont Euripide peint la souffrance de Créuse, dans sa *Médée.*

'*... artus ipse dilacerat suos*
et membra uasta carpit auellens manu.
Exuere amictus quaerit : hoc solum Herculem
non posse uidi; trahere conatus tamen
et membra traxit : corporis palla horridi
pars est et ipsa : uestis immiscet cuti. (v. 826 ss.).

« Il déchire ses propres membres et, les labourant de sa vaste main, en arrache la chair. Il cherche à se dépouiller de son vêtement : et pour la première fois j'ai vu Hercule impuissant ; s'obstinant pourtant à arracher l'étoffe, il arrache en même temps sa propre chair : la tunique fait si bien corps avec son malheureux individu que son étoffe est fondue avec la peau. » [210]

Mais cette description n'est pas simple exercice rhétorique. La cause n'est rien, quand la maladie est là. Cette maladie, au moins, ne présente aucun doute quant à son origine physique. Hercule décrit abondamment le procès physiologique.

Heu qualis intus scorpios, quis feruida
plaga reuulsus cancer infixus meas
urit medullas ? Sanguinis quondam capax

210. Traduction L. Herrmann.

tumidi iecur pulmonis arentes fibras
distendit : ardet felle siccato iecur
totumque lentus sanguinem auexit uapor.
Primam cutem consumpsit, hinc aditum nefas
in membra fecit, abstulit pestis latus,
exedit artus penitus et costas malum,
hausit medullas, ossibus uacuis sedet
nec ossa durant ipsa, sed compagibus
discussa ruptis mole conlapsa fluunt.
Defecit ingens corpus et pesti satis
Herculea non sunt membra ; pro quantum est malum
quod esse uastum fateor, o dirum nefas !
En cernite, urbes, cernite ex illo Hercule
quid, quid supersit. Herculem agnoscis, pater ?
Hisne ego lacertis colla Nemeaei mali
elisa pressi ? Tensus hac arcus manu
astris ab ipsis depulit Stymphalidas ? (v. 1218-1238).

« Hélas ! Quel scorpion, à l'intérieur, quel crabe arraché à la zone torride, planté en moi brûle ma moelle ? Jadis mon foie plein de sang ! Et voici qu'il tend les fibres brûlées de mon poumon gonflé ! Il brûle le foie d'une bile desséchée, et une chaleur insidieuse a tari tout le sang. L'abominable a consumé d'abord la peau, et de là fait irruption dans les membres ; la peste a emporté le flanc, le mal a dévoré les membres, au plus profond, et les côtes, il a bu la moelle ; il est tapi dans le vide de mes os ; les os mêmes ne sont plus durs, mais voilà que les jointures sont rompues ; que la charpente de mon corps est disloquée, et que les os fondent et s'écroulent ... »

Un tel détail, une telle profusion, un tel excès, peut choquer le bon goût. La maladie n'est pas de bon goût. La description physiologique est là, justement, pour le montrer ; pour révéler l'innommable (*nefas, pestis, malum*), l'insidieux progrès vers l'intérieur et le fond de l'être :

... quid me uulnere occulto petis ? (v. 1250).

« Pourquoi m'atteins-tu d'une blessure cachée ? »

Ce mal se confond avec Hercule.

... Ecce direpta cute
uiscera manus detexit ; ulterior tamen
inuenta latebra est – o malum simile Herculi ! (v. 1262 ss.)

« Voilà que ma main, après avoir arraché la peau, a mis à nu les entrailles. Il a encore trouvé un refuge au delà – ô mal qui se confond avec Hercule ! »

Nous ne comprenons pas comme Herrmann qui glose : « c'est-à-dire indomptable, invincible.» [211]. Hercule veut dire que le mal se confond avec lui, qu'il n'est maintenant autre que lui [212].

Sénèque a tissé des rapports très subtils avec *Hercule furieux*. Souvenons-nous; le mal c'était l'autre, un autre lui-même, lui-même contre lui-même; rappelons-nous la dérision du *se uincat* de Junon ! Le retournement de la proposition : Hercule en vivant, triomphant d'Hercule ! Mais que signifie se vaincre soi-même, quand le mal se confond avec soi; quand on ne peut le cerner, le discerner, le séparer de soi; quand on est devenu un, et le même, c'est-à-dire quand l'être s'est transformé ?

> *Quid non possit superare dolor ?* (v. 1279).
>
> « Que ne peut vaincre la douleur ? »

chante le chœur. Hercule pleure (v. 1265). Il supplie (v. 1320). Il a fondu sous la douleur :

> *Errare mediis crede uisceribus meis*
> *o mater, hydram et mille cum Lerna feras* (v. 1359-1360).
>
> « Pense, ô ma mère, qu'au milieu de mes entrailles erre l'hydre de Lerne et avec elle mille bêtes fauves. »

Les monstres sont absorbés. Comment les vaincre ? Ils sont en lui. Dans sa maladie de l'égarement, le monstre s'était rapproché, hantait ses pas [213]. Maintenant le monstre est englouti et se confond avec lui. L'objectivation, la localisation de la maladie est impossible, et la distinction d'avec elle.

> *Vbi morbus, ubinam est ?* ... (v. 1399).

Faut-il donc que cette maladie soit plus terrible que le *furor* ? La réponse nous paraît évidente. Le *furor* était encore trop dramatique, trop abstrait. Il suffit que le corps se meure. Cette tragédie est beaucoup plus nouvelle, et plus profonde que l'*Hercule furieux;* mais elle ne prend son vrai sens que par rapport à la première tragédie. La maladie d'*Hercule sur l'Oeta* est sortie de la structure euripidéenne; nous sortons de la dialectique du « se-vaincre-soi-même », que Junon avait porté jusqu'à son point le plus fort, en dressant Hercule contre Hercule. Elle montre le fort pleurant, geignant, pourri, s'arrachant à soi-même, en proie au « je-ne-sais-

211. Cf. son édition, p. 182, note 2; cf. aussi F. J. Miller, Loeb Classical Library : *« o woe, invincible as Hercules. »*

212. A la rigueur, peut-être, pourrait-on maintenir l'ambiguïté des deux sens.

213. *Hercule furieux*, v. 1279-1281.

quoi», devenu un «je-ne-sais-quoi». Il est évident que cette maladie est pire que la folie, car, dans tout ce qu'elle charrie avec elle, à la suite d'elle, il y a aussi le délire, la folie. L'homme qui a conçu et représenté cela est tout aussi évidemment hanté par la maladie et la mort. Nous le rangeons parmi les mélancoliques; la présence de la maladie est partout dans son œuvre [214]. Mais il n'est pas moins vrai que la maladie est un scandale; c'est un scandale que la misère du fort, et la déchéance du sage. Le fort humilié, le sain corrompu, voilà ce qu'il faut penser; voilà réalisé, actualisé, le problème de ce que nous avons appelé *la maladie du sage*.

Mais la tragédie ne s'arrête pas là. Elle se termine dans la gloire d'Hercule. Faut-il donc avoir été jusqu'au bout de l'humiliation, pour enfin renaître ? On conçoit que ce schéma ait fourni à la méditation chrétienne une forme allégorique [215].

... *Quanta pax obitum tulit !* (v. 1685).

«Quelle paix au moment de mourir.»

et

Iacuit sui securus et caelum intuens
quaesiuit oculis parte an ex aliqua pater
despiceret illum... (v. 1693 ss.).

«Il resta étendu, sans plus s'inquiéter de lui, et contemplant le ciel, des yeux il chercha si de quelque part son père le regardait...»

Contrairement au Christ, Hercule ne va pas jusqu'au bout de la désespérance. Il ne meurt pas désespéré, et c'est en quoi il n'est pas aussi vrai que le Christ. Pourtant *Hercule sur l'Oeta* se termine par un acte de foi, mais, c'est un acte de foi en l'homme. Le sage stoïcien s'est repris; nous parlons de l'écrivain plutôt que du héros. Car d'où vient cette force d'Hercule ? Hercule poursuit le feu qui le refuse [216],

nec properat uri; ... (v. 1747).

Que d'une si grande faiblesse naisse une si grande force, voilà qui méritait le *théologeion* et l'apparition d'Hercule [217].

214. Le *Séneca enfermo* de P. R. Fernández, Instituto 'Bernaldo de Quirós', Mieres del Camino, 1976, est assez décevant à ce sujet.

215. Cf. le beau livre de M. Simon, *Hercule et le Christianisme*, Strasbourg, 1955; cf. aussi G. K. Galinsky, *The Herakles Theme*, Oxford, 1972, p. 167, 184.

216. «Cela est conforme à l'idéal stoïcien : la mort même ne doit pas être oisive chez le sage,» écrit L. Herrmann, *op. cit.*, p. 201, note 3, qui cite *De otio*, 1 (28) 4; et *Lettres à Lucilius* 24, 25.

217. V. 1940 ss.

La découverte de la maladie physique, de la douleur dans le corps n'est pas nouvelle dans la tragédie, et l'on peut penser à l'ulcère de Philoctète. Mais la scandaleuse déchéance, l'effondrement psychologique qui accompagne la dégradation physiologique, c'est Sénèque qui l'orchestre. En fait, si l'on s'intéresse à l'origine de ce thème, il faut remonter encore une fois à l'analyse princeps de la peste d'Athènes par Thucydide, dont nous avons vu l'importance du point de vue médical, moral et métaphysique.

> « Mais le pire dans ce mal était d'abord le découragement (*ἀθυμία*), qui vous frappait quand on se sentait atteint (l'esprit passant d'emblée au désespoir on se laissa aller, sans réagir). » [218].

L'on retrouve l'athymie, liée au mal physique, chez Lucrèce :

> *Intolerabilibusque malis erat anxius angor*
> *adsidue comes et gemitu commixta querella.*

> « A ces maux intolérables s'ajoutait l'angoisse et l'anxiété, leur compagne inséparable, et la plainte mêlée de gémissement. » [219].

Lucrèce prend soin de donner le double versant de la maladie : physique et moral, *angor* et *anxius, querella* et *gemitus.*

Virgile, dans la *Peste du Norique,* note le souci qui accompagne la maladie [220] et la prostration, le découragement [221]. Voilà donc une *athymie* qui ne doit rien à la responsabilité du sage; mais qui est la conséquence inéluctable du mal physique. Voilà donc une nouvelle forme de tragique et qui conduit à la mort dans la dégradation de l'être; tragique moderne, dont Hölderlin écrit : « Car c'est là le tragique chez nous que nous quittons tout doucement le monde des vivants en paquets dans une simple boîte et non que, consumés dans les flammes, nous expiions la flamme que nous n'avons su maîtriser. » [222]. Justement, Sénèque a refusé à son héros ce départ sans gloire; par une rupture dans la déchéance inexorable de la maladie, par une cassure de la logique biologique, il le conduit à la gloire. Il faut que la vie ait un sens; qu'elle soit finalement plus forte que la mort; et pour cela il faut que la conscience l'accompagne et la volonté, et le consentement dans la paix.

218. II.51.4; traduction J. de Romilly.
219. VI. v. 1159-1160; traduction Ernout.
220. *Géorgiques,* III, v. 530.
221. *Ibidem,* v. 408 ss.
222. Lettre à Böhlendorf, 4 décembre 1801, in Hölderlin, *Remarques sur Œdipe et Antigone,* Paris, U.G.E., 1965, p. 99, traduction F. Fédier.

Dans le *De constantia sapientis* Sénèque dit à Sérénus :

> « Je te vois d'ici t'échauffer et bouillir d'indignation. Tu vas t'écrier : "voilà bien ce qui ôte toute autorité à nos maximes : vous promettez des merveilles... Quand vous avez pompeusement déclaré que le sage n'est jamais pauvre, vous reconnaissez qu'il n'a souvent ni esclave ni abri, ni nourriture ; quand vous affirmez que le sage ne déraisonne jamais, vous reconnaissez qu'il lui arrive de perdre l'esprit, de tenir des propos insensés et de se livrer à des extravagances que la maladie fait commettre ..." »
>
> *(cum sapientem negastis insanire, non negatis et alienari et parum sana uerba emittere et quicquid uis morbi cogit, audere)* [223].

Telle est, en effet, la contradiction apparente du stoïcisme. La réponse est, en dernière analyse, de l'ordre de la foi et de l'espérance. Le sage est le tout proche voisin des dieux, mise à part la mortalité.

> « S'efforçant de tout son pouvoir vers ces régions sublimes où règnent l'ordre et la sérénité, où tout se meut d'un cours égal et harmonieux, où, dans une atmosphère de paix et de bonté, tout concourt à la félicité du monde, ... jamais il ne connaîtra les désirs bas ni les larmes ... » [224]

Si le sage se suicide, il ne faut donc pas que cet acte soit la conséquence de la maladie, un avatar pathologique. L'angoissant problème que nous avons rencontré chez Thucydide, chez Lucrèce, dans l'*Hercule sur l'Oeta,* est celui du découragement, de la dissolution de la force de l'âme liée à la maladie. Le médecin là-dessus ne se fait pas d'illusion. Ainsi Hérophile, dans son traité sur la diététique, écrivait qu'en l'absence de la santé « la sagesse ne saurait se montrer, la force s'exercer, la richesse être utile, et la parole efficace. » [225].

Mais il est aussi une question latente dans les deux Hercule, qui est : « Et si la maladie révélait la vérité de l'homme ? ». « La maladie dévoile l'homme », écrit Sigerist, « et le ramène à l'état primitif. Non seulement par le fait que ses instincts élémentaires se manifestent plus librement ; elle le met à nu en le dépouillant de son vernis extérieur, en lui ôtant ce qui n'a été appris que superficiellement et véritablement assimilé. Beaucoup d'hommes évoluent

223. III.1 ; traduction R. Waltz, Paris, Belles Lettres, 1965 (5e tirage).
224. *Ibidem,* VIII.2.
225. Sextus Empiricus, *Adv. math.,* XI.50. (Loeb, tome 3, p. 410).

dans la vie revêtus d'un masque. La maladie le leur arrache du visage, découvrant leur véritable figure. Des prétendus stoïques s'avèrent n'être que de pauvres enfants pleurnichards. Tels qui passaient pour de grands rationalistes se montrent tout aussi superstitieux qu'une vieille paysanne.» [226]. Mais en vérité est-ce un masque qui s'arrache; est-ce l'homme caché qui se révèle, ou n'est-ce pas plutôt que l'homme malade est devenu un autre ? Hercule pose dramatiquement la question. Son suicide montre la foi de Sénèque dans le pouvoir de rompre avec le déterminisme de la maladie et la fatalité des médecins. Pour le sage, il faut que le malade soit déjà un autre quand la maladie l'attaque; il faut qu'il ait acquis une altérité inaltérable, que ce soit la mémoire-bloc dont nous avons parlé à propos d'Épicure, que ce soit le rocher du *De uita beata* de Sénèque. Dans cette rencontre, le stoïcien peut donner l'exemple d'Épicure, comme le fait Marc-Aurèle citant le philosophe du Jardin : «Épicure dit : "pendant ma maladie, mes entretiens ne portaient jamais sur mes souffrances physiques et, avec mes visiteurs, je n'abordais jamais ces sortes de sujets; mais je poursuivais l'étude des questions naturelles qui nous occupait précédemment et je m'appliquais à ce point particulier : comment l'intelligence, tout en subissant le contre-coup de ces mouvements qui agitent le corps, se maintient-elle exempte de troubles, tout en veillant à son bien propre. Je ne me prêtais donc pas, dit-il, à ce que les médecins pussent se rengorger en raison de leur prétendu pouvoir et ma vie s'écoulait heureusement digne".» [227]

La maladie, l'altération, le changement, finalement la connaissance de soi... Ces questions avaient été posées de manière admirable par Euripide dans son *Hippolyte,* à travers le long monologue de Phèdre [228]. Nous avons vu sans cesse l'analogie entre éthique et médecine, entre maladie de l'âme et maladie du corps. Et si la «maladie de l'âme» était une véritable maladie, inassimilable à la moralité ? Si elle était une maladie de tout l'être, irréductible absolument au monde des valeurs ? Si elle était tout simplement maladie; et si le drame ne venait pas de ce que l'on veut appliquer des normes à la maladie ? Et si la maladie était l'instrument de la connaissance de soi, en révélant ce qui était latent ? Ces réflexions s'imposent à la lecture du monologue de Phèdre, comme nous avons

226. H. E. Sigerist, *Introduction à la médecine*, Paris, Payot, 1932, p. 98-99.

227. *Pensées,* IX.41 = US 191 = Ar. 259; traduction Trannoy, Paris, Belles Lettres, 1925 (1964).

228. Cf. notre article *Euripide et la connaissance de soi,* in *Les Études Classiques,* tome XLVI, n° 1, 1976, p. 3-24.

essayé de le montrer. Nous ne reprendrons pas ici notre démonstration, mais nous nous contenterons de quelques conclusions.

> « Je vais te dire aussi la route qu'a suivie ma raison. Dès que l'amour m'eût blessé, j'examinai comment le supporter avec le plus d'honneur. Je commençai donc par taire et par cacher mon mal. Car on ne peut se fier à la langue : si au dehors elle s'entend à conseiller les âmes, à elle-même elle s'attire les pires malheurs. En second lieu, je projetai de supporter dignement ma folie, en triomphant d'elle par la vertu. Voyant enfin que ces résistances ne venaient pas à bout de Cypris, je décidai de mourir – la meilleure des résolutions sans conteste. Honorable, que ma conduite n'échappe point aux regards ! Honteuse, qu'elle n'ait pas de nombreux témoins ! Or je n'ignorais pas l'infamie qui s'attachait à cette conduite et à ce mal; et j'étais femme en outre – je le savais bien, objet d'aversion universelle. Périsse de male mort celle qui, la première osa déshonorer sa couche avec des étrangers. C'est dans les maisons nobles que ce mal a pris naissance parmi les femmes. Lorsque le déshonneur est approuvé des grands, la chose est sûre : les vilains le tiendront pour honorable. Je hais aussi les femmes vertueuses en paroles, qui se portent en secret à des audaces coupables. Comment peuvent-elles, souveraine Cypris, déesse de la mer, regarder en face leur compagnon de lit, sans trembler que des ténèbres complices et le toit de la demeure ne prennent un jour une voix ? Pour nous, amies, c'est justement ce qui nous tue : la crainte d'être un jour convaincue de déshonorer mon mari, et les fils que j'ai mis au monde. Ah ! puissent-ils, avec le franc-parler de l'homme libre, habiter florissants l'illustre Athènes, et se glorifier de leur mère. Car un homme est esclave, eût-il un cœur hardi, quand il a conscience des fautes d'une mère ou d'un père. Une seule chose, dit-on, dure autant que la vie : c'est de posséder une âme juste et bonne. Quant aux mortels pervers, le temps les révèle à son heure, en leur présentant un miroir comme à une jeune fille. Qu'on ne me voie jamais figurer parmi eux ! » [229]

Phèdre n'est pas suspecte de naïveté. C'est quelqu'un qui a réfléchi longtemps sur la *dégradation* de la vie humaine (v. 376). La cause ne relève pas de la *γνώμη*. Ce n'est pas dans la nature de cette fonction que se trouve le vice, le « bien-penser » étant la chose du monde la

229. *Hippolyte*, v. 373-430, traduction L. Méridier.

mieux partagée, ce qui répond à l'élitisme d'Hippolyte. Chacun ou presque connaît par nature ou par l'éducation ce qu'est le bien [230]. Phèdre, jusqu'au v. 387, semble nous donner un raisonnement du genre :

uideo meliora proboque deteriora sequor.

Mais les raisons qu'elle nous propose, le plaisir qu'on fait passer avant le bien, l'absence d'effort, la paresse, *ne sont pas celles qui expliquent son malheur. Son mal est d'un autre ordre.* Phèdre nous expose d'abord sa philosophie. Telle est sa philosophie et nul *φάρμακον* n'a pu la changer. Que désigne ici le mot de *φάρμακον* ? Est-il utile d'y voir l'allusion à des philtres magiques ? Il suffit de penser qu'est *φάρμακον* tout ce qui modifie, comme le dit si bien *Lieux* 45 [231] :

πάντα φάρμακά εἰσι τὰ μετακινέοντα τὸ παρεόν.

Mais le mal dont souffre Phèdre ne relève pas de l'absence d'effort, ni de la paresse. Il suit les lois de la maladie et non celles de la pensée ou de la morale. Quand l'amour l'a blessée [232], elle a d'abord réagi en se taisant et cachant sa *maladie,* c'est-à-dire qu'elle a immédiatement réagi selon l'*αἰδώς*. Sa première réaction est parfaitement conforme au canon sociologique régissant le comportement féminin. Premier échec. Ensuite elle offre à ce qu'elle appelle maintenant son *ἄνοια*, le *σωφρονεῖν*, c'est-à-dire la valeur socio-éthique, la vertu qui devrait triompher, dans le combat qu'elle mène, de sa démence. Deuxième échec. Elle a pourtant agi en bonne doctrine, comme une femme vertueuse (selon les codes), et comme quelqu'un qui connaît le *καλόν* et sait qu'il faut résister à l'*αἴσχρον*. Troisième moment [233] : elle reconnaît Cypris et décide de se suicider, ce qui est *κράτιστον* ... *βουλευμάτων* (v. 402). Ce n'est pas simplement, comme traduit L. Méridier, « la meilleure des résolutions », mais la plus *forte* des décisions. Autrement dit, contre l'empire de Cypris, elle oppose ce qui est le plus robuste des choix... la mort [234] (ce n'est pas de l'*ἀπονία* ni de l'*ἀργία*). Est-ce l'échec

230. Le mot de *γνώμη* a des sens divers dans ce passage. Il désigne au vers 376 la fonction de la connaissance (en relation avec le *γιγνώσκομεν* du v. 380). L'expression *τῆς γνώμης ὁδόν* désigne le progrès, l'évolution d'un avis, d'une pensée. L'emploi de *γνώμη* dans ce lieu est commenté de manière très confuse par P. Huart, in *Γνώμη chez Thucydide et ses contemporains,* Paris, 1973, p. 22-23. P. Huart commente davantage la traduction de L. Méridier que le texte grec.

231. VI L 340.

232. *ἐπεί μ' ἔρως ἔτρωσεν* ... (v. 392). Le verbe *τιτρώσκω* a une connotation sexuelle (cf. Esch., *Fragment* 44).

233. Tout cela est articulé le plus clairement du monde : *ἠρξάμην* ... (393) ... *τὸ δεύτερον* (398) ... *τρίτον δ'* ... (400).

234. Croit-on que le rapport *κρατῆσαι* (401) *κράτιστον* (402) soit involontaire ?

de la moralité que nous conte ici Phèdre ? Il le semble bien, du moins dans les termes où l'on pose l'action morale devant la *γνώμη* et l'*ἐπιστήμη*.

On n'a pas assez réfléchi sur l'expression du vers 405 :

τὸ δ' ἔργον ᾔδη τὴν νόσον τε δυσκλεᾶ...

«The act, and the malady, I knew love an evil name» – dishonor if she commits adultery, dishonor even if she is known to be in love

comprend Barrett [235]. Comme elle le dit elle-même, cela ne peut se dissocier de son être de femme. «Et j'étais femme en outre – je le savais bien – objet d'aversion universelle» [236]. Le vers a des résonances biologiques, sociales, éthiques et psychologiques. Le vers 410 propose quelque chose justement d'impensable. Comment penser le concept d'une maladie «déshonorante» ? Il ne faut pas croire que le terme de *maladie* soit une métaphore. Cela nous replonge (Phèdre l'indique en v. 406-407) dans la nature de la femme, dans sa féminité, biologique et sociale. Il n'est que de penser au texte de *Maladies des femmes* que nous avons cité plus haut [237], où la psychologie de la femme s'exprime en termes d'attitudes sociales et de moralité. La réserve, l'*αἰδώς* de la femme, à l'égard de la maladie spécifiquement féminine, est une réaction qui manifeste sa bonne éducation, sa moralité, mais gène la connaissance du médecin et favorise le développement du mal.

La maladie de Phèdre a évolué et avec elle sa *γνώμη*. Et le temps qui progresse va la placer, nous le savons, parmi ces méchants qu'elle redoute. C'est ainsi qu'elle se connaîtra. L'évolution, la sexualité, la connaissance de soi vont ensemble. Plus loin Phèdre s'écrie :

...ὡς ὑπείργασμαι μὲν εὖ / ψυχὴν ἔρωτι... [238]

«Mon âme n'a été que trop travaillée par l'amour...»

Le verbe indique un travail profond, une préparation du sol, pour la semence, par exemple [239]. Phèdre sait que seul le temps révèle l'être à lui-même dans sa méchanceté : mais n'y aurait-il que les méchants qui se connussent eux-mêmes ? Ce n'est pas forcer le texte que de le penser. L'individu honnête vit avec ces valeurs que sont

235. *Euripides, Hyppolytos,* édition W.S. Barrett, Oxford, Clarendon Press, 1964-1969, p. 233.

236. Traduction L. Méridier.

237. Cf. *supra*, p. 395.

238. Vers 504.

239. Cf. par exemple, Barrett, *op. cit.*, p. 251.

la *pudeur*, la *vertu* ; cela lui suffit. Il vit dans l'instant, dans l'identité de son être et la répétition. Il ignore la maladie et le changement, la transformation longue de l'être, la modification du visage, l'altération des traits [240]. Ce que révélera le miroir, comme à une jeune fille, ce peut être la femme vieillie, en tout cas la femme malade. L'honnête homme, c'est peut-être l'homme qui n'a pas été tenté. Pensons à ces âmes du mythe d'Er, qui n'ont pas été mauvaises dans leur vie antérieure et se précipitent sur des vies de tyrans, faute d'avoir appris à travers le malheur et la souffrance [241]. Comme l'écrit Plotin : « L'épreuve du mal constitue une connaissance plus exacte du bien chez les êtres dont la puissance est trop faible pour connaître le mal de science certaine avant de l'avoir éprouvé. » [242].

C'est ainsi, nous avons essayé de le montrer, que le tragique révèle les problèmes philosophiques de la maladie de l'âme. Mais le chapitre suivant va atténuer la tension tragique.

240. Pensons à la définition de *Pronostic* 2 : « Dans les maladies aiguës le médecin fera les observations suivantes : il examinera le visage du malade et verra si la physionomie est semblable à celle des gens en santé, mais surtout si elle est semblable à elle-même. Ce serait l'apparence la plus favorable, et plus elle s'en éloignera, plus le danger sera grand. » II L 112, traduction Littré.

241. 619 d « ... la raison, c'est qu'elles n'avaient pas été éprouvées par les souffrances. »

242. *En.* IV, 8.

CHAPITRE V

L'EUTHYMIE : CONNAISSANCE ET GUÉRISON DE LA MALADIE DE L'AME

Définition de l'euthymie.

Une étude sur les maladies de l'âme ne saurait se dispenser de réfléchir sur l'*euthymie*. Nous allons considérer ici le problème de la *guérison philosophique* de la maladie de l'âme, non pas dans la définition précise que représente par exemple la théorie stoïcienne des passions, mais dans l'imprécision et le flou d'une autre tradition que nous avons déjà considérée dans son aspect plus spécifiquement médical, sous le nom de *mélancolie*. On sait que c'est Démocrite qui a donné au terme d'*euthymie* la dignité de concept philosophique.

La réflexion sur l'euthymie est la pointe la plus avancée de la philosophie vers la médecine. Le philosophe ne s'occupe pas de la mélancolie; ou plutôt il ne se préoccupe que de son versant psychologique; mais il ne dédaigne pas de proposer des remèdes. Avec l'euthymie, il trouve une zone de réflexion aux franges de la médecine et de la philosophie. Nous y ferons même entrer l'imagination romanesque, avec la pseudo-correspondance d'Hippocrate et de Démocrite.

Cette littérature de l'euthymie s'intéresse au mal d'être, et au malaise, au mal de vivre; elle s'intéresse au tout du corps et de l'âme, et au rapport de l'un et de l'autre, à l'influence de l'un sur l'autre; elle tente de répondre à l'angoisse et aux formes les moins graves du désespoir.

La grande question de l'euthymie démocritéenne est de savoir si elle concerne l'âme ou le corps. Nous nous retrouvons devant un débat que nous connaissons bien, et qui est à la fois philologique et philosophique ou idéologique. Les deux théories, à propos de Démocrite, ont été brillamment soutenues, l'une par Natorp [1], l'autre par Vlastos [2], à propos des mêmes fragments. Le débat a été très bien résumé par C.C.W. Taylor, dans un article récent [3].

1. *Ethica des Demokritos,* Marburg, 1893, II, 3, p. 88 ss.

2. *Op. cit.*

3. *Pleasure, knowledge and sensation in Democritus,* in *Phronesis,* vol. XII, 1967, p. 6-27.

Natorp soutient la thèse moraliste, lecture «platonicienne» de Démocrite, selon laquelle l'euthymie n'est pas seulement une libération de troubles, mais un plaisir sans douleur ni malaise, procuré à l'âme par sa plus haute activité, l'étude de l'univers. Il s'appuie surtout sur le passage du *De finibus* de Cicéron qui distingue l'euthymie de la *vie heureuse* [4]. L'euthymie serait donc, profondément, le plaisir de l'âme, et même, plus précisément, le plaisir de la connaissance.

Vlastos a violemment réagi contre Natorp, en présentant une interprétation très cohérente de tous les fragments, et surtout en insistant sur le fondement physique de l'éthique démocritéenne. L'âme, pour Démocrite, est un composé d'atomes et de vide. Agir sur l'âme, c'est donc réorganiser des structures [5]. Ainsi, le fragment B 187 :

> *ἀνθρώποις ἁρμόδιον ψυχῆς μᾶλλον ἢ σώματος λόγον ποιεῖσθαι.*
>
> «Il est plus important, pour les hommes, de faire le logos de l'âme plutôt que du corps.»

Le fragment B 33 est aussi ambigu :

> *ἡ διδαχὴ μεταρυσμοῖ τὸν ἄνθρωπον, μεταρυσμοῦσα δὲ φυσιοποιεῖ.*
>
> «L'éducation impose un rythme à l'homme, et en imposant un rythme elle fait une nature.»

Évidemment tout repose sur le sens que l'on donne à logos, sens de structure, comme Vlastos, de théorie, comme Natorp, ou simplement de discours, comme Diels.

Ainsi, dit Vlastos, éduquer signifie altérer, modifier la structure physique des atomes de l'âme par une nouvelle stimulation physique [6]. Quant à l'*εὐεστώ*, que Diogène Laërce [7], Stobée [8], Clément

4. V, 8, 23; V, 29, 87 = D.K. II A 169 : *Democriti autem securitas, quae est animi tamquam tranquillitas, quam appellant εὐθυμίαν, eo separanda fuit ab hac disputatione, quia ista animi tranquillitas ea est ipsa beata uita... Democritus, qui (uere falsone quaerere nolumus) dicitur se oculis priuasse; certe, ut quam minime animus a cogitationibus abduceretur, patrimonium neglexit, agros deseruit incultos, quid quaerens aliud nisi uitam beatam ? Quam si etiam in rerum cognitione ponebat, tamen ex illa inuestigatione naturae consequi uolebat bono ut esset animo. Ideo enim ille summum bonum εὐθυμίαν et saepe ἀθαμβίαν appellat, id est animum terrore liberum. Sed haec etsi praeclare, nondum tamen perpolita; pauca enim, neque ea ipsa enucleate, ab hoc de uirtute quidem dicta.* Cf. Natorp, *op. cit.*, p. 100 ss.

5. D. Furley pose le problème de la morale épicurienne dans les mêmes termes in *Two studies in Greek atomists*, Princeton, 1967, cf. surtout p. 161 ss. : *Study II.*

6. *Op. cit.*, p. 390-392.

7. D.K. 68 A 1.

8. D.K. A 167.

d'Alexandrie [9] donnent comme synonyme de *εὐθυμία* pour Démocrite, le *bien être,* il l'interprète comme le fait d'avoir une âme avec une structure convenable d'atomes et de vide [10]. A vrai dire, comme le fait remarquer Taylor [11], on aimerait bien connaître l'état de l'âme de l'*euthymos.* Mais nous n'avons aucun texte pour démontrer, par exemple, que l'*εὐθυμία* dépend d'un état physique dans lequel les atomes de l'âme se meuvent avec régularité et une vitesse modérée. On ne saurait, dit Taylor, accorder qu'il n'existe pas de relation entre les théories physiques et éthiques de Démocrite [12]. On ne peut non plus préciser la connexion, chez Démocrite, du bien pour l'homme, entre physique et éthique. La différence entre les deux théories, dit Taylor, est la suivante : l'une est fondée sur le donné des sensations, l'autre sur une théorie rationnelle qui dépend néanmoins des sensations en ce que 1° la théorie physique est sujette à la vérification empirique, et 2° le bien pour l'homme s'identifie avec le plaisir des sens dans la «joie de vivre» [13].

En fait, si l'article de Vlastos est peu convaincant, il présente l'intérêt de marquer les rapports de Démocrite et de la médecine de son temps, même s'il ne le démontre pas de manière précise. Démocrite, dit-il, a trouvé toute prête une théorie de l'hygiène du plaisir chez les médecins [14]. Il vaut la peine de rechercher, dans le *Corpus hippocratique,* s'il y a, plus précisément, un usage de l'*euthymie.*

9. D.K. B 4. Sur ces problèmes cf. aussi Salomo Luria, *Zur Frage der materialistischen Begründung der Ethik bei Demokrit,* Berlin, 1964.

10. Cf. aussi K. von Fritz, *Philosophie und sprachlicher Ausdruck bei Demokrit, Plato und Aristoteles,* qui écrit, p. 35 : *Während das Wort εὐθυμίη den Habitus des Glücklichen in seiner emotionalen und aktiven Bewegtheit bezeichnet, bezeichnet εὐεστώ seinen Zustand, gewissermassen seine Struktur; und während εὐθυμίη den äusseren Habitus beschreibt, weil er unmittelbar in die Augen fällt, dringt die Bezeichnung εὐεστώ vielmehr analytisch in sein Inneres ein.* Cité par Vlastos, *op. cit.*. note 28, p. 401.

11. *Op. laud.*, p. 16.

12. Comme le fait Dyroff, *Demokritstudien,* Leipzig, 1899, p. 41 ss., ou une relation même faible, comme le prétend Bailey, *The Greek atomists and Epicurus,* I, III, 9-10.

13. *Op. cit.*, p. 27 : *Rather the connexion is that both theories may be regarded on examples of an epistemological method in which reflecting reliance on the dato of sensations is replaced by reliance on a rational theory, which yet depends on sensation in that a) the physical theory is subject to empirical verification and b) the good for man is identical with pleasure in the sens of the enjoyment of life.*

14. *Op. cit.*, p. 387; son utilisation du *Corpus hippocratique* est un peu rapide. Ainsi quand il écrit (p. 384), que c'est une idée reçue des traités médicaux qu'un mouvement organique violent est mauvais pour la santé en général et pour la santé mentale en particulier, et qu'il cite *Ancienne médecine* 19, 54, et *Maladie sacrée,* 17, il oublie *A.E.L.* 12, où le climat de l'Europe est loué justement parce qu'il secoue et stimule les habitants, les réveillant ainsi et leur donnant du courage.

L'euthymie du médecin

Il existe un emploi très intéressant, dans un texte hippocratique, du concept d'*euthymie* : il s'agit d'un passage d'*Épidémies* VI, 5e section [15] :

> *Ὁκόσα δὲ ἐκ θυμοῦ, ταῦτα· ὀξυθυμίη ἀνασπᾷ καρδίην καὶ πλεύμονα ἐς ἑωυτά, καὶ ἐς κεφαλὴν τὰ θερμὰ καὶ τὸ ὑγρόν· ἡ δ' εὐθυμίη ἀφίει καρδίην·* Πόνος, *τοῖσιν ἄρθροισι καὶ σαρκὶ σῖτος, ὕπνος σπλάγχνοισιν·* Ψυχῆς *περίπατος, φροντὶς ἀνθρώποισιν.*
>
> «Quant à ce qui vient du thymos, le voici : l'état d'excitation du *thymos retracte* [16] le cœur et les poumons sur eux-mêmes et attire vers la tête le chaud et le froid; quant à l'*euthymie,* au contraire, elle relâche le cœur. L'effort est nourriture pour les membres et la chair, le sommeil pour les viscères. La concentration d'esprit est, pour les hommes, la promenade salutaire de l'âme.» [17]

Les commentateurs, note Littré [18], pensaient que *περίπατος* était ici employé abusivement pour signifier *exercice.* Mais Dioscoride changeait le texte, et insérant un *ν* lisait *περὶ παντός* ; ce qui signifiait que les hommes devaient réfléchir sur toutes choses [19].

En fait, les commentateurs, encore une fois, ne voient qu'une métaphore, où il y a une analogie. La concentration d'esprit est à l'âme ce que l'exercice de la promenade est au corps. C'est la promenade de l'âme. On ne peut pas, à propos de ce texte d'*Épidémies* VI, ne pas évoquer le parallélisme systématique que Platon recommande dans le *Timée,* même s'il n'y a aucune influence.

> «Contre ces deux maladies (la manie et l'ignorance), il n'existe qu'un remède : ne mouvoir jamais l'âme sans le corps ni le corps sans l'âme (*μήτε ψυχὴν ἄνευ σώματος κινεῖν μήτε σῶμα ἄνευ ψυχῆς*), afin que se défendant l'une contre l'autre, ces deux parties gardent équilibre et santé.» (88 b).

15. V L 316.

16. Cf. l'emploi d'*ἀνασπᾷ* in Hippocrate, *Superf.* 22, *Steril.* 217, où il est question d'un ventre qui se contracte, ou se retracte sur lui-même.

17. Galien trouve la phrase énigmatique – *Galeni in Hippocratis Epidemiarum librum VI Commentaria, I-VII,* édition E. Wenkebach – F. Pfaff, C.M.G., Berlin, Akademieverlag, 1954, p. 276; XVII B K 257. Le terme *ἀνασπᾷ* lui paraît ambigu. Ou bien le cœur et le poumon sont attirés par la tête, dit-il (ce qui serait absurde), ou bien le cœur, le poumon, la tête attirent la chaleur et les humeurs.

18. V L 317.

19. Galien, *ibidem,* p. 280; XVII B K 263.

Le commentaire de Galien sur l'exercice de l'âme vaut la peine d'être noté. Ce n'est pas de la spéculation philosophique, dit-il. Il faut prendre garde que l'exercice du raisonnement est *commun à la philosophie et à la médecine* :

πρῶτον μὲν ἐνθυμείτω κοινὸν ἁπασῶν εἶναι τῶν λογικῶν αὐτὸ τεχνῶν ἐν αἷς τὸν λογισμὸν χρὴ γυμνάζειν.

comme le rapportent de nombreux médecins, et parmi eux surtout Erasistrate [20].

Et ensuite il naît des maladies, qui, les unes en quelque sorte produisent la narcose de la fonction raisonnante et de la fonction mémorisante de l'âme, d'autres ont la forme de *causus* ou de *prostration* :

ἔπειτα δὲ καὶ πάθη τινὰ γίνεται, τὰ μὲν οἷον ναρκοῦντα τὸ λογιστικὸν καὶ τὸ μνημονευτικὸν τῆς ψυχῆς, τὰ δὲ καρώδη καὶ καταφορικά.

Il faut penser alors, dit Galien, que pour des patients de ce genre, la réflexion est utile, comme Hippocrate le dit ailleurs :

τὰς ὀξυθυμίας εἶναι χρησίμους εἰς εὐχυμίαν τε καὶ τῆς κατὰ φύσιν ἕξεως ἀνάκτησιν,

les *excitations du thymos* sont utiles pour le bon état des humeurs (*εὐχυμία*) et le retour à la complexion naturelle [21].

Le texte auquel se réfère Galien est certainement celui d'*Épidémies* II. 4. 4. [22] :

Ἐπιτηδεύειν ὀξυθυμίην ἐμποιέειν καὶ χρώματος ἀναλήψιος ἕνεκα καὶ ἐγχυμώσιος, καὶ εὐθυμίας, καὶ φόβους, καὶ τὰ τοιαῦτα· καὶ ἢν μὲν τὸ ἄλλο σῶμα ξυννοσέῃ, ξυνιῆσθαι, εἰ δὲ μή, τοῦτο.

« S'efforcer de provoquer l'excitation du *thymos* afin de ramener la couleur et le bon état des humeurs; provoquer euthymies, craintes et choses de ce genre. S'il y a en même temps maladie du reste du corps, traiter, sinon, cela suffit. »

20. Comme on le sait, Erasistrate s'est beaucoup intéressé aux manifestations physiologiques des passions; cf. Galien XIV K 631, et Plutarque, *Vie de Démétrius*; à propos des théories plus récentes de l'usage des passions comme moyens thérapeutiques, cf. M.D. Grmek et A. Rousseau, *Les passions comme moyens thérapeutiques dans l'œuvre cardiologique de L. Rostan*, in *Revue d'Histoire des Sciences*, tome XIX, 1966, p. 37, et Dr. Schneider, *Psychosomatik in der Pariser Klinik von Pinel bis Rousseau*, Zurich, 1964.

21. C.M.G., p. 280; XVII B K 264.

22. V L 126.

Dans ce passage le médecin s'intéresse au traitement moral, qui semble la conclusion pratique du texte précédent.

Qu'est-ce que le *thymos* pour le médecin ? C'est le lieu assez indéterminé, imprécis, de la coenesthésie, de l'écho des émotions, des passions, du se-sentir-soi-même [23].

L'euthymie s'oppose à l'oxythymie, c'est-à-dire à un état d'exaltation pénible du thymos [24]. Un terme est aussi souvent utilisé dans le *Corpus hippocratique* : celui de dysthymie, qui décrit un état de malaise et de découragement. Prenons quelques exemples dans *Épidémies* I et III :

– *Épidémies* I.XVIII, p. 172.15 [25] :
où *δυσθυμίαι* est lié aux délires et aux craintes.

– *Épidémies* III, 6ᵉ cas, p. 230.18 :

σιγῶσα, οὐδὲν διελέγετο. δυσθυμίη, ἀνελπίστως ἑωυτῆς εἶχεν.

«Abattement, elle "désespérait d'elle-même"; silencieuse, elle ne disait rien.» [26].

Cette maladie, d'origine sans conteste physique (douleur dans la gorge qui reste rouge, luette rétractée...) a des manifestations psycho-physiologiques.

– *Épidémies* III, 11ᵉ cas, p. 234.19 (diagnostic de *phrénitis* selon Galien) *Épidémies* III.XVII, 11ᵉ cas, p. 276.5, lient la dysthymie aux terreurs.

Dans l'*Ancienne médecine,* 10, le médecin décrivant les malaises qui suivent un changement brutal de régime, donne la triade

σκοτοδινίη, δυσθυμίη, δυσεργείη

«vertige, abattement, incapacité à travailler.»

La dysthymie, l'oxythymie, l'euthymie, sont des phénomènes qui se voient, qui se lisent, qui se manifestent au regard de celui

23. Comme dans un texte bien connu de *Maladies des jeunes filles* (VIII L 468) : *ὑπὸ δὲ τῆς κακίης τοῦ αἵματος ἀλύων καὶ ἀδημονέων ὁ θυμὸς κακὸν ἐφέλκεται.* Littré traduit : «Le *sens intime,* troublé et dans l'angoisse en raison de la perversion du sang, se pervertit à son tour.»

Sur le mot *thymos,* cf. V. Magnien, *Quelques mots du vocabulaire grec exprimant des opérations ou des états de l'âme,* in *R.E.G.* 40 (1927), p. 117.

24. L'*oxythymie* de Médée (v. 319), de Ménélas (*Oreste,* v. 1198), de Penthée (*Bac.,* v. 671); cf. aussi *Andromaque,* v. 728 et 689.

25. Nous citons ici dans l'édition de Jones, Loeb Classical Library, en indiquant la page et la ligne.

26. Expression de Littré – III L 53.

qui prête tant soit peu attention au patient ou à l'interlocuteur. La dysthymie de Médée, par exemple, ne fait aucun doute pour Égée, à voir ses yeux et son teint :

Égée : Τί γὰρ σὸν ὄμμα χρώς τε συντέτηχ' ὅδε ; (v. 689)
«Mais pourquoi cet œil morne, et cet air ravagé ?» [27].

Égée : Τί φῄς ; σαφῶς μοι σὰς φράσον δυσθυμίας. (v. 691)
«Que dis-tu ? Conte-moi clairement tes chagrins.» [27].

Le terme d'euthymie, utilisé dans le *Corpus hippocratique*, est peut-être influencé par la tradition démocritéenne. Mais nous ne le pensons pas. Nous croyons plutôt que Démocrite a utilisé un terme assez vague, dans son extension, mais assez précis dans sa compréhension; il vise la rencontre de l'âme et du corps, pour parler un langage dualiste. L'euthymie, c'est le comportement d'un être réconcilié et apaisé. L'on comprend bien que, s'il y a une médecine de la philosophie, elle est là. Comme le dit d'ailleurs clairement Galien, dans le texte que nous citions [28] : il faut prendre garde que l'exercice du raisonnement (entendons la gymnastique du raisonnement) est commun aux médecins et aux philosophes.

L'euthymie et les philosophes

L'euthymie n'est pas un concept platonicien [29], ni un concept aristotélicien. Il intervient pourtant dans la tradition aristotélicienne là où l'on devait l'attendre, dans un contexte médical et qui s'intéresse à la psycho-physiologie, le fameux *Problème XXX* [30]. L'euthymie s'y oppose à l'*athymie*, et elle est due à un certain état de la bile noire. Si cette bile est particulièrement chaude, elle produit des euthymies accompagnées de chant (μέτ' ᾠδῆς εὐθυμίας), de crises de manie (ἐκστάσεις) etc. L'euthymie est liée à un état physiologique.

L'euthymie est un concept stoïcien; ou plutôt, on la rencontre dans la taxinomie des passions. Elle fait partie, parmi les trois εὐπαθεῖαι, ou *constantiae*, de la catégorie de la joie (χαρά) [31].

εὐθυμία δὲ χαρὰ ἐπὶ διαγωγῇ ἢ ἀνεπιζητησίᾳ παντός.

27. Traduction Méridier.
28. Cf. XVII B K 264.
29. Le mot se rencontre trois fois, dans des contextes où il n'a guère d'importance (*Rep.*, II.383 b, où il s'agit d'une citation d'Eschyle, *Leg.*, 792 a et 797 b).
30. 954 a 25.
31. S.V.F. III.105.38 – Andronicos; cf. aussi 105.24.

« L'euthymie est la joie dans le temps qui passe – et l'absence de préoccupation à l'égard de quoi que ce soit. »

L'euthymie est la joie dans la vie quotidienne, pour l'immédiat, dans la routine de tous les jours. Elle comporte des décisions d'ordre matériel immédiates. L'on comprend bien ce que Cicéron veut dire, quand il distingue l'*euthymie* et la *vie heureuse* [32]. La *securitas*, la *tranquillitas*, qui est l'euthymie des Grecs, s'occupe de la quiddité, de la qualité de la vie, pourrons-nous dire en jouant sur les mots, et non du principe, de l'essence de cette vie.

L'on peut comprendre pourquoi les premiers Stoïciens, et nous pensons surtout à Chrysippe, n'ont pas consacré une réflexion particulière à l'euthymie. Elle n'est qu'une qualité de la sagesse, et de la joie. L'effort est dirigé vers la vertu et la sagesse. En cela le *De uita beata* de Sénèque est tout à fait conforme à cette définition [33]. Il faut, bien sûr, signaler le *περὶ εὐθυμίας* de Panétius sur lequel nous reviendrons. Mais on peut percevoir une tradition stoïcienne de l'*euthymie* dans un texte de Philon d'Alexandrie que ne rapporte pas von Arnim et qui est pourtant très intéressant : *De praemiis et poenis*, 31-35. Philon y réfléchit sur Isaac, le rire (grec *γέλως*). « Le rire est le signe physique et visible de la joie invisible et de la pensée. » (*κατὰ διάνοιαν*).

« La joie est la plus noble et la plus belle des *bonnes passions* (*τῶν εὐπαθειῶν*) [34]; par elle, l'âme toute entière est remplie d'euthymie, elle se réjouit d'une part en Dieu père et créateur de toutes choses, elle se réjouit d'autre part dans les actions sans méchanceté, même si elles ne procurent pas de plaisir, dans les pensées quand elles sont bonnes et pour la permanence de tout. » [35].

« Car il en est comme du médecin à qui il arrive, dans les cas des maladies graves et dangereuses, d'amputer des parties du corps en vue de la santé du reste, et du pilote qui allège quand survient la tempête, pour assurer le salut de l'équipage : on n'ira pas blâmer le médecin pour l'amputation ni le pilote pour le délestage, on les félicitera au contraire l'un et l'autre d'avoir regardé et pourvu convenablement à l'utile plutôt qu'à l'agréable. » [36].

32. *De fin.* V.8, 23.
33. Cf. l'édition de P. Grimal, Paris, P.U.F., 1969 et la préface de l'auteur.
34. La traduction par « la plus belle des émotions » de Beckaert (Cerf, 1961), ne rend pas compte du vocabulaire stoïcien.
35. *Loc. cit.*, 32.
36. *Loc. cit.*, 33; traduction Beckaert.

> «De même il faut admirer sans cesse la nature du tout, et se réjouir du fait que tout s'accomplit dans l'univers sans méchanceté volontaire (*ἄνευ τῆς ἑκουσίου κακίας*), en considérant non si quelque chose se fait selon notre propre plaisir, mais si le cosmos est conduit et gouverné sainement à la façon d'une cité bien policée.»

Bienheureux donc, celui-ci «également non moins que le premier, car il échappe au *souci* (*σύννοια*) et à l'abattement (*κατηφεία*) [37]; il cueille une vie sans chagrin et sans terreur; il ne tâte pas, même en rêve, à la vie austère et aride, parce que le lieu de son âme est tout occupé par la joie.» [38].

Ce texte est très intéressant. Il présente une facture très nettement stoïcienne, dans son éloge de la joie, la plus belle des belles passions du sage, et subsume l'euthymie sous la joie. La joie est liée essentiellement au consentement de l'esprit à la marche de l'univers, à la Providence divine, dans la pensée que ce n'est pas un mauvais génie qui meut l'univers, mais la sagesse universelle. Cette joie est liée d'autre part à l'euthymie, ou se manifeste en elle, dans la mesure où cette dernière s'occupe des choses pratiques. La comparaison avec le médecin, avec le pilote, qui sont gens de la pratique de l'urgence, est très révélatrice de cela. Si la joie s'intéresse à la Providence qui travaille pour le bien, l'euthymie, plutôt que de se demander si c'est *pour le bien,* se contente de savoir que c'est *pour le mieux.* Cela correspond parfaitement à la définition d'Andronicos [39] que nous traduisions :

> «L'euthymie est la joie dans le temps qui passe, et l'absence de préoccupations à l'égard de quoi que ce soit.»

L'euthymie c'est la sagesse empirique, qui sait que nous avons un corps et que nous vivons avec lui. Moyennant quoi, l'on pourra rire sans chagrin, sans terreur, sans souci, sans abattement. Cette vie doit être aussi sans projection dans l'avenir de son propre malheur. En quelque sorte, l'euthymie refuse la *praemeditatio malorum* dont nous avons vu l'importance dans le chapitre III [40].

37. Le terme est lié à *δυσθυμία* chez Plutarque (*Them.*, 9). Plutarque le définit comme *un chagrin* qui fait regarder par terre : *De la fausse honte* (528 c).

38. *Loc. cit.*, 34-35.

39. Cf. *supra*, p. 450.

40. Cf. *supra*, p. 276; pourtant, dans le fragment unique que nous ayons du *περὶ εὐθυμίας* de Panétius, il cite l'exemplum d'Anaxagore et de ses fils (van Straaten, Fragment 45). Sur l'importance de Panétius dans la tradition de l'euthymie, cf. P. Grimal, *Sénèque ou la conscience de l'Empire*, p. 345 ss.

Cette réflexion sur la *joie* et l'*euthymie* ne serait pas complète s'il n'y avait le *rire*. Nous avons vu que l'euthymie et la dysthymie se voient, se lisent sur le visage et les traits. «Le rire est le signe physique (*ἐπὶ τοῦ σώματος*) et visible de la joie invisible et spirituelle.» La joie n'est pas de l'âme seulement. Elle transparaît par le corps. Mais le rire Isaac nous fait songer à un autre rire, celui de Démocrite qui clôt le *De tranquillitate animi* de Sénèque et dont la tradition tient sans doute aux *Lettres d'Hippocrate*.

Les Lettres d'Hippocrate

L'on ne saurait réfléchir sur l'*euthymie* sans pénétrer dans le monde méprisé du roman philosophique qu'est celui des *Lettres d'Hippocrate* [41]. C'est aussi le monde du faux littéraire et ces *Lettres,* qui sont en vérité intéressantes parce qu'elles sont un des premiers romans par lettres, n'ont l'honneur que d'une mention, au détour d'une discussion, dans le volume de la Fondation Hardt consacré aux *faux* littéraires de l'Antiquité [42]. Les érudits ont un mépris profond pour ce genre de littérature; et la thèse du faux tardif était bien commode pour reléguer les *Pseudo-hippocratica* dans l'oubli. Malheureusement des *papyrus* ont apporté leur indiscutable vérité; les *Lettres d'Hippocrate* sont anciennes; elles ne sont évidemment pas de l'époque hippocratique, mais il faut dater les papyrus d'environ 25 après J.-C. Ce qui est pour nous, historien de la culture, une date tout à fait intéressante; et il n'y a aucune raison pour supposer qu'il s'agisse là d'une première rédaction. R. Philippson, qui propose pour la rédaction primitive la date la plus haute, parle de 62 avant J.-C. [43]. Si ses raisons ne sont pas très convaincantes, parce que reposant sur une critique extérieure au contenu même des *Lettres,* nous pensons qu'une telle date est parfaitement possible. La fin du premier siècle avant J.-C. et le premier siècle après J.-C. ont dû

41. Cf. R. Philippson, *Verfasser und Abfassungszeit der sogenannten Hippokratesbriefe,* in *Rheinisches Museum,* 1928, p. 293-328 : *«Meine Untersuchungen über die Quellen der jüngeren Euthymieschriften, vor allem Senecas und Plutarchs, führten mich auch zu dieser Briefsammlung»* (p. 293). Sur les *Lettres,* cf. aussi : M. Pohlenz, *Zu den Hippokratischen Briefen,* in *Hermes* 52, 1917, p. 348-353; H. Diels, *Hippokratische Forschungen V,* in *Hermes* 53, 1918, p. 57-87; H. Diller, *Die sogenannte zweite Fassung des 19. Hippokratesbriefes,* in *Quellen und Studien zur Geschichte der Naturwissenschaften und der Medizin,* 1933, t. 3, p. 243-252. E. D. Baumann, *Die Pseudo-hippokratische Schrift peri manies,* in *Janus,* 42e année, 1938, p. 129-141.

42. *Pseudepigrapha I, Entretiens sur l'Antiquité classique,* tome XVIII, 1972, p. 312.

43. *Op. cit.,* p. 305.

être une époque de vulgarisation pseudo-scientifique et philosophique dont nous ne pouvons avoir qu'une idée très imprécise. Il est tout de même très intéressant de voir qu'entre Cicéron et Sénèque, pour rester dans une chronologie tout à fait vraisemblable, il existe une littérature populaire de la maladie de l'âme, de la folie, de l'euthymie. Ce qui, aux yeux de Diels, n'est qu'un ridicule salmigondis, est à notre avis un très subtil tissage entre une vulgarisation médicale et philosophique. Diels est plein de dégoût pour ces textes. *«J'aurais grand'honte,* écrit-il, si Horace devait l'idée de *Démocrite qui rit* à cette œuvre *mal fagotée* (*liederliches Machwerk*), comme on l'a supposé.» [44]. Pourtant le succès de certaines de ces *Lettres,* notamment la grande *Lettre à Damagète* [45], est à lui seul intéressant.

Ces *Lettres* touchent au rapport de l'âme et du corps, à l'influence du physique sur le moral; elles sont porteuses de séduction pour ceux qui réfléchissent sur ces rapports et qui les rêvent. Avec le *Problème XXX* de l'école aristotélicienne, elles font partie des textes qui ont eu le plus de puissance pour l'imagination culturelle; elles entrent parfaitement dans le champ épistémologique que nous avons défini. Nous nous réservons pour la suite de notre thèse, d'étudier justement la tradition de ces *Lettres* dans la littérature para-médicale ou même médicale. C'est ainsi que la *Lettre à Damagète* fait, avec le *Problème XXX,* le fonds de la réflexion de J. Huarte de San Juan dans un livre qui a eu une influence extraordinaire sur la pensée européenne : *Examen de Ingenios para las Ciencias* [46]. L'on retrouve la pensée de ces lettres chez Cabanis, dans les *Rapports du physique et du moral de l'homme* [47]; et surtout, entre autres auteurs, dans le livre de J. Moreau de Tours, un grand psychiatre français du XIXe siècle, *la Psychologie morbide dans ses rapports avec la philosophie de l'histoire, ou de l'influence des névropathies sur le dynamisme intellectuel* [48]. L'on voit que la tradition y a trouvé sa nourriture. Et cela seul justifie

44. *Op. cit.*, p. 84-85.

45. *Lettre 17,* IX L 348-380.

46. Première édition, Baeza 1575; première édition française, Lyon, 1580; première édition italienne, Venise, 1582; première édition anglaise, Londres, 1594; traduction latine, Leipzig, 1622. 24 éditions françaises de 1580 à 1675 ! Cf. le très beau travail de M. De Iriarte, SJ., *El Doctor Huarte de San Juan y su examen de ingenios, contribución a la historia de la psicología diferencial,* 3e édition corrigée, Madrid, 1948; cf. aussi la dernière édition de Huarte, *Examen de ingenios para las Ciencias* par Esteban Torre, Madrid, 1977. Nous avons, depuis, publié un article sur ce sujet : «Fatalisme des tempéraments et liberté spirituelle dans l'*Examen des Esprits* de Huarte de San Juan» in *Littérature Médecine et Société : La mélancolie dans la relation de l'âme et du corps.* Université de Nantes N° 1. 1979, p. 115-159.

47. Cf. par exemple, Paris, Baillière, 1824, t. I, p. 18.

48. Paris, Masson, 1859, p. 421 ss.

une étude approfondie des thèmes de ces *Lettres,* de la même façon que l'œuvre de Pinel oblige à une réflexion sur les *Tusculanes* [49].

Les **lettres pseudo-hippocratiques** représentent, dans le volume IX de l'édition Littré, les pages 312 à 429, sous le titre *Lettres, décret et harangues.* Ces textes sont pour nous, comme nous l'allons voir, d'inégale importance. Mais il faut leur ajouter un autre texte, publié par Diels [50], qui est un *περὶ λύσσης*, complément de la lettre 19, *περὶ μανίης*. Diels a commenté ce court traité [51] sur lequel nous aurons à prendre position. Comme il n'a la caution d'aucun papyrus, on se devait de démontrer que c'est un faux de l'époque humaniste, ce qui fut fait par H. Diller [52]. Nous verrons que rien n'est plus douteux, lorsque l'on considère le contenu et sa cohérence interne.

Les *Lettres* représentent la rencontre de deux traditions : une tradition hippocratique, représentée par le personnage même d'Hippocrate, les nombreuses références à ses œuvres, et surtout le *περὶ μανίης*; et une tradition démocritéenne, peut-être fondée – mais qu'en savons-nous ? – sur les faux démocritéens réalisés par Bolos de Mendès [53]. La tradition démocritéenne semble la plus forte, dans la mesure où le personnage de Démocrite lui-même fait quelque ombre à Hippocrate; ce qui déplaît aux hippocratisants; et l'on se trouve devant des contradictions sérieuses : le *περὶ μανίης*, censé être une lettre de Démocrite, est en fait un abrégé du *περὶ ἱερῆς νούσου* d'Hippocrate [54]. Bien sûr tout n'est pas clair; et l'on est loin d'avoir tout dit sur ces *Lettres.* Nous campons ici rapidement le décor philologique; mais nous allons nous attaquer au contenu des *Lettres*; et pour y ajouter des complications, la tradition rhétorique aristotélicienne et platonicienne trouvera sa place à côté de l'hippocratique et de la démocritéenne.

Le personnage de Démocrite

Nous signalerons seulement l'intérêt de curiosité que ménage le roman; on attend avec impatience la *rencontre* d'Hippocrate avec le présumé malade. Et l'on n'est pas déçu, quand Hippocrate

49. Cf. *supra*, p. 246 et notre conclusion.

50. *Op. cit.*, p. 63 – *längere Fassung des Urbinas 68* –.

51. *Ibidem.*

52. *Op. cit.*

53. Cf. l'article de M. Wellmann, in Pauly-Wissowa; cf. aussi H. Diels, *op. cit.*, p. 72. *Bolos était un contemporain de Callimaque.* C'était un écrivain de *mirabilia,* qu'il rédigeait sous le nom de Démocrite. Callimaque l'a dénoncé comme faussaire de Démocrite.

54. Cf. Philippson, *op. cit.*, p. 298.

nous le décrit enfin, dans la grande *Lettre à Damagète* (n° 17), qui a fait plus pour la célébrité de Démocrite que tous les fragments. Mais l'on ne s'est pas aperçu de la subtilité de la description, et des signes qu'elle nous donne. Accompagné de tous les Abdéritains, Hippocrate rencontre enfin Démocrite :

> « Ils me conduisent sans bruit à une colline élevée qui était derrière la tour et qu'ombrageaient des peupliers hauts et touffus. De là on apercevait le logis de Démocrite, et Démocrite lui-même assis sous un platane épais et très bas, vêtu d'une tunique grossière, seul, le corps négligé, sur un siège de pierre, le teint très jaune, la barbe longue. Près de lui, à droite, un filet d'eau, courant sur la pente de la colline, murmurait doucement. Sur cette colline était un temple consacré, autant que je le conjecturai, aux nymphes et tapissé de vignes nées spontanément. » [55].

Le platane, le filet d'eau, le temple des nymphes : l'on évoque immédiatement le *Phèdre* de Platon, et l'admirable promenade au bord de l'*Ilissos* [56]. Ce passage est dans toutes les mémoires des rhéteurs et de leurs élèves. Pour Denys d'Halicarnasse c'est le plus beau Platon, le seul finalement acceptable avec le Discours du *Ménéxène* [57]. Nous rappelons d'ailleurs que la lettre 13 est adressée à un Denys d'Halicarnasse, dont on s'est demandé s'il était celui-là [58]. Si l'on considère le platane du *Phèdre*, Socrate le décrit, large et haut (*ἀμφιλαφής τε καὶ ὑψηλή*) [59]. Celui de Démocrite est large et très bas (*ὑπό τινι ἀμφιλαφεῖ καὶ χθαμαλωτάτῃ πλατανίστῳ*) [60]. Croit-on que cette opposition est due au hasard ? Le platane au ras du sol de Démocrite est le signe qui oblige à lire la *Lettre 17* dans son rapport avec le *Phèdre*, et qui nous présente un Démocrite qui est, en somme, l'inverse de Socrate. Socrate est l'homme de dialogue, du plaisir du dialogue. Démocrite seul, sur son siège de pierre (qui s'oppose au doux gazon qu'évoque Socrate [61]), est l'homme du monologue. Mais l'évocation du *Phèdre* n'est pas le fait du hasard pour une autre raison très importante. Le *Phèdre* est, dans la tradition, un discours sur la *folie*; il présente la thèse de la double folie,

55. IX L 351 ; traduction Littré.

56. 229 a ss.

57. Cf. par ex. *D.H. quae extant*, édition H. Usener et L. Radermacher, ed.stereotyp., Stuttgart, 1965, vol. V, opuscule I, p. 139 ss.

58. Diels, *op. cit.*, p. 81 ; Philippson, *op. cit.*, p. 305.

59. 230 b.

60. IX L 350.

61. 230 c.

la bonne et la mauvaise, la folie des Muses et la folie pathologique. Le chapitre de Caelius Aurélien consacré à la *manie* commence par le souvenir du *Phèdre* [62] :

> «Platon, dans le *Phèdre,* dit que la manie est double (*duplicem furorem*); l'une vient d'une tension de l'esprit due à une cause d'origine corporelle; l'autre est divine, ou inspirée, et son inspirateur est Apollon; et on l'appelle maintenant *"divination"*; mais chez les Anciens on l'appelait *manie* (*furorem*).»

Or la folie est bien le sujet de ces *Lettres*; avec le problème de l'ambiguïté de la folie, et celui, confirmé par le *Problème XXX,* des rapports entre le génie et la folie.

Démocrite est seul, en tunique grossière; en tenue négligée. Il se signale par sa singularité, son étrangeté dans la cité. Le philosophe doit-il se distinguer par son attitude et son accoutrement ? C'est un sujet de réflexion. Sénèque prendra position là-dessus.

> «Mise grossière, cheveux non coupés, barbe négligée, haine déclarée pour l'argenterie, lit à même le sol, ... évite tout cela.» [63].

Le premier objet de la philosophie, dit encore Sénèque, c'est *sensum communem, humanitatem, et congregationem,* le *sens commun* (c'est-à-dire au fond le sens de la communauté), l'*humanité,* et la *société* [64]. Nous verrons que Sénèque a compris que notre sociabilité, notre intégration à l'humanité, est justement une des garanties de l'*euthymie* [65]. Le comportement du philosophe, tel que Démocrite, à première vue, à vue d'Abdéritain, ne se distingue pas de celui du mélancolique. L'ambiguïté entre sagesse et folie est d'abord affaire de comportement; celui du fou, ou plutôt du mélancolique et celui du sage se ressemblent : tous deux se referment sur eux-mêmes; tous deux cherchent la solitude; c'est ce qu'écrit le pseudo-Hippocrate dans la *Lettre 12* [66] : «Ce n'est pas folie, c'est excessive vigueur de l'âme (*οὐ μανίην ἀλλὰ ψυχῆς τινὰ ῥῶσιν ὑπερβάλλουσαν*) qui se manifeste en cet homme n'ayant plus dans l'esprit ni enfants, ni femme, ni parents, ni fortune, ni quoi que ce soit, concentré en lui-même jour et nuit, (*ἡμέρην δὲ καὶ εὐφρόνην πρὸς ἑωυτῷ καθεστεῶτος*), vivant isolé

62. *Maladies chroniques,* I, 5, 144.
63. *Ep.* 5, 2.
64. *Ibidem,* 4.
65. *De tranq. animi* IV, 4.
66. IX L 330.

(ἰδιάζοντος), dans des antres, dans des solitudes, sous les ombrages des bois, ou sur les herbes molles, ou le long des eaux qui coulent.» [67]. Le mélancolique, nous dira-t-on, est triste et craintif [68], tandis que Démocrite est l'homme du rire. Mais la logique n'est pas si rigoureuse. Outre que le rire, lui aussi, est comme nous le verrons, ambigu, l'*hilaritas* pourra être signe de la folie, c'est d'abord la sécession en tant que telle qui compte, et le mépris des autres. Le mélancolique recherche le désert : *Urgentem timentemque custodire solemus, ne solitudine male utatur,* écrit Sénèque. «On a coutume de garder l'homme qui est en proie à la tristesse et la crainte, de peur qu'il ne fasse mauvais usage de sa solitude.» [69]. Enfants, femmes, parents, ni quoi que ce soit... Le mélancolique se désintéresse de tout. Mais le sage ? N'est-ce pas le premier geste de l'*euthymie,* celui qui révèle Démocrite lui-même, son geste fondateur, que d'avoir refusé l'héritage paternel [70] ? Est-ce *folie,* ou *force d'âme,* selon l'expression du pseudo-Hippocrate ? L'auteur continue :

> «Il arrive souvent aux *mélancoliques* (τοῖσι μελαγχολῶσι), des choses de ce genre : ils sont parfois taciturnes (σιγηροί), solitaires (μονήρεες), recherchant les lieux déserts (φιλέρημοι); ils se détournent des hommes (ἀπανθρωπέονται), regardent leur semblable (ξύμφυλον), comme un étranger; mais il arrive aussi à ceux qui se consacrent à la sagesse de perdre toutes les autres préoccupations par le seul état de sagesse.» [71]

Ainsi se trouve exprimée l'ambiguïté de la folie et de la sagesse; et de manière très précise; en référence à une théorie de la folie (la mélancolie), et à une attitude sociale du philosophe, qui se distingue à cette époque par son apparence physique. La même attitude peut s'expliquer par deux théories différentes qui sauvent les phénomènes. L'herméneutique est difficile. L'on aime, dans ces époques, changer les éclairages; comme nous avons vu Déjanire modifier radicalement l'interprétation des travaux d'Hercule en introduisant le soupçon de dissimulation [72]. L'identité de comportement du mélancolique et du

67. IX L 331; traduction Littré.

68. Cf. *supra,* p. 124.

69. *Ep.* 10, 2; et non «on garde à vue un désespéré, un inquiet...», comme traduit Noblot. Tristesse et crainte sont, depuis Hippocrate, les signes psychologiques de la mélancolie.

70. Cf. D.L. IX.39; Philon d'Alexandrie, *De prouidentia* II.13.

71. IX L 330; en fait l'auteur parle de la *diathèse* qui consiste à être dans la sagesse : ὑπὸ μιῆς τῆς ἐν σοφίῃ διαθέσιος.

72. Cf. *supra,* p. 422.

sage, est fondée en médecine et en philosophie par le *Problème XXX* de la tradition aristotélicienne. Quand Démocrite dit : « La bile, en surabondance, est cause de folie (παρακοπής); elle existe chez tous naturellement; mais elle est plus ou moins abondante en chacun; quand elle est en excès, les maladies surviennent; c'est une substance qui est bonne et mauvaise, ... » [73], l'on ne peut pas ne pas évoquer le *Problème XXX* [74]. C'est lui qui nous dit que la bile est elle-même et son contraire, dans le même instant chaude ou froide, et que le génie et le fou sont des parents, dont nous avons montré qu'ils ne sont pas assimilables totalement, le génie n'étant qu'un fou virtuel [75]. La tradition, telle qu'elle est représentée par Huarte ou Moreau de Tours, a donc parfaitement raison de réunir les *Lettres* et le *Problème.*

Naturellement la solitude a pu prendre des valeurs esthétiques différentes. Les paysages décrits dans les *Lettres* le sont avec des couleurs de « style sublime »; l'antre, le désert, se retrouvent dans le songe où Hippocrate voit Esculape. « Il était suivi de dragons, sorte de reptiles énormes, se hâtant, eux aussi, dans leurs longs replis, et faisant entendre, comme dans les déserts et les creux vallons (ὡς ἐν ἐρημίῃσι καὶ νάπῃσι), un sifflement formidable. » [76].

L'antre et la solitude nous évoquent aussi immédiatement la *Lettre 41* de Sénèque :

> « Si tu arrives devant une futaie antique d'une hauteur extraordinaire, bois sacré où la multiplication et l'entrelac des branches dérobent la vue du ciel, la grandeur des arbres, la solitude du lieu, le spectacle impressionnant de cette ombre épaisse et si continue au milieu de la libre campagne te feront croire à une divine présence. Cet antre tient sur des rocs profondément minés, une montagne suspendue; il n'est pas de main d'homme; ... le sentiment d'un religieux mystère saisira ton âme ... »

Tel est ici, sans conteste possible, le style sublime [77]. Nous signa-

73. IX L 356.

74. 954 a 15; 955 a 14; 955 a 29.

75. Cf. notre article : *Une physiologie de l'inspiration poétique. De l'humeur au trope,* in *Les Études Classiques,* XLVI, 1978, p. 23-31.

76. *Lettre 15,* IX L 341, traduction Littré; cf. aussi la description de la *nature* dans la *Lettre 16,* IX L 342 ss.

77. Cf. A. Michel, *Rhétorique, tragédie, philosophie. Sénèque et le sublime, in memoriam E. V. Marmorale,* vol. II, *Giornale Italiano di Filologia,* 1969, p. 245-257, et *Dialogue philosophique et vie intérieure,* in *Helmantica,* 1977, p. 370-371.

lions, dès le début de la *Lettre 17,* la référence au *Phèdre* et à l'Ilissos. Le vrai paysage des *Lettres d'Hippocrate* est plus proche de la lettre de Sénèque que du début du *Phèdre.* La sensibilité a changé. L'antre et le désert sont devenus le lieu du philosophe, et de la présence du sacré. Mais entre l'ermitage philosophique et la retraite du mélancolique, qui fera la différence ? Ce ne sont pas seulement les fous (*μανέντες*), mais aussi les gens qui sont mus par le désir de l'ataraxie qui méprisent les choses humaines (*ἀνθρώπινα*), continue le pseudo-Hippocrate dans la même lettre. «Quand l'esprit, fatigué par les soins du dehors, veut reposer le corps, alors, bien vite, il va dans les lieux tranquilles (*ἡσυχίη*); et là, éveillé dès le matin, il considère en lui-même le champ de la vérité où n'est ni père, ni mère, ni femme, ni enfants, ni frère, ni parents, ni serviteur, ni absolument rien de ce qui cause l'agitation (*θόρυβος*)... Il est taxé de folie parce qu'il recherche la solitude (*δοξάζεται μανίης νοῦσον διὰ τὸ φιλέρημον*)» [78]. L'auteur a répété volontairement la même phrase; elle peut décrire à la fois la misanthropie pathologique ou la plénitude de l'euthymie. Changez l'éclairage, et la cohérence des actes change de sens. Et l'on voudrait que ces *Lettres* fussent l'œuvre d'un sot [79] ! Nous trouverons chez Sénèque, dans le *De tranquillitate animi,* une réflexion sur les rapports entre la misanthropie et l'euthymie [80]. Mais comment faire le départ entre le mélancolique et le sage ? Seul le dialogue le permet, ou plutôt la confession du «patient». C'est encore, comme nous l'allons voir, une des leçons de ces *Lettres* :

> *Ἐκεῖνον μὲν οὖν αὐτὸν ἰδόντες μετὰ τῆς ἐνθένδε προγνώσιος, καὶ ἀκούσαντες τῶν λόγων αὐτοῦ, ἄμεινον εἰσόμεθα.*
>
> «Mais en le voyant lui-même, en tirant de là le pronostic, en écoutant ses discours, nous saurons mieux à quoi nous en tenir.» [81].

La santé de Démocrite et des Abdéritains : la contagion du mal.

A plusieurs reprises, dans les *Lettres,* l'auteur [82] revient sur le cas des Abdéritains, malades de la maladie de Démocrite. Ainsi,

78. IX L 332, traduction Littré.

79. Cf. Diels, *loc. cit.*, et Littré lui-même : «Les lettres entre Démocrite et Hippocrate, sauf la dernière (n° 23) sont dénuées de tout intérêt» (IX L 308).

80. Cf. *infra,* p. 506.

81. *Lettre 13,* IX L 334, traduction Littré.

82. Ou les auteurs; cela, pour nous, n'a aucun intérêt.

Lettre 10 (le Sénat et le peuple des Abdéritains à Hippocrate) [83] :

> Τοὺς *νόμους ἡμῶν δοκοῦμεν νοσεῖν, τοὺς νόμους παρακόπτειν.*
>
> «Nos lois, pensons-nous, sont malades, elles délirent.» «Viens, ô le meilleur des hommes... sois non le médecin, mais le fondateur de toute l'Ionie,... Tu traiteras la cité, non un homme, notre sénat malade...» [84];
>
> *εἰς ἀναισθησίαν ἀποῤῥέοντα καὶ δῆμον καὶ ἄνδρα ἀρίσημον...* :
>
> «un peuple et un homme illustre glissent dans la démence...» [85].

Dans la *Lettre 11,* Hippocrate, répondant au Sénat et au peuple des Abdéritains, s'étonne de ce que «la cité puisse se troubler comme un seul homme et pour un seul homme...» :

> *περὶ ἑνὸς ἀνθρώπου ὡς εἷς ἄνθρωπος ἡ πόλις θορυβεῖσθε.* [86]

Dans la *Lettre 13,* Hippocrate écrit à Dionysius : «La cité, comme une seule âme, est malade avec son citoyen.»

> *ὡς μία ψυχὴ ξυννοσέει τῷ πολίτῃ.* [87].

Dans la *Lettre 14* à Damagète, Hippocrate écrit encore : «Je désire guérir la cité malade de la maladie du seul Démocrite.» [88]. L'on voit qu'il est impossible de laisser ce thème au hasard. Bien entendu, il serait stupide de se référer à une constitution d'Abdère; Démocrite est *princeps* dans Abdère, et il n'a pas, nous savons d'ailleurs que c'est pour cause d'euthymie [89], de fonction politique. Le thème relève de la réflexion éthico-politique de l'époque qui va de Cicéron à Sénèque.

Il faut rappeler quelques grands textes. Commençons par la

— *Legatio ad Caium* de Philon d'Alexandrie, § 14-16 :

> «... Voilà que s'abat sur Caius une grave maladie, car il avait changé son régime, naguère encore du vivant de Tibère plus ordinaire et par là plus sain, en un régime de luxe... La nouvelle qu'il était malade s'était répandue alors qu'on

83. IX L 322.
84. IX L 323, traduction Littré.
85. IX L 324.
86. IX L 326.
87. IX L 334.
88. IX L 337.
89. Cf. D. K. A 169.

naviguait encore..., les visages s'assombrirent (ἐσκυθρώπαζον [90]), l'inquiétude et le découragement remplirent toutes les maisons et toutes les villes, avec une tristesse égale à la joie précaire qui avait précédé. *En effet, toutes les parties du monde tombèrent malades avec lui, et d'une maladie plus grave que celle qui s'était emparé de Caius*... Le seul remède était la santé de Caius» [91].

Le *De clementia* de Sénèque, II, 1 (II, 2), 1.

Tradetur ista animi mansuetudo...

«Cette mansuétude qui vient de ton cœur se communiquera et peu à peu elle pénétrera le corps immense de l'empire en toute son étendue. C'est de la tête que part la santé pour se répandre dans toutes les parties du corps; tous les membres sont vigoureux selon que le principe qui les anime est plein de vie ou épuisé» – *uiuit aut marcet* –. [92]

La cité est donc un corps dans lequel se transmet, comme la contagion, la maladie du prince. Peut-être, du côté latin, se souvient-on de l'apologue des membres et de l'estomac de Ménénius Agrippa, et de l'idée de totalité organique qu'il représente [93]. Le texte qui nous paraît le plus intéressant à rapprocher est le passage des *Géorgiques* où Virgile nous dit que tant que le roi des abeilles est sain et sauf, elles restent *una mens*.

Rege incolumi, mens omnibus una est. [94].

L'expression ὡς μία ψυχή de la *Lettre 13* fait penser à la *mens una* des *Géorgiques*. Nous avons laissé de côté la suite de la *Lettre 13* :

«Chacun conclut de ce qui lui manque à lui-même que ce qui abonde en autrui est excessif; c'est ainsi que de l'excès est trouvé par le lâche dans la vaillance, par l'avare dans la libéralité, et que toute défaillance regarde comme excessif le juste tempérament de la vertu.» [95]

90. Nous connaissons ce vocabulaire.

91. Traduction A. Pelletier, Cerf, 1972, p. 73-77.

92. Traduction F. Préchac, Paris, Belles Lettres, 3e édition, 1967, p. 8; cf. aussi [I.3] 5 «Le corps tout entier est au service de l'âme... de même cette immense population placée tout autour d'un être vivant obéit à son souffle, est gouvernée par sa raison, menacée qu'elle est de sombrer par ses propos s'il ne la maintenait par sa sagesse.»

93. Tite-Live II.33.

94. IV.212; cf. notre article : *Nature, culture et poésie dans les Géorgiques*, in *Helmantica*, 1977, p. 462.

95. Traduction Littré, p. 335.

Il est impossible de lire ce passage sans évoquer la magnifique description des troubles qui gagnent les cités, comme Corcyre; c'est une véritable peste sociale, qui se manifeste par la maladie du langage. « Les hommes en viennent, pour qualifier les actes, à modifier arbitrairement le sens habituel des mots. L'audace insensée passa pour du courage et du dévouement au parti, l'attentisme prudent pour de la poltronnerie..., la modération pour la marque de la lâcheté. » [96]

Là encore la richesse allusive des *Lettres* est perceptible; et elles éclairent aussi les textes que nous citons à leur côté. Elles montrent une conception de la cité, ou du monde, considéré comme un tout où peut circuler toute espèce de contagion, celle de la folie, comme celle de la peste ou de la rage, ainsi que nous le montrera le *περὶ λύσσης*. Elles font voir aussi un souci pour la santé du Prince, et avant tout, sa santé mentale; au sens où Démocrite est le premier de ses concitoyens.

Les signes de la maladie de Démocrite.

La *Lettre 10* [97] nous fournit une liste de signes intéressants :

– **L'oubli** : *Ἐκλαθόμενος γὰρ ἁπάντων καὶ ἑωυτοῦ πρότερον...*

« Il oublie tout et d'abord lui-même. »

Nous savons que c'est un signe important et fâcheux, souvent noté dans les plus authentiques textes hippocratiques. La constitution d'*Épidémies* III.VI [98] nous dit qu'aux paroxysmes, il y a perte de mémoire, affaissement, perte de parole. On peut citer encore, par exemple, *Épidémies* III.XVII, 13e cas [99] qui présente des troubles sérieux de la mémoire :

ἐξ οὗ δὲ κατεκλίθη, οὐδενὸς ἐμνήσθη.
« Depuis le moment où il prit le lit, il ne se souvint de rien. » [100].

L'oubli quelquefois concerne les fonctions naturelles; oubli, par exemple, d'uriner, de boire [101].

– **L'insomnie** : *ἐγρηγορὼς καὶ νύκτα καὶ ἡμέρην.*

« Il ne dort ni nuit ni jour. »

96. Thucydide III.82, traduction Roussel, Paris, Gallimard (Pléiade), p. 918.
97. IX L 320.
98. Loeb, p. 244.16.
99. Loeb, p. 278.24.
100. Loeb, p. 280.12.
101. *Ep.* III.XVII, 15e cas, p. 282.14.

L'insomnie fait partie des signes à observer, avec, entre autres, les habitudes, le régime alimentaire, le genre de vie, l'âge, les propos, les différences qu'ils offrent, le silence, les pensées qui occupent le malade, les songes, ... les mouvements des mains, les démangeaisons, les larmes [102]...

– **les propos :**

Démocrite tient des discours surprenants [103]. « Il s'inquiète des choses de l'enfer; il dit que l'air est plein de simulacres, il écoute la voix des oiseaux ... »

– **Son teint est altéré, comme sa pensée :**

συνδιεφθορὼς τῇ γνώμῃ τὸ χρῶμα. [104]

– **Le rire :**

Mais surtout il rit de tout, à propos de tout, quelle que soit l'importance de l'événement :

γελῶν ἕκαστα μικρὰ καὶ μεγάλα. [105]

Le rire peut être un signe de dérangement mental, comme on le voit chez Celse [106] ou chez Caelius Aurélien [107]. Hippocrate écrit, dans les *Aphorismes* [108]: « Les délires gais (*μετὰ γέλωτος*) sont dangereux; les délires sérieux sont plus dangereux. » [109]. Caelius Aurélien [110] mentionne les alternatives de tristesse et de rire; Arétée les passages de λύπη à ἀθυμίη [111]. Paul d'Égine [112] a mis le rire au nombre des signes de la mélancolie.

– Démocrite, dit encore la même *Lettre,* pense *que la vie entière n'est rien* :

καὶ μηδὲν οἰόμενος εἶναι τὸν βίον ὅλον. [113].

Telle est sans doute la signification du rire. Mais si l'on considère la formule, l'on voit qu'elle peut être à la fois celle de la folie *et* de la sagesse. Le désintérêt des choses de la vie peut être le signe d'un solipsisme pathologique ou celui du retrait philosophique.

102. *Ep.* I.10, II L 671.
103. IX L 322.
104. *Ibidem.*
105. IX L 320.
106. III.18. Les délires peuvent être tristes ou gais (*hilaritans*).
107. Le *risus tacitus* du *phrénitique.* (*Maladies aiguës* I.35).
108. 6e section. 53.
109. Traduction Daremberg.
110. *Maladies chroniques* I.6.182.
111. Hude III.5, 30.
112. III.14.
113. IX L 320.

Le problème est de faire la différence entre une solitude vide de sens, et la plénitude de la solitude du sage ; c'est toujours, comme on voit, la même question de l'ambiguïté, posée de manière plus précise, en raison de la description clinique des symptômes de Démocrite. Le rire est évidemment le signe le plus considérable ; car, si elle peut être le signe de la folie, l'hilarité peut se retourner comme le signe de la sagesse la plus profonde. Comme l'écrit Philon d'Alexandrie, le rire peut être «le signe physique et visible de la joie invisible et de la pensée.» [114]. Comme nous le redirons, le rire est intéressant dans la mesure où il est du physique et du mental à la fois, donc important pour l'euthymie, qui s'intéresse justement au rapport de l'âme et du corps. Or apparemment, le rire de Démocrite le singularise ; il rit de tout, du bien comme du mal. Comme le lui demande Hippocrate : «Ne penses-tu pas être singulier (ἄτοπος), en riant de la mort, de la maladie, du délire, de la manie, de la mélancolie, du meurtre...» [115]. Se singulariser, c'est être singulier ; être singulier, c'est être seul. Et que vaut, encore une fois, cette solitude ? Comme le dit Hippocrate, *«tu dois au monde compte de ton rire.»* [116] :

ἴσθι δὲ νῦν περὶ τοῦ σέο γέλωτος τῷ βίῳ λόγον δώσων.

Le signe de la santé devrait être une apparence qui tiendrait le milieu entre l'hilarité et la taciturnité ; comme l'écrit le pseudo-Hippocrate, la moyenne (τὸ μέτριον κτήσασθαι) entre le rire excessif (πολλὰ γελῆν) et l'assombrissement excessif (σκυθρο-πάζειν) [117]. Cette mesure, ce tempérament tout aristotélicien [118], que recommande Hippocrate, c'est l'équilibre entre la manie hilarante et la mélancolie. C'est la marque d'un homme purgé. Or l'attitude radicale que propose Démocrite n'a rien de mesuré ; c'est le rire continu et universel. Car le rire est le signe de l'euthymie, mais pour l'être il doit être universel et universalisable. Et pour qu'il le soit, il faut qu'il englobe l'individu même qui rit.

> «Chacun rit de la folie d'autrui ; on ne voit personne rire de sa propre folie.» [119] dit Démocrite.

114. *De praemiis* 31.
115. IX L 358.
116. IX L 360.
117. L'on reconnaît le terme spécifique, cf. *Médée* et la 14e malade d'*Épidémies* III.17 ; IX L 338 (*Lettre 14*).
118. Cf. la *métriopathie* et *supra*, p. 299.
119. *Lettre 17*, IX L 364.

La mise en scène de Démocrite

L'analyse que nous faisons des *Lettres* ne doit pas nous faire oublier la force dramatique et la mise en scène de la *Lettre 17*, qui lui a valu de survivre et de frapper les imaginations. Nous avons déjà décrit l'aspect de Démocrite. Il nous faut décrire sa conduite. Hippocrate, dans son récit à Damagète, nous le montre entouré de cadavres d'animaux, un livre sur les genoux, d'autres autour de lui. Tantôt il écrit, sans s'arrêter, tantôt il cesse et médite en lui-même [120] (ἐν ἑωυτῷ μερμηρίζων). Hippocrate a déjà remarqué le rythme de la conduite; pour aborder Démocrite, il attend «l'occasion de la pause» (καιρὸν τῆς ἀναπαύσιος) [121]. Démocrite se lève, examine les viscères des animaux. Quand il écrit, il le fait en proie à l'enthousiasme (ἐνθουσιωδῶς), et à l'ardeur (καὶ μεθ' ὁρμῆς) [122]; ce qui est bien dans la tradition du philosophe qui a fait la théorie de l'inspiration poétique [123].

Les Abdéritains se livrent à un test. L'un pousse un gémissement imitant une femme qui a perdu son enfant; un autre imite la plainte d'un voyageur qui a perdu ses bagages. Démocrite sourit pour l'un, éclate de rire pour l'autre [124]. Telle est la preuve de la *manie* (μανίη) de l'homme. Nous pouvons nous-même sourire à l'efficace immédiat de cette épreuve, comme à la naïveté de ce texte qui nous fournit tous les principes de la création. Mais c'est cette lettre qui, pour une grande part, est à l'origine de ces lieux communs de la création. Démocrite fait de «l'hyperphilosophie (ὑπερεφιλοσόφεεν) [125], de la «philosophie transcendante», comme traduit Littré; ou «il philosophe avec excès» [126]. Le verbe en tout cas est un hapax dans la littérature grecque. Que Démocrite tende ses filets trop haut, selon la célèbre expression stendhalienne, ou qu'il se fatigue trop à philosopher, nous voilà à la naissance d'une tradition populaire du philosophe, et du thème de la «santé des gens de lettres» [127].

120. IX L 350-352.

121. IX L 352. Hippocrate est l'homme du *kairos*; cf. notre article *Euripide et la connaissance de soi.*

122. IX L 352.

123. Cf. D.K. B 18-21. A. Delatte, *Les conceptions de l'enthousiasme chez les philosophes présocratiques*, Paris, Belles Lettres, 1934, p. 28 ss.

124. IX L 352.

125. IX L 348.

126. Liddell-Scott.

127. Pour reprendre le titre de Tissot, *De la santé des gens de lettres*, 1768. Sur ce thème, cf. Daremberg, *La médecine, histoire et doctrines*, Paris, Baillière, 1865, p. 352-396. Celse écrit que l'étude des lettres est aussi nuisible au corps que nécessaire à l'esprit (*Prooemium* 6).

Comme nous l'avons déjà remarqué, Hippocrate dit aux Abdéritains qu'il doit «voir l'homme et écouter ses propos» [128]. Le dialogue peut enfin s'instaurer. Et Démocrite révèle qu'il écrit un livre sur la *folie* (*περὶ μανίης*) [129]. Comme cette réplique à la cité vient à propos, dit Hippocrate ! On peut effectivement remarquer l'aspect très précieux de cette chute; le pseudo-fou qui écrit sur la folie. Mais Démocrite est à la fois, comme nous l'avons dit, un philosophe qui a réfléchi sur l'inspiration poétique, qu'il a assimilée à une folie, et un savant qui s'est intéressé à la médecine [130]. Il recherche la nature et les causes de la manie, et les moyens de la soulager [131]. Il se livre à l'anatomie des animaux, pour rechercher le *siège et la nature de la bile* (χολῆς ... *φύσιν καὶ θέσιν*) [132]. L'importance privilégiée de la bile est ici, à notre avis, le signe de l'influence philosophico-littéraire du *Problème XXX*, comme nous l'avons dit plus haut [133]. La *bile* comme origine unique de la *manie* est une idée péripatéticienne, comme nous l'avons montré à propos des définitions de Cicéron [134].

> «Dans le temps que ses compatriotes le croyaient en démence, il était occupé de dissections d'animaux. Pour étudier les procédés de l'esprit, il avait jugé nécessaire d'en examiner les instruments. C'est dans l'organisation de l'homme, comparée avec les fonctions de la vie, avec les phénomènes moraux, qu'il cherche la solution des problèmes de métaphysique : c'est sur les facultés et les besoins qu'il établissait les devoirs ou les règles de conduite. Dans l'impossibilité de se procurer des cadavres humains, dont les préjugés publics eussent fait regarder les dissections comme d'horribles sacrilèges, il cherchait sur d'autres espèces, et par analogie, des connaissances qu'il ne lui était pas permis de puiser directement à leur source...» [135] écrit Cabanis.

Il est possible en effet, de lire ainsi la lettre. Mais, en somme, l'origine physiologique de la folie n'est pas nouvelle; en cela le *Problème XXX* se concilie très bien avec *Maladie sacrée*, traité dans lequel le soi-disant traité *περὶ μανίης* de Démocrite puise

128. IX L 352.
129. IX L 356.
130. D.K. B 26 d.
131. IX L 356.
132. *Ibidem.*
133. *Supra*, p. 262; la suite, que nous avons déjà citée, le confirme.
134. Cf. le chapitre III, p. 259 ss.
135. *Op. cit.*, tome I, p. 17.

sa substance [136]. Il y a contradiction entre la théorie du *περὶ μανίης* et celle de la *Lettre 17* sur le rôle exclusif de la bile qui justifie un traitement par l'ellébore ; et la *Lettre 21* est un traité de l'elléborisme... Mais ce qui nous intéresse aussi, dans ces *Lettres*, c'est la question de la distinction des *maladies de l'âme* et des *maladies du corps*. Dans la *Lettre 11*, le pseudo-Hippocrate écrit que l'avarice (la *φιλαργυρίη*), est plus fâcheuse que la *manie*. «Pour moi, je regarde toutes les maladies de l'âme comme des folies internes qui produisent dans la raison certains jugements et certaines représentations dont on se guérit par la *purge de la vertu*» [137] :

> *Οἶμαι δὲ ἔγωγε καὶ τὰ τῆς ψυχῆς νουσήματα πάντα μανίας εἶναι σφοδρὰς ἐμποιούσας δόξας τινὰς καὶ φαντασίας τῷ λογισμῷ, ὧν ὁ δι' ἀρετῆς ἀποκαθαρθεὶς ὑγιάζεται.*

Maladies de l'âme, maladies du corps, analogie et distinction, nous sommes habitués à ce genre de raisonnement. Mais la *Lettre 23*, qui est la réponse de Démocrite à Hippocrate est très intéressante à ce point de vue. «Je pense, écrit Démocrite, que la connaissance de la philosophie est sœur de la médecine et vit sous le même toit.» [138] :

> *Ἱστορίην σοφίης γὰρ δοκέω ἰητρικῆς ἀδελφὴν καὶ ξύνοικον.*

Cette phrase sera reprise dans le *De anima* de Tertullien [139] :

> *Sed et medicinam inspexi, sororem, ut aiunt, philosophiae.*

et elle n'a jamais cessé d'être citée et méditée, comme le prouve encore l'article d'O. Temkin sur *«What is health ? looking back and ahead»* [140], qui écrit : *«Thus medicine and philosophy complement each other. Symbolically this is expressed in an imaginary letter which the great philosopher Democritus supposedly wrote to the great physician Hippocrates and in which he says...»* Suit la citation de notre texte.

En fait la lettre continue :

> «La philosophie délivre l'âme des passions (*παθέων*) ; la médecine débarrasse le corps des maladies (*νούσους*)».

Cette distinction entre *παθή* et *νοῦσοι*, pour désigner la «maladie» de l'âme et la maladie du corps est remarquable, et représente

136. *Lettre 19*.
137. IX L 328.
138. IX L 394, trad. Littré.
139. 2, 6 éd. Waszink, 1933 ; cf. aussi Isidore, *Orig.*, 4, 13.
140. In *Jago Galdston Epidemiology of health*, New York, Academy of Medicine, 1953, p. 12.

une spécialisation du vocabulaire, et la répartition systématique des deux domaines, celui de l'âme et celui du corps, dans la perspective dualiste triomphante. Mais finalement, *le médecin est plus important que le philosophe, car la santé du corps est la condition de possibilité de la santé de l'âme* : « L'esprit croît (αὔξεται), tant qu'est présente la santé, à laquelle il est bien que veille un homme sage; mais quand la constitution corporelle souffre, l'esprit n'a plus même de souci pour le soin de sa vertu; car la maladie actuelle obscurcit l'âme terriblement par la sympathie qui s'exerce sur l'intelligence.» (νοῦσος γὰρ παρεοῦσα δεινῶς ψυχὴν ἀμαυροῖ) [141]. C'est la terrible leçon de la maladie; et nous avons vu qu'elle fait le tragique d'*Hercule sur l'Oeta.* Le médecin, le tragique, et ici le faussaire quel qu'il soit, connaissent la terrible illusion à propos du taureau de Phalaris qui veut que, selon certains philosophes comme Épicure, l'on puisse être heureux même dans les conditions physiques les plus terribles. La maladie transforme les hommes, elle atteint l'âme. Nous sommes exactement aux antipodes des *Tusculanes.*

> *«Il n'y a pas d'homme, si puissant qu'il soit par le génie et par la volonté, qui ne finisse par fléchir devant les nécessités impérieuses de la vie organique, ou qui ne succombe dans cette lutte inégale de la pensée et de la maladie.»,*

écrit Daremberg [142], après avoir fustigé un auteur [143], dans les paroles duquel « on sent... l'orgueil implacable du sectateur de la philosophie nuageuse de l'absolu, qui imposant silence à la physiologie, ne tolère pas la moindre entreprise du corps sur l'esprit.»

Tel est le problème de Sénèque, tel fut celui de Cicéron; et l'on comprend que les *Tusculanes* ne fassent pas grand part à la physiologie. L'âme doit triompher sur le corps, et pour cela être complètement indépendante de lui. Si l'on considère trop la physiologie, l'on risque d'avoir le vertige.

Le reste de la *Lettre 23* décrit le corps humain avec les analogies du *Timée,* ce qui relève du style sublime, comme le dit le pseudo-Longin [144]. Car telles sont ces *Lettres* qui mêlent Hippocrate, Démocrite, Aristote et Platon.

Nous consacrons maintenant une brève étude à ce qui constitue un traité περὶ λύσσης et qui complète le traité περὶ μανίης.

141. IX L 394; trad. Littré.
142. *La Médecine, histoire et doctrines, op. cit.,* p. 374.
143. Il s'agit de Feuchterleben, *op. cit.,* p. 373.
144. *Du Sublime,* 32, 5.

Sur la rage.

Le *περὶ λύσσης* publié par Diels [145], pose à notre avis, des problèmes beaucoup plus intéressants, pour l'époque que nous étudions dans ce chapitre, que le *περὶ μανίης*, dont on a bien établi la fabrication à partir d'éléments empruntés, entre autres, à la *Maladie sacrée* [146]. Le *περὶ λύσσης*, qui ne se trouve garanti par aucun papyrus, a été qualifié de faux tardif par H. Diller, comme nous l'avons déjà dit plus haut [147]. Il faut alors avouer que le faussaire serait un homme génial, qui aurait parfaitement senti, imaginé, rêvé comme les contemporains de Cicéron ou de Sénèque. «Je vais,» dit l'auteur du *περὶ λύσσης*, «commencer par la *manie* la plus commune, que nous appelons la *rage*; car la maladie même atteint les hommes, n'importe quelle ethnie de vivants, et n'importe quelle classe d'âge.» [148].

Nous retrouvons là le problème *épidémique* dont nous avons longuement parlé dans notre chapitre sur Épicure, Asclépiade et Lucrèce [149]. Il s'agit de comprendre ce fait, qui apparaît plus comme un phénomène de *culture* que de *nature,* à savoir que la même maladie peut prendre en même temps l'ensemble des hommes d'une contrée, à n'importe quel âge (de n'importe quel régime, faut-il aussi ajouter), et des êtres de races différentes, y compris les animaux. Nous disons, ce qui peut paraître paradoxal, plutôt un phénomène de culture que de nature, parce que cela touche des êtres en groupes, en sociétés. Il ne faut pas oublier que les *Lettres* commencent par la peste [150]. Entre la peste et la folie, comme le montre justement le *περὶ λύσσης*, il existe certains rapports épistémologiques. Et la *Lettre 2* distingue entre les maladies naturelles, *ἐκ φύσιος*, et les maladies *épidémiques, ἐξ ἐπιδημίης* [151]. Les premières sont guéries par la nature; c'est elle-même qui les juge; les secondes par l'art. Cette distinction ne se comprend pas si l'on n'y voit le mélange de la médecine et de ce que l'on peut appeler l'anthropologie du temps. Le sens hippocratique d'*épidémie* a évolué avec l'irruption des maladies épidémiques au sens moderne, et la contagion qui circule de pays en pays, d'ethnies

145. *Op. cit.*, p. 63.

146. Cf. Diels, *op. cit.*, p. 72 ss.; Littré, *op. cit.*, p. 385.

147. *Supra*, p. 454.

148. *Op. cit.*, p. 63. Les ethnies représentent certainement *animaux et hommes,* l'ensemble des vivants.

149. *Supra*, p. 211.

150. *Lettres 1-9,* Artaxerxes demande à Hippocrate, qui refuse, de venir soigner ses soldats malades de la peste.

151. IX L 312.

en ethnies. La rage a dû paraître à l'auteur de *περὶ λύσσης* une maladie intéressante par ce qu'elle englobe et semble résoudre un grand nombre de problèmes, en liant contagion, épidémie et folie.

La rage, continue le *περὶ λύσσης*, est commune et se communique (*μεταδιδομένην*) à tous les vivants. La maladie est appelée divine, car elle touche tout le monde à la suite (ἐξῆς), sans cause évidente; comment ne pas penser qu'elle est soit *épidémique*, soit *divine* (ἐπιδήμιος ἢ θείη) [152] ? Elle ne saurait être divine, puisque les incantations ne la soulagent pas, et que ce sont les aliments qui guérissent ou qui nuisent. L'argumentation antidivine est reprise de *Maladie sacrée* [153]; mais le problème est beaucoup plus complexe, en posant l'alternative avec l'épidémie; c'est une maladie qui n'est pas liée au genre de vie, «puisqu'aussi bien les hommes ont des régimes de toutes sortes, et qu'ils sont pris de la même maladie.» [154]. L'on reconnaît là l'aporie hippocratique devant la maladie épidémique, telle que nous l'avons décrite. «La maladie est commune, par le fait qu'elle se communique par des morsures en Libye, en Ionie, dans les îles, sur le continent; c'est pour cela qu'on la penserait épidémique, du fait qu'elle atteint l'Inde et l'Égypte sans cause apparente.» [155]. L'on comprend pourquoi la maladie épidémique ne semble pas être une maladie de nature; c'est qu'elle ne s'explique ni par la différence des naturels, des tempéraments, des lieux, des airs, des eaux, et des régimes de vie et qu'elle est à la fois universelle et particulière [156]. D'autre part, la rage pose le problème, comme nous l'avons vu avec Caelius Aurélien et Plutarque, *de la nouvelle maladie,* et l'apparition de la nouvelle maladie pose un problème de morale [157]. En définissant la rage comme maladie pestilentielle, l'auteur de *περὶ λύσσης* croit faire œuvre scientifique en unifiant certains problèmes par l'intervention du concept de contagion (*διάδοσις*) : la contamination, à l'intérieur du corps, de la morsure à l'encéphale, la contamination d'une espèce à l'autre, et entre les individus d'une même espèce.

> «Or donc la rage est une maladie pestilentielle, destructrice de l'encéphale [158]... Quand l'air est plein de miasmes, qui

152. *Op. cit.*, p. 64, 11 ss.
153. *Maladie sacrée* 1, VI L 358.3.
154. *Op. cit.*, p. 64, 15.
155. *Ibidem,* 16, 17.
156. Cf. *supra*, p. 211 ss.
157. Dans la mesure où l'évolution des mœurs peut en être responsable; cf. Sénèque, *Ep.* 95, 20.
158. P. 64, 27.

> sont ennemis de l'encéphale, ceux-ci (?) sont malades, mais quand le non-enragé est mordu par l'enragé, la maladie se transmet des plus faibles aux plus forts par *diadose* (κατὰ διάδοσιν); et si la morsure est dans l'élément liquide, c'est l'élément liquide, dans une veine c'est le sang, si dans une artère, c'est le souffle, qui sont souillés; et il y a *diadose* par le vent, le sang, et l'eau [159]. Voici comment cela se passe; comme le ventre, quand il est vide, tire sa nourriture du corps qui fond, ainsi le cerveau et les autres sources tirent leur substance [160]; le corps tire aussi, si l'encéphale a quelque chose en lui, et chacune des autres parties. Si donc le mal s'introduit dans le corps, l'encéphale l'attire par l'intermédiaire des veines; et quand il le reçoit, il sera lésé; si le mal est copieux, aussitôt il se fera sentir; s'il est en petite quantité, il ne se fera pas immédiatement sentir; mais avec le temps il sera détruit.» [161].

L'auteur introduit alors un modèle instrumental, celui du tas de laine, que nous traduisons par *toison.*

> «Si sur une toison l'on place une autre toison humide, d'abord l'endroit qui est mis en contact s'humidifiera par l'eau, et à partir de lui ce qui le touche, jusqu'à ce que l'eau soit passée dans la totalité; c'est ainsi que le venin (τὸν ἰόν) doit être considéré.» [162].

Le venin collé aux dents de l'animal qui mord passe aux régions voisines et de là à l'encéphale.

Le deuxième modèle analogique est le feu.

> «Si l'on prend une toison compacte et si l'on jette dessus un tout petit charbon, la laine ne s'enflammera pas sous l'effet du tout petit charbon; mais il change en lui-même un petit peu de la laine, et de là, par *diadose,* l'ensemble de la laine brûle et s'enflamme (ἀλλὰ ὀλίγον τοῦ ἐρίου ἐς ἑωυτὸ μεταβάλοι, καὶ ἐξ αὐτέου κατὰ διάδοσιν τὸ πᾶν πυροῦται ἔριον καὶ ἐκκαίεται...). Et nécessairement le corps est dominé par la maladie et chargé du venin qui a été inoculé par la morsure, et de proche en proche, c'est l'encéphale qui est atteint.» [163].

159. L'auteur écrit ὕδρωψ, que nous interprétons comme Diels : ὑγρόν (cf. p. 65, note 24).

160. L'auteur se souvient des *sources* des *Maladies* IV.39.

161. P. 65-66.

162. P. 66, 36.

163. P. 66, 38; p. 67, 39.

L'auteur du traité reprend la thèse de *Maladie sacrée* : le rôle de l'encéphale dans les fonctions de l'âme [164]. Par le fait de la maladie épidémique, ou d'une mauvaise morsure, la rage s'installe aussitôt dans l'encéphale, qui s'échauffe sous l'effet de la bile [165], qui bout alors dans les veines qui lui apportent le sang; le malade a des visions effrayantes, il délire; il a le visage enflammé, les yeux rouges; et il craint l'eau; ce qui est le signe par excellence, comme on le sait, de la rage. L'auteur distingue le cas de la rage d'autres formes maniaques, comme celle du *Nicanor* [166] des *Épidémies.*

Les signes de la rage sont les suivants [167] : voix tremblante, sèche; voix d'eunuque, ou enrouée; yeux creux, comme de ceux fatigués par l'amour; langue sèche, incapable de se mouvoir correctement... veines sous la langue tendues, épaisses; phlyctènes sur la langue, lobes des oreilles granuleux; front asséché, tête desséchée; nez pointu et amaigri; chute de cheveux; le malade aboie, mord, délire, crie, a des convulsions. S'il craint l'eau, c'est que la maladie vient de l'eau, et c'est un signe mortel; s'il craint l'air, la maladie vient de l'air, et c'est aussi funeste. L'auteur distingue ceux qui craignent le feu et les précipices [168]; ce sont des maladies chroniques.

Que faut-il conclure de ce texte curieux et apparemment confus ? Il présente une théorie générale de la folie, en subsumant toutes les formes sous le concept de la **rage** (dont l'hydrophobie n'est qu'un symptôme). Il utilise copieusement le traité de la *Maladie sacrée,* mais de manière moins systématique que le *περὶ μανίης*. Mais surtout, il unifie le problème de la maladie épidémique, le problème de la maladie «mentale» qui est en fait une maladie physique; et la nouveauté de ce traité est l'introduction de la notion de *diadose,* dont nous connaissons l'importance pour l'imagination [169]. Mais nous ajouterons que l'emploi systématique d'un modèle technique comme la toison (*ἐρίον*) nous paraît bien contemporaine à cette époque de la fin du premier siècle avant J.-C.; nous connaissons celui qui a introduit cette systématisation : c'est Asclépiade de Bithynie. Le siège de la rage pour certains disciples d'Asclépiade étaient les membranes de l'encéphale, ce

164. P. 67, 39 = *M.S.*, VI L 386.
165. *M.S.*, VI L 388.
166. *Ep.* V.81 (V L 250), *Ep.* VII.86 (V L 444).
167. P. 69, 62 ss.
168. Ce dernier cas est un souvenir de *Ep.* V 82 (V L 250), *Ep.* VII.87 (V L 444).
169. Cf. *supra,* p. 221. Nous avons assez insisté sur le concept de *diadose.*

qui était plus précis que notre texte. Nous le savons par Caelius Aurélien, *Maladies aiguës* III.14.112 [170] :

> *Item Asclepiadis sectatores alii membranam aiunt cerebri, siquidem secundum Asclepiadem omnis passio quae mentem turbauerit in ipsa consistat, ut phrenitis, lethargia, epilepsia.*
>
> «Certains disciples d'Asclépiade disent que c'est la membrane du cerveau qui est impliquée dans la rage, puisqu'aussi bien selon Asclépiade toute maladie qui trouble l'esprit a son siège dans le cerveau, comme la phrénitis, la léthargie, l'épilepsie.»

L'on voit que, sur ce point, Asclépiade et l'auteur de *Maladie sacrée* se rencontrent [171].

Nous avons d'autre part étudié l'importance du modèle instrumental chez Asclépiade [172]. Nous savons que la toison lui servait de modèle pour le fonctionnement de la vessie, par exemple [173]. Nous savons, d'autre part, l'importance d'Asclépiade dans l'histoire de l'hydrophobie. Plutarque parle d'un certain Athénodore, qui écrirait dans le premier livre de ses *Épidémies* que l'*éléphantiasis* et l'*hydrophobie* naquirent au temps d'Asclépiade [174]. S'il paraît, comme on peut le penser en suivant Gumpert [175], qu'il n'a rien écrit lui-même sur ce sujet, par son époque et par ses disciples il est lié à la tradition de l'hydrophobie. *Pour toutes ces raisons, nous ne verrions aucun inconvénient à attribuer le περὶ λύσσης à un disciple d'Asclépiade.* Quant à la place du traité dans les œuvres du pseudo-Démocrite, cela non plus n'est pas scandaleux, quand l'on connaît le rôle de Démocrite dans la tradition de l'*hydrophobie* [176] [177]. Nous avons maintenu le περὶ λύσσης à cette place parce qu'il fait partie des *Lettres* à Hippocrate. Il est évident qu'il aurait pu trouver sa place dans notre analyse de

170. Drabkin, p. 370.

171. D'autres disciples d'Asclépiade accusent l'œsophage et l'estomac (*ibidem*, 113).

172. Cf. *supra*, p. 188 ss.

173. Galien, *Fac. Nat.*, I.13, Loeb, p. 50.

174. *Conu.* VIII, 9, 731 A.

175. *Asclepiadis fragmenta*, p. 179.

176. Caelius Aurélien, *loc. cit.*, 112, 120, 133; Drabkin, p. 371, 377, 385.

177. Du point de vue de la contagion, il faut ajouter que la rage n'est pas la seule maladie à incidences psychiques dont on ait constaté la forme contagieuse. Ainsi Caelius Aurélien (*Maladies chroniques*, I.3.57) cite une épidémie d'*incubus* que l'on traduit assez improprement par cauchemar, à Rome, dont aurait parlé un certain Silmachus, médecin hippocratisant, et qui aurait enlevé beaucoup de gens, *contagione quadam ueluti lue.*

l'hydrophobie ou encore, à cause de la diadose, dans notre étude sur la peste. Nous avons encore ici la preuve de la fabrication de ce que nous avons appelé à propos de Plutarque la cohérence de l'imaginaire. Ce fut d'ailleurs une des difficultés de notre travail que de ne pas résoudre en poussières parcellaires tous les thèmes qui servent à la pensée éthico-médicale.

Conclusion

Peut-être s'est-on aperçu que ces *Lettres* ne sont pas si sottes. Elles sont, au contraire, fort subtilement composées. Elles résonnent symphoniquement, de toutes sortes de thèmes repérables, et font vibrer, elles-mêmes, d'autres textes que nous connaissons mieux grâce à elles.

Nous n'avons pas le mépris de Littré ou de Diels pour le ou les faussaires qui les ont composées. Diels semble regarder le faussaire comme un voleur ou un coucou qui pond ses œufs dans le nid des autres. Il vaut mieux considérer sa technique comme un art de lier des traditions culturelles avec des problèmes de son temps. Ce faisant, il élabore les lieux communs de la folie. Un Démocrite qui décrit le corps humain dans le vocabulaire du *Timée* peut choquer le philologue qui a ses *fragments* de Démocrite dans une main, et son Platon dans l'autre. A l'époque cicéronienne un Démocrite qui cite Platon et Aristote n'a rien de scandaleux; s'il décrit le corps humain dans le langage du *Timée,* c'est qu'il a des goûts rhétoriques qui l'orientent vers le style sublime et l'utilisation systématique de la métaphore. Cela paraît tout à fait naturel et c'est cela la culture. Si nous voulions être pédant, nous dirions que la culture est l'intertexte : ce qui met en communication quelques textes, finalement assez peu nombreux, et qui ont le pouvoir de susciter l'imagination. *La culture existe : nous l'avons rencontrée, dans ces lettres par exemple* [178]. Il faut ajouter un réel goût philosophique de l'auteur ou des auteurs.

Il faut réfléchir aussi sur la rencontre, dans ces *Lettres,* du médecin et du philosophe, du médecin-philosophe, Hippocrate, avec le philosophe-médecin, Démocrite, que l'on pourrait figurer allégoriquement par la rencontre de l'ellébore et du rire. Hippocrate apparaît comme le maître de l'ellébore, ce qui est bien évidemment très restrictif du point de vue de l'Hippocratisme histo-

178. Pour notre part, nous ne saurions lire la *Lettre 17 à Damagète,* sans évoquer toute la tradition qui va de Huarte à nos contemporains. Il est intéressant de voir N. Chomsky évoquer encore Huarte (le sens du mot *ingenio*), et proposer une influence de Huarte sur Descartes; cf. *Linguistique cartésienne,* Paris, Seuil, 1969, p. 21-22, note 9.

rique. Mais nous sommes à une époque où la maîtrise de l'ellébore est un grand progrès thérapeutique et frappe les imaginations. « L'ellébore semble être le médicament le plus redoutable par les accidents qu'il cause; voilà pourquoi la plupart des malades et des médecins le redoutent; mais s'il est donné par quelqu'un qui connaît très bien l'art de l'administrer, on verra qu'aucun autre n'est plus commode, et par la sûreté des purgations qu'il produit, et par l'absence complète de tout accident fâcheux. » [179] écrit Rufus d'Éphèse. L'ellébore convient contre la manie, la mélancolie, la podagre, les douleurs chroniques de la hanche, la goutte, l'épilepsie, la paralysie, les vertiges « par influence divine », *ἐνθεαστικοῖς ἰλλίγγοις*, les maux de tête de longue durée, la stupeur de l'intelligence, l'alphus, la lèpre... le cauchemar, l'hydrophobie... » [180]. Le champ d'action de l'ellébore est très large. « Il n'est pas facile d'énumérer les maladies où l'ellébore a de la renommée, à cause de leur grand nombre ; il vaut mieux dire celles où il fait du tort », écrit un médecin ancien [181]. Mais la folie occupe le premier rang des maladies à soigner par l'ellébore; ou plutôt toutes les formes de maladies qui entraînent des symptômes psychologiques *concomitants*. Dans nos *Lettres*, l'ellébore est considéré comme *le* médicament de la manie, ou de la mélancolie. Mais face à ce médicament à la fois spécifique et quasi-universel, Démocrite propose un nouveau remède : le *rire*. « Avec mon rire », dit Démocrite, « tu emporteras une médecine meilleure que ton ambassade. » [182].

Le rire paraît immoral à Hippocrate, parce qu'il ne distingue pas entre le bien et le mal; Démocrite rit du bien comme du mal... Mais le philosophe lui fait remarquer que le rire ne s'adresse pas à l'objectivité du mal ou du bien, mais à la source, qui est la déraison humaine.

ἐγὼ δὲ ἕνα γελῶ τὸν ἄνθρωπον, ἀνοίης μὲν γέμοντα. [183]

Si nous voulons commenter nous dirons que le rire se situe au plan de l'*euthymie* et non pas de la sagesse ; comme nous le verrons

179. Oribase, *Des évacuations* (le texte est tiré de Rufus), *Col. Med.* VII.26, Daremberg, t. II, p. 316 ; traduction Daremberg.

180. *Ibidem*, p. 137. Là-dessus il faut consulter l'une de ces admirables notes de Daremberg, qui sont comme un petit traité : Oribase, t. II, p. 800-806.

181. Posidonius ap. Aetium III.121, cité par Daremberg, *op. cit.*, p. 805 ; cf. aussi Arétée, *Cur. diut. morb.* II.13. L'usage de l'ellébore est lié bien sûr à une conception humorale de la physiologie et surtout à l'influence de la bile, et à une théorie de la purgation.

182. *Lettre 17*, IX L 358.

183. IX L 360.

dans le *De tranquillitate animi* de Sénèque. Le rire doit être universel, et s'attaquer aux autres et à soi-même, comme nous l'avons dit. A cette condition, il n'est pas rire démentiel, mais remède qui montre immédiatement la déraison des autres. L'agitation vide de ce monde, voilà la vraie folie :

> *Τίς ἡ κενὴ σπουδὴ καὶ ἀλόγιστος, μηδὲν μανίης διαφέρουσα;*[184]

Le rire n'est pas aussi dangereux que l'ellébore; le diagnostic de la déraison humaine est sans problème. Mais si Hippocrate s'était trompé ? S'il avait mal interprété les signes ? S'il n'avait pas communiqué avec Démocrite ? Que se serait-il passé ?

> «Vois, en effet, si tu m'avais surpris, non pas écrivant, mais étendu ou marchant à pas comptés, me parlant à moi-même, tantôt fâché, tantôt souriant à propos des conceptions de mon esprit, ne faisant aucune attention et contemplant assidûment, tu aurais pensé que Démocrite, à s'en rapporter au témoignage des yeux, ressemblait à l'image de la folie... Si tu m'avais fait prendre, comme à un aliéné, la potion d'ellébore, ma sagesse fût devenue folie; car l'ellébore donné dans la santé obscurcit l'intelligence.» [185]

L'on voit que rien ne manque à cette topique de la folie, pas même la responsabilité du médecin et le danger de l'erreur médicale. Le rire, lui, ne présente aucun danger; c'est le remède que fournit l'*euthymie.* De la mélancolie à l'euthymie, dans le chemin que nous parcourons dans ce livre, l'on voit que ces *Lettres* sont une étape importante et nous préparent à la lecture du *De tranquillitate animi* de Sénèque. Nous y retrouvons le rire de Démocrite.

Nous dirons, pour conclure, que Rabelais, médecin philosophe, reprendra la thérapeutique du rire. Dans sa belle thèse sur *Rabelais et la médecine,* R. Antonioli n'a garde d'oublier Démocrite [186] ni la lettre à Damagète. «Rabelais continue cette tradition du rire médical, qu'il recueille... aux sources mêlées de la rhétorique, de la physiologie, de la philosophie antique et de la religion... [187]. Cette sagesse du rire est, d'abord, une hygiène de l'esprit, analogue à l'ellébore, que conseille un instant Epistémon à Panurge (*Tiers Livre* XXIV). Elle se manifeste, chez Socrate, par les mêmes effets que selon la légende chez Démocrite : "contentement certain, assurance parfaite, déprisement

184. IX L 362.
185. *Lettre 18,* IX L 383, trad. Littré.
186. *Études rabelaisiennes,* tome XII, Genève, Droz, 1976, p. 156, 360-362.
187. *Op. cit.,* p. 360.

incroyable de tout ce pourquoi les humains tant veiglent, courent, travaillent, naviguent et bataillent."»[188].

Telle est la force de la culture, qui se moque de l'allure «mal fagotée» des *Lettres d'Hippocrate et Démocrite.* Nous ajouterons que ce roman par lettres suggère un beau principe romanesque, qu'utilisera Lesage dans son *Diable boiteux,* soulever le toit des maisons pour voir les passions des hommes[189]. Ainsi Hippocrate lui-même reconnaît qu'avec le rire de Démocrite, il emportera avec lui *le remède pour la pensée* :

θεραπείην δὲ λαβὼν παρὰ σεῦ τῆς ἐμῆς διανοίης... [190]

Démocrite est le seul capable de rendre sages (*σωφρονίζειν*) les hommes, Hippocrate reconnaissant ainsi la supériorité du rire sur l'ellébore.

Le vin et l'euthymie

Μένων νυν αὐτοῦ πῖνε κεὐθύμει, Κύκλωψ.

«Reste donc ici, bois, et sois bien à l'aise, Cyclope.» [191]

Ces paroles d'Ulysse au Cyclope, qui découvre le vin et l'euthymie, nous introduisent aux rapports très élaborés entre Dionysos et Esculape. Le chapitre 17 du *De tranquillitate animi* de Sénèque, en recommandant l'ivresse, se situe dans une tradition de la médication de la «dépression», comme nous allons le montrer. Le «calmant» que donne la Nature[192] rentre dans une topique médico-philosophique que nous allons étudier, car elle met en rapport le corps et l'âme, la nature et la culture. Nous allons commencer par le Platon des *Lois* que Sénèque connaît bien, puisqu'il le cite justement à propos du vin dans le *De ira*[193].

Notre but n'est pas de nous lancer dans tous les textes antiques consacrés à l'éloge du vin et de Dionysos; mais de considérer l'aspect plus précisément médico-philosophique. Nous verrons alors que l'éloge de l'*ebrietas* de Sénèque est parfaitement à sa

188. *Op. cit.*, p. 362. Rabelais avait accès à la *Lettre à Damagète* par l'édition complète de F. Calvus à Bâle (1526), p. 481-486; cf. Antonioli, p. 156, n. 129.

189. *Lettre 17*, IX L 375.

190. IX L 380.

191. Euripide, *Cyclope* 530.

192. Selon l'expression de P. Grimal, *Sénèque ou la conscience de l'empire*, p. 415, qui qualifie la recommandation de «singulier précepte».

193. Cf. *De ira* II.202, qui cite *Leg.* II.666 A.

place dans un traité de l'euthymie [194]. Ces textes sont eux-mêmes nombreux ; nous allons nous limiter à ce qui nous paraît l'essentiel pour être clair.

Le vin a cette situation intéressante d'être à la fois instrument de connaissance et de guérison des individus.

La connaissance indirecte par le vin [195]

Nous allons rencontrer là une ressemblance épistémologique entre le *De arte* du *Corpus hippocratique* et le livre I des *Lois* de Platon. Nous allons comparer ces deux textes.

Prenons nos précautions. Il ne s'agit pas de *Quellenforschung*. Nous n'entendons nullement démontrer que Platon a lu le *De arte* ; nous n'avons pas non plus l'intention de dater le *De arte*. Nous ne nions pas l'intérêt de ces problèmes, ce ne sont pas les nôtres. Au passage, nous aimerions égratigner une certaine conception de l'histoire des idées qui consiste à mettre au compte des influences certaines tout ce qui a été écrit ou prononcé *avant* l'auteur considéré; fâcheuse conception de la culture et de l'étiologie créatrice [196]. *Nous ne savons pas si Platon a lu le De arte* [197]. Ce que nous savons, c'est que la lecture du *De arte* et du passage des *Lois* que nous voulons étudier offre une *ressemblance épistémologique*. Les raisonnements présentent une analogie certaine.

Mais nous n'en avons pas terminé avec nos précautions. Le *De arte* est méprisé ; comme trop sophistiqué. C'est une œuvre peu commentée. Dans son introduction [198], W.H.S. Jones écrit : « C'est tout à fait évident même pour quelqu'un qui lit rapidement le traité que son auteur n'était pas un médecin. Son intérêt réside dans un raisonnement subtil et dans son style littéraire, non dans la science. Le caractère rhétorique de l'ouvrage est si frappant qu'il doit être attribué sans doute à un sophiste. Les parallèles élaborés, les antithèses verbales, l'équilibre phrase à phrase ne peuvent avoir une autre explication. »

194. Cf. *De tranquillitate animi.*

195. Nous remercions notre ami T. J. Saunders, professeur à l'Université de Newcastle upon Tyne, le spécialiste bien connu des *Lois* de Platon, d'avoir bien voulu relire ce texte.

196. A. Koyré a montré l'inconvénient de ce type de raisonnement dans la critique qu'il fait du Vinci de P. Duhem; cf. *Essais d'histoire des Sciences,* Paris, Gallimard, 1973, p. 99-116.

197. Littré, *Introduction,* I L 356, signale un rapprochement possible avec *Charm.*

198. W. H. S. Jones, *Hippocrates,* Loeb Classical Library, vol. 2, p. 186-187. Nous citerons le texte dans cette édition. – On a récemment proposé le nom d'Hérodicos de Selymbrie à propos du *De arte,* cf. J. Ducatillon, *Qui est l'auteur du traité hippocratique de l'Art ?,* Mons, 1975, p. 148-158. Mais, si Hérodicos recommande l'exercice, c'est à des fins curatives et nullement expérimentales.

Donc, non pas un médecin, un sophiste. De l'autre côté, le texte de Platon que nous allons étudier n'est pas de ceux que la philosophie médite souvent (non plus que la philologie d'ailleurs) [199]. Seul, P.M. Schuhl [200], dans un article très ingénieux, a démontré le caractère tout à fait exceptionnel de cette méditation. Ce qui intéressait P. M. Schuhl, c'est la ressemblance moderne de l'exploration pharmaco-dynamique. Ce qui nous préoccupera, c'est la problématique antique.

Bref, mis à part quelques bons esprits, il ne faudrait sans doute pas insister beaucoup pour que l'on range le passage de Platon parmi les *minora,* voire les radotages d'un vieillard. Il reste que le début d'une œuvre aussi importante que les *Lois* mérite quelque attention.

Le *De arte* présente une opposition visible/invisible qui n'est pas isolée dans le *Corpus hippocratique.* La comparaison avec le *Régime* par exemple est instructive. En I.XII, 1-2 [201], l'auteur du *Régime* écrit :

> «Je vais montrer que les techniques visibles sont semblables à ce qui, visible ou invisible, affecte l'homme. Voici la mantique. Par ce qui est visible, elle connaît l'invisible et vice versa; par le présent elle connaît le futur; par ce qui est mort, ce qui est vivant... Cela limite la nature et la vie de l'homme. Un homme, s'unissant à une femme, a engendré un enfant; par ce qui est visible, il connaît que l'invisible sera tel. *La raison humaine, étant invisible, connaît ce qui est visible et passe de l'enfant à l'homme : par le présent elle connaît l'avenir.»*
>
> *Γνώμη ἀνθρώπου ἀφανὴς γινώσκουσα τὰ φανερὰ ἐκ παιδὸς ἐς ἄνδρα μεθίσταται· τῷ ἐόντι τὸ μέλλον γινώσκει...*

Ce texte, dont R. Joly constate qu'il n'est pas parfaitement clair [202], commente une formule qui [203] malgré l'antithèse d'allure sophistique et héraclitéenne, est l'équivalent d'un mot d'Anaxagore :

ὄψις ἀδήλων τὰ φαινόμενα. (fragment 21 a).

199. Cf. P. Boyancé, *Culte des Muses,* Paris, de Brocard, 1936, 2e éd. 1972, p. 167 ss.; *Platon et le vin,* in *B.G.B. Lettres d'Humanité* X, décembre 1954, p. 3-19.

200. P.M. Schuhl, *Platon et l'idée d'exploration pharmaco-dynamique,* in *Le Merveilleux, la Pensée et l'Action,* Paris, Flammarion, 1952, p. 150-154.

201. *Du régime,* édition R. Joly, Paris, Belles Lettres, 1967, traduction R. Joly.

202. Note 1, p. 14.

203. Note 2, p. 13.

R. Joly avait d'ailleurs commenté ce passage dans ses belles *Recherches* [204]. Quelle que soit la dose d'Anaxagore et d'Héraclite (style héraclitisant, fonds anaxagorique [205]), il est intéressant de trouver groupées des notions comme *ἄδηλον / φανερόν, γνώμη / ὄψις*.

Le problème est la connaissance de l'invisible [206], et la fonction qui permet cette connaissance. La loi de la connaissance de l'invisible semble être «naturellement» l'*analogie* [207], pour passer du visible à l'invisible. C'est ainsi qu'il faut sans doute comprendre la phrase : «Par le présent, elle (la *γνώμη*) connaît l'avenir. Un mort n'est pas semblable à un vivant, mais par le mort, la raison connaît le vivant.»

Nous sommes peut-être mieux à même de décrire les raisonnements du *De arte*. L'œuvre présente la *γνώμη* comme un *organe* ayant une *fonction*. La connaissance est possible par deux voies.

II.7 : *τὰ ἐόντα* [208], *ἅ γε εἴη καὶ ὀφθαλμοῖσιν ἰδεῖν καὶ γνώμῃ νοῆσαι ὡς ἔστιν.*

Ce qui est visible par définition, s'adresse aux yeux dans l'acte de voir. De la même façon, ce qui est invisible (mais qui est) [209] est l'objet de connaissance de la *γνώμη*.

L'affirmation est reprise en XI, dans la grande division entre maladies externes et maladies internes. Les maladies externes, on les *voit* dans l'immédiateté de la perception ; les maladies internes s'opposent à elles en ce qu'on ne les voit pas, mais qu'on les connaît par le médiat du raisonnement (la diagnose).

XI, 1 : *οὐ γὰρ δὴ ὀφθαλμοῖσί γε ἰδόντι τούτων τῶν εἰρημένων οὐδενὶ οὐδὲν ἔστιν εἰδέναι. διὸ καὶ ἄδηλα ἐμοί τε ὠνόμασται καὶ τῇ τέχνῃ κέκριται εἶναι.*

Littré traduit [210] :

204. *Recherches sur le traité pseudo-hippocratique du Régime*, Paris, Belles Lettres, 1960, p. 62-63. On connaît la controverse entre H. Diller : ὄψις ἀδήλων τὰ φαινόμενα (*Hermes*, 1932, p. 14-42) et H. Gomperz : ὄψις ἀδήλων τὰ φαινόμενα (*Hermes*, 1933, p. 341-343). Cf. aussi W. Jaeger, *Naissance de la théologie*, Paris, Cerf, 1966, p. 167 ss. et note 9, p. 254; et P.M. Schuhl, *Adèla, Homo*, in *Annales de la Faculté des Lettres de Toulouse*, mai 1953, p. 86-93, repris in *Fabulation platonicienne*, Paris, Vrin, 1968, p. 126-133.

205. Cf. R. Joly, *op. cit.*, p. 63.

206. Cf. *Régime* XI, 1.

207. Cf. H. Diller, *loc. cit.*

208. A propos de cette expression, A. Taylor, dans ses *Varia Socratica*, p. 225, parle d'éléatisme.

209. II.9-10 : ἀλλὰ τὰ μὲν ἐόντα αἰεὶ ὁρᾶταί τε καὶ γινώσκεται, τὰ δὲ μὴ ἐόντα οὔτε ὁρᾶται οὔτε γινώσκεται.

210. VI L 19-21.

« Rien absolument de ce qui vient d'être énuméré ci-dessus *ne peut être vu par les yeux*; aussi là les maladies sont occultes; telles je les nomme, et telles l'art les estime... Dans ces cas, pour connaître, il faut bien plus de peine et bien plus de temps que si l'on employait les yeux. *Ce qui échappe à la vue du corps est saisi par la vue de l'esprit.* »

XI, 10-11 : *ὅσα γὰρ τὴν τῶν ὀμμάτων ὄψιν ἐκφεύγει, ταῦτα τῇ τῆς γνώμης ὄψει κεκράτηται.*

Il convient de s'arrêter sur cette phrase. En effet, le médecin n'ayant pu connaître l'affection ni par la vue, ni par les détails communiqués, la recherche par le raisonnement. Deux organes sont disponibles : *τὰ ὄμματα, ἡ γνώμη*. Une analogie se dessine entre l'*ὄψις τῶν ὀμμάτων* d'une part, et l'*ὄψις τῆς γνώμης*, d'autre part; entre la vue des yeux et la vue de la *γνώμη*. En fait, la vue de la *γνώμη* a un nom : c'est le λογισμός, le raisonnement (XI.16). Les relations de la *γνώμη* et de la vue sont plus complexes que ne le laisserait entendre P. Huart dans son livre récent sur *Γνώμη* [211]. En réalité, dans notre texte, la *γνώμη* est la vue des profondeurs, la vue de ce qui est caché, de ce qui se dérobe à la vue de la surface et s'oppose à la perception immédiate des yeux. Il faut comprendre que tout repose sur l'opposition du visible et de l'invisible, de l'obvie et du caché (les maladies de surface, rares, s'opposant aux maladies dont les causes sont cachées dans le tréfonds du corps (*στεγνότης*)) [212].

Mais qu'est-ce que voir les profondeurs ? C'est voir *indirectement,* c'est voir de manière médiate; c'est prendre ce qu'on voit évidemment non pour l'être [213], mais pour un reflet de l'être; pour un *signe.* Si l'on compare avec le *Pronostic,* cette représentation

211. *Γνώμη* **chez Thucydide et ses contemporains,** Paris, Klincksieck, 1973. La relation *ὄψις* et *γνώμη* est indiquée p. 16 et p. 68-70. P. 16, à propos de Thucydide, VII.44.2, P. Huart rappelle le sens premier de *γιγνώσκειν*, attesté dans Homère « reconnaître quelqu'un en le voyant » ... « d'une manière très nette s'établit la différence de sens entre *ὄψις* qui suggère simplement "l'action de voir" et *γνώμη*, qui marque ***celle de reconnaître quelqu'un*** (en le voyant). P. 68 l'auteur cite Thucydide VII.75.2 : *τῇ τε ὄψει ἑκάστῳ ἀλγεινὰ καὶ τῇ γνώμῃ αἰσθέσθαι.* « Le rapport, » dit-il, « des deux substantifs avec *αἰσθέσθαι* nous montre que la pensée, *γνώμη*, naît directement du lamentable spectacle (*ὄψις*) offert par le camp athénien, et qu'il ne s'agit pas d'une ***réflexion*** à proprement parler, mais plutôt de ***sentiments, d'impressions*** (et *ἀλγεινά* à valeur affective le prouve bien) ». En fait on trouve ici, mis en parallèle, deux moyens de connaissance, un immédiat et l'autre qui suppose une médiation et un délai.

212. XI.37 : l'auteur dit que c'est une cause de l'avance de la maladie sur le médecin : *προλαμβάνει δὲ διά τε τὴν τῶν σωμάτων στεγνότητα, ἐν ᾗ οὐκ ἐν εὐόπτῳ οἰκέουσιν αἱ νοῦσοι.*

213. Ce n'est pas pour autant que nous parlerons d'éléatisme comme Taylor.

du corps (surface opposée à la profondeur), change la symptomatologie ou la sémiologie, comme on voudra.

Dans le *Pronostic*, le principe de *congruence*, comme l'a si bien désigné le Dr. Lichtenthaeler [214], met à plat tout ce qu'on voit, perçoit, entend, comme signes. Tout est phénomène, et tous les phénomènes sont signes. Il faut alors balancer tous les phénomènes comme signes. Dans le *De arte*, en revanche, il faut opposer ce qu'on voit, (et plus largement ce qu'on perçoit) et qui s'épuise dans la totalité du spectacle, et ce qu'on voit, mais comme épiphénomène, comme reflet d'un être profond, qu'il appartient à la *γνώμη* de voir. Comme dit admirablement l'auteur, XIII, 1 :

> *Ἰητρικὴ ... ἀπεστερημένη τι ἰδεῖν ὄψει, ᾗ τὰ πάντα πάντες ἱκανωτάτως ὁρῶσι, ὅμως ἄλλας εὐπορίας συνεργοὺς εὗρε.*
>
> «La médecine, empêchée ... de rien voir de cette vue des yeux qui permet à chacun d'examiner suffisamment les objets, s'est créé des *ressources auxiliaires* ... » traduit Littré.

Nous avons élargi la vue à tous les sens; c'est ce que fait l'auteur lui-même qui cite aussitôt comme ressources auxiliaires : «la netteté ou la raucité de la voix, la rapidité ou la lenteur de la respiration, et pour chacun des flux ordinaires, les voies qui leur livrent issue. Elle (la médecine) juge de ces flux par leur odeur, par leur couleur, par leur ténuité et leur consistance et *en induit de quel état ces phénomènes sont signes.* » [215]. Il se trouve qu'en effet, des profondeurs du corps, sourdent des liquides, des humeurs. Ce qu'affirme la médecine, c'est que ces produits du corps signifient, c'est-à-dire renseignent sur autre chose que ce qu'ils sont.

> *ἕτερα μὲν οὖν πρὸς ἑτέρων, καὶ ἄλλα δι' ἄλλων ἐστὶ τά τε διιόντα τά τ' ἐξαγγέλλοντα, ὥστ' οὐ θαυμάσιον αὐτῶν τάς τε ἀπιστίας χρονιωτέρας γίνεσθαι τάς τ' ἐγχειρήσιας βραχυτέρας, οὕτω δι' ἀλλοτρίων ἑρμηνειῶν πρὸς τὴν θεραπεύουσαν σύνεσιν ἑρμηνευομένων.*
>
> «Or, comme la relation entre les excrétions et l'information qu'elles donnent est variable et dépend d'une variété de conditions ...»,

traduit Jones, qui méprise ce passage [216].

214. Ch. Lichtenthaeler, *4e série d'études hippocratiques*, Genf, Droz, 1963, *Xe étude*, p. 109 ss.

215. XIII, 5 : *φωνῆς τε γὰρ λαμπρότητι καὶ τρηχύτητι, καὶ πνεύματος ταχυτῆτι καὶ βραδυτῆτι, καὶ ῥευμάτων ἃ διαρρεῖν εἴωθεν ἑκάστοισι δι' ὧν ἔξοδοι δέδονται, ὧν τὰ μὲν ὀδμῇσι τὰ δὲ χροίῃσι τὰ δὲ λεπτότητι καὶ παχύτητι διασταθμωμένη τεκμαίρεται, ὧν τε σημεῖα ταῦτα.*

216. Loeb, p. 216, note 1. (XIII.29).

Littré comprend mieux :

> «On le voit, les excrétions n'ont pas un rapport constant avec les renseignements qu'elles fournissent, et varient suivant les voies qu'elles suivent : il ne faut donc pas s'étonner que l'on s'y fie plus tardivement, et que l'application en soit moins efficace, puisqu'elles ne servent au jugement thérapeutique qu'après tant d'interprétations indirectes.»

Cette interprétation indirecte, cette herméneutique dont parle ici l'auteur, l'est à un degré supérieur. C'est qu'il existe des cas où la vue de l'esprit, non plus que celle du corps, n'ont plus d'objet, des cas où les signes manquent cruellement. Il faut alors les provoquer; il faut contraindre la nature (*βιάζειν*), sans dommage (*ἀζημίως*).

XIII, 13 : *ἀνάγκας εὕρηκεν, ἧσιν ἡ φύσις ἀζήμιος βιασθεῖσα μεθίησιν.*

Il faut trouver des contraintes qui permettent, *sans nuire,* de faire que la nature se libère, se laisse aller. *Il faut que la médecine se donne à voir.* Mais on ne demande pas à la nature *n'importe quoi. On ne fait pas n'importe quoi pour obtenir n'importe quoi.* On pose une question à l'organisme. Cette question doit être posée par un technicien qui sait *quoi provoque quoi.*

Ainsi les boissons âcres déclenchent une humeur phlegmatique; des promenades ou des courses sur une côte, provoquent des modifications de la respirations; certaines boissons font véhiculer à l'urine «une matière qui ne se serait jamais écoulée sans cette intervention.»[217].

XIII.28 : *ἃ οὐκ ἂν διερρύη μὴ τοῦτο παθόντα.*

Le médecin intervient donc pour produire des signes. Il se donne à voir, comme nous le disions, pour conjecturer sur quelque chose de visible, en des cas où il ne pouvait rien voir.

XIII. 17-18 : *ὅπως τεκμήρηταί τι ὀφθὲν περὶ ἐκείνων ὧν αὐτῇ ἐν ἀμηχάνῳ τὸ ὀφθῆναι ἦν.*

> *... so that it may form a conclusion by vision concerning those things which before were invisible,* traduit Jones; et Littré : «afin d'appuyer son jugement sur la vue de quelque chose en des cas où autrement il lui était absolument interdit de rien voir.»

Mais *le médecin sait aussi quoi est signe de quoi,* autrement son intervention n'aurait pas de sens. Il s'agit ici de pouvoir médical. Si

217. Traduction Littré.

le médecin fascine, c'est en tant que technicien, savant, capable de reconnaître les causes, et le *καίρος*; mais c'est surtout en tant que praticien, maître du remède et de ses effets. Et qu'on ne donne pas à nos propos un sens magique quelconque. Seul nous intéresse ici le modèle opératoire. Le médecin peut (ou doit pouvoir [218]), être le maître des changements [219] de l'organisme; non pas mécaniquement, mais en prévoyant les réactions du naturel et de la nature.

Or voilà un cas où le médecin opère, intervient par l'aliment ou l'exercice contrôlé et produit des changements dans l'organisme sans que ces changements soient une fin en soi. Le but ici n'est pas immédiatement thérapeutique. Le changement d'état est temporaire et pratiqué à des fins de connaissance. Le médecin peut se donner à connaître, sans se contenter des phénomènes; il peut connaître le caché, le profondément celé. Il peut le voir, il peut se le donner à voir. On a pu séparer connaissance et vue ou plus largement connaissance et perception. Mais le grand exemple, c'est évidemment l'intervention pratique, le fait que le médecin peut provoquer les signes.

Platon médecin

Nous allons maintenant nous efforcer de décrire un raisonnement de Platon dans les *Lois* I 644 b 6 ss. La simple description va nous monter un Platon médecin, ou plutôt raisonnant en médecin de son temps, et même en maître-médecin [220]. Dans la perspective de la connaissance médicale de son époque, Platon se révèle inventif. Chacun sait que la médecine est pour le Philosophe un lieu de références fréquentes [221], et, à notre avis, encore plus nombreuses qu'on ne le pense.

Depuis le début, la vertu est définie de manière dynamique comme lutte.

626 e : ΚΛ. *κἀνταῦθα, ὦ ξένε, τὸ νικᾶν αὐτὸν αὐτὸν πασῶν νικῶν πρώτη τε καὶ ἀρίστη, τὸ δὲ ἡττᾶσθαι αὐτὸν ὑφ' ἑαυτοῦ πάντων αἴσχιστόν τε ἅμα καὶ κάκιστον. Ταῦτα γὰρ*

218. Évidemment la connaissance primitive de l'anatomie, l'ignorance de la biologie, de la physiologie, de la chimie, rend cette pratique plus qu'aléatoire. Mais nous répétons que ce sont les raisonnements qui nous intéressent.

219. Nous n'abordons pas ici le problème de la *μεταβολή*.

220. Nous renvoyons par exemple au chapitre de P. M. Schuhl, *Platon et l'exploration pharmaco-dynamique, op. cit.*, p. 150.

221. Chacun sait par exemple la définition de la rhétorique philosophique du *Phèdre* (270 b ss.).

ὡς πολέμου ἐν ἑκάστοις ἡμῶν ὄντος πρὸς ἡμᾶς αὐτοὺς σημαίνει. [222]

Clinias : « Ici encore, étranger, la victoire sur soi-même est de toutes les victoires la première et la plus glorieuse, alors que la défaite où l'on succombe à ses propres armes est ce qu'il y a tout à la fois de plus honteux et de plus lâche. Et cela montre bien qu'une guerre se livre en chacun de nous contre nous-mêmes. »

Mégillos fait l'éloge de l'endurcissement.

633 b.c : *τὸ περὶ τὰς καρτερήσεις τῶν ἀλγηδόνων...*

Définition du courage

633 c 8 / 633 d :

'ΑΘ. ... *Τὴν ἀνδρείαν δέ, φέρε, τί θῶμεν; πότερον ἁπλῶς οὕτως εἶναι πρὸς φόβους καὶ λύπας διαμάχην μόνον, ἢ καὶ πρὸς πόθους τε καὶ ἡδονὰς καί τινας δεινὰς θωπείας κολακικάς, αἳ καὶ τῶν σεμνῶν οἰομένων εἶναι τοὺς θυμοὺς ποιοῦσιν κηρίνους;*

« Sera-ce comme une simple résistance à la crainte et à la douleur seulement, ou aussi au désir, au plaisir, à leurs caresses si terriblement séduisantes, sous lesquelles les cœurs de ceux-là mêmes qui se croient austères deviennent de la cire ? »

En 644 b 6 L'Athénien définit l'être bon :

'ΑΘ. *Καὶ μὴν πάλαι γε συνεχωρήσαμεν ὡς ἀγαθῶν μὲν ὄντων τῶν δυναμένων ἄρχειν αὑτῶν, κακῶν δὲ τῶν μή.*

« Mais depuis longtemps nous sommes tombés d'accord que les bons sont ceux qui peuvent se dominer; les méchants ceux qui ne le peuvent pas. »

Platon propose d'abord une image [223] :

Οὐκοῦν ἕνα μὲν ἡμῶν ἕκαστον αὐτὸν τιθῶμεν, ... Δύο δὲ κεκτημένον ἐν αὑτῷ συμβούλω ἐναντίω τε καὶ ἄφρονε, ὢ προσαγορεύομεν ἡδονὴν καὶ λύπην; [224]

« Devons-nous regarder chacun d'entre nous individuelle-

222. Nous citons le texte dans l'édition d'E. des Places, Paris, Belles Lettres, 2e édition, 1968, tome 1 (livres 1 et 2). La traduction donnée, sauf indications, est celle du R. P. des Places.

223. 644 c 1 : *Καί μοι δι' εἰκόνος ἀποδέξασθε ἐάν πως δυνατὸς ὑμῖν γένωμαι δηλῶσαι τὸ τοιοῦτον.*

224. 644 c 4-7.

ment comme constituant un tout ?» ... «Et comme ayant en soi deux conseillers opposés et aveugles, que nous appelons plaisir et douleur ?»

Ces deux conseillers, opposés et insensés, sont tous les deux tournés vers l'avenir; qui porte le nom commun d'*ἐλπίς*, l'attente. Cette attente est *φόβος* (la crainte) s'il s'agit de l'attente d'un mal, *θάρρος* (quiétude) s'il s'agit de l'attente d'un bien. Au-dessus de cela se trouve le *λογισμός*, le jugement qui affirme lequel est bon et l'institue comme loi à la cité [225].

Le mythe de la vertu [226], comme l'appelle lui-même Platon, représenté par la marionnette, simplifie et dramatise le problème, en rendant manifeste ce que signifie l'expression : être supérieur ou inférieur à soi-même.

645 b : *καὶ τὸ κρείττω ἑαυτοῦ καὶ ἥττω εἶναι τρόπον τινὰ φανερὸν ἂν γίγνοιτο ...*

«être supérieur ou inférieur à soi-même aura d'une certaine façon un sens plus clair...»

Des ficelles opposées nous tirent en sens inverse, «sur la ligne de partage entre la vertu et le vice.» Le logos nous dit qu'il ne faut obéir qu'à la traction d'une ficelle et ne pas la lâcher, ce qui implique de *résister* à l'autre. «On doit donc toujours coopérer à la belle traction de la loi, car si la raison (*λογισμός*) a la beauté pour elle, sa douceur n'use pas de contrainte, et sa traction a besoin d'auxiliaires...»

Depuis le début nous sommes dans le domaine des hypothèses théoriques. Platon va proposer une hypothèse que nous pourrions appeler expérimentale : l'ivresse de la marionnette.

645 d : *προσφέροντες τῷ θαύματι τούτῳ τὴν μέθην, ποῖόν τί ποτε αὐτὸ ἀπεργαζόμεθα;*

«Introduisons donc l'ivresse dans la marionnette; que va-t-il se passer ?»

En vérité, *προσφέρειν* est le mot technique pour indiquer l'attribution du médicament au malade [227].

225. 644 d : *ἐπὶ δὲ πᾶσι τούτοις λογισμὸς ὅ τί ποτ' αὐτῶν ἄμεινον ἢ χεῖρον, ὃς γενόμενος δόγμα πόλεως κοινὸν νόμος ἐπωνόμασται.*

226. 645 b 1 : *ὁ μῦθος ἀρετῆς.*

227. Cf. par exemple P. Kucharski, *La spéculation platonicienne*, in *Publ. de la Sorbonne, Série Études*, tome 1, Paris-Louvain, 1971; Nauwelaerts, *La rhétorique dans le Gorgias et dans le Phèdre*, p. 169, note 14; Ch. Lichtenthaeler, *Thucydide et Hippocrate vus par un historien médecin*, *op. cit.*, p. 68-70.

Dans ce duel entre les forces *contraignantes* que sont : *αἰσθήσεις, μνήμας, δόξας καὶ φρονήσεις*, et les forces *relâchantes* que représentent *ἡδονάς, λύπας, θυμοὺς καὶ ἔρωτας*, le vin agit comme *décompresseur,* si l'on peut dire, des unes et comme excitant des autres; au point que l'individu arrive à l'état d'enfance : *τὴν τῆς ψυχῆς ἕξιν τῇ τότε ὅτε νέος ἦν παῖς*, c'est-à-dire un état où il sera le moins en possession de soi-même : *ἥκιστα δὴ τότ' ἂν αὐτὸς αὑτοῦ γίγνοιτο ἐγκρατής.*[228].

L'état d'ivresse (le pire de tous pour l'âme) doit être accepté en certaines occasions; de même que l'on rentre à l'hôpital pour se soumettre à des drogues, sous contrôle médical, en sachant que l'état ou les états que l'on va subir ne sont que temporaires [229]. Même chose pour ceux qui vont souffrir dans les gymnases. Ainsi l'ivresse présente un avantage sur les hôpitaux et les gymnases : elle est sans souffrance, contrairement à l'entraînement (*σωμασκία*) [230]. Nous sommes donc clairement placés dans une perspective médicale qui n'a rien d'une plaisanterie, et nous n'aurons besoin d'aucun 'effort de sympathie' pour garder notre sérieux comme P. Boyancé dans son article [231]. Platon va se livrer à un *raisonnement médical* qui offre beaucoup de ressemblances techniques avec celui que nous avons décrit dans le *De arte.*

Il faut savoir qu'il existe deux types de craintes *absolument opposées, δύο φόβων εἴδη σχεδὸν ἐναντία δυνάμεθα κατανοῆσαι* [232]. On peut appeler ces deux craintes, l'une *φόβος τῶν κακῶν*, l'autre *φόβος τῆς δόξας* ou *αἰσχύνη* (la honte). Cette deuxième crainte a aussi un autre nom : *αἰδώς* [233].

On a : *φόβος τῶν κακῶν* vs *φόβος τῆς δόξας*
vs *αἰσχύνη*
vs *αἰδώς* (qui, elle-même s'oppose à l'*ἀναίδεια*).

Ces deux craintes s'opposent radicalement, car l'une est dévalorisée à l'extrême, tandis que l'autre est valorisée dans les mêmes proportions.

228. 645 d e.
229. 646 c.
230. 646 d; le rapprochement avec Hérodicos de Sélymbrie est fait par le R. P. des Places (cf. *Rep.* 5, 406 a).
231. *Platon et le vin, op. cit.*, p. 16.
232. 646 e.
233. 647 a 10.

> L'Athénien : « N'est-il pas vrai qu'un législateur et tout homme digne de ce nom tient cette crainte dans la plus grande estime (ἐν τιμῇ μεγίστῃ) ... » [234].

Car cette crainte nous préserve des grands maux, et finalement nous assure la victoire. Cette dernière dépend en effet de θάρρος τῶν πολεμίων, c'est-à-dire de la présence simultanée de la deuxième crainte devant nos amis, soit αἰσχύνης πέρι κακῆς [235]. Il s'ensuit logiquement que chacun de nous doit être, à la fois *sans crainte et craintif* : ἄφοβον ἡμῶν ἄρα δεῖ γίγνεσθαι καὶ φοβερὸν ἕκαστον. [236].

On a coutume avec l'aide de la loi, de mettre les gens en situation *réelle* de crainte pour les entraîner [237]. C'est un des principes de l'éducation. L'idéal serait de les mettre en condition artificielle de crainte, et de les soumettre en toute innocuité pour eux, à un traitement expérimental, qui donnerait au responsable de la cité la *mesure* de leur courage.

Le problème général qu'il faut avoir à l'esprit, et que nous rencontrons sans cesse dans le *Corpus hippocratique* est celui de la *mesure du qualitatif*. Le *qualitatif*, en l'espèce ici le courage, peut-il s'évaluer en termes de quantité ? Le problème particulier est celui-ci : Existe-t-il une drogue génératrice de crainte qui fasse que plus on en boit plus on a peur ?

> φόβου φάρμακον ἔσθ' ὅστις θεὸς ἔδωκεν ἀνθρώποις, ὥστε ὁπόσῳ πλέον ἂν ἐθέλῃ τις πίνειν αὐτοῦ, τοσούτῳ μᾶλλον αὐτὸν νομίζειν καθ' ἑκάστην πόσιν δυστυχῆ γίγνεσθαι, καὶ φοβεῖσθαι τὰ παρόντα καὶ τὰ μέλλοντα αὐτῷ πάντα, καὶ τελευτῶντα εἰς πᾶν δέος ἰέναι τὸν ἀνδρειότατον ἀνθρώπων, ἐκκοιμηθέντα δὲ καὶ τοῦ πώματος ἀπαλλαγέντα πάλιν ἑκάστοτε τὸν αὐτὸν γίγνεσθαι; [238]
>
> « Y a-t-il un dieu qui ait donné aux hommes une drogue pour produire la crainte, de façon que plus quelqu'un consentira à boire, plus il croie à chaque dose qu'il tombe dans le malheur, plus il craigne tout ce qui lui arrive et peut lui arriver, et que finalement le plus courageux des hommes

234. *Ibidem*.
235. 647 b 7.
236. 647 b.c.
237. 647 c. Le R.P. des Places, p. 33-34, note 1, rapproche 648 b 7 de *Rep.* 3.413 d 8.11 : « De même qu'on mène les poulains dans le bruit et le vacarme pour voir s'ils sont peureux, (il faut) transporter nos guerriers quand ils sont jeunes, au milieu d'objets effrayants, puis les relancer dans les plaisirs. »
238 647 e.

vienne à tout redouter mais qu'une fois réveillé de sa torpeur et délivré du breuvage il redevienne aussitôt lui-même ?»

Peut-être la traduction *plus* ... *plus* ne rend-elle pas assez manifeste la préoccupation de la mesure (*ὁπόσῳ* ... *τοσούτῳ* ...). La question est de savoir s'il existe une drogue génératrice de crainte qui fasse que plus on en boirait, plus on aurait peur, de telle sorte que l'on pourrait mesurer le courage, à la quantité de drogue absorbée. Le courage est alors la *résistance* à la drogue.

On peut imaginer que cette résistance fût conçue en termes de durée (le temps d'action de la drogue; c'est le cas un peu plus loin – 648 d); il s'agit de quantité. Le courage est proportionnel à la quantité de drogue. On pourrait écrire, par exemple, que le courage de l'individu serait égal au nombre de coupes de drogue absorbée :

résistance de l'individu = *ἀνδρεία* – crainte = nombre de coupes ou quantité de drogue.

La condition de l'expérimentation est la sécurité :

648 b 4 : *μετ' ἀσφαλείας καὶ ἄνευ κινδύνων μεγάλων*.

La drogue aurait alors deux usages : le test proprement dit, et l'*entraînement* [239]. De toutes façons le *breuvage est innocent*.

648 c 5 : *μηδὲν ἄλλο ἐγκαλῶν τῷ πώματι*.

Cette précision a son importance. Il est nécessaire que l'étalon soit irréprochable, du point de vue de la mesure. D'un autre point de vue, qui est celui de l'ingestion d'un aliment, tout n'est pas si clair. On sait que le fromage, par exemple, peut être un très bon ou très mauvais aliment [240]; que l'hémétique peut se révéler laxatif, ou le laxatif hémétique [241].

Mais est-ce l'aliment ou la drogue en eux-mêmes qui sont responsables ? Est-ce l'individu qui les absorbe ? Jones avait remarqué la situation différente du vin par rapport au fromage et invoqué les circonstances sociologiques, la «valeur» du vin dans la société grecque. Il nous semble que le vin est *qualitativement invariant* [242]. Il faudra nous en souvenir quand nous parlerons du vin tout à

239. 648 b.c.
240. Cf. *Ancienne médecine*, XX.
241. Cf. par exemple, *Lieux dans l'homme* 41, VI L 330-332.
242. Cf. Jones, *Philosophy and medicine, op. cit.*, p. 86.

l'heure comme drogue expérimentale. Retenons que la drogue imaginaire dont nous parlons devrait avoir cette vertu d'être *irréprochable*. Le courage alors se mesure comme résistance de l'individu, considéré comme le naturel *et* l'éducation, à la drogue constante et invariable. L'entraînement permet de renforcer le naturel et l'éducation de retarder l'effet de la drogue; ce retard mesure aussi, d'une autre façon, le courage de l'individu. Nécessairement tout homme succomberait à cette boisson (*τὴν πάντων ἧτταν ... ἀνθρώπων τοῦ πώματος*), mais les individus y succombent plus ou moins rapidement. S'exercer, c'est surmonter plus ou moins longtemps l'*ἀναγκαῖα διαφορά* [243] de la boisson.

Cette drogue n'existe pas, qui altérerait l'individu en le menant à la crainte et qui permettrait d'éprouver en testant sa résistance à la fois son tempérament et son éducation; ce qui serait pour le responsable politique un atout extraordinaire. Il lui accorderait le jugement de Zeus, et lui permettrait d'attribuer véritablement *κατὰ φύσιν* les charges et les responsabilités, comme le souhaite le livre 6 des *Lois* [244]. Mais le nomothète dispose d'une autre drogue : le *vin*, qui engendre exactement l'inverse. Le vin engendre l'*ἀφοβία*, la trop grande assurance :

649 a 5 : *τοῦ λίαν θαρρεῖν καὶ ἀκαίρως ἃ μὴ χρή...*

Cette boisson produit exactement le contraire de la drogue théorique que l'Athénien avait envisagée

649 a 7 : *Ἦ καὶ τοὐναντίον ἔχει τοῦτο τῷ νυνδὴ λεγομένῳ.*

soit irrésistiblement l'*ἀφοβία*.

Le problème pour l'individu est donc inverse; il s'agit de *persister dans la crainte* (au lieu de résister à la crainte); et pour le nomothète la lecture est aussi aisée; il s'agira de mesurer la résistance à l'absence de crainte, c'est-à-dire l'effort consistant à persister dans la crainte; l'effort tout aussi positif, mais de sens contraire. On dirait ici vraiment l'essai d'introduction du concept de grandeur négative [245]. La crainte est ici considérée comme positive, et la force du vin comme négative [246].

243. 648 e Des Places, p. 35, note, donne à *διαφορά* le sens d'*ébranlement* et dit que ce mot « appartient à la langue médicale ». Nous lui donnerions plutôt le sens d'*altération* en le rapprochant du verbe *ἀλλοιοῦσθαι* de 648 e 2. Le sens de *différence* est attesté dans le *Corpus hippocratique*, cf. *De l'aliment* 25, éd. R. Joly, Paris, Belles Lettres, t. 6, 2e partie, p. 243. Le sens traumatique est attesté cf. Liddell-Scott : dislocation d'une épaule – Héliod. apud Oribas. 49, 8, 4.49, 9.

244. 756 e - 758 a.

245. Cf. E. Kant, *Essai pour introduire en philosophie le concept de grandeur négative*, Paris, Vrin, 1949-1972, notamment 2e section, p. 29-40. Nous avons déjà rencontré cette problématique avec Sénèque, cf. *supra*, p. 304 ss.

246. On retrouve la préoccupation de la quantité : 649 b : *ὁπόσῳ ἂν πλέον αὐτοῦ γεύηται, τοσούτῳ πλειόνων ... πληροῦσθαι.*

Il faut se souvenir que l'*αἰδώς* est la crainte positive, la crainte valorisée. Elle est l'analogue négatif du *φόβος*, à moins que ce dernier ne fût l'analogue négatif de l'*αἰδώς*.

649 b c : 'ΑΘ. *Ἀναμνησθῶμεν δὴ τόδε, ὅτι δύ' ἔφαμεν ἡμῶν ἐν ταῖς ψυχαῖς δεῖν θεραπεύεσθαι, τὸ μὲν ὅπως ὅτι μάλιστα θαρρήσομεν, τὸ δὲ τοὐναντίον ὅτι μάλιστα φοβησόμεθα.*

ΚΛ. *Ἃ τῆς αἰδοῦς ἔλεγες ...*

« Rappelons-nous donc que nous parlions de deux tendances à cultiver dans nos âmes, l'une qui devait nous rendre aussi hardis que possible, l'autre au contraire les plus craintifs du monde. »

« Ce que tu attribuais à la pudeur... »

La traduction du R. P. des Places par *cultiver* pour *θεραπεύεσθαι* nous semble trop générale, comme nous le dirons tout à l'heure.

Il faut comprendre que le *φόβος* et l'*αἰδώς* étant liés comme nous l'avons vu, logiquement, *lorsque l'on a la mesure de l'un, on a, inversement, la mesure de l'autre.* Il suffit de changer de signe. *La résistance dans l'αἰδώς peut mesurer la résistance au φόβος*. Si les liens de l'*αἰδώς* et du *φόβος* ne sont pas à proprement parler d'origine platonicienne, le statut logique de leur rapport semble bien être ici fixé pour la démonstration [247].

Pour apprécier le courage de l'individu, fonds de la survie de la cité, il faut (et il suffit de) connaître sa quantité d'*αἰδώς*, équivalente de la quantité de vin absorbé, ou du temps de la résistance à l'absorption de cette boisson. On a immédiatement sa *quantité* de résistance à la *crainte* des ennemis (au *φόβος*).

Cette loi présente des avantages. Le vin est une boisson peu onéreuse, bien connue, c'est-à-dire dont on connaît précisément la

247. Les liens de la crainte et de la pudeur ne sont pas une invention de Platon. C'est un lieu commun, cf. par exemple *Euthyphron* 12 B C. Le poète dit : *ἵνα γὰρ δέος, ἔνθα καὶ αἰδώς*. Non, dit Socrate. Il faut dire : *ἵνα αἰδώς, ἔνθα καὶ δέος εἶναι*. La *crainte* a plus d'extension que l'*αἰδώς*. « La retenue est une espèce particulière de crainte, comme l'impair est une espèce particulière du nombre, en telle façon, que là où précisément il y a nombre, là il n'y a pas forcément impair, mais que là où il y a impair, il y a nombre aussi. » (12 D, trad. Croiset). Les liens de l'*αἰδώς* et de la crainte sont aussi l'objet d'une remarque en *Rép.* 5.465 b : « ... un jeune à moins qu'il n'en reçoive l'ordre des magistrats, n'osera ni violenter en quelque façon que ce soit, ni frapper un homme plus âgé, c'est chose naturelle; ni, je pense, lui faire outrage : deux gardiens suffiront à l'arrêter, la crainte et le respect, le respect l'empêchant de toucher à quelqu'un qui peut être son père, et la crainte lui faisant appréhender que les autres ne prennent la défense de la personne attaquée, les uns en qualité de fils, les autres en qualité de frère, les autres en qualité de pères. » (trad. E. Chambry). C'est l'*αἰδώς* « *δι' ἣν δουλεύοντες τοῖς τότε νόμοις ζῆν ἠθέλομεν.* » (*Lois* III.698 b 6). L'*αἰδώς* a sauvé Athènes des guerres médiques – *Lois* III.699 b c.

δύναμις (les propriétés semblant être constantes quels que soient les tempéraments qui l'absorbent, si l'on en croit le passage de l'*Ancienne médecine* que nous avons cité plus haut[248]); et de plus une boisson institutionnalisée, puisqu'il existe des temps et des lieux socialement organisés pour le boire [249]. Il est inoffensif, agréable à boire, et permet ainsi la connaissance sans danger pour le buveur *comme pour l'Etat,* qui n'a pas besoin d'expérimenter le courage de l'individu en situation réelle. Il permet d'autre part l'*entraînement,* comme on le réclamait de la drogue théorique [250].

Il reste à dire pourquoi nous avons rapproché ce passage du *De arte.* La cause en est une question de méthode. Il s'agit d'un raisonnement qui implique la connaissance de *φύσεις* et d'*ἕξεις*, c'est-à-dire de *naturels* et d'*états* d'individus donnés. La connaissance ne saurait être immédiate. Il faut recourir à un subterfuge logique; mais ce n'est pas suffisant; il faut *produire par un moyen physique un état qui permette le diagnostic.* Il ne s'agit pas en fait seulement de connaissance indirecte, il s'agit là encore de pouvoir médical, de la puissance de produire un état temporaire et significatif (état d'essoufflement, de polyurie, ou d'ivresse). Mais Platon va plus loin dans le raisonnement : il systématise plus que *De arte.* Le rapport logique entre *φόβος* et *αἰδώς* est plus subtil que l'analogie hypothétique entre l'*ὄψις* de l'âme et l'*ὄψις* des yeux.

Mais voici ce qu'il faut en retenir. Il faut prendre très au sérieux le modèle médical [251] qui ouvre les *Lois.* Il ne s'agit pas de faire de Platon un médecin. Mais la pratique médicale offre, dans les relations avec autrui, un paradigme séduisant. Ce modèle médical s'oppose, en quelque sorte, au modèle obstétrical du *Théétète* [252]. Disons ici rapidement que la *maïeutique,* modèle de la dialectique, s'adresse à celui qui est capable de consentir, en toute connaissance de cause, à ce qu'il vient d'accoucher grâce au secours de l'autre. La «matrone» en tous cas n'est qu'occasion. Le médecin, lui, exerce un pouvoir, réglé par la finalité de sa technique, pour le bien du malade, mais ne s'adresse pas à un égal. Il reste un des grands modèles pour le *Politique.*

> L'Étranger : « Revenons donc aux images dont on ne saurait se passer, sitôt que l'on veut décrire les chefs de qualité royale.

248. *Supra,* p. 489.

249. Fêtes de Dionysos, cf. 650 a, ou banquets.

250. Cf. 649 d; 650 a b.

251. Il n'existe pas un, mais plusieurs modèles médicaux chez Platon, qui correspondent à différentes conceptions ou différents raisonnements médicaux.

252. 148 e ss.

Socrate le jeune : Quelles images ?
L'Étranger : celle du véritable capitaine et du médecin qui en vaut bien d'autres. »[253].

Le médecin comme le pilote, comme le politique, impose sa *technè* comme loi.

ἀλλὰ τὴν τέχνην νόμον παρεχόμενος.[254]

Pour en revenir à notre texte, la comparaison avec *De arte* nous permet de comprendre la fin du livre I des *Lois*.

650 b : 'ΑΘ. ... *Τοῦτο μὲν ἄρ' ἂν τῶν χρησιμωτάτων ἕν εἴη, τὸ γνῶναι τὰς φύσεις τε καὶ ἕξεις τῶν ψυχῶν, τῇ τέχνῃ ἐκείνῃ ἧς ἐστιν ταῦτα θεραπεύειν· ἔστιν δέ που, φαμέν, ὡς οἶμαι, πολιτικῆς.* Ἦ γάρ;

Le R. P. des Places traduit, à notre avis, très mal *θεραπεύειν*.

« Ce serait donc une pratique des plus utiles de discerner le naturel et les dispositions des âmes par le moyen de l'art auquel il appartient de les *cultiver*; c'est-à-dire je pense de la politique. »

Il faut traduire *θεραπεύειν* de manière beaucoup plus technique : *soigner*. L'analogie avec la médecine est patente; la politique est aux « états et naturels des âmes » ce que la médecine est aux « états et naturels des corps. »

Mais surtout ce qui est important, c'est que cette analogie avec la médecine, et avec des raisonnements médicaux du type du *De arte*, permet à Platon d'affirmer qu'il revient à la même technique de *connaître* et de *guérir*. On comprend mieux comment il ne s'agit pas d'un simple lieu-commun. La médecine offre de nouvelles possibilités, de nouvelles méthodes de connaissance. Elle est capable d'opérer des changements qui, analysés, font passer à la lumière des états cachés dans les naturels. Le politique et le médecin se retrouvent ici devant des problèmes identiques de méthode. Il s'agit de la connaissance des natures par la transformation contrôlée de ces natures.

La réflexion sur l'usage du vin à des fins de connaissance des organismes est complétée par des lois sur le bon usage du vin.

L'Athénien : « N'édicterons-nous pas tout d'abord, pour les enfants de moins de 18 ans, la totale abstention du vin, en

253. Platon, *Politique*, 297 e, traduction A. Diès.
254. *Politique*, 297 a.

leur apprenant qu'il ne faut pas dériver feu sur feu dans le corps et dans l'âme, avant qu'ils n'aient commencé d'aborder les labeurs, et qu'ils doivent se garder des tendances passionnées de la jeunesse; (*τὴν ἐμμανῆ εὐλαβουμένους ἕξιν τῶν νέων*); après cela que l'on prenne du vin avec modération jusqu'à trente ans, mais que les jeunes hommes s'abstiennent absolument de l'excès et de l'ivresse; lorsque, allant sur la quarantaine, on festoiera dans les repas en commun, on appellera les dieux et en particulier on appellera Dionysos à ce qui est à la fois le mystère et la récréation de l'âge, ce vin qu'il a donné aux hommes pour subvenir et remédier au dessèchement de la vieillesse, de façon que notre jeunesse revive et qu'oublieuse de son humeur chagrine l'âme endurcie vienne à mollir (*δυσθυμίας λήθῃ*), comme le fer plongé dans le feu, et ainsi devienne plus malléable.» [255]

Ainsi tel est le vin, instrument de la connaissance des naturels et remède dont la destination est l'éuthymie, l'oubli de la dysthymie. Nous allons retrouver cette double qualité du vin dans le texte, si précieux pour la connaissance de la psycho-pathologie antique, du *Problème XXX* de l'école d'Aristote.

Le *Problème III*, consacré à l'*abus du vin et à l'ivresse* renseigne sur la manière dont le vin agit sur l'organisme. Mais c'est le *Problème XXX* qui retrouve à la fois la problématique de Platon et qui la dépasse, dans sa précision psychologique. Le *Problème XXX*, comme l'on sait, est consacré à l'originalité du tempérament mélancolique et à ses liens avec le génie. Nous avons récemment montré comment cette idée est parfaitement cohérente avec d'autres traités aristotéliciens, comme la *Rhétorique*, la *Poétique*, l'*Éthique à Nicomaque*, la *Divination dans le sommeil*, et comment le *Problème XXX* présente une théorie de la physiologie de l'inspiration poétique, le tempérament mélancolique étant le tempérament métaphorique [256].

Mais ici doivent nous intéresser d'autres aspects de ce texte si important dans l'histoire des idées, et dont nous avons rappelé

255. *Leg.* II.666 a.b; trad. Des Places.

256. *Une physiologie de l'inspiration poétique, de l'humeur au trope*, in *Les Études Classiques*, t. 46, 1978, p. 23-31. Sur le *Problème XXX*, cf. aussi H. Flashar, *Melancolie und Melancholiker*, Berlin, de Gruyter, 1966, p. 60, et *Die medizinischen Grundlagen der Lehren von der Wirkung der Dichtung in der griechischen Poetik*, in *Hermes*, 84, 1956, p. 43-47, et *Aristoteles Problemata Physica*, traduction de H. Flashar, Akademie-Verlag, Berlin, 1962. Nous citons le texte des *Problèmes* dans l'édition de Loeb-Classical-Library, *Aristotle Problems*, trad. W. S. Hett, London, 1958 (deux volumes).

qu'avec la *Lettre à Damagète* nous le voyons resurgir au XVIe siècle avec l'*Examen des Esprits* du Dr. Huarte, au XVIIIe siècle avec Cabanis, et les psychiatres du début du XIXe siècle, comme Moreau de Tours [257]. Le vin a l'avantage d'être le seul aliment à provoquer, au fur et à mesure d'une absorption progressive, des états psychologiques successifs, parfaitement repérables et nommés, donc conceptualisés; états qui ont l'autre profit d'être temporaires. Aristote présente donc une autre théorie de la connaissance des âmes par le vin, après les *Lois* de Platon.

Le vin produit les mêmes effets que la bile noire. Quand on en boit en trop grande quantité, il nous met dans l'état où nous disons que sont les mélancoliques (953 a 35), et lorsqu'on en boit, il réalise la plupart des caractères (*ἤθη*), rendant les gens coléreux (*ὀργίλους*), philanthropes (*φιλανθρώπους*), miséricordieux (*ἐλεήμονας*), effrontés (*ἰταμούς*) *(ibidem)*. Si l'on augmente la dose, l'homme passe de sobre et silencieux qu'il était à bavard, puis fou, puis stupide, comme ceux qui sont épileptiques depuis l'enfance et sont très proches des mélancoliques. [258]. De même que chez un seul individu, son caractère se transforme en buvant une certaine quantité de vin, de même il y a des hommes correspondant à ces états [259]. Ainsi chaque état qui affecte un homme sous l'effet du vin correspond à une entité psychologique et à un caractère général. Le vin est donc l'étalon idéal, selon un autre procédé physiologique que celui de Platon. Le principe en est le changement, la *μεταβολή* [260].

Les états physiologiques dont nous parlons sont repérés et nommés; cette description qualitative est aussi importante que celle des fèces bilieux dont nous parle Thucydide, qui, dit-il, connurent tous les aspects auxquels les médecins ont donné un nom [261]. L'avantage du vin, comme chez Platon, est son innocuité dans la mesure où les états ne sont que temporaires; tandis que les états naturels sont permanents. [262]

Il existe d'autre part une affinité entre le vin et la crase mélancolique, qui tient à l'identité de composition; le vin et la crase

257. Cf. *supra*, p. **453**.

258. 953 b : *παραλαβὼν γὰρ ἀπεψυγμένους ἐν τῷ νήφειν καὶ σιωπηλοὺς μικρῷ μὲν πλείων ποθεὶς λαλιστέρους ποιεῖ, ἔτι δὲ πλείων ῥητορικοὺς καὶ θαρραλέους, προϊόντας δὲ πρὸς τὸ πράττειν ἰταμούς, ἔτι δὲ μᾶλλον πινόμενος ὑβριστάς, ἔπειτα μανικούς, λίαν δὲ πολὺς ἐκλύει καὶ ποιεῖ μωρούς, ὥσπερ τοὺς ἐκ παίδων ἐπιλήπτους ἢ καὶ ἐχομένους τοῖς μελαγχολικοῖς ἄγαν.*

259. 953 b 7.

260. Cf. le verbe *μεταβάλλει* – 953 a 40.

261. II.49, 3.

262. 953 b 18;

atrabilaire sont pleins d'air [263]. C'est pour cette raison que Dionysos et Aphrodite vont de pair, car l'excitation sexuelle est liée à l'air [264]. C'est le vin noir (*ὁ μέλας οἶνος*), qui produit les caractéristiques que l'on trouve chez les mélancoliques [265]. L'on comprend pourquoi le vin, étant de même nature que la bile ou plutôt la crase atrabilaire, peut servir de médication anti-mélancolique. « La chaleur autour du lieu par lequel nous pensons et nous espérons rend *bien à l'aise* (*ποιεῖ εὐθύμους*) [266]. C'est pour cela que la plupart des hommes ne demandent pas mieux que de boire jusqu'à s'enivrer, parce que le vin, pris en grande quantité, provoque toujours les joyeux espoirs, comme la jeunesse rend les enfants toujours gais.» [267]. Il n'empêche que le vin peut être dangereux. Cela tient à certaines natures qu'il rend malades. Il révèle en même temps ces natures à elles-mêmes. La même raison qui cause l'euthymie peut provoquer l'athymie [268]. Le mélancolique est par nature irrégulier, et la bile noire est à l'instant même soi-même et son contraire [269]. Le vin et la bile transforment notre caractère [270]. La santé du mélancolique, à cause de la nature instable de la bile, est continuellement menacée. Il faut que le mélancolique se surveille et se soigne, comme le dit l'*Éthique à Nicomaque* [271]. Mais l'on ne saurait dire que le mélancolique soit un malade. C'est un maladif [272].

L'on voit donc que le vin est un étalon psychologique, dans la mesure où l'on peut faire une échelle des caractères correspondant aux états successifs qu'il provoque chez un individu. Ce dernier, pour être un bon support, et sans que l'auteur le précise, doit être d'une crase à la *συμμετρία* parfaite; crase non marquée; degré zéro de l'écart [273]. D'autre part, du point de vue de l'individu, par les effets successifs de l'ivresse, le vin le révèle à lui-même. Il peut aussi être une médication; étant donné les rapports, les affinités, les ressemblances que le vin a avec la bile. L'on comprend comment il peut être le remède de l'athymie et provoquer l'euthymie.

263. 953 b 27.
264. 953 b 32; exemple de la masturbation des jeunes; cf. aussi *Problème IV*.
265. 954 a 5.
266. 955 a.
267. 955 a 3.
268. 955 a 15.
269. *Ibidem* et 955 a 29.
270. 955 a.
271. 1154 b 11.
272. Voir ce que nous en disons, dans notre article, p. 24-25.
273. Cf. notre article, p. 24.

Le vin comme médicament

La question se pose de savoir pourquoi le vin. C'est sans doute W. H. S. Jones qui a donné à cette question la réponse la plus obvie et peut-être la plus convaincante. «Aucun Grec, écrit-il, ne saurait condamner le vin, cette boisson universelle, quels que soient certains effets facilement observables de son abus.» [274]. Il le dit à propos d'une curiosité du chapitre 20 de l'*Ancienne médecine* qui présente une humeur «antifromage» [275], mais n'en donne aucune «anti-vin». Tout se passe comme si le vin était, du point de vue qualitatif, non critiquable et comme neutre. Il est ce que nous appelions plus haut, l'invariant qualitatif; ce qui permet de jouer sur la quantité. En variant la quantité, le nombre de coupes, l'on obtient un résultat dont on reconnaît que c'est la vertu du vin. Avec lui est résolu le problème logique que pose si bien *Aliment* 35 :

> *Μέγα τὸ πόσον εὐστόχως ἐς δύναμιν συναρμοσθέν.*
>
> «C'est une grande chose que d'adapter habilement la quantité à la puissance.» [276].

Le vin est évidemment un médicament hippocratique [277]; c'est même, selon lui, l'auteur du *Régime dans les maladies aiguës* qui a enseigné les caractères relatifs à l'utilité et à l'inconvénient de l'usage du vin [278]. Le vin a des usages multiples. Mais en ce qui concerne les effets psycho-physiologiques, il faut noter l'aphorisme suivant :

> *Ἀλύκη, χάσμη, φρίκη, οἶνος ἴσος ἴσῳ πινόμενος λύει.*
>
> « L'anxiété, le bâillement, le frisson, on les dissipe en buvant du vin mêlé avec partie égale d'eau.» [279].

Le vin, comme le rappelle J. Bertier, contient le meilleur et le pire [280]. En fait il est le meilleur et le pire; mais il est en soi parfaitement innocent. Tout tient à la mesure et à l'occasion. Tout

274. *Philosophy and Medicine in Ancient Greece with an edition of περὶ ἀρχαίης ἰητρικῆς*, Baltimore, 1946, p. 86.

275. Comme l'appelle R. Joly.

276. Traduction R. Joly, Belles Lettres, t. 6, 2e partie, Paris, 1972, p. 145.

277. Sur le vin comme *φάρμακον τῶν πόνων*, cf. notre article, *Quel Dieu est Épicure ?* in *REL*, 1972, p. 150 ss.

278. II L 334, R. Joly, t. 6, 2e partie, Paris, Belles Lettres, 1972, p. 58.

279. *Aph.* 7e section N° 56, IV L 594, traduction Littré; cf. *Épidémie* II, 6e section, V L 137.23. En fait ἀλύκη est assez difficile à définir. «Pour Erotien (*Gloss.* p. 48), cela signifie *agitation avec bâillement*, pour Galien (*Gloss.*, p. 424) *jactitation.*» (Daremberg, *Hippocrate*, p. 608, note 28).

280. *Op. cit.*, p. 60.

dépend de la nature des buveurs. Si l'on manque de mesure, alors est vraie l'opinion courante que rapporte Platon : «Pour ce qui est du vin, en particulier, l'opinion courante ... le prétend donné aux hommes pour le châtiment afin de les rendre fous.» [281]. Inutile de rappeler l'ambiguïté de *φάρμακον*, à la fois remède et poison, dont quelques philosophes ont fait leurs délices [282]. L'ambiguïté du vin ne tient pas à lui-même, mais à la réaction des naturels. Avec lui nous portons la responsabilité de notre propre guérison. C'est ce que le fragment mnésithéen rappelle admirablement, et nous nous réjouissons d'y trouver, lié au vin, le concept d'*euthymie.* Le médecin, en tant que spécialiste, est maître du mélange. Le principe d'égalité est assez embarrassant. J. Bertier pense que le mélange égal est encore trop pur, ce qui le rend dangereux pour la santé de l'âme [283].

Οἶνον ἐπαινῶ ... – je loue le vin

> «Je loue le vin comme soutien de la santé plus que tout autre chose; mais celui qui en boit a besoin de sagesse, s'il ne veut pas s'attirer quelque mal irrémédiable, car le vin peut développer la chaleur, remplir le corps de force, et digérer les aliments de toutes leurs parties; et il n'y a aucun vin qui *soit si mauvais qu'il ne puisse produire ces effets*; mais il existe sous ce rapport, comme pour les autres choses, des qualités inférieures et des qualités supérieures. Le vin peut aussi placer l'âme dans un tel état, car il est le *remède de la douleur* (τῆς λύπης φάρμακον); et à mon avis c'était du vin qu'Hélène versait dans le cratère.[284]. Celui donc qui en boit modérément peut être joyeux et accueillant (ἥδεσθαι καὶ φιλοφρονεῖσθαι).»

Tel est l'éloge que prononce du vin Rufus d'Éphèse [285].

Le vin léger, blanc, et pas trop vieux, grâce à sa chaleur modérée, a même, selon lui, le pouvoir de purifier l'âme humaine, (ψυχὴν ἀνθρώπου ἡμερῶσαι), d'imprimer une juste mesure à la danse, en

281. *Lois* II.672 d.

282. Par ex. J. Derrida, *La pharmacie de Platon, La Dissémination,* Paris, Seuil, 1972.

283. *Op. cit.*, p. 69-77.

284. Allusion à *Odyssée* IV.220 que reprend aussi Galien, *Des Mœurs...* Marquardt t. 2, p. 40, Daremberg, t. 1, p. 57. Cf. la note 3, p. 56, de Daremberg qui donne les diverses interprétations pour cette drogue (νηπενθές), qui chasse le chagrin : buglosse, opium, datura, or potable, helenium, haschisch... cf. aussi Théophraste, *Hist. plant.* IX.19 et Pline 24.102, 6; 26.69, 1.

285. Oribase, *Collect. med.* V.7, Daremberg, tome I, p. 354.

lui donnant un mouvement musical et constant (*κίνησιν αὐτῇ διδοὺς ἐμμελῆ καὶ καθεστηκυῖαν*)[286].

Le médecin, à cette époque, s'occupe, comme on le voit, de la qualité des vins, de leur couleur, de leur saveur, et de leur cru. Galien interdit, par exemple, le vin de Falerne, le paillet sacré de Tmolus, le paillet odorant de Lesbos, aux constitutions bilieuses. « Car tous ces vins sont plus ou moins chauds, et ceux qui les boivent sont facilement sujets à prendre mal de tête, fièvre et affectations des nerfs. Il ne faut donc pas donner du vin semblable aux individus d'une nature bilieuse, ni à ceux qui ont éprouvé un échauffement, ou une grande fatigue, ou la faim, ou des chagrins... »[287].

Galien se sert de l'influence du vin sur l'âme pour montrer que nos états d'âme sont dépendants de la diathèse du corps, ainsi que nous l'avons vu[288]. Le vin, écrit-il, « dissipe manifestement toute espèce de chagrin et l'abattement (*δυσθυμίας*), car chaque jour nous prenons du vin (à cette fin). »[289]. Et Galien cite la parole de Zénon qui selon la tradition disait : « De même que les lupins amers deviennent doux quand ils sont macérés dans l'eau, de même je me trouve bien disposé sous l'influence du vin. »[290]. Le vin apporte de grands avantages pour la coction, écrit encore Galien, il rend l'âme moins farouche, plus courageuse, par l'intermédiaire du tempérament du corps, qui est produit au moyen des humeurs. *Il change le tempérament du corps et les fonctions de l'âme.*[291]. Et, conclut Galien, le vin *bu modérément produit les effets opposés à la mélancolie*[292]. Finalement, écrit-il, « notre raisonnement est donc d'accord avec les phénomènes, puisqu'il explique les causes pour lesquelles nous retirons de l'avantage du vin, de certaines substances appelées médicaments, d'un bon et excellent régime... »[293].

Le vin, comme le miel, dit un autre texte, est merveilleusement approprié à l'homme (*κάλλιστα κέκρηται ἀνθρώποισιν*), si, en santé comme en maladie, on les administre avec à propos et juste mesure suivant la constitution individuelle :

286. *Rufus*, Daremberg-Ruelle, p. 370.
287. Oribase, *Coll. Med.* V.6 (Daremberg-Ruelle, p. 348) (extrait de Galien).
288. Cf. *supra*, p. 65.
289. Daremberg, t. 1, p. 56, Müller, p. 39.
290. *Ibidem*; cf. aussi Diogène Laërce VIII.1.26.
291. Daremberg, t. 1, p. 59, Müller, p. 41.
292. *Ibidem.*
293. Daremberg, t. 1, p. 91; Müller, p. 79.

σὺν καιρῷ καὶ μετριότητι... [294]

Il est bon en boisson, en fomentation, en clystère, en injection utérine. Comme dira Pline, à l'intérieur il réchauffe, à l'extérieur il refroidit [295]. On évitera le vin, bien évidemment, dans la phrénitis et tous les cas où il y a délire [296]. Nous reviendrons sur le problème particulier de la prescription du vin dans la phrénitis.

Un des grands maîtres de l'usage du vin est Mnésithée, dont nous avons dit déjà les rapports possibles avec Platon [297]. Il faut citer le *fragment* 41, transmis par Athénée, et qui est exemplaire pour la «philosophie» du vin [298] :

> «Mnésithée disait : 'Les dieux ont révélé le vin aux hommes pour le plus grand bien de ceux qui en usent correctement, pour le plus grand mal de ceux qui l'utilisent sans règles (*ἀτάκτως*). Il donne un aliment à ceux qui en usent [299], ainsi que *la force aux âmes comme aux corps.* Il est très utile en médecine. On le mêle aux drogues et aux potions, il est utile au blessé. Dans les réunions quotidiennes, il apporte la joie (*εὐθυμίαν*) à ceux qui en boivent avec mesure et mélangé. Dès qu'on dépasse la mesure, c'est le déchaînement (*ὕβριν*). Si on le mélange par parties égales [300], il provoque la folie (*μανίαν*); si on le prend pur c'est l'anéantissement des corps (*παράλυσιν τῶν σωμάτων*). C'est pourquoi, de toutes parts, on appelle Dionysos médecin. La Pythie avait dit à certains d'appeler Dionysos dispensateur de santé (*ὑγιάτην*).»

«Voilà bien le genre de thème dont la banalité décourage l'analyse», écrit J. Bertier [301]. Nous dirions que cette banalité nous réjouit.

L'influence du vin semble donc absolument claire et évidente. Elle ne saurait être discutée. Tout est affaire de règle, de mesure, et de tempérament; et les liens avec la mélancolie, la tristesse, et inversement le bien-être sinon le bonheur, autrement dit, l'euthymie, sont partout perceptibles.

Entre tous les médecins se pose, comme toujours, le cas particulier d'Asclépiade de Bithynie, qui est à la fois appelé le «donneur

294. *Affections,* VI L 270.
295. XIV.7, 58.
296. *Affections,* VI L 218.
297. Cf. J. Bertier, *op. cit., fragment* 9 bis, p. 159.
298. Nous le citons dans la traduction de J. Bertier, *op. laud.*, p. 211.
299. Cf. *Aph.* II.21, IV L 476 : Boire du vin pur apaise la faim.
300. *ἴσον ἴσῳ* – comparer avec *Aphor.* VII.56.
301. *Op. laud.*, p. 60; cf. sur cette question l'analyse de l'auteur, p. 57-86.

de vin» (οἰνοδώτης) [302] et le «donneur d'eau froide» [303]. L'on sait qu'il avait écrit un traité «*De uini datione*» [304]. Il n'y a pas une telle contradiction en cela, puisque Pline rapporte lui-même : «il gagnait en outre la confiance par d'aimables artifices, tantôt promettant du vin aux malades et leur en donnant à propos *(tempestiue)* [305], tantôt prescrivant de l'eau froide.» [306]. Pline dit d'autre part, que pour Asclépiade l'utilité du vin égale presque le pouvoir des dieux [307]. En fait, encore une fois Asclépiade est original et cohérent. L'intérêt des fragments que l'on a sur son *Administration du vin* est dans l'opposition à la tradition qui veut, comme nous l'avons vu, que l'on ne donne pas de vin aux phrénitiques. Dans son traitement «philoparabolos», celui que l'on pourrait appeler «l'héroïque», il n'hésite pas à recommander *le vin pur* aux phrénitiques [308]; ce qui est, selon Caelius Aurélien, parfaitement incohérent. Cela revient à guérir le feu par le feu. Il soigne les phrénitiques par un remède dont il reconnaît lui-même qu'il provoque l'aliénation; il sait fort bien que le vin est une des causes de la phrénitis, et que les phrénitiques ressemblent à des gens ivres. [309].

L'autre intérêt de l'utilisation du vin est la description du procès physiologique du vin, que nous avons déjà décrit [310], mais que nous comprendrons mieux dans ce contexte.

Asclépiade est celui qui attribue au vin lui-même et à son essence la double action, alors que tous les autres médecins en font le résultat de la relation entre la quantité prescrite et des tempéraments [310]. En cela il ne suit pas Épicure, qui est parfaitement d'accord avec l'ensemble des médecins et des philosophes, comme on le voit dans un texte que nous avons déjà cité [311]. Épicure y donne, en effet, la raison pour laquelle selon la quantité absorbée

302. *Anonyme de Londres,* XXIV.31.

303. Pline, XXVI.8.14.

304. Caelius Aurélien, *Maladies aiguës* II c 29.144; Sextus Empiricus, *Adv. math.* VII.91.338. Sur la question du vin chez Asclépiade, cf. Gumpert, *op. cit.*, p. 120; *An. Lond.*, édition Diels, Berlin, 1893, p. 44 (note) et édition Jones, p. 94, note 30.

305. Nous savons qu'il s'agit d'une certaine conception du *kairos,* artefact, fait-main, qui ne tient pas à la nature des choses, cf. *supra,* p. 178.

306. XXVI.8.14, trad. Ernout, Paris, Belles Lettres, 1957.

307. XXIII.22.

308. Dans l'édition avec traduction et notes que nous faisons du livre I des *Maladies aiguës (De phrenitide).* Le traitement «héroïque» s'oppose au «timide», cf. *Maladies aiguës,* I.131. Il s'agit de donner un choc, dans une sorte de traitement de la dernière chance.

309. Cf. *ibidem,* 148.

310. Cf. *supra,* p. 184.

311. Cf. Plutarque, *Adv. Col.* 1109 E F.

et le naturel de celui qui l'absorbe, le vin est échauffant ou refroidissant.

L'on ne saurait, évidemment, réfléchir sur le vin et l'ébriété, sans citer Philon d'Alexandrie. Dionysos, écrit-il, en domestiquant la vigne en en tirant une boisson très agréable, a été utile à la fois aux âmes et aux corps, à l'âme en lui procurant l'*euthymie,* en y créant l'oubli des maux et l'espérance des biens, et aux corps, en donnant l'amélioration de la santé, robustesse et souplesse [312]. Mais le vin est un médicament dangereux dans la mesure où il doit être réglé par une stricte posologie et une connaissance des tempéraments. Il existe en effet deux ivresses.

> «Chez les uns, en effet, elle dissipe la tristesse (*τὸ σύννουν*), l'air farouche (*σκυθρωπόν*) [313]; elle relâche la concentration d'esprit (*φροντίδας*), apaise les colères et les chagrins (*ὀργάς τε καὶ λύπας*), modère les caractères ... et rend l'âme contente d'elle-même. Chez d'autres, elle attise la colère, excite les douleurs, déclenche la passion de l'amour, réveille la grossièreté.» Chez les premiers, elle apporte le rire, ... l'espérance, l'euthymie... [314].

L'ivresse n'est donc pas un médicament universalisable ni sans danger. Le vin procure une détente du raisonnement qui peut aboutir chez les insensés à des fautes nombreuses, et chez les gens sensés, à l'*euthymie* [315]. Nous affirmerons donc, dit Philon, que le sage s'enivrera [316]. Mais certains soutiennent la thèse contraire [317].

Il n'est donc pas étonnant de trouver, dans l'œuvre de Sénèque, à la fois une condamnation de l'ivresse et une recommandation [318]. Il n'y a pas, en fait, de contradiction. En vérité, Sénèque connaît toute la tradition : le vin comme révélateur du naturel, comme remède ou comme danger. La *Lettre 83* à Lucilius apporte des précisions à ce sujet. Sénèque rappelle le syllogisme de Zénon : «Personne ne fait confiance à l'homme ivre; or on en fait à l'homme de bien, partant l'homme de bien ne sera pas ivre.» [319], ce qui correspond tout à fait à la thèse adverse du *De plantatione* de Philon que nous rappelions à l'instant [320]. De la part de Zénon

312. *Leg. ad Caium* 82.
313. Terme que nous connaissons bien, cf. *supra,* p. 394.
314. *De somniis* II, 164-168.
315. *De plantatione* 166.
316. *Ibidem.*
317. *Ibidem,* 175-177.
318. Cf. *De tranquillitate animi* XVIII, 9.
319. *Ep.* 83.9.
320. *De plantatione* 175-177.

cela peut paraître contradictoire avec la tradition qui nous le décrit s'humectant de vin comme le lupin d'eau claire [321]. Posidonius, nous rapporte Sénèque, avait corrigé Zénon, en distinguant l'homme ivre du buveur d'habitude, de l'ivrogne [322]. La *Lettre* de Sénèque est un véritable réquisitoire contre l'ivresse, qui n'est qu'une démence volontaire *(uoluntariam insaniam)* [323]. «Lorsqu'une trop brutale poussée de vin tient l'âme asservie, tout ce qui s'y cachait de dépravation se montre à la surface. *L'ivresse ne crée pas le vice, elle le produit au jour (non facit ebrietas uitia, sed protrahit)*».

Sénèque retrouve ici la réflexion sur le vin comme révélateur des tempéraments, celle des *Lois* dont nous savons qu'il peut la connaître, puisqu'il cite les *Lois* et celle du *Problème XXX* d'Aristote, que nous savons qu'il connaît par le *De tranquillitate animi* lui-même [324]. Mais nous allons examiner maintenant ce qui nous paraît l'originalité de ce traité.

Le *De tranquillitate animi* de Sénèque [325]

L'œuvre se présente comme une consultation médicale. Sérénus décrit à Sénèque son état *(habitus)*, car, dit-il, pourquoi ne pas me confier à toi comme à un médecin ? *(ut medico)* (I, 2). Le patient dresse un tableau des symptômes, en demandant le diagnostic au médecin. *Tu morbo nomen inuenies* (I, 4). Les troubles de Sérénus sont vagues, mal déterminés : hésitation, incapacité de décider, de poursuivre dans une direction. Il n'y a pas péril, sans doute :

Non esse periculosos hos motus animi ... (I, 18)

Ce n'est pas la tempête, c'est l'envie de vomir :

non tempestate uexor, sed nausea. *(ibidem).*

Cet état de malaise et de mal-être est exactement celui auquel s'adresse la leçon de l'euthymie. La nausée est la traduction physiologique [326] du *taedium uitae*, du dégoût de la vie dont parle Sénèque. Cette affection de l'âme ressemble, écrit Sénèque [327], à celle des gens qui, relevant d'une grave maladie,

321. Diogène Laërce VIII, 1, 26.
322. *Ep.* 83.10.
323. *Ibidem.*
324. XVII.10.
325. Sur la chronologie de l'œuvre, cf. maintenant P. Grimal, *Sénèque ou la conscience de l'Empire, op. cit.*, p. 284 ss.
326. Même si c'est ici une *métaphore.*
327. II, 1.

motiunculis leuibusque interim offensis perstringuntur et, cum reliquias effugerunt, suspicionibus tamen inquietantur medicisque iam sani manum porrigunt et omnem calorem corporis sui calumniantur... :

«... ressentent le pincement de petits frissons et de légers coups, de temps en temps, et quand ils n'ont plus aucune séquelle de leur mal, sont pourtant inquiets et pleins de méfiance (à l'égard de leur corps), tendent au médecin la main d'un homme désormais en bonne santé, et accusent toute chaleur de leur corps.»

Que le malade s'ennuie, ou s'agite, ou se tourne et retourne continuellement sur sa couche, tous ces signes manifestent le malaise d'être avec soi-même. Le malade est affligé d'un vague sentiment de *culpabilité* à l'égard du passé et de crainte à l'égard de l'avenir (*paenitentia coepti tenet et incipiendi timor,* II, 8). La cessation d'activité, l'*otium,* le met dans un face à face insupportable avec lui-même (*inuitus aspicit se sibi relictum,* II, 9). Quelle magnifique description !

Hinc illud est taedium et displicentia sui et nusquam residentis animi uolutatio et otii sui tristis atque aegra patientia, utique ubi causas fateri pudet et tormenta introrsus egit uerecundia, in angusto inclusae cupiditates sine exitu se ipsae strangulant; inde maeror marcorque et mille fluctus mentis incertae, quam spes inchoatae suspensam habent, deploratae tristem... (II, 10).

«De là ce dégoût, ce mécontentement de soi, ce tourbillonnement d'une âme qui ne se fixe à rien, cette morbide et triste impatience que nous cause notre propre inaction, surtout lorsque nous rougissons d'en avouer les raisons et que le respect humain refoule en nous notre angoisse : étroitement confinées dans une prison sans issue, nos passions s'y étranglent elles-mêmes; de là l'affliction, l'abattement et les mille fluctuations d'un esprit incertain que les espoirs, ébauchés, tiennent en suspens et, regrettés, dans la tristesse.»

Rien n'y manque, pas même le *refoulement des désirs,* ni le délicieux et pervers plaisir de réveiller sa douleur, comme le galeux :

ut ulcera quaedam nocituras manus appetunt et tactu gaudent et foedam corporum scabiem delectat quicquid exasperat... (II, 11).

«De même que certains ulcères cherchent la main qui va

leur faire du mal et se réjouissent d'être touchés et que tout ce qui exaspère la gale repoussante du corps réjouit.»

Ce n'est pas que le corps ne soit sain, c'est qu'il n'est pas habitué à la santé. Du point de vue de la cure, il n'est plus besoin de remèdes violents. La première nécessité : avoir confiance en soi.

ut fidem tibi habeas et recta ire te uia credas... (II, 2)

Le premier geste du médecin est de rassurer; arrêter le frisson, calmer le nœud au plexus; faire retrouver la respiration. Comme nous disait le texte de Soranus, donner l'espoir et le malade trouve l'euthymie. En cela la parole est d'abord efficace. Sénèque aussitôt se réfère à Démocrite :

> *Hanc stabilem animi sedem Graeci euthymian uocant, de qua Democriti uolumen egregium est, ego tranquillitatem uoco.* (II, 3)

Sénèque donne alors une très belle description de l'euthymie.

> «Nous allons chercher comment le décours de l'âme peut être égal et aisé, comment elle peut être plus bienveillante à l'égard d'elle-même et se regarder elle-même avec plaisir, et comment cette joie peut ne pas s'interrompre, mais subsister dans un état de calme sans exaltation, ni dépression.»

Cette description de l'euthymie ressemble à celle de l'ataraxie. L'euthymie, dit un fragment démocritéen, est à l'âme ce que l'apathie est au corps. Mais elle s'en distingue en ce qu'elle n'est pas seulement absence de douleur; elle est positive; d'autre part elle ressemble à la joie, mais s'en distingue en ce qu'elle ne prend pas en considération le principe, mais le *comment* [328].

L'on peut réduire toute la variété des symptômes de la dysthymie à un même signe : *sibi displicere* (II, 7), la *displicentia sui* (II, 10); le fait de se déplaire à soi-même, de ne pas se plaire à soi, avec soi; la grimace, pourrait-on dire, que l'on se fait à soi-même, au lieu du sourire de la conciliation.

Ainsi, par dépit et par désespoir de soi-même,

on se retranche dans des coins, couvant sa peine, dans le dégoût et la honte.

In angulos se retrahens et poenae incubans suae, dum illum taedet sui pigetque... (II, 11).

328. Cf. Cicéron, *De finibus,* V, 23.

La fuite, la misanthropie, la tristesse et l'abattement, qui ne retrouverait ici l'image du *mélancolique* ? Rappelons Hippocrate :

> ἢν φόβος ἢ δυσθυμίη πουλὺν χρόνον διατελέῃ, μελαγχολικὸν τὸ τοιοῦτον.
>
> « Quand la crainte et la tristesse persistent longtemps, c'est un état mélancolique. » [329].

Comparons aussi avec Caelius Aurélien [330] :

> *eos uero qui iam passione possessi sunt animi anxietas atque difficultas tenet, attestante maestitudine cum silentio et odio conuiuentium. Sequitur etiam nunc uiuendi nunc moriendi cupido, cum suspicionibus uelut insidiarum sibi paratarum; item inanes fletus, atque murmura uacua, et rursum hilaritas.*
>
> « Mais ceux qui sont déjà en proie à la maladie, une anxiété et un embarras d'esprit les tient; avec tristesse, silence, haine à l'égard des gens qui vivent avec eux; suit aussi tantôt désir de vivre, tantôt désir de mourir; avec soupçons comme de pièges dressés contre eux, de même pleurs vains, murmures privés de sens, et de nouveau hilarité. »

Tel est le mélancolique. Mais il serait justement maladroit de parler de mélancolie chez Sénèque, dans la mesure où celle-ci implique un tempérament, et une humeur. Nous sommes ici sur la versant psychologique de cette maladie qui est, par excellence, la maladie du corps *et* de l'âme. Faut-il purger ? Faut-il parler ? Démocrite et Sénèque pensent qu'il faut d'abord enseigner. Pour Démocrite, c'est l'âme qui souvent maltraite le corps et le rend malade :

> « Si le corps pouvait appeler l'âme en justice en raison des douleurs et des souffrances qu'il a éprouvées pendant toute sa vie, et que j'eusse à décider dans ce cas, je la condamnerais volontiers pour avoir causé son dépérissement par la négligence et son épuisement par l'ivrognerie, et pour l'avoir ruiné et tiraillé en tout sens par les voluptés, de même que je porterais une accusation contre celui qui, s'étant servi sans ménagement d'un homme ou d'un outil, le laisserait en mauvais état. » [331].

La mélancolie est, pour reprendre différemment deux termes de Sénèque, *nausea* et *taedium.* Mais Sénèque croit qu'il peut soigner

329. *Aphorismes,* 6e section, N° 23, IV L 568; traduction Littré.
330. *Maladies chroniques* I. VI – *De melancholia* – Drabkin, p. 560.
331. Fragment 159, D. K., traduction Solovine, *Démocrite,* Paris, 1928, p. 126.

la nausée par la cure de l'ennui. Ce n'est pas que la maladie soit à prendre à la légère, et Sénèque sait très bien qu'au bout peut être le suicide.

> *Sequitur se ipse et urget grauissimus comes.* (II, 14)
>
> «On se suit soi-même, et le trop lourd compagnon nous presse.»
>
> ... *Hoc quosdam egit ad mortem.* (II, 15)
>
> «Cela pousse certains à la mort...»

Il n'est pas bon pourtant, de traduire *taedium* par mélancolie, car ce n'en est qu'un aspect [332].

Un des premiers effets du *taedium* est de couper de la société l'individu en proie au vertige de sa sensibilité indéfinie, de couper le malade du *monde et des autres,* de l'isoler dans une misanthropie excessive. Et le premier remède est de le réconcilier avec les autres, car c'est la seule façon de le réconcilier avec lui-même. Sénèque tire ce remède de la doctrine stoïcienne elle-même.

> *Ideo magno animo nos non unius urbis moenibus clusimus, sed in totius orbis commercium emisimus patriamque nobis mundum professi sumus.* (IV, 4)
>
> «Grâce à la grandeur d'âme nous ne nous sommes pas enfermés dans les murs d'une seule cité, mais nous nous sommes donné mission de partir hors de nous-mêmes pour entrer en relation avec le monde entier et affirmer que notre patrie est l'univers.»

Celui-là est fou qui est seul, dit Ibsen [333]. Finalement, la sagesse, c'est être capable d'être face à face avec soi-même. Elle suppose un double mouvement : une expansion vers le monde et une récession vers soi; qui sont comme le flux et le reflux de Dieu. Comme Jupiter à la fin du monde

> *cum resoluto mundo et diis in unum confusis paulisper cessante natura adquiescit sibi cogitationibus suis traditus. Tale quiddam sapiens facit :* in se reconditur, secum est.
>
> «Comme Jupiter, quand le monde a cessé d'exister, et que les dieux se sont confondus dans l'unité, que la nature arrête son activité pour un moment, s'abandonne à lui-même dans la paix et se livre à ses méditations. Ainsi fait le sage; il se retire en lui, il est avec lui-même». [334].

332. Comme le fait R. Waltz, édition Belles Lettres, p. 79.
333. Cité par Unamuno, *La vie de Don Quichotte et de Sancho Pança,* Paris, 1959, p. 5.
334. *Ep.* 9, 16.

C'est le flux et le reflux de Dieu.

> *rectorque uniuersi Deus, in exteriora quidem tendit, sed tamen in totum undique in se redit.*
>
> « Dieu qui gouverne l'univers, s'étend, évidemment, vers l'extérieur, mais pourtant, de toutes parts, revient vers l'intérieur de lui-même en son tout. » [335]

La solitude du sage est une solitude pleine. Nous retrouvons là l'ambiguïté de l'ermite que nous décrivions à propos de la *Lettre à Damagète* [336]. Si je suis capable de me regarder sans trembler, sans me fuir, alors je suis réconcilié avec moi-même, et l'immobilité du sage est un sourire innombrable. Mais pour se réconcilier avec soi-même, il faut la médiation des autres.

Donc la première médication contre l'égocentrisme, l'égoïsme, le narcissisme, le repliement sur soi, c'est l'*humanitas.* Évidemment il faut choisir ses amis, des gens dont la conversation adoucisse notre souci, dont la gaîté dissipe notre tristesse, dont la vue même nous réjouisse [337].

Dans son article, *Sénèque et l'unité du genre humain,* P. Aubenque écrit :

> « L'amour de l'humanité n'est chez les Stoïciens que l'élargissement de l'amour de soi... L'altruisme stoïcien, qui s'enracine dans la tendance naturelle à aimer ce qui nous est propre, n'est qu'une forme développée d'égoïsme. »

Il s'oppose à l'*agapé* chrétienne qui s'adresse à l'autre dans son *incommensurable altérité,* comme dit encore Aubenque [338].

En vérité, l'*humanitas,* c'est apprendre à s'aimer dans un autre ou dans quelques autres, non pas comme dans un miroir supplémentaire de soi-même, ce qui ne serait effectivement que narcissisme et égoïsme. De toutes façons, il faut revenir à soi, je ne dois pas me perdre, mais me trouver dans les autres, mais je ne peux me tolérer, me supporter, que par la médiation de l'autre. C'est une question vitale, biologique. Me séparer du rameau humain c'est me tuer. Sénèque n'a jamais cessé de réfléchir à ce rapport. Les pre-

335. *De uita beata,* 8, 4.

336. *Supra,* p. 464.

337. *De tranquillitate animi* VII, 1 : *quorum sermo sollicitudinem leniat, ..., hilaritas tristitiam dissipet, conspectus ipse delectet...*

338. *Actas del Congreso internacional de Filosofía en commemoración de Séneca en el XIX centenario de su muerte,* 1965, p. 90-91 ; cf. aussi, dans ce même Colloque, l'article de P. Boyancé, *L'Humanisme de Sénèque,* p. 231-245.

mières lettres à Lucilius qui, justement, s'adressent au disciple néophyte, présentent une étrange comptabilité, doit-on vivre seul, à deux, à plusieurs ? « Le premier indice d'une âme équilibrée c'est, je pense, d'être stable et de séjourner avec soi *(secum morari)* » [339]. Il faut d'abord choisir un ami [340]; mais il faut éviter la foule [341]. Le contact avec la foule, quand on n'est pas encore aguerri, dérange l'équilibre. *Aliquid ex eo, quod composui, turbatur.* [342]. Il convient de soustraire à la foule une âme tendre. *Subducendus populo est tener animus...* [343]. En conséquence « retire-toi en toi-même » *(Recede in te ipse),* mais en même temps « attache-toi à ceux qui te rendront meilleur. » [344]. « Le sage, même s'il se suffit, n'en désire pas moins un ami... Il ne cherche pas, comme Épicure le disait ... 'quelqu'un qui veille à son chevet s'il est malade, qui le secoure dans les chaînes ou dans la pauvreté'. Il cherche quelqu'un, afin de veiller lui-même à son chevet de malade... » [345].

> « Assurément dans la recherche des autres, il faut éviter les tourmentés, les passionnés, car la passion et le vice sont contagieux. »
>
> *Serpunt enim uitia et in proximum quemque transiliunt et contactu nocent.*

Il ne s'agit pas de rechercher le sage absolu qui n'existe pas. « Le meilleur est le moins mauvais. » [346].

De même que le vice est contagieux, de même la vertu a une puissance physique. L'homme vertueux, par sa simple apparence, aide autrui [347]. Ainsi agit l'*odeur* de la vertu, comme les substances médicinales qui agissent sans qu'on y goûte ni qu'on y touche. Dans une réflexion sur l'euthymie, comment ne pas songer justement à Démocrite, qui survécut quelque temps de la seule odeur de quelque aliment, pour ne pas mourir pendant la fête des Thesmophories et ne pas gêner ainsi sa sœur ? [348]

339. *Ep.* 2, 1.
340. *Ep.* 3.
341. *Ep.* 7, 1.
342. *Ep.* 7, 1.
343. *Ep.* 7, 6.
344. *Ep.* 7, 8.
345. *Ep.* 9, 8.
346. *De tranquillitate animi* VII, 1 et VII, 2 : :*Pro optimo est minime malus.*
347. *De tranq. animi,* IV, 6 : *Vultu, nutu, obstinatione tacita incessuque ipso prodest.*
348. L'odeur de pains chauds, selon Diogène Laërce (IX.43); de miel, selon Athénée (*Ep.* II, p. 46 E); cf. aussi Caelius Aurélien, *Maladies aiguës,* II.206 et *Anonyme de Londres,* XXXVII.35.

Il faut se connaître soi-même; et cela signifie connaître son caractère, son tempérament, son donné naturel. En cela nous retrouvons le livre II du *De ira.* Certains sont nés pour l'activité, d'autres pour la contemplation. Il ne faut pas forcer le naturel, mais l'adapter à une finalité déjà inscrite dans le donné de nature [349]. Le principe de la régulation euthymique est l'*habitude.*

> «Le meilleur titre de la nature à notre reconnaissance, c'est que, sachant les souffrances attachées à notre destinée, elle a inventé l'habitude comme adoucissement à nos malheurs; elle nous rend ainsi rapidement familières les souffrances les plus graves; on n'y survivrait pas si l'adversité, en se prolongeant, gardait la même violence qu'au premier choc.» [350]

Peut-être pouvons-nous évoquer ici le *περὶ εὐθυμίας* de Panétius. Nous savons, en effet, que le philosophe de Rhodes y donnait le conseil de répéter le mot d'Anaxagore : «Je savais que je l'avais engendré mortel.» [351]. Mieux vaudrait, à notre avis, évoquer Posidonius, qui a, comme nous l'avons souvent rappelé, adopté le principe thérapeutique et pédagogique de l'habitude [352].

Il ne faut pas s'attacher aux richesses, ni aux possessions de quelque sorte qu'elles soient. Il s'agit là aussi d'un mouvement authentiquement démocritéen. C'est même le geste fondateur de l'euthymie, si nous pouvons parler ainsi; toute réflexion sur l'euthymie fait en effet allusion au renoncement de Démocrite à son héritage, geste libérateur que nous avons évoqué à propos des *Lettres* du Pseudo-Hippocrate [353], et que Philon d'Alexandrie qualifie de conduite inconsidérée, pour ne pas parler de folie [354]. Il faut, avant tout, éviter l'agitation inutile, l'activité dispersée. Il ne faut pas viser trop loin, ni entreprendre trop [355]. Les fous aussi ont une activité débordante. Ils ne cessent de s'agiter.

> *Omnis itaque labor aliquo referatur, aliquo respiciat. Non industria inquietos, ut insanos falsae rerum imagines agitant.*
>
> «Aussi, que tout effort se rapporte toujours à une fin, qu'il vise toujours un but. Ce n'est pas une activité véritable qui

349. *De tranq. animi,* VI, 3.4.
350. *De tranq. animi,* X, 2; trad. Bréhier et Brunschwig.
351. Plutarque, *De cohibenda ira* 463 D. C'est un *exemplum* de la topique du chagrin; cf. *Tusculanes,* III.XXX.58.
352. Edelstein, *Fragment* 165, 172 ss.
353. Cicéron, *Tusc.,* V.XXXIX.115.
354. *De uita contemplatiua* 14, 15; cf. aussi Diogène Laërce IX.39.
355. *De tranq. animi,* XII, 1.

met en mouvement ces agités, c'est, comme chez les fous, une imagination chimérique.» [356].

C'est l'un des principes de l'euthymie démocritéenne. Il ne faut pas regarder trop loin ni trop entreprendre, il faut planifier, comme l'on dirait aujourd'hui. Il faut que chaque moment soit occupé et que l'on sache à quoi, que l'on connaisse précisément le terme de son geste. «Ce qui amenuise surtout l'euthymie, c'est de ne pas carguer comme des voiles nos impulsions à la mesure de nos capacités et de viser trop haut par nos espoirs, puis devant l'échec, d'accuser le sort. N'est pas victime de malchance qui veut tirer de l'arc avec une charrue et chasser le lièvre avec un bœuf...» [357]

Nous n'avons pas beaucoup parlé de l'influence de Panétius, dont, à propos du *De ira* et du *De tranq. animi* M. Grimal fait grand cas [358]. C'est que nous ne savons à peu près rien du *περὶ εὐθυμίας* de Panétius, qui n'est qu'un nom pour nous [359]. Nous serions assez de l'avis de Mme Hadot, qui penche pour un retour aux sources démocritéennes, par delà Panétius [360].

Tel est le discours sur l'euthymie, qui peut paraître décevant. L'euthymie peut sembler un concept étroit, à *courte vue*. C'est exactement sa définition. Dans un des *Propos* de la fin de sa vie, Alain recommandait «Mélancolique, regarde au loin !», voulant dire qu'il faut absolument détourner le mélancolique de la préoccupation de soi-même. Le principe de l'euthymie est l'inverse; il veut que l'individu soit myope; qu'il ne se perde pas dans les paysages lointains ni les entreprises brumeuses; qu'il sache le terme de son action; qu'il peuple chaque minute de son temps; qu'il n'entreprenne que des gestes qu'il puisse réussir. Etre tranquille, c'est savoir accommoder, au sens où l'on dit que l'œil accommode. Il faut se guérir de la peur des possibles. Beaucoup frémissent au mot de Ménandre, écrit Plutarque : «Tant qu'il est en vie, qui peut dire : cela ne m'arrivera pas.» [361]. C'est le souci minutieux, la finalité à court terme, le plan de travail.

356. *Ibidem*, XII, 5; trad. Bréhier et Brunschwig.

357. Plutarque, *περὶ εὐθυμίας* 471 D; trad. Dumortier-Defradas, Paris, Belles Lettres, 1975.

358. *Sénèque et la conscience de l'Empire,* p. 141, 146, 341, 344, 345, 415. C'est R. Hirzel, dans son article, *Democrits Schrift περὶ εὐθυμίας*, in *Hermes* XIV, 1879, p. 354 ss, qui a suggéré que Panétius est l'écrivain dont se sont inspirés à la fois Cicéron (*Tusc.* V), Sénèque et Plutarque.

359. Diogène Laërce IX.20 ; *Fr.* 45 in *Panaetii Rhodii Fragmenta,* collegit tertioque edidit M. van Straaten, Leiden, Brill, 1962; cf. Pohlenz, *Die Stoa,* t. I, p. 206-207.

360. I. Hadot, *Seneca und die griechisch-römische Tradition der Seelenleitung,* Berlin, de Gruyter, 1969, p. 135-141.

361. *Op. cit.*, 476 D.

Le discours sur l'euthymie ne s'adresse pas au sage; mais aux êtres imparfaits, médiocres, et de mauvaise santé.

Ad imperfectos et mediocres et male sanos ... non ad sapientem. (*De tranq. animi,* XI, 1)

Il est intéressant de voir saint Jérôme recommander la même chose aux moines menacés par l'*acedia* [362]. «Greffe les arbres stériles,... construis des ruches d'abeilles, ... tresse des filets, copie des livres. Ainsi ta main produira de quoi te nourrir, et la lecture rassasiera ton âme. 'Aux passions est livré tout paresseux.' Les monastères égyptiens conservent cet usage de n'accepter aucun moine qui ne veuille œuvrer et travailler moins pour se procurer ce qu'il faut pour vivre qu'en vue du salut de l'âme, pour qu'elle ne s'égare pas en de pernicieuses imaginations.» [363].

«Le mal; le mal – la mort; la mort – le désespoir.»
A. d'Aubigné, *Tragiques.*

Il est évident que tout le discours de l'euthymie, comme le *De uita beata,* mais au niveau des recettes et non des principes, tourne autour de la mort, de la peur de la mort qu'il faut pallier sous peine de désespoir. *Morti natus es.* «Tu es né pour la mort», dit Sénèque [364]. Cet être pour la mort pousse au désespoir les faibles et les conduit au suicide [365]. «Que de fois mourons-nous, victimes de notre peur de mourir.» [366]. Il faut apprendre à mourir, apprendre à bien mourir. Que philosopher c'est apprendre à mourir; mais tout le monde n'est pas le sage, et n'a pas sa constance. Cette crainte vide la vie de sa substance; elle en fait une vie morte. «Curius Dentatus disait qu'il aimerait mieux mourir que de vivre mort.» [367]. C'est au malaise, au mal de l'être, au mal de vivre que s'adresse ce discours.

L'univers de la dysthymie, c'est celui du «se sentir mal dans sa vie». C'est la *tristitia* que nous éviterons d'appeler la mélancolie, parce que nous réservons, comme nous l'avons dit, le concept au

362. Pour la définition de l'*acedia,* cf. J. Cassien, *De institutis coenobiorum* (livre IX *De spiritu tristitiae* et livre X *De spiritu acediae*), Migne P. L. vol. IL et L; cf. J. Starobinski, *Histoire du traitement de la mélancolie des origines à 1900,* Bâle, 1960, p. 31.

363. CXXV, *Ad rusticum monachum,* traduction J. Labourt, Paris, Belles Lettres, 1961, t. VII, p. 124.

364. *De tranquillitate animi* I, 14.

365. Cf. les «contradictions» du mélancolique qui a peur de la mort et pourtant se suicide, Galien, *De loc. adf.,* VIII K 191.

366. *De tranquillitate animi* XI.4.

367. *Ibidem,* V.5.

médecin. C'est ce que Freud décrit, lui, sous le nom de mélancolie, en des termes qui, pour être plus modernes, n'en sont pas meilleurs que ceux de Sénèque : «La mélancolie se caractérise du point de vue psychique par une dépression profondément douloureuse, une suspension de l'intérêt pour le monde extérieur, la perte de la capacité d'aimer, l'inhibition de toute activité et la diminution du sentiment d'estime de soi qui se manifeste en des auto-reproches et des auto-injures et va jusqu'à l'attente de la mort et du châtiment.» [368].

Cette *tristesse* se nourrit de tout le malheur du monde. «Il arrive parfois que la haine du genre humain nous prenne quand l'on se représente la foule de tant de crimes heureux.» [369]. La considération de ce monde sans innocence et sans pureté, tant de mauvaise foi et tant d'impudence, plongent l'âme dans la nuit.

Agitur animus in noctem ... tenebrae oboriuntur. [370].

C'est le désespoir.

L'on voit que l'euthymie est liée au problème de la théodicée, du *De prouidentia,* comme nous le montre d'autre part Philon, dans le texte que nous citions [371].

«Il faut admirer sans cesse la nature du tout, et se réjouir du fait que tout s'accomplit dans l'univers sans méchanceté volontaire.» L'hygiène de l'âme est liée à la finalité de l'univers. L'on comprend alors la tradition de la «mélancolie» de Lucrèce et de son suicide aux derniers mots de son chant VI, dont nous avons montré qu'il est un anti-*De prouidentia,* une contre-théodicée [372].

Aegritudo et *taedium*

Nous espérons que l'on comprend mieux maintenant l'importance de cette littérature de l'euthymie. Elle est l'essai philosophique pour bercer le mal de vivre, tentative qui a été si peu perçue par les spécialistes de l'Antiquité. La maladie de l'âme, c'est la tristesse. C'est ce qu'avait connu Cicéron, dans les *Tusculanes* III, où il fait de l'*aegritudo* la maladie fondamentale. Mais des *Tusculanes* au *De tranquillitate animi* il existe une différence fondamentale. Pour Cicéron, l'*aegritudo* est une maladie spécifique de l'*animus,* qui relève du jugement. Elle peut être deuil prolongé, ou jugement

368. S. Freud, *Deuil et mélancolie,* in *Metapsychologie,* Paris, NRF, 1968, p. 148-149.
369. Sénèque, *De tranquillitate animi* XV. 1.
370. *Ibidem.*
371. *De praemiis et poenis* 31-35.
372. Cf. *supra,* p. 236 ss.

inopportun sur la gravité des choses. L'intérêt du livre III et son importance est bien la valorisation de cette maladie, la seule passion qui n'a pas son équivalent parmi les *constantiae,* les εὐπαθείαι dans la tradition stoïcienne. Mais l'*aegritudo* n'a rien à voir avec la maladie de Sérénus, l'homme malade de vivre, l'homme souffrant de la maladie existentielle. Dans un de ses articles, comme toujours fort intéressant, W. Riese écrit que l'Antiquité a connu la misère et le malheur, comme la littérature le prouve, mais qu'elle n'a guère connu l'anxiété et l'insécurité intérieure. Trop de drame empêche la névrose. «*The dramatic element prevails over the psychologic one.*» [373]. La littérature de l'euthymie prouve que ce n'est pas vrai.

Ainsi, la tristesse est la pire de toutes les passions, philosopher c'est d'abord éliminer le chagrin dont, par une étymologie fantaisiste, Chrysippe disait qu'il *dissout* l'individu : *Ipsam aegritudinem* λύπην *Chrysippus quasi solutionem totius hominis appellatam putat...* «Le chagrin lui-même, Chrysippe pense qu'il a été appelé λύπη comme s'il était la dissolution de l'individu tout entier...» [374]. L'*aegritudo* est la maladie de l'âme par excellence, comme l'indique le génie de la langue latine. «Ici encore ... nos Romains s'expriment de façon très heureuse lorsque, par analogie avec la maladie du corps, ils nomment *aegritudo* la peine, l'inquiétude, l'angoisse», écrit Cicéron [375]. Mais comme nous le disions, il faut distinguer l'*aegritudo* du *taedium.* Ces deux notions relèvent de deux traditions différentes, mais aussi de deux conceptions différentes de la maladie.

Nous avons vu que Cicéron choisit la doctrine péripatéticienne qui met en relation *furor* et mélancolie. Les conséquences, nous l'avons vu, sont de plusieurs sortes. Cela permet d'éliminer la présence de la bile et, finalement, le donné du corps dans la folie. Cette tradition du *Problème XXX* est critiquée dans le *De diuinatione.* Pourquoi la *cardiaca passio,* dit Cicéron, ne fournirait-elle les génies autant que la mélancolie ? Même au niveau de la crase la moins prononcée, il n'y a aucune raison de valoriser le tempérament mélancolique. D'autre part, à l'intérieur de la définition stoïcienne des maladies de l'âme, nous avons cru pouvoir montrer que Cicéron a volontairement ignoré le monisme de Chrysippe, et restitué un dualisme de l'âme et du corps, du jugement et de sa manifestation organique. En fait, pour lui le chagrin *est* du jugement, et ensuite

373. W. Riese, *A history of ideas in psychotherapy,* in *B.H.M.* XXV, juillet-août, p. 442-456.

374. *Tusculanes* III.XXV.61. et *S. V.F.* III.123.20.

375. *Tusculanes* III.X.22.

un phénomène physiologique. L'*aegritudo est un jugement faux sur des faits,* des événements malheureux et, par excellence, le deuil. Si nous laissons les notions de *praemeditatio* et de *defetigatio* que nous avons étudiées dans le troisième chapitre, il reste ce que nous pourrions appeler, propre au chagrin, la dialectique de la mauvaise foi.

> *Sed hanc opinionem magni mali cum illa etiam opinio accessit, oportere, rectum esse, ad officium pertinere ferre illud aegre quod acciderit, tum denique efficitur illa grauis aegritudinis perturbatio.*
>
> « Mais à cette opinion d'un grand mal quand s'ajoute encore cette opinion qu'il faut, qu'il est juste, qu'il est de notre devoir d'éprouver du chagrin devant le malheur, alors enfin se réalise cette lourde passion du chagrin. » [376]

Le chagrin est un jugement qui s'ajoute à un jugement; il se renforce en passant de la convenance à l'obligation. Il devient alors le mal radical de l'âme. Tous les signes du deuil, toute la gesticulation symbolique (on se roule dans l'ordure, on se déchire les joues, on s'arrache les cheveux) est une comédie que l'on juge nécessaire.

> *Sed haec omnia faciunt opinantes ita fieri oportere.*
>
> « Mais ils font tout cela en jugeant qu'il faut se conduire ainsi. » [377].

L'on agit ainsi parce que l'on pense que tout cela est juste dans la douleur, et l'on juge même que c'est un devoir. [378]. Or, manifestement toute cette mimique de la douleur relève de la volonté. Y a-t-il détente, un sourire échappe-t-il ?

> *Reuocant se rursus ad maestitiam peccatique se insimulant, quod dolere intermiserint.*
>
> « Ils se rappellent à la tristesse et se considèrent comme fautifs d'avoir interrompu leur douleur. » [379].

N'est-il pas vrai, demande Cicéron, que cela manifeste que tout ce comportement relève de la volonté ? [380] Il faut reconnaître, dit-il encore, que nous subissons le chagrin par l'effet de la volonté et

376. *Tusculanes,* III.XXVI.61.
377. *Tusculanes,* III.XXVI.63.
378. *Tusculanes,* III.XXVII.64.
379. *Tusculanes,* III.XXVII.64.
380. *Tusculanes,* III.XXVII.64.

du jugement [381]. Ajoutons à cela l'idée folle que la mimique du deuil fait plaisir aux morts [382]. Mauvaise foi et sentiment de culpabilité s'attachent donc au deuil. Cicéron ajoute une remarque très intéressante sur le sentiment du moi. L'amour de soi est la limite de l'amour des autres. L'on ne peut, sinon par excès de rhétorique amoureuse, prétendre aimer autrui plus que soi-même. «On loue ceux qui témoignent d'impassibilité devant la mort et l'on blâme ceux que la mort d'un autre laisse impassibles. C'est raisonner comme si l'on prenait au sérieux le langage familier aux amants, à savoir qu'on peut aimer autrui plus que soi-même.» [383]. Le résultat en serait le bouleversement de la vie *(perturbatio uitae)* et de tous les devoirs *(officiorum omnium)* [384]. Cette remarque est importante. Nous avons déjà parlé du mouvement de va et vient vers les autres et vers soi-même. Il ne faut ni affirmer trop son moi, ce qui revient à se perdre, ni le négliger et se perdre dans les autres. L'*amor sui* est une norme à la fois biologique et sociale. Aimer un autre plus que soi-même est folie ou mauvaise foi. C'est la nécessité biologique qui fait apparaître le chagrin comme une grimace, si l'on maintient qu'il y a un formalisme nécessaire du chagrin. Il faut manger et même Niobé s'est nourrie [385], et finalement ce fut un cadeau des dieux que de la pétrifier et de la fixer à jamais dans une rigueur symbolique [386].

Sénèque connaît bien la tradition de l'*aegritudo,* comme on le voit dans ses *Consolations.* Il apprécie à sa juste valeur le rôle de la mauvaise foi. Dans la *Lettre 63,* qui est une consolation à son ami Lucilius, il écrit : «Tu demandes d'où viennent les lamentations, d'où viennent les pleurs immodérés ? Nous cherchons dans les larmes à prouver notre regret, et nous ne suivons pas la douleur, nous la montrons.» [387]. Il connaît bien aussi le sentiment de culpabilité qui se mêle au deuil; ces hommes qui traitent négligemment leurs amis de leur vivant, se livrent à des débordements de chagrin. «C'est qu'ils craignent que l'on doute de leur amitié.» [388]. L'œuvre de Sénèque montre la différence entre *aegritudo* et *taedium uitae,* et cette distinction est très importante. L'*aegritudo* se distingue du *taedium* en ce qu'elle est provoquée par des circonstances. C'est

381. *Tusculanes,* III.XXVII.66.

382. *Tusculanes,* III.XXIX.72.

383. *Tusculanes,* III.XXIX. 73.

384. *Ibidem.*

385. Comme le rappelle Sénèque, *Ep.* 63.2.

386. On prête à Niobé un corps de pierre, écrit Cicéron, parce que, j'imagine, son deuil l'a réduite à un silence éternel (III.XXVI.63).

387. *Ep.* 63.2.

388. *Ep.* 63.9.

un jugement faux, mais sur des événements de la vie, dont le deuil est un cas particulier mais fondamental. Le *taedium* en revanche possède un caractère très vague. Il est ce que Sénèque nous décrit dans le *De tranquillitate animi,* un malaise indéterminé mais réel qui est le mal à vivre, un mal de vivre. Il n'est pas provoqué par des circonstances très précises. Si l'on veut distinguer ces deux sortes de chagrin, on peut le faire d'abord au niveau de la causalité et du terrain. Hippocrate déjà, dans les *Épidémies,* distingue le chagrin provoqué de celui qui ne l'est pas, et l'on peut trouver la rencontre d'un caractère, c'est-à-dire d'un terrain, et d'une cause déclenchante. Ainsi la femme de Thasos dont nous avons déjà parlé : «Dans l'île de Thasos, une femme de caractère triste (δυσάνιος), à la suite d'un chagrin motivé, (ἐκ λύπης μετὰ πραφάσιος) manifestait des terreurs, du découragement (δυσθυμίη) elle délirait...» [389]. Est dit δυσάνιος selon Critias, nous dit Galien, celui qui s'afflige de petites choses et qui pour les grandes est triste plus longtemps que les autres hommes [390]. Du point de vue de la causalité, l'*aegritudo,* pourrait-on dire, est un chagrin μετὰ προφάσιος. Le *taedium* a des causes indéterminées qui relèvent finalement, comme Sénèque le montre après Lucrèce, de l'inéluctable nécessité de mourir. En définissant la maladie de l'âme comme les passions, le Stoïcisme originel a permis une topologie plus précise; il a donné une description qui s'est imposée. Peut-être, comme le montre le titre même du traité perdu de Panétius, son περὶ εὐθυμίας, ce Stoïcien avait-il éprouvé la nécessité d'introduire dans le Stoïcisme une origine plus vague des passions. Mais le fragment de Diogène Laërce qui ajoute au titre le fait que Panétius parlait dans son ouvrage de Xénophane qui enterra ses enfants de ses propres mains comme Anaxagore [391], nous donne ici des *exempla* de la consolation; il semblerait donc qu'une partie au moins du traité fût consacré au deuil et donc à l'*aegritudo.* Peut-être cette faible indication est-elle à verser au dossier des savants qui pensent que Sénèque, par delà Panétius, retourne à la tradition démocritéenne [392] dans le *De tranquillitate.* Cette tradition était peut-être celle des *Lettres* d'Hippocrate dont nous avons essayé de montrer qu'elles ne méritent pas le mépris dont Diels et d'autres les accablent. En tout cas l'œuvre de Sénèque montre qu'il a compris qu'il existait deux

389. *Épidémies* III.17, 11e cas.

390. XVII A K 778, cf. III L 134, note 3.

391. D. L. IX.20, van Straaten, *fragment 45.*

392. C'est ce que suggère P. Grimal, *Sénèque ou la conscience de l'Empire* : «Il semble donc sinon tout à fait évident, du moins fort probable, que Sénèque, enseignant à Sérénus les chemins qui mènent à la tranquillité de l'âme, ne s'est pas borné à démarquer le traité de Panétius, mais s'est expressément référé à Démocrite.» (p. 351).

chagrins, deux espèces de tristesse, peut-être a-t-il senti que le domaine du malaise inorganisé risquait d'échapper à la philosophie et qu'il débordait le concept de l'*aegritudo.* Nous verrons dans notre conclusion comment Pinel a réuni la tradition médicale et la tradition philosophique. Mais cette opposition de l'*aegritudo* et du *taedium* nous fait immédiatement penser au rapport entre deuil et mélancolie qu'a étudié Freud dans son article : *Deuil et mélancolie* [393]. Pour Freud, ces deux états ont des ressemblances certaines, et la mélancolie pour lui peut avoir aussi des causes déclenchantes, et parfois les mêmes que le deuil. Mais ce qui les distingue c'est que le deuil n'est pas pathologique « pour la seule raison que nous savons ... l'expliquer.» [394]. La différence essentielle est que « dans le deuil le monde est devenu pauvre et vide, dans la mélancolie c'est le moi lui-même. Le malade dépeint son moi comme sans valeur, ... il se fait des reproches, s'injurie ... il se rabaisse devant chacun ... le tableau de ce délire de petitesse – principalement sur le plan moral – se complète par une insomnie, par un refus de nourriture et, fait psychologiquement très remarquable, par le défaut de la pulsion qui oblige tout vivant à tenir bon à la vie.» [395]. « L'analogie avec le deuil nous amenait à conclure que la mélancolie avait subi une perte concernant l'objet; ce qui ressort des dires du mélancolique c'est une perte concernant son moi.» [396]. Ce sentiment de perte de la valeur du moi est profondément lié au narcissisme du mélancolique [397]. A la fin de son texte, Freud recherche les liens de la mélancolie et de la manie, et conclut : «Mais ici, à nouveau, il importe de faire halte et de repousser la suite de l'explication de la manie, jusqu'à ce que nous ayons acquis des lumières sur la nature économique d'abord de la *douleur* corporelle puis de la douleur psychique qui lui est analogique.» [398].

Il est intéressant, bien évidemment, de retrouver dans cette aporie finale, l'analogie de la maladie de l'âme et de la maladie du corps. Certes, contrairement à Pinel, Freud n'indique pas ses sources, et il est impossible de dire s'il doit quelque chose à Sénèque ou à Cicéron. Mais il est passionnant de trouver dans cette opinion et cette ressemblance du deuil et de la mélancolie, la double description de l'*aegritudo* et du *taedium.* Il y a, bien évidemment, l'autre source qui est la mélancolie des médecins. Mais la mélancolie

393. *Op. cit. supra,* p. 513.
394. *Op. cit.,* p. 149.
395. P. 152.
396. P. 155.
397. P. 160.
398. P. 174.

que décrit Freud tient du *taedium* plus que de la mélancolie en ce qu'il ne dit rien de la douleur physique ni de la nausée; il reste là en deçà de Sénèque. Il ne faut pas appeler mélancolie le *taedium,* parce que Sénèque n'est pas médecin; mais il faut bien voir que la description de la maladie de Sérénus, ainsi que sa cure, sont très proches de la mélancolie médicale, comme nous l'avons dit. C'est pour cela qu'il faut faire grand cas de l'usage du vin comme médication du *taedium.* Détendre l'âme, se promener, voyager, boire un peu plus que de coutume, ce sont là conseils de thérapeute.

> *Nonnumquam et usque ad ebrietatem ueniendum, non ut mergat nos, sed ut deprimat : eluit enim curas et ab imo animum mouet et, ut morbis quibusdam, ita tristitiae medetur, Liberque non ob licentiam linguae dictus est inuentor uini, sed quia liberat seruitio curarum animum et asserit uegetatque et audaciorem in omnes conatus facit.*
>
> «Parfois il faut en venir même jusqu'à l'ivresse, non pour qu'elle nous submerge, mais pour qu'elle nous soulage; car elle efface les soucis, et remue l'esprit dans ses profondeurs, et, comme c'est le cas pour certaines maladies, elle est un remède pour la tristesse, et le découvreur de vin n'a pas été appelé Liber parce qu'il libère la langue, mais parce qu'il affranchit l'esprit de l'esclavage des soucis, et le soutient, lui donne force, et le rend plus audacieux pour toutes les entreprises.» [399].

La personnalité de Sénèque, son intérêt pour la maladie, sont importants dans l'histoire de la *tristitia.* Mais l'origine démocritéenne, la vulgarisation que représentent les *Lettres* d'Hippocrate, le traité de Plutarque, montrent que l'on ne saurait réduire la *tristitia* à la névrose d'un homme, ni même d'une société. Le médecin et le philosophe se sont attachés à ce malaise de vivre qu'ils ont interprété chacun selon leur genre, faiblesse du corps, présence tyrannique d'une humeur, ou faiblesse de l'âme et incapacité de régler ses humeurs, tel est le partage. Mais la relation du médecin au malade, ou du philosophe au disciple est conçue comme une relation thérapeutique, et le philosophe ne dédaigne pas le conseil d'une drogue, comme le vin. Mais il est vrai que le vin n'est pas un remède comme un autre, et qu'il relève à la fois de la nature et de la culture, comme nous l'avons montré. Ce qui explique que le philosophe a quelque droit sur l'administration thérapeutique du vin. La dysthymie, le malaise de l'âme, tient à la relation de l'âme

399. *De tranquillitate animi,* XVII.8.

et du corps. Le philosophe croit que l'on peut se guérir malgré tout, malgré le donné biologique, par la pratique de la sagesse. Le médecin, comme le dit Galien, pense que le corps détermine pour la plus grande part, la capacité à l'euthymie. Ainsi le bonheur lui-même serait dû au hasard du bagage génétique.

> « Un tempérament chaud rend irascible; ... à ceux qui ont un tempérament moyen, et par conséquent des mouvements modérés de l'âme, l'*euthymie* est facilitée. »
>
> *ἔμπαλιν δ' οἱ σύμμετροι ταῖς κράσεσι συμμέτρους τὰς τῆς ψυχῆς κινήσεις ἔχοντες εἰς εὐθυμίαν ὠφελοῦνται.* (IV K 821)

« Si nous remontons à la source même du bonheur », écrira Cabanis, « nous verrons qu'il consiste particulièrement dans le libre exercice des facultés, dans le sentiment de la force et de l'aisance avec lesquelles on les met en action. Les opérations des organes ne sont pas toutes également nécessaires, et, parmi les besoins, il en est qui souffrent plus d'interruptions ou de retards que les autres; mais c'est un besoin général pour la machine vivante, de sentir et d'agir, et la vie est d'autant plus entière que tous les organes sentent et agissent plus justement, sans sortir toutefois de l'ordre de la nature. Voilà ce qui constitue le bien-être physique; et c'est encore en cela que consiste le bonheur moral, qui en est un résultat particulier, ou plutôt qui n'est que ce même bien-être, considéré sous un autre point de vue et dans d'autres rapports. » [400] Cabanis donne là une bonne définition de l'euthymie des médecins.

Il faut aller parfois jusqu'à la violence de l'ivresse, jusqu'au bouleversement de l'esprit depuis le fond *(ab imo animum mouet)*; Sénèque retrouve là le mythe dont nous avons parlé et qui inspire tant de procédés curatifs : le choc qui doit changer quelque chose. [401]

Mais il faut prêter attention à la fin du traité :

> « Si nous en croyons le poète grec, il est parfois agréable même d'être fou; d'après Platon, l'on frappe en vain aux portes de la poésie si l'on est maître de soi-même; et selon Aristote, il n'y a pas de grand génie sans un mélange [402] de folie. Pour prononcer quelque chose de grand et qui dépasse la portée des autres hommes, il faut l'ébranlement de l'esprit *(mota mens)*. C'est quand l'esprit a méprisé le vul-

400. *Op. cit.*, t. I, p. 238.
401. *De tranquillitate animi*, XVII.8.
402. *Mixtura* qui traduit κρᾶσις.

> gaire et l'accoutumé, et qu'il s'est élevé plus haut par une impulsion sacrée qu'enfin il peut avoir un chant trop grand pour une bouche mortelle. Il ne peut atteindre rien de sublime ni de difficile, aussi longtemps qu'il s'appartient; il lui faut s'écarter de l'accoutumé, sortir de lui, prendre le mors aux dents et entraîner son cavalier et le mener là où, de lui-même, il aurait craint de monter.» [403]

Que voilà une curieuse fin, apparemment, pour un discours sur l'euthymie, qui se termine par l'éloge de la folie, par une théorie de l'inspiration et l'apologie du style sublime ! Voilà réunies la tradition du *Phèdre* [404] et du *Problème XXX* [405], à la suite du rire de Démocrite. Nous ne sommes pourtant pas dans un univers hétéroclite, et nous pensons que nous pouvons le comprendre grâce aux *Lettres* d'Hippocrate. Nous avons pu y discerner l'allusion au *Phèdre,* même si Démocrite y est présenté comme un anti-Socrate; même si le platane qui borde l'Ilissos a changé de mesure; nous y avons rencontré le *Problème XXX* et sa théorie de la mélancolie géniale; nous avons surtout pu y discerner une certaine rhétorique, un certain ton qui nous a évoqué le style sublime et la *Lettre 41* de Sénèque, tandis que se posait la question de la folie de Démocrite. Parti du cas de Sérénus, Sénèque termine en retrouvant ce qui nous paraît une tradition littéraire et philosophique, en recueillant au passage l'euthymie du médecin et la médication de l'ivresse. Cette tradition de l'euthymie, qui mêle plusieurs courants, est peut-être la tradition néo-démocritéenne ou pseudo-démocritéenne, dont l'un des fondateurs a pu être Bolos de Mendès, et qui convient parfaitement au style de Sénèque. Il n'était donc pas inutile d'étudier ces lettres méprisées; il n'était pas non plus inutile, r ɔus semble-t-il, de réfléchir sur l'euthymie des médecins et sur la tradition médico-philosophique du vin.

403. *De tranquillitate animi,* XVII.10-11.
404. 245 a.
405. *Probl. XXX,* 1 ss.

CONCLUSION

Il nous semble que, dans notre travail, nous sommes parvenu à un certain nombre de résultats simples et clairs du point de vue de l'histoire, de l'épistémologie et de l'imaginaire, selon les termes que nous avons annoncés dans notre introduction. Il est d'ailleurs difficile, comme toute notre étude l'a montré, de les distinguer. En ce qui concerne les médecins d'abord, nous avons montré l'importance trop méconnue d'Asclépiade. Ce médecin se trouve à un point d'articulation très intéressant pour notre étude, dans la mesure où avec lui se rencontrent la connaissance d'une tradition philosophique, un effort pour maîtriser et systématiser le savoir médical et une volonté de définir et de conceptualiser qui le rattachent à la rhétorique. Dans la définition des maladies dites mentales, et notamment de la phrénitis, son effort est essentiel, même si la cohérence interne du système oblige Asclépiade à tenir des positions qui nous paraissent absurdes. Il est le premier adversaire rigoureux d'Hippocrate ; ses affirmations ne se comprennent souvent que relativement aux thèses de la *Collection hippocratique* ; il est le premier anti-vitaliste, le premier mécaniste. Du point de vue de la philosophie qui l'inspire, nous avons vu que deux traditions se rencontrent, celle de l'école péripatéticienne avec Héraclide le Pontique, et celle d'Épicure. Nous penchons, comme nous l'avons dit, pour l'épicurisme d'Asclépiade et surtout en raison de sa théorie de la nature et du droit. L'autre médecin auquel nous avons fait une grande place et sans lequel la réflexion sur la psychopathologie de l'Antiquité serait très appauvrie, est Caelius Aurélien, qu'il soit le traducteur de Soranus ou encore davantage, comme nous le pensons ainsi que presque tous ceux qui ont consacré une étude sérieuse à cet auteur. Si Asclépiade se trouve dans le sillage de l'Épicurisme, Caelius est sans conteste possible dans celui du Stoïcisme [1].

Nous avons consacré notre effort aux médecins post-hippocratiques, c'est-à-dire à partir de l'époque où les définitions médicales sont constituées, même si, comme nous l'avons vu, l'origine

1. C'est sans doute déjà le cas de Soranus. On le verra mieux dans l'étude que nous consacrons au Méthodisme en introduction à notre édition, traduction et commentaire du Livre I des *Maladies aiguës*.

des concepts médicaux se trouve le plus souvent chez Hippocrate. Ce travail de conceptualisation correspond à ce que nous appelons la partition de fait entre les maladies somatiques et les maladies de l'âme. Mais cela ne veut pas dire qu'il n'y ait pas de communication entre philosophie et médecine. Nous pensons qu'une des originalités profondes de certains textes hippocratiques, comme *Pronostic, Épidémies, Ancienne médecine,* par exemple, est d'inventer une philosophie de la médecine, c'est-à-dire une réflexion propre à la pratique médicale et une réflexion de cette pratique [2]. Mais avec Asclépiade, Soranus, Caelius Aurélien et Galien, les médecins empruntent aux philosophes des concepts et des théories, par exemple une théorie atomistique chez Asclépiade, la théorie du *Timée* chez Galien. Les médecins ont leurs préférences idéologiques et philosophiques. Quelquefois même, ils peuvent paraître mettre en question la répartition des maladies entre médecins et philosophes. Ainsi Asclépiade et Galien, par exemple; le premier nie l'existence de l'âme et donc la spécificité des maladies de l'âme, le second fait de la moralité une suite immédiate de la diététique; il justifie son attitude en affirmant que les maladies de l'âme sont la conséquence de la crase des humeurs. Mais, nous l'avons fait remarquer, la relation thérapeutique et pédagogique de Galien, l'éphédrie comme nous l'avons appelée, coïncide avec le niveau le plus bas du rapport à la sagesse, le monitorat tel que le définit Sénèque [3].

Du point de vue de la philosophie, l'on peut trouver que nous traitons les philosophes en les appauvrissant. Il est évident que lorsque nous parlons de la physiologie du *Timée,* nous ne nous attaquons certainement pas aux fondements du platonisme. Mais ce n'était pas notre propos; il s'agissait pour nous de marquer l'importance du *Timée* dans la tradition médico-philosophique. Et si nous ne sommes pas philosophe, nous pensons que la problématique que nous dégageons du rapport de la médecine et de la philosophie est, en elle-même, d'un intérêt philosophique.

Nous avons essayé, et l'entreprise était ambitieuse, de mettre en rapport la médecine et la philosophie de l'Antiquité, en réfléchissant sur les analogies privilégiées que la médecine fournit à la morale, et notamment celle de la maladie de l'âme. Nous avons évité systématiquement d'utiliser un langage moderne, de parler de névrose, de psychose, par exemple. Nous pensons qu'il fallait

2. C'est ce que nous avons essayé de montrer dans nos articles consacrés à Hippocrate.

3. Cf. *supra*, p. 69.

conserver le vocabulaire de l'Antiquité, afin d'aller au plus profond de ce langage interdisciplinaire, celui de la tradition médico-philosophique telle que nous l'avons définie.

Au terme de ce travail nous devons être en mesure de dire ce qu'est la maladie de l'âme. Si l'on suit les *définitions* des médecins, il n'existe pas de maladies de l'âme. Toutes les maladies sont d'origine somatique. La maladie de l'âme est une invention de moraliste. Voilà une répartition idéale du champ du savoir, dont nous avons vu qu'elle est sans cesse affirmée et sans cesse modifiée sinon violée. A strictement parler, il existe donc plusieurs définitions de la maladie de l'âme. Elles ne sont pas toutes du même intérêt pour l'histoire de la psychopathologie. Il est évident que les deux définitions essentielles sont celles du *Timée* qui distribue la folie en manie et ignorance, et celle du Stoïcisme qui identifie maladie de l'âme et passion. Du point de vue de l'histoire, c'est la définition stoïcienne qui va gagner. Même si l'on est, par doctrine, péripatéticien, comme l'*Anonyme de Londres,* l'on accepte la définition des Modernes, comme il dit, c'est-à-dire des Stoïciens. Même Lucrèce, dans son vocabulaire, imite quelquefois l'analogie chrysippéenne de la maladie de l'âme et de la maladie du corps dans la description de l'invétération de la passion :

> *Vlcus enim uiuescit et inueterascit alendo,*
> *inque dies gliscit furor atque aerumna grauescit.*
>
> «Car l'abcès se ravive et s'invétère quand on le nourrit, et
> la folie s'accroît de jour en jour et la peine s'alourdit.» [4].

Chaque fois que le philosophe donne une définition de la maladie de l'âme, elle met en question le corps, dans la mesure où le mal de l'âme est celui de l'âme incarnée. Ainsi la manie du *Timée* et la passion stoïcienne sont des maladies de l'âme liée au corps. Nous avons suffisamment insisté sur ce point. Chaque fois que le médecin traite de la phrénitis, de la manie ou de la mélancolie, il n'ignore ni l'influence des émotions et des passions, ni l'importance de l'*animus* pour la cure. Il sait aussi que l'aliénation des facultés mentales constitue la folie [5]. Mais ce qui n'est pas clair, ce sont les relations de la folie et de la maladie de l'âme. Est-ce une différence quantitative ou qualitative qui sépare l'une de l'autre ? Si l'on suit les Stoïciens, il existe une différence quantitative; la folie n'est que l'invétération et l'aggravation de la passion. Pour Platon, si l'on se réfère au *Timée,* la maladie de

4. IV.1068.

5. Comme le dit Rufus d'Éphèse : «la perte de la mémoire et de la raison constitue la folie.» Daremberg, *op. cit.*, p. 363.

l'âme est d'emblée démence (*ἄνοια*). L'interprétation somatique de la démence délivre le malade de la responsabilité de sa maladie. C'est le sens, dans le *Timée,* du «nul n'est méchant volontairement». L'on voit, à propos de la maladie de l'âme, que se pose la question de la responsabilité. La notion de maladie de l'âme qui nous est imposée par l'histoire, est-elle une bonne notion ? Le triomphe de la réflexion stoïcienne sur la passion en fait une analogie dangereuse. La maladie de l'âme est une maladie d'un genre particulier puisque c'est une maladie dont on est responsable. L'on peut dire que l'on est responsable aussi d'une maladie physique; par exemple, le fait de trop boire ou de trop manger peut amener une indigestion ou pire. Mais le médecin hippocratique, s'il constate par exemple que tel jeune homme a été pris de phrénitis à la suite de vin et d'abus vénériens, ne s'y intéresse que du point de vue de la séméiotique.

> «A Mélibée, un jeune homme, échauffé par de longs et nombreux excès de boissons et de femmes, s'alita. Il avait des frissons, des nausées, de l'insomnie et de la soif. Le premier jour, il évacua beaucoup d'excréments solides, avec une *perirrhée* [6] considérable; les jours suivants, il rendit beaucoup de matières aqueuses de couleur d'herbe; urines ténues, peu abondantes, sans couleur, ... respiration rare, grande par intervalles; tension d'un hypochondre à l'autre, sans tumeur; battement continu au cardia jusqu'à la fin. Il rendit des urines huileuses. Le dixième jour, hallucinations modérées; il était de mœurs douces et paisibles; peau tendue et aride = déjections alvines abondantes et ténues, ou bilieuses et grasses. Le quatorzième jour, paroxysme général; hallucinations; beaucoup de divagations; le vingtième jour, délire furieux, jactitation; point d'urines; il ne gardait qu'une petite quantité de boisson. Le vingt-quatrième jour, il mourut. *Phrénitis.*» [7]

Nous avons cité l'ensemble de la description. L'on chercherait en vain un jugement de valeur. Il est vrai que l'on chercherait aussi en vain l'idée de causalité; Hippocrate reste dans l'univers de la séméiotique. Galien, lui, trouvera une relation de cause à effet dans l'abus du vin et des femmes et la maladie du jeune homme. Il notera aussi que les esprits frivoles et turbulents tombent

6. Écoulement d'humeurs.

7. Diagnostic des caractères; sur le sens de cette expression technique, cf. *supra*, p. 89. Nous avons cité la traduction de Daremberg (*Hippocrate, op. cit.*, p. 456). C'est notre 16e malade dont nous avons parlé à propos de Sénèque; cf. aussi notre article, *Écriture et médecine.*

facilement dans le délire [8]. De toutes façons, nous le savons, pour Galien, l'éthos est la conséquence du tempérament [9]. Mais la maladie de l'âme paraît vouée à deux nécessités : les lois de la physiologie et les normes de la morale. La maladie de l'âme est liée, en tant que maladie, aux lois de la maladie physique, au déterminisme biologique ; mais c'est aussi une maladie de l'âme, et en cela elle est en relation avec le monde des valeurs. C'est l'ambiguïté terrible de la notion de maladie de l'âme. Et la psychopathologie moderne ne s'est pas délivrée de l'équivoque de la maladie de l'âme. Nous allons en reparler à propos de P. Pinel.

Ce que nous avons dit jusqu'à présent concerne les analogies entre maladies de l'âme et maladies du corps. Elles sont très intéressantes. Mais si leur importance est indéniable, en dernière analyse, la vraie maladie de l'âme est cette dysthymie, cette mélancolie des médecins et du *Problème XXX* de la tradition péripatéticienne, ou ce *taedium uitae* des philosophes comme Lucrèce ou comme le Sénèque du *De tranquillitate animi,* sous l'autorité du rire de Démocrite. Là il n'y a pas seulement définitions ou analogies, il y a la découverte et la description d'un territoire pathologique et d'une entité morbide très vague, mais le caractère vague est consubstantiel à la définition de cette maladie. C'est en même temps dans notre quête des rapports entre médecine et philosophie, un lieu de rencontre, même si le philosophe s'abstient du terme de mélancolie, réservé, pense-t-il, à une maladie somatique ; et même si le médecin s'intéresse plus à l'humeur et au malaise physique qu'aux deux passions qu'il reconnaît concomitantes : la tristesse et la crainte. Nous ne sommes plus dans l'analogie ou la métaphore ; mais nous découvrons un terrain qui doit intéresser la psychopathologie moderne, même au niveau de la clinique [10].

L'une des grandes distinctions de l'Antiquité nous semble aussi évidemment la distinction entre le deuil et la mélancolie, pour reprendre le titre de l'article de Freud, ou plus précisément la distinction entre deuil, mélancolie philosophique et mélancolie médicale. Nous avons, en effet, montré que l'*aegritudo* se différencie du *taedium,* mais que le *taedium* n'est pas non plus la mélancolie du médecin, dans la mesure où la qualité noire de l'humeur bile n'est pas évoquée, bien que la nausée soit présente dans le *De tranquillitate animi* de Sénèque. La distinction entre *taedium*

8. XVII K 1 ; cf. notre article *Écriture et médecine,* p. 150.

9. Cf. *Le platonisme de Galien* (chapitre I).

10. Comme le montre l'ouvrage de H. Tellenbach déjà cité : *Die Melancholie. Zur Problemgeschichte, Typologie, Pathogenese und Klinik.*

et *mélancolie* tient peut-être simplement à des causes de répartition du savoir, comme nous l'avons suffisamment montré. Dans le langage antique que nous avons conservé, nous avons dit que l'*aegritudo,* le deuil, si l'on veut, au sens très large, repose sur une perte réelle et naît d'une *prophasis,* c'est-à-dire d'une cause déclenchante, tandis que le *taedium* vient d'un ensemble de circonstances si vagues qu'aucune d'elles ne saurait être déterminante. Nous sommes très intéressé par les études récentes sur ce monde que l'on appelle maintenant psychosomatique et par la réflexion sur la «dépression» et le deuil. Dans une critique récente à propos du livre de P. Fédida [11], G. Deleuze écrit : «... Les rapports du sujet avec le corps découleront eux-mêmes de l'intersubjectif; ou plutôt les troubles dits psychosomatiques, qui marquent précisément la variation de ces rapports, découleront des troubles cachés de l'intersubjectivité. De tels troubles se présentent sous la forme de la *plainte,* et comme autant de plaintes. Fédida fait en ce sens le tableau des trois grandes plaintes antiques qui reprennent aujourd'hui une importance moderne décisive : la plainte mélancolique, la plainte hypocondriaque, la plainte dépressive.» [12]. Nous sommes tout à fait d'accord pour admettre la triade des plaintes antiques; nous ne la décririons pas de la même façon [13], nous parlerions plutôt de la plainte de l'*aegritudo,* de la plainte mélancolique (au sens médical) et de la plainte du *taedium.* Nous avons essayé de donner, dans l'histoire de la culture antique, une place à la névrose; nous avons pensé pouvoir montrer qu'elle fait partie des grandes questions de l'Antiquité qui sollicitent la réflexion des modernes et qui ne sont sans doute pas solubles puisque consubstantielles à nous-mêmes.

Nous avons dit que le corps est le lieu où l'âme s'éprouve elle-même. Et cela ne va pas sans douleur. Telle est la vérité du mal de l'âme qui s'inscrit dans le corps. C'est aussi ce qui fait la profondeur du discours euthymique, qui vise à la paix de ce lieu de l'homme qui souffre. L'homme, pour reprendre une formule qui est à Sénèque autant qu'à Heidegger, est un être pour la mort. Lucrèce aussi sait que le fondement de la maladie de l'âme est la peur de mourir. La santé de l'âme coïncide évidemment avec la sagesse. C'est la leçon du *De uita beata* de Sénèque. Mais tout le monde n'est pas sage, et il y beaucoup de malades. Le discours euthymique nous apprend qu'à défaut de sagesse, on peut aller à la paix par le vin. Autrement dit, l'on peut aller à l'euthymie

11. *L'Absence,* Paris, N.R.F., 1978.
12. *Le Monde des livres* du 13 octobre 1978, p. 19.
13. Nous avons vu, par exemple, le caractère restrictif de l'hypochondrie.

par le médicament et l'usage des représentations. C'est ce qu'a su dire Horace, le poète euthymique par excellence. Il connaît la mélancolie, le désarroi, et l'angoisse.

> «Non que la grêle ait haché mes vignes, la chaleur brûlé mes oliviers, ou que mon bétail soit malade dans des campagnes lointaines, mais parce que l'âme moins bien portante qu'aucune partie de mon corps, je ne veux rien écouter, rien apprendre de ce qui pourrait soulager mon mal ; ... et que, aussi instable que le vent, j'aime Tibur quand je suis à Rome et Rome quand je suis à Tibur.» [14].

Les voyages, les changements n'y font rien. «Ceux-là changent de climat et non d'âme qui courent au delà de la mer.» [15]. La solution est double, il faut limiter ses désirs :

> *Laetus sorte tua uiues sapienter, Aristi.* [16]
>
> «Sois content de ton sort et tu vivras dans la sagesse, Aristius...»

il faut utiliser le vin à bon escient, car l'ivresse « ouvre la porte aux secrets, change l'espérance en réalité, pousse le poltron au combat, soulage de leur fardeau nos esprits inquiets, donne tous les talents.» [17]. Horace connaît la vertu euthymique du vin et de l'amitié, de la relation avec l'autre.

La question se pose de savoir quel fut l'avenir de la tradition médico-philosophique. Il y a très peu à prendre, disent certains, chez les médecins en ce qui concerne la passion. Ainsi W. Riese regrette que le génie hippocratique qui, le premier, établit l'histoire naturelle des maladies, ne nous dise rien sur l'histoire naturelle des passions [18]. L'on peut élargir et dire que c'est vrai pour l'ensemble des médecins anciens. Cette remarque est, en elle-même, très significative; la description de la *passion* n'est pas *le domaine du médecin.* Mais nous avons vu que le *Corpus hippocratique* n'est pas silencieux en ce qui concerne les passions, dans la question fort importante qu'est l'articulation de l'âme et du corps. *Maladie sacrée,* comme nous avons tenté de le montrer, s'attaque au problème de l'émotivité et de l'affectivité et cherche à rattacher les passions à la connaissance. Nous avons vu *Humeurs IX* s'intéresser, du point de vue de la séméiotique, à la manifestation des passions,

14. *Ep.* I.8, 5-12; traduction F. Villeneuve, Paris, Belles Lettres, 1967.
15. *Ep.* I.11, 27; cf. Sénèque, *Ep.* 104.
16. *Ep.* I.10, 44.
17. *Ep.* I.5, 16-18; traduction F. Villeneuve.
18. *La théorie des passions à la lumière de la pensée médicale du XVIII*e *siècle,* Bâle, 1965.

dans un système dualiste où il y a parataxe, selon notre expression, de l'âme et du corps, c'est-à-dire qu'à chaque manifestation de l'âme correspond une manifestation du corps. Et le *Corpus hippocratique* n'est pas absent de l'histoire des passions avec la mélancolie définie comme présence simultanée d'une qualité d'humeur (la bile noire) et de deux passions spécifiques, la tristesse et la crainte. Les médecins, d'autre part, comme Caelius Aurélien ou Arétée, reconnaissent l'importance des passions ; mais il est vrai qu'ils n'apportent rien de nouveau sur la passion ; ils se contentent d'utiliser des références au domaine des moralistes. L'on pouvait s'attendre à découvrir l'importance des passions pour la psychopathologie. C'est même une banalité. Ce qui était peut-être moins évident et que nous avons tenté de montrer, c'est l'existence d'une tradition qui, autour du concept de maladie de l'âme, avait constitué une réflexion originale, à laquelle l'on ne peut se dispenser de recourir si l'on veut comprendre quelque chose à l'histoire de la folie – non seulement chez les Anciens, mais dans notre culture même d'hommes de ce temps. Il y aurait à revoir, de manière systématique, l'importance des doctrines antiques sur les passions dans l'histoire de la philosophie et de la médecine. Descartes, par exemple, se plaint de l'insuffisance des Anciens : « Il n'y a rien en quoi paraisse mieux combien les sciences que nous avons des Anciens sont défectueuses qu'en ce qu'ils ont écrit des passions... » [19]. Dans le *Discours de la méthode* [20], il écrit : « ... L'esprit dépend si fort du tempérament et de la disposition des organes du corps que, s'il est possible de trouver quelque moyen qui rende communément les hommes plus sages et plus habiles qu'ils n'ont été jusqu'ici, je crois que c'est dans la médecine qu'on doit le chercher... ». W. Riese [21] se demande si Descartes n'a pas connu le chapitre IX des *Humeurs* que nous avons commenté dans notre premier chapitre et qui parle « du jeu de dés, de la philosophie, du travail de l'esprit, des chagrins et autres passions. » Mais W. Riese écrit [22] : « On ne peut guère contester à Descartes le mérite d'avoir esquissé le premier, un petit *système* de psychothérapie anticipant ainsi sur la médecine d'accomplissement du XIXe siècle, ... Je crois pouvoir isoler du système cartésien de psychothérapie deux fragments très différents. Si on comprend par psychothérapie un ensemble de règles établies en vue d'une transformation du terrain entier de la maladie en cause, i.e. de l'individu lui-même, de sa

19. *Traité des passions de l'âme,* in *Descartes, Œuvres et lettres,* textes présentés par A. Bridoux, Paris, Gallimard, 1952, p. 695, cité par W. Riese, *op. cit.*, p. 1.

20. Édition Bridoux, p. 168.

21. *Op. cit.*, p. 2, note 3.

22. *Op. cit.*, p. 8.

place au sein de la société et de ses valeurs morales, le premier fragment qu'il m'est possible d'isoler du dispositif psychothérapeutique cartésien ne mérite guère le titre de psychothérapie. Il n'est qu'un *stratagème* qui apparaît sous deux formes. Dans sa lettre à Élisabeth, écrite au mois de mai ou de juin 1645, il adopte le stratagème de la *diversion* en recommandant à la princesse de "divertir son imagination et ses sens le plus qu'il est possible de ses déplaisirs", expériences de toute apparence d'ordre psychosomatique à la tête desquelles figure la *tristesse* que les auteurs du XVIIe siècle ont considérée comme une passion.» En vérité, Descartes nous paraît se placer dans une grande tradition. Nous savons l'importance fondamentale de la tristesse pour les Anciens; nous avons vu les deux sources qui nous paraissent parfaitement hétérogènes, de l'*aegritudo* cicéronienne et du *taedium uitae* (si l'on veut, de la mélancolie philosophique) telle que nous la trouvons dans le *De tranquillitate animi* de Sénèque. Et d'autre part, nous connaissons bien l'utilisation de ce que W. Riese appelle le «stratagème»; il relève de la psychothérapeutique de l'*euthymie.* Il est essentiellement démocritéen, mais Descartes peut l'avoir connu par le *De tranquillitate animi.* Le deuxième «stratagème» que relève W. Riese, est ce qu'il appelle le *délai* des réactions. Dans cette même lettre à Élisabeth, Descartes écrit en effet : «Je sais bien qu'il est presqu'impossible de résister aux premiers troubles que les nouveaux malheurs excitent en nous, et même que ce sont ordinairement les meilleurs esprits dont les passions sont plus violentes et agissent plus fort sur leurs corps...» [23]. Cela nous paraît un «stratagème» issu tout droit de Sénèque [24], dont pourtant W. Riese rappelle que Descartes l'a lu avec beaucoup de réserve [25]. Il faudrait aussi relire Descartes à la lumière des *Tusculanes* et de Sénèque.

Dans cette thèse nous n'avons jamais oublié la perspective historique, c'est-à-dire l'horizon, si l'on veut nous passer cette métaphore usée, de la fin du XVIIIe siècle et du début du XIXe siècle, avec les débuts de la psychiatrie. Nous sommes convaincu et nous avons eu déjà l'occasion de le dire, que l'une des sources importantes de la pensée de P. Pinel, comme il le dit lui-même, est la source antique. Nous ne parlons pas de son humanité et nous n'entrerons pas dans les discussions sur son geste libérateur, l'abolition des chaînes des aliénés [26]. Nous parlons de la source théorique

23. *Loc. cit.*, p. 1189.

24. Cf. ce que nous avons dit du *De ira.*

25. *Op. cit.*, p. 9.

26. Cf. en dernier lieu G. Swain, *Le sujet de la folie, naissance de la psychiatrie,* Toulouse, Privat, 1977, notamment p. 43 ss.

de la conception médico-philosophique de Pinel et du « traitement moral » [27]. Pinel est un homme qui ne cache pas ses sources, au contraire, il les expose longuement, qu'il s'agisse des sources médicales [28], c'est-à-dire avant tout la tradition antique qu'il connaît bien et qu'il a contribué à fixer, comme on l'a montré récemment [29], ou qu'il s'agisse des sources philosophiques ; si l'on a pris en considération l'influence d'un Locke ou d'un Condillac [30], l'on a oublié Cicéron, Sénèque et Plutarque. Or Cicéron, Sénèque et Plutarque sont importants, en ce qu'ils *ont montré qu'à l'origine des maladies mentales sont les passions,* ce qui veut dire que nous sommes responsables, à l'origine, des maladies mentales, et que ce ne sont que des passions invétérées, grandies et sur lesquelles la raison de l'individu n'a plus de pouvoir, ce qui est l'idée stoïcienne. Mais quand Galien se mêle de morale, comme nous l'avons dit dans notre premier chapitre, il justifie son intérêt par une théorie qui prétend que le moral est la conséquence de la crase des humeurs. Chez P. Pinel, l'on ne saurait trouver de système. Le médecin accepte la théorie physique et la théorie morale de l'origine de la maladie mentale. Son acte fondateur, c'est le fait même de la réunion des deux traditions. A propos de P. Pinel, W. Riese écrit qu'il « se limite strictement et consciemment à l'étude des passions à l'état purement naturel, exempte de tout cachet moral et n'admettant aucun raisonnement moralisant. Il est vrai que le *nom* de traitement moral a induit en erreur la plupart des interprètes ignorants sur la signification du mot français moral qui ne marque souvent que l'antithèse de *physique,* signification assurément adoptée par Pinel dans le terme devenu célèbre de *traitement moral.* » [31]. Nous sommes beaucoup moins sûr que W. Riese qu'il

27. Le « traitement moral » s'oppose d'abord au traitement physique, c'est-à-dire à l'emploi de médicaments. Comme l'écrit R. Castel, *L'ordre psychiatrique,* Paris, Minuit, 1976, p. 95 : « Le traitement moral est cette stratégie par laquelle le pouvoir médical s'appuie sur tous les rapports institutionnels qui, eux-mêmes, ont été agencés pour lui servir de relais. » Le traitement moral comprend : – l'isolation du monde extérieur (*op. cit.,* p. 92) ; – la constitution d'un ordre asilaire (occupations, emplois du temps, règles de l'établissement) ; la relation d'autorité. C'est cette dernière relation qui nous intéresse surtout, dans la mesure où nous l'avons rencontré déjà chez les médecins anciens.

28. Cf. ses *Principes généraux sur la méthode d'étudier et d'observer en médecine,* in *Nosographie philosophique, op. cit.,* p. XXXII-CXX.

29. J. Lonie l'a montré récemment à propos de l'opposition de Cnide et de Cos, dans son article *Hippocrates and the historians,* in *History of Science,* vol. 16, part 1, n° 31, mars 1978, p. 42-75 et juin 1978, n° 32, p. 77-92. Lonie montre, de manière éclairante, que la philologie ne doit pas se séparer de l'histoire des idées.

30. Cf. l'introduction à la 1ère édition de son *Traité médico-philosophique sur l'aliénation mentale.*

31. *La théorie des passions,* p. 62. Cf. à ce sujet notre article *« La théorie des passions de Pinel à Moreau de Tours »,* in *History and philosophy of the life sciences* 1980, vol. 2, n° 1, p. 123-140.

n'y ait pas équivoque sur le sens de traitement moral; nous dirons que nous sommes même sûr du contraire. Certes le traitement moral signifie bien que l'on peut agir sur le corps par l'esprit, sur le physique par le moral. Mais cela signifie aussi qu'il faut «faire de la morale au fou». G. Swain constate chez Pinel, et malgré les rééditions successives, un hiatus entre le *Traité médico-philosophique* et la *Nosographie*, comme s'il «avait été contraint de maintenir un "double discours" sur la folie.» [32], l'un, selon les termes de Pinel lui-même, «encadré dans un système universel de médecine» [33], et, comme le dit G. Swain, «comprenant les espèces d'aliénation parmi les autres névroses, l'autre posant au contraire l'absolue spécificité de l'aliénation.» [34]. En vérité, ce double ton, cette double attitude existe aussi dans la *Nosographie*, mais certainement de manière plus allusive. En fait, quand Pinel fonde la médecine philosophique, il le fait en réunissant les deux traditions que nous avons étudiées chez les Anciens. Nous pouvons le dire avec d'autant plus de sérénité que, même si le regroupement dans la classe des névroses de phrénitis, mélancolie, hydrophobie est nouveau par rapport à l'Antiquité, nous avons vu que le contenu de ces notions n'a guère changé depuis Caelius Aurélien et Arétée. Du point de vue de l'histoire de la folie, cela implique qu'il faut faire remonter beaucoup plus loin que le XVIIIe ou XVIIe siècle l'origine de la tradition médicale où puise un Pinel. Quand nous lisons chez M. Foucault, entre beaucoup d'autres remarques suspectes, «aucun des médecins du XVIIIe siècle, ou presque, n'ignore la proximité de la manie et de la mélancolie. Plusieurs pourtant refusent de reconnaître ici et là deux manifestations d'une seule et même maladie (par ex. d'Aumond dans l'article *Mélancolie* de l'Encyclopédie).» [35], nous savons que ces médecins n'innovent absolument pas, mais que le débat est antique, comme nous l'avons montré [36].

Cela justifie, à notre avis, notre méthode et le contrepoint médical que nous n'avons jamais cessé d'apporter à la réflexion éthique et philosophique. Pour reprendre le programme de Drabkin [37] auquel nous avons fait allusion souvent, il nous semble que nous sommes parvenu à concilier, autour d'un problème technique et précis deux secteurs de la pensée antique, la médecine et la

32. *Op. cit.*, p. 61.
33. *Traité médico-philosophique*, introduction, p. XX.
34. *Ibidem.*
35. *Histoire de la folie*, p. 332-333.
36. Chez M. Foucault la genèse se perd dans les brumes d'une archéologie indéterminée.
37. Cf. *supra, La psychopathologie des médecins.*

philosophie et que nous avons défini un champ épistémologique authentique, celui de la maladie de l'âme.

Du point de vue de l'histoire des idées et de la culture, nous nous sommes trouvé devant un phénomène très intéressant, celui du triomphe inéluctable du dualisme. Il semble que les tentatives monistes soient voués à l'échec; et si nous pouvons glisser un aveu, nous le regrettons. Il nous semble que le discours dualiste est plus facile et plus faible sur le rapport de l'âme et du corps. Il nous paraît par exemple que le retour de Posidonius à une division platonicienne de l'âme, modifiée en ce qu'il remplace les parties par des fonctions, est une solution de facilité. Si l'on nous permet une analogie, l'invention posidonienne d'une fonction pathétique de l'âme nous paraît dans la perspective moniste de Chrysippe aussi naïf que l'invention par Jakobson d'une fonction poétique du langage [38]. Il est plus difficile de penser la passion comme un acte du tout de l'homme qui s'élance et qui croît, s'amplifie, pour être finalement soumis à des lois physiques, que de le penser comme un conflit entre deux parties d'un homme déchiré, même si la médiation du thymos tente de masquer le dualisme. Tertullien nous donne différentes partitions de l'âme chez les médecins et chez les philosophes ; quelquefois l'on est deux, trois, cinq, six, sept, huit et même dix, selon que l'on fait les comptes ; ainsi, chez Chrysippe, Tertullien compte huit parties de l'âme [39]. En fait, c'est faux. L'on est un ou deux, et le reste est compte d'intellectuel, parce que l'on se sent un ou deux ; nous avons comparé cela à ce que G. Canguilhem dit du vitalisme et du mécanisme. L'on naît vitaliste ou mécaniste [40]. De la même façon, l'on est, pensons-nous, moniste ou dualiste par tempérament, par le donné de nature. Mais les monistes n'ont pas eu de chance, que ce soit Asclépiade ou Chrysippe, sans doute à cause de leur attitude provocante ; ils ont eu tous les deux (ce qui est paradoxal pour le médecin) un refus de l'anatomie de leur temps. Chrysippe s'oppose aux médecins quand il dit, comme le rapporte Galien, qu'il veut bien admettre que le point de départ des nerfs est la tête, mais il refuse d'y voir le principe et l'origine de la volonté [41]. Quant à Asclépiade, il se sert d'une anatomie parfaitement mythique,

38. R. Jakobson, *Essais de linguistique générale,* Paris, Minuit, 1963, p. 209 ss.

39. *De anima,* 14 ; ce sont en vérité les qualités de l'âme, comme on le sait. « Cet examen des parties de l'âme appartient plutôt aux médecins et aux philosophes. » L'âme est deux pour Platon, trois pour Zénon, cinq ou six pour Panétius, sept pour Soranus, huit pour Chrysippe ...

40. *Connaissance de la vie, op. cit.,* p. 88.

41. V K 255.

comme nous l'avons vu. Ce n'est certainement pas la seule raison de l'échec du monisme. Il faut remarquer le dualisme de fait que suppose l'analogie de la maladie de l'âme et de la maladie du corps.

Tout naturellement, semble-t-il, le médecin s'affirme comme le spécialiste des maladies somatiques, le philosophe comme celui des maladies de l'âme. Nous pouvons très bien comprendre que la péripneumonie [42], le causus, entre autres, soient des maladies physiques qui, dans leur période d'accès, impliquent le délire sans qu'il y ait de problème particulier. Mais la phrénitis, la manie, sont aussi des maladies physiques qui relèvent du médecin. Dans ce cas la partition de fait a de grandes conséquences théoriques. L'on méprise en général le texte de l'*Anonyme de Londres*, déjà plusieurs fois cité, qui dit qu'il existe des maladies primaires du corps avec affection secondaire de l'âme et des maladies primaires de l'âme avec affection secondaire du corps ; les premières relèvent des médecins et les autres des philosophes. On a grand tort de passer rapidement sur ce que dit l'*Anonyme*. C'est la constatation d'un fait. Il existe évidemment des exceptions. L'interprétation que nous avons donnée de *Maladie sacrée* tend à montrer l'annexion par le médecin du domaine de l'affectivité et de l'émotivité ; l'auteur assimile émotion, passion et connaissance, mais en faisant reposer la connaissance sur un procès physique. Le cas de Galien est aussi intéressant dans la mesure où il s'est voulu philosophe. Mais une remarque s'impose : les philosophes ne vont pas chercher chez les médecins une psychologie ou une histoire naturelle des passions ; c'est évident, puisque c'est leur domaine à eux, moralistes. Ils demandent aux médecins un tableau nosologique concernant les maladies physiques. Nous l'avons déjà dit : ce n'est pas à la phrénitis ou à la manie, maladies qui, tout en étant physiques pour les médecins, ont des conséquences pour la pensée, que Chrysippe compare les maladies de l'âme, mais aux fièvres erratiques. Mais je comprends bien que si je souffre de phrénitis, c'est-à-dire de fièvre forte, avec délire, crocydisme et carphologie, l'on aille appeler un médecin. Mais quand je souffre de passion, de colère ou de désir, vais-je appeler le philosophe, alors que je ne sais même pas, comme le disent Cicéron ou Sénèque, que je suis malade ? Et qu'est-ce que ce philosophe dans la cité ? Tient-il boutique ? Bien sûr, il y a des écoles de philosophes, il existe des relations privilégiées de pédagogie morale, comme on le voit entre Sérénus ou Lucilius et Sénèque. Mais en fait, ce n'est pas cela que signifie la partition ; cela veut dire que, finalement, la maladie de l'âme est sous la responsabilité de l'individu,

42. *Régime des maladies aiguës*, V. 1.

que dans la maladie de l'âme, et quelle que soit sa définition, le seul médecin possible, c'est soi-même. C'est ce déséquilibre considérable que Cicéron exprime très clairement, comme nous l'avons vu, au livre III des *Tusculanes,* c'est cette dissymétrie essentielle. Quand Pinel crée la médecine philosophique et le traitement moral, quand il réunit la tradition médicale et la tradition philosophique, il n'a certainement pas résolu pour autant le problème du dualisme. C'est une des raisons, selon nous, qui font peser sur la maladie mentale l'ambiguïté que nous signalions : sommes-nous responsables de notre folie ?

Quand nous lisons dans un article qui déplore l'absence du corps dans l'histoire (cela fait partie des mythologies du temps) ces phrases : «Toute la médecine est une taxinomie, l'histoire la répète en inventaire. Le reste n'est pas dicible, et pense-t-on ne relève pas de la science ... Après Freud peut-on exclure l'imaginaire du réel ? Il est notre terrain, en lui plongent nos racines, qu'il soit sauvage, certes, violences du désir, vertige de la mort et agonie du manque...» [43], nous nous demandons à quels moulins à vent s'attaquent ces propos. Il ne faut pas hésiter, c'est de l'Antiquité que vient le mal, et d'abord du premier discours médical, celui d'Hippocrate [44]. Or, la médecine antique est un domaine merveilleux pour étudier le fonctionnement de l'imagination. Que sont le crocydismos et la carphologie de la phrénitis, l'humeur bile noire de la mélancolie, sinon des entités imaginaires ? Mais en même temps le concept de mélancolie est un outil extraordinaire par sa composition. Il est fait, répétons-le une dernière fois, de l'articulation d'une humeur ou d'une qualité d'humeur et de deux sentiments particuliers, la tristesse et la crainte. L'on peut dire que la structure de la mélancolie imite le rapport de l'âme et du corps. Ce concept permet une interprétation étiologique, l'humeur peut être la cause comme la tristesse ou la crainte, et une interprétation paratactique : pour qu'il y ait mélancolie il faut la présence concomitante de symptômes physiques et de symptômes psychologiques. C'est un outil d'une remarquable souplesse et une très belle création qui permet la description de ces états diffus et confus véritablement pathologiques.

L'imagination des philosophes n'est pas en reste sur celle des médecins. Nous avons essayé de montrer le corps tel qu'il apparaît dans la réflexion d'Épicure, ce corps imaginaire qui double

43. *Le corps. L'homme malade et son histoire,* de J. Revel et J.P. Peter, in *Faire de l'histoire,* sous la direction de J. Le Goff et P. Nora, Paris, B.R.F., 1978, tome 3, p. 169-191.

44. *Op. cit.*, p. 189, note 11.

le corps réel et se substitue à lui, cette limite idéale de la chair et du ventre ; cette frontière naturelle et juridique à la fois qui concilie nature et droit. Nous avons aussi beaucoup insisté sur l'imagination de Chrysippe et ses créations métaphoriques. D'autre part, nous avons choisi pour notre étude l'univers de l'analogie qui est le raisonnement par excellence de l'imagination, et l'analogie entre deux mondes aussi mythiques l'un que l'autre, celui de l'âme et celui du corps ; ce que nous avons rencontré, c'est la réalité du discours sur la relation entre l'âme et le corps et la réalité de la relation. Que l'on ne nous dise pas que l'Antiquité exclut l'imaginaire du réel, ni qu'elle a ignoré l'angoisse, le vertige de la vie et l'importance du corps. Notre travail sur la maladie de l'âme nous a contraint de réintroduire le corps dans l'histoire, et de montrer que nous sommes cultivés parce que nous avons un corps, que la culture est la prise de conscience par l'âme de son corps. Nous avons même été contraint de faire une place à la maladie physique et en particulier à la peste. Elle est à la fois une maladie physique et en cela relève d'une physique et d'une physiologie. Elle est un événement historique ; elle a des conséquences morales représentées par l'athymie du patient et la désinvolture avec laquelle elle traite le juste, le sage, et l'homme en bonne santé. Elle pose en elle-même la question de la providence. C'est pour cela que l'on ne peut avec elle séparer l'explication physique et les implications morales. Et nous avons fait voir avec Plutarque comment, lorsque l'analogie devient identité, le modèle médical se transforme en justification systématique, et comment la confusion de l'éthique et de la médecine débouche sur l'idéologie et le mythe.

Nous considérons comme essentiel le dialogue de la médecine et de la philosophie autour du problème de la maladie de l'âme, du rapport de l'âme et du corps, du monisme et du dualisme, de l'origine de la folie, de l'émotivité et de l'affectivité ; nous pensons que c'est l'un des résultats essentiels de notre enquête que d'avoir contribué à le faire apparaître. Le rapport de l'éthique à la médecine est fondamental pour qui veut étudier l'histoire de la folie, à laquelle la compréhension de la maladie de l'âme est une propédeutique nécessaire. Il faut, comme nous n'avons cessé de le dire, prendre au sérieux les lieux communs, les métaphores et les analogies. L'on constate alors, comme toujours, la richesse de la pensée antique. L'Antiquité a connu non seulement la folie, mais la névrose, l'univers de l'angoisse, du malaise, du mal d'être. Il existe un début d'expérience scientifique indiscutable, dans la description phénoménologique ; mais nous avons été passionné surtout par le rôle des schèmes imaginaires, par ce que l'on peut appeler l'imagination de cette pratique.

BIBLIOGRAPHIE

AUTEURS ANCIENS

ALEXANDRE de TRALLES, *Œuvres médicales,* introduction et traduction en 4 vol., par F. Brunet, Paris, Geuthner, 1933-1937.

– *Originaltext und Ubersetzung, nebst einer einl. Abh. Ein Beitrag zur Geschichte der Medizin* von Th. Prischmann, 2 vol., Vienne, 1878-1879, reprint Amsterdam, Hakkert, 1963.

ANECDOTA GRAECA ET GRAECOLATINA, édition V. Rose, Berlin, 1864, reprint Amsterdam, Hakkert, 1963.

ANONYMUS LONDINENSIS, *édition princeps* par H. Diels, Berlin, 1893.

– *The medical writings of Anonymus Londinensis,* W.H.S. Jones, Cambridge University Press, 1947, reprint Amsterdam, Hakkert, 1968.

APOLLONIUS de RHODES, *Argonautiques,* édition F. Vian, Paris, P.U.F., 1961.

ARÉTÉE, *Aretaeus editio altera,* C. Hude, in *Corpus Medicorum Graecorum,* Berlin, 1958.

– *Traduction* par Mériadec Laënnec, texte inédit, Musée Laënnec de Nantes.

ARISTOTE, *De anima,* édition, traduction A. Jannone et F. Barbotin, Paris, Belles Lettres, 1966.

– *De l'âme,* traduction J. Tricot, Paris, Vrin, 1972.

– *Éthique à Nicomaque,* édition, traduction et commentaire par R.A. Gauthier et J.Y. Jolif, 3 vol., Louvain, Paris, 1970.

– *Poétique,* édition et traduction par J. Hardy, 3e édition, Paris, Belles Lettres, 1961.

– *Problemata physica,* traduction H. Flashar, Berlin, Akademie-Verlag, 1962.

– *Problems,* éd. trad. anglaise par W.S. Hett, Loeb Classical Library, 1936.

– *Problèmes,* traduction par Barthélémy Saint Hilaire, 2 vol., Paris, 1875.

– *Physiognomica,* in *Minor works,* éd. trad. anglaise par W.S. Hett, Loeb Classical Library, 1963.

– *Scriptores physiognomoniae veteres,* ex recensione C. Perusci et F. Sylburgii, Altenburg, 1780.

– *Rhétorique,* édition et traduction par M. Dufour et A. Wartelle, Paris, Belles Lettres, 1953/1965.

– *Petits traités d'histoire naturelle,* édition et traduction par R. Mugnier, Paris, Belles Lettres, 1953/1965.

ASCLÉPIADE, *Asclepiadis Bithyni Fragmenta,* édition C.G. Gumpert, Weimar, 1794.

– *Asclepiades, his life and writings. A translation of Cocchi's Life of Asclepiades and Gumpert's Fragments of Asclepiades,* par Green R. Montraville, New-Haven, 1955.

ATHÉNÉE, *Deipnosophistae*, 7 vol., éd. trad. anglaise par C.B. Gulick, Loeb Classical Library, 1952.

AULU-GELLE, *Les nuits attiques*, édition et traduction R. Marache, Paris, Belles Lettres, L. I-IV – 1967, L. V-X – 1978.

CAELIUS AURELIANUS, *Maladies aiguës, maladies chroniques*, édition et traduction anglaise I.E. Drabkin, University of Chicago Press, 1950.

J. CASSIEN, *De institutis coenobiorum*, Migne P.L., vol. IL et L.

CASSIUS FELIX, *De medicina*, édition V. Rose, Leipzig, 1879.

CATULLE, *Poésies*, édition et traduction par G. Lafaye, Paris, Belles Lettres, 1970.

CELSE, *De medicina, libri octo*, édition Almeloveen, Leiden, 1730.

– *A. Cornelii Celsi Medicinae libri octo*, ex recensione Leonardi Targae, Leiden, 1785.

– *De medicina*, édition Ch. Daremberg, Leipzig, Teubner, 1859.

– *De medicina*, with an english translation by W.G. Spencer, 3 vol., Loeb Classical Library, 1961.

CICÉRON, *Academica*, édition et traduction anglaise par H. Rackham, Loeb Classical Library, 1961.

– *Academica posteriora, liber primus*, édition, introduction et commentaire par M. Ruch, Paris, P.U.F., 1970.

– *De diuinatione*, édition A. Stanley Pease, Urbana, 1920, Darmstadt, 1973.

– *De finibus*, édition et traduction J. Martha, Paris, Belles Lettres, 1955.

– *De fato*, édition et traduction A. Yon, Paris, Belles Lettres, 1950.

– *De natura deorum, lib. III*, édition A. Stanley Pease, 2 vol., Cambridge, Mass., 1958, Darmstadt, 1968.

– *De oratore*, édition et traduction H. Bornecque et E. Courbaud, Paris, Belles Lettres, 1930.

– *Tusculanes*, édition et traduction G. Fohlen et J. Humbert, Paris, Belles Lettres, tome 1 – 1931/1964 ; tome 2 – 1931/1968.

– *Tusculanarum disputationum libri V*, édition, traduction allemande et commentaire Livres I et II par M. Pohlenz, commentaire Livres III-V par O. Heine, Stuttgart, Teubner, 1957, Amsterdam, Hakkert, 1965.

– *Tusculanae disputationes*, édition, préface et traduction allemande par K. Büchner, Zürich/Stuttgart, Artemis-Verlag, 1952/1966.

DÉMOCRITE, *Ethica des Demokritos*, édition P. Natorp, Marburg, 1893.

– *Doctrines philosophiques et réflexions morales*, introduction et traduction par M. Solovine, Paris, F. Alcan, 1928.

DENYS D'HALICARNASSE, *Opuscules rhétoriques*, tome I, *Les orateurs attiques*, texte et traduction par G. Aujac, Paris, Belles Lettres, 1978.

– *Dionysii Halicarnasei quae exstant*, vol. V. *Opuscula I*, vol. VI, *Opuscula II*, edit. H. Usener et L. Radermacher, Stuttgart, Teubner, 1899, reprint 1965.

– *On Thucydides*, traduction anglaise et notes par W. Kendrick Pritchett, University of California Press, Berkeley, Los Angeles, London, 1975.

DIOGÈNE LAËRCE, *Vie des philosophes*, édition et traduction anglaise par R. D. Hicks, 2 vol., Loeb Classical Library, 1925/1970.

DIOKLES von KARYSTOS, in *Die griechische Medizin und die Schule des Aristoteles*, W. Jaeger, Berlin, 1938, de Gruyter, 1963.

I DOSSOGRAFI di ETICA, édition M. Giusta, Turin, 1964-1967.
DOXOGRAPHI GRAECI, édition H. Diels, 4e édition, Berlin, de Gruyter, 1965.
EMPÉDOCLE, *Empédocle 3, Les origines, commentaire 2,* J. Bollack, Paris, Minuit, 1969.
ÉPICURE, *Epicurea,* édition H. Usener, 1887, reprint Stuttgart, Teubner, 1966.
– *Epicuro Opere,* édition G. Arrighetti, Turin, G. Einaudi, 1960-1973.
– *Epicuro Opere,* traduction M. Isnardi-Parente, Turin, 1974.
ESCHYLE, *Œuvres,* 2 vol., édition, traduction par P. Mazon, Paris, Belles Lettres, 1925.
EURIPIDE, *Œuvres,* 7 vol., édition, traduction par L. Méridier, H. Grégoire, F. Chapouthier, R. Goossens, L. Parmentier, Fr. Jouan, Paris, Belles Lettres.
– *Medea,* édition D. L. Page, Oxford, 1964/1969.
– *Heracles,* in *Four plays of Euripides,* par A.W. Verall, Cambridge, 1905.
– *Bacchantes,* introduction, texte et commentaire, avec une analyse métrique des parties lyriques, par M. Lacroix, Paris, Belin, Belles Lettres, 1976.
– *Bacchae,* édition et commentaire par E.R. Dodds, Oxford University Press, 1944/1966.
– *Hippolytos,* édition W.S. Barrett, Oxford, 1964/1969.
– *Der Herakles des Euripides,* édition et traduction allemande par U. von Wilamowitz-Möllendorf, Berlin, 1909.
GALIEN, *Opera quae exstant,* édition D.C.G. Kühn, Leipzig, 1821-1833, 20 vol., reprint Hildesheim, 1965.
– *Œuvres choisies,* traduction Ch. Daremberg, Paris, Baillière, 1856.
– *Des passions de l'âme et de ses erreurs,* traduction et commentaire par R. van der Elst, Paris, Delagrave, 1914.
– *Claudii Galeni de placitis Hippocratis et Platonis libri novem,* recensuit et explanavit I. Mueller, Leipzig, 1874, reprint Amsterdam, Hakkert, 1975.
– *Scriptora minora* : vol. I : *De animi morbis et peccatis. De optima doctrina. De parvae pilae exercitio. Adhortatio ad artes addiscendas,* recensuit I. Marquardt, Leipzig, 1884. Vol. II : *Quod optimus medicus sit quoque philosophus. De consuetudinibus. Quod animi mores corporis temperamenta sequantur. De ordine librorum suorum ad Eugenianum. De libris propriis,* recensuit I. Mueller, Leipzig, 1891. Vol. III : *De sectis ad tirones. Thrasybulus. De facultatibus naturalibus,* recensuit G. Helmreich, Leipzig, 1893.
– *In Hippocratis epidemiarum librum I comment. III,* ed. E. Wenkebach, *In Hippocratis epidemiarum librum II comment. V,* ex versione Arabica in linguam German. transt. F. Pfaff, 1934, in *C.M.G.* V 10, 1.
– *In Hippocratis epidemiarum librum III comment. III,* ed. E. Wenkebach, 1936, in *C.M.G.* V 10, 2, 1.
– *In Hippocratis epidemiarum librum VI, comment. I-VI,* ed. E. Wenkebach, *comment. VI-VIII* ex versione Arabica in German. linguam transt. F. Pfaff, 1940. Reprint avec addenda et corrigenda. K. Deichgräber et K.H. Deller, excerpta a Mose Maimonide e Galeni comment. in epid. libr. I.II.III.VI sumpta, 1956, in *C.M.G.* V 10, 2, 2.
– *In Hippocratis epidemiarum comment. Indices nominum et verborum Graecorum,* compos. E. Wenkebach et K. Schubring, 1955, *C.M.G.* V 10, 2, 3.
– *De sanitate tuenda libri VI,* ed. K. Koch, 1923, in *C.M.G.* V 4, 2.

GALIEN, *Quomodo simulantes morbum deprehendi. Die als sog. Simulantenschrift griechisch überlieferten Teile des 2.Komment. zu Epidemien II*, édition K. Deichgräber et F. Kudlien, in *C.M.G.* V 10, 2, 4, Berlin, 1960.
– *A propos de la simulation dans l'Antiquité : Galien et sa monographie princeps : Quomodo simulantes morbum deprehendi*, traduction et commentaire par D. Gourévitch, in *Méd. lég. exp. méd.* I.1, 1975/1976, p. 13-18.
– *De usu partium*, éd. G. Helmreich, 2 vol., Leipzig, Teubner, 1907, reprint, Amsterdam, Hakkert, 1962.
– *Des facultés naturelles*, édition et traduction anglaise par A.J. Brock, Loeb Classical Library, 1963.
HERAKLEIDES PONTIKOS, édition F. Wehrli, Bâle, 1969.
HÉRACLITE, *Heraclitus, the cosmic fragments*, par G.S. Kirk, Cambridge, 1954.
HIPPOCRATE, *Œuvres complètes*, édition, traduction et commentaire, 10 vol., par E. Littré, Paris, Baillière, 1839-1861.
– *Works*, édition, traduction anglaise et commentaire, 4 vol., par W.H.S. Jones et E.T. Withington, Loeb Classical Library, Londres, 1923-1931.
– *Ancienne médecine*, texte et traduction par A.J. Festugière, Paris, Klincksieck, 1948.
– *Pronostics et Prorrhétiques*, édition et traduction M. de Mercy, Paris, Crochard, 1813.
– *Épidémiques d'Hippocrate*, traduites du grec par M. Desmars, Paris, 1767.
– *Chirurgie d'Hippocrate*, édition et traduction, 2 vol., par J.E. Pétrequin, Paris, 1878.
– *Du régime*, édition et traduction par R. Joly, Paris, Belles Lettres, 1967.
– *Du régime des maladies aiguës. Appendice, De l'aliment, De l'usage des liquides*, édition et traduction par R. Joly, Paris, Belles Lettres, 1972.
– *Génération. Nature de l'enfant. Maladies (livre IV). Fœtus de huit mois*, édition et traduction par R. Joly, Paris, Belles Lettres, 1970.
– *Des lieux dans l'homme. Du système des glandes. Des fistules. Des hémorroïdes. De la vision. Des chairs. De la dentition*, édition et traduction par R. Joly, Paris, Belles Lettres, 1978.
– *Philosophy and medicine in ancient Greece with an edition of περὶ ἀρχαίης ἰητρικῆς*, par W.H.S. Jones, Baltimore, 1946.
– *Die hippokratische Schrift 'Prognostikon'*, édition B. Alexanderson, Göteborg, 1963.
– *Maladie sacrée*, édition et traduction allemande par H. Grensemann, Berlin, de Gruyter, 1967.
– *The pseudo-hippocratic tract περὶ ἑβδομαδων, ch. 1-11, and Greek philosophy*, par J. Mansfeld, Assen, van Gorkum, 1971.
– *Die hippokratische Schrift 'De morbis I'*, édition et traduction allemande par R. Wittern, Hildesheim, Olms, 1974.
– *La nature de l'homme*, édition et traduction par J. Jouanna, in *C.M.G.*, Berlin, 1975.
– *Hippokratische Forschungen V* (περὶ μανίης – περὶ λύσσης), par H. Diels, in *Hermes*, 53, 1918, p. 57-87.
– *Œuvres choisies d'Hippocrate*, traduites par Ch. Daremberg, Paris, Labé, 1855, 2e édition.

HORACE, *Épîtres,* édition et traduction par F. Villeneuve, Paris, Belles Lettres, 1934/1967.
HORACE, *Epistulae,* édition et traduction par J. Préaux, Paris, P.U.F., 1968.
SAINT JÉROME, *Ad rusticum monachum,* édition et traduction par J. Labourt, Paris, Belles Lettres, 1961, tome VII.
PSEUDO-LONGIN, *Du sublime,* édition et traduction par H. Lebègue, Paris, Belles Lettres, 1939/1965.
LUCRÈCE, *De rerum natura,* édition et traduction, 2 vol., par A. Ernout, Paris, Belles Lettres, 1959-1964.
– *De rerum natura,* commentaire par A. Ernout et L. Robin, Paris, Belles Lettres, 1925-1926.
– *De rerum natura,* édition, traduction anglaise et commentaire par C. Bailey, Oxford, 1947-1950.
MARC-AURÈLE, *Pensées,* édition et traduction par A.I. Trannoy, Paris, Belles Lettres, 1925/1964.
MNÉSITHÉE, *Mnésithée et Dieuchès,* édition, traduction et commentaire par J. Bertier, Leiden, Brill, 1972.
ORIBASE, *Œuvres,* édition, traduction et commentaire par Dr. Bussemaker et Ch. Daremberg, Paris, Baillière, 1851, 6 vol.
PANÉTIUS, *Panaetii Rhodii fragmenta,* édition M. van Straaten, Leiden, Brill, 1962.
PÉTRONE, *Satiricon,* édition et traduction par A. Ernout, Paris, Belles Lettres, 1923/1970.
PHILON D'ALEXANDRIE, *De praemiis et poenis,* édition et traduction par A. Beckaert, Paris, Cerf, 1961.
– *Legum allegoriae,* édition et traduction par le R.P. Mondésert, Paris, Cerf, 1962.
– *De uita contemplatiua,* édition et traduction par F. Daumas et P. Miquel, Paris, Cerf, 1963.
– *Quis rerum diuinarum heres sit,* édition et traduction par M. Harl, Paris, Cerf, 1966.
– *Legatio ad Caium,* édition et traduction par A. Pelletier, Paris, Cerf, 1972.
– *De prouidentia,* édition et traduction par M. Hadas-Lebel, Paris, Cerf, 1973.
PLATON, *Charmide,* édition et traduction par A. Croiset, Paris, Belles Lettres, 1921/1965.
– *Les lois,* édition et traduction par A. Diès, E. des Places, 4 vol., Paris, Belles Lettres, 1951-1956.
– *Ménon,* édition et traduction par A. Croiset, Paris, Belles Lettres.
– *Phédon,* édition et traduction par L. Robin, Paris, Belles Lettres, 1926/1970.
– *Phèdre,* édition et traduction par L. Robin, Paris, Belles Lettres, 1933/1970.
– *La république,* édition et traduction par E. Chambry, Paris, Belles Lettres, 3 vol., 1933-1934/1964.
– *Théétète,* édition et traduction par A. Diès, Paris, Belles Lettres, 1950.
– *Timée,* édition et traduction par A. Rivaud, Paris, Belles Lettres, 1925/1963.
– *Gorgias,* édition et traduction par A. Croiset, Paris, Belles Lettres.
– *Plato's Gorgias,* a revised text with introduction and commentary, par E.R. Dodds, Oxford, 1959.

PLATON, *The laws,* introduction et traduction anglaise par T.J. Saunders, Penguin Books, 1970.
– *Œuvres complètes,* traduction par L. Robin, Paris, Pléiade, 1950.
PLINE L'ANCIEN, *Histoire naturelle,* plus spécialement Livre VII, édition et traduction par R. Schilling, Paris, Belles Lettres, 1977.
– *Histoire naturelle,* traduction par E. Littré, Collection Nisard, 2 vol., Paris, 1850.
PLOTIN, *Ennéades,* édition et traduction par E. Bréhier, 6 vol., Paris, Belles Lettres, 1924-1936.
PLUTARQUE, *Œuvres morales, traités 27-36,* édition et traduction par J. Dumortier et J. Defradas, Paris, Belles Lettres, 1975.
– *Traités 37-41,* édition et traduction par R. Klaerr et Y. Vernière, Paris, Belles Lettres, 1974.
– *Propos de table,* édition et traduction par F. Fuhrmann, 2 vol., Paris, Belles Lettres, 1972.
– *Moralia,* édition Loeb Classical Library, 15 vol.; plus spécialement : vol. VI : *De uirtute morali. De cohibenda ira. De tranquillitate animi,* édition et traduction anglaise par W.C. Helmbold.
vol. IX : *Quaestionum conuiualium, VII, VIII, IX,* édition et traduction anglaise par E.L. Minar, F.H. Sandbach, W.C. Helmbold.
vol. XI : *De placitis philosophorum,* édition et traduction anglaise par L. Pearson et F.H. Sandbach.
vol. XIII : *De Stoicorum repugnantiis. De communibus notitiis aduersus Stoicos,* édition et traduction anglaise par H. Cherniss.
vol. XIV : *Non posse suauiter uiui secundum Epicurum. Aduersus Colotem. An recte dictum sit latenter esse uiuendum,* édition et traduction anglaise par P.H. De Lacy et B. Einarson.
vol. XV : *Fragments et Index.*
– *De la vertu éthique,* édition et traduction par D. Babut, Paris, Belles Lettres, 1969.
– *Des délais de la justice divine,* traduction par J. de Maistre, Lyon, 1844.
DIE PNEUMATISCHE SCHULE, édition M. Wellmann, Berlin, 1895.
POSIDONIUS, *The fragments,* édition L. Edelstein et I.G. Kidd, Cambridge, 1972.
PRAXAGORAS, *The fragments of Praxagoras of Cos and his school,* édition, traduction anglaise et commentaire par Fritz Steckerl, Leiden, Brill, 1958.
QUINTILIEN, *De l'institution oratoire,* édition et traduction par J. Cousin, Paris, Belles Lettres, 1978.
RUFUS D'ÉPHÈSE, *Œuvres,* édition et traduction par Ch. Daremberg et E. Ruelle, Paris, Baillière, 1879, reprint Amsterdam, Hakkert, 1963.
– *Die Fragen des Arztes an die Kranken,* édition, traduction allemande et commentaire par H. Gärtner, in *C.M.G.,* Suppl. 4, Berlin, 1962.
SAPPHO, in *Sappho and Alcaeus,* édition D.L. Page, Oxford, 1955.
SÉNÈQUE, *Dialogues,* 4 vol., édition et traduction par R. Waltz et A. Bourgery, Paris, Belles Lettres.
– *Lettres à Lucilius,* 5 vol., édition et traduction par F. Préchac et H. Noblot, Paris, Belles Lettres, 1945-1964.
– *Questions naturelles,* 2 vol., édition et traduction par P. Oltramare, Paris, Belles Lettres.

SÉNÈQUE, *De la clémence,* édition et traduction par F. Préchac, Paris, Belles Lettres.
– *Tragédies,* 2 vol., édition et traduction par L. Herrmann, Paris, Belles Lettres, 1922-1964.
– *L. Annaei Senecae Opera quae supersunt,* rec. Fr. Haase, 3 vol., Leipzig, 1852-1853 ; 2e éd. 1881-1886 (avec index et les fragments, t. 3).
– *Ad Lucilium Epistulae morales,* rec. L.D. Reynolds, 2 vol., Oxford, 1965.
– *Dialogorum libri duodecim,* rec. L.D. Reynolds, Oxford, 1977.
– *Opera quae supersunt,* edid. C. Hosius, O. Hense, F. Hermes, A. Gercke, Leipzig, 1905-1917.
– *De la clémence,* 1ère partie, introduction et texte par P. Faider, Gand, 1928; 2e partie, commentaire par P. Faider, Ch. Favez et P. Van de Woestijne, Bruges, 1950.
– *De breuitate uitae,* texte et commentaire par P. Grimal, Paris, P.U.F., 1959.
– *De uita beata,* texte et commentaire par P. Grimal, Paris, P.U.F., 1969.
– *Phaedra,* texte et commentaire, par P. Grimal, Paris, P.U.F., 1965.
– *De constantia sapientis,* commentaire par P. Grimal, Paris, Belles Lettres, 1953.
– *Lettere a Lucilio,* Livre I, texte, introduction, traduction italienne et commentaire par G. Scarpat, Brescia, Paideia Editrice, 1975.
– *Tragédies,* 2 vol., édition et traduction anglaise par F. J. Miller, Loeb Classical Library.
– *Medea,* édition avec introduction et commentaire par C. D. N. Costa, Oxford, Clarendon Press, 1973.
SEXTUS EMPIRICUS, *Œuvres,* édition et traduction anglaise par R. G. Bury, 4 vol., Loeb Classical Library, 1967-1968.
DIE FRAGMENTE DER SIKELISCHEN ÄRZTE, édition M. Wellmann, Berlin, 1901.
SOPHOCLE, *Tragédies,* 3 vol., édition et traduction A. Dain et P. Mazon, Paris, Belles Lettres.
SORANUS, *Gynécologie,* éd. I. Ilberg, *C.M.G.* IV, Berlin, 1927.
– *Gynecology,* traduction anglaise par O. Temkin, Baltimore, 1956.
STOICORVM VETERVM FRAGMENTA, édition J. von Arnim, 4 vol., Leipzig, Teubner, 1903, reprint Stuttgart, Teubner, 1964.
LES STOÏCIENS, textes traduits par E. Bréhier, édités sous la direction de P. M. Schuhl, avec la collaboration de V. Goldschmidt, P. Kucharski, P. Aubenque, L. Bourgey, J. Brunschwig, J. Pépin, Paris, Pléiade, 1962.
SUÉTONE, *Vie des douze Césars,* 3 vol., édition et traduction par H. Ailloud, Paris, Belles Lettres.
TACITE, *Annales,* 4 vol., édition et traduction par P. Wuilleumier, Paris, Belles Lettres.
TERTULLIEN, *De anima,* édition, traduction, introduction et commentaire par H. Waszink, Amsterdam, Paris, 1933.
THUCYDIDE, *Histoire de la guerre du Péloponnèse,* plus spécialement Livre II, édition et traduction par J. de Romilly, Paris, Belles Lettres, 1962/1973.
– Traduction Roussel, Paris, Pléiade, 1964.

VIRGILE, *Géorgiques,* édition et traduction E. de Saint-Denis, Paris, Belles Lettres, 1956/1968.

FRAGMENTE der VORSOKRATIKER, édition H. Diels-W. Kranz, 3 vol., 12e édition, Dublin-Zurich, Weidmann, 1966.

ÉTUDES ET COMMENTAIRES

E. ACKERMANN, *Der leidende Hercules des Seneca,* in *Rheinisches Museum* LXVII, 1912, p. 461 ss.

– *De Senecae Hercule Oetaeo,* in *Phil. Suppl.,* Band 10, 1907, p. 410 ss.

T. ADAM, *Clementia Principis,* Stuttgart, E. Klett-Verlag, 1970.

T.W. AFRICO, *The opium addictions of Marcus Aurelius,* in *Journal of History of Ideas,* 1961, tome XXII, p. 97-102.

M. ALBERT, *Les médecins grecs à Rome,* Paris, 1894.

E. ALBERTINI, *La composition dans les ouvrages philosophiques de Sénèque,* Paris, 1923.

F.G. ALEXANDER et S.T. SELESNICK, *Histoire de la psychiatrie,* Paris, Colin, 1972.

T.C. ALLBUTT, *Greek medicine in Rome,* Londres, 1921.

R.E. ALLEN et D. FURLEY, *Studies in presocratic philosophy,* vol. II : *Eleatics and Pluralists,* Londres, Routledge and Kegan Paul, 1975.

J.M. ANDRÉ, *Recherches sur l'otium romain,* Paris, Belles Lettres, 1962.

– *La philosophie à Rome,* Paris, P.U.F., 1977.

R. ANTONIOLI, *Rabelais et la médecine,* in *Études rabelaisiennes,* t. XII, Genève, Droz, 1976.

F. AST, *Lexicon platonicon,* Leipzig, 1835, reprint Bonn, R. Habelt-Verlag, 1956.

P. AUBENQUE, *Le problème de l'être chez Aristote,* Paris, P.U.F., 1962.

– *La prudence chez Aristote,* Paris, P.U.F., 1963.

– *Sénèque et l'unité du genre humain,* in *Actas del Congreso internacional de Filosofía en commemoración de Séneca en el XIX centenario de su muerte,* 1965.

– et J.M. ANDRÉ, *Sénèque,* Paris, Seghers, 1964.

A. AUDIBERT, *La folie et la prodigalité,* Paris, 1882.

K. AULIKER, *Prologe und Akteinteilungen in Senecas Tragödien,* Diss. Bern, 1960 (Noctes Romanae).

E. AZIZA-SHUSTER, *Le médecin de soi-même,* Paris, P.U.F., 1972.

D. BABUT, *Plutarque et le Stoïcisme,* Paris, P.U.F., 1969.

G. BACHELARD, *Formation de l'esprit scientifique,* Paris, Vrin, 4e éd., 1960.

L. BAEUMKER, *Das Problem der Materie in der griechischen Philosophie,* Münster, 1890.

C. BAILEY, *The Greek atomists and Epicurus,* Oxford, 1928.

L.G. BALLESTER, *Galeno,* Madrid, Guadarrama, 1972.

E.D. BAUMANN, *Die pseudohippokratische Schrift peri manies,* in *Janus,* 42e année, 1938.

J. BAYET, *Idéologie et plastique,* Publications de l'École française de Rome, 1974.

J. BEAUJEU, *La science hellénistique et romaine*, chap. 1, 3, 4 et 5, in *La science antique et médiévale*, sous la direction de R. Taton, Paris, P.U.F., 1966 (2e édition).

J.S. BERGER, *De Cicerone medico*, Viterbe, 1711.

Th. BERGK, *Griechische Literaturgeschichte*, tome III, 1884.

J. BERNHARDT, *Platon et le matérialisme ancien*, Paris, Payot, 1971.

E. BIGNONE, *L'Aristotele Perduto e la formazione filosofica di Epicuro*, 2 vol., Florence, 1936 (réédition 1973).

P. BIKNELL, *Democritus' theory of precognition*, in *R.E.G.*, tome 82, juillet-décembre 1969, p. 78 ss.

E.M. BLAICKLOCK, *Male characters in Euripides. A study in realism*, Wellington, New-Zealand University Press, 1952.

R. BODEUS, *Notes sur quelques aspects de la conscience dans la pensée aristotélicienne*, in *Phronesis*, vol. 20, n° 1, 1975, p. 63-74.

J. BOLLACK, *Empédocle 3. Les origines, commentaire 2*, Paris, Minuit, 1969.

– *Lettre d'Épicure*, Paris, Minuit, 1971.

– *La pensée du plaisir*, Paris, Seuil, 1975.

M. BOLLACK, *La raison de Lucrèce*, Paris, Minuit, 1978.

J. BOMPAIRE, *Lucien écrivain*, Paris, 1958.

– *Le mythe selon la* Poétique *d'Aristote*, in *Formation et survie des mythes*, Colloque de Nanterre 1974 (1977), p. 31 ss.

– *Questions de rhétorique, I : Image, métaphore, imagination dans la théorie littéraire grecque*, in *B.A.G.B.*, 4, 1977, p. 355-359.

M. de BONALD, *Recherches philosophiques sur les premiers objets des connaissances morales*, Paris, Adrien Le Clère, 1838.

H. BONITZ, *Index aristotelicus*, secunda editio, Graz, Akademische Druck- und Verlagsanstalt, 1935.

N.B. BOOTH, *Empedocles' account of breathing*, in *The journal of Hellenic Studies*, 1960, p. 10-15.

J.L. BORGÈS, *Fictions*, Paris, N.R.F., 1951.

L. BOURGEY, *La doctrine épicurienne sur le rôle de la sensation dans la connaissance et la tradition grecque*, in *Actes du 8e Congrès de l'Association G. Budé 1968*, Paris, Belles Lettres, 1969, p. 252-258.

– *Observation et expérience chez les médecins de la Collection hippocratique*, Paris, Vrin, 1953.

– *Observation et expérience chez Aristote*, Paris, Vrin, 1955.

A. de BOVIS, *La sagesse de Sénèque*, Paris, Aubier, 1948.

P. BOYANCÉ, *Culte des Muses*, Paris, de Boccard, 1936 (1972).

– *Platon et le vin*, in *B.A.G.B.*, *Suppl. Lettres d'Humanité X*, décembre 1954, p. 3-19.

– *Lucrèce et l'Épicurisme*, Paris, P.U.F., 1963.

– *L'humanisme de Sénèque*, in *Actas del Congreso internacional de Filosofía en commemoración de Séneca en el XIX centenario de su muerte*, 1965, p. 231-245.

– *Épicure*, Paris, P.U.F., 1969.

– *Études sur l'humanisme cicéronien*, Collection Latomus, vol. 121, 1970.

Y. BRÈS, *La psychologie de Platon*, Paris, P.U.F., 1968.

E. BRÉHIER, *Les idées philosophiques et religieuses de Philon,* Paris, Vrin, 3e édition, 1950.
– *Chrysippe et l'ancien Stoïcisme,* Paris, P.U.F., nouvelle édition 1951.
– *Études de philosophie antique,* Paris, P.U.F., 1955.
– *Histoire de la philosophie,* tome I : *L'antiquité et le moyen âge,* nouvelle édition mise à jour par P.M. Schuhl, Paris, P.U.F., 1961.
D.F. BRIGHT, *The plague and the structure of the* De rerum natura, in *Latomus,* juillet-sept. 1971, tome XXX, fasc. 3, p. 607-632.
C.O. BRINK, *Horace on Poetry, The ars poetica,* Cambridge University Press, 1971.
P. BRIOT, *Deux remarques sur la psychologie de Cicéron,* in *Latomus,* tome XXV, fasc. 4, oct.-déc. 1966, p. 743-755.
– *Cicéron, approches d'une psychanalyse,* in *Latomus,* tome XXVIII, fasc. 4, oct.-déc. 1969, p. 1040-1049.
– *Traces névrotiques chez Cicéron,* in *Latomus,* tome XXXII, fasc. 3, juillet-sept. 1973, p. 595-605.
L. BRISSON, *Le même et l'autre dans la structure ontologique du* Timée *de Platon,* Paris, Klincksieck, 1974.
– *Du bon usage du dérèglement,* in *Divination et rationalité,* Paris, Seuil, 1974.
V. BROCHARD, *La théorie du plaisir d'après Épicure,* in *Études de philosophie ancienne et de philosophie moderne,* Paris, Vrin, 1926.
– *Les sceptiques grecs,* Paris, Vrin, 1932 (2e édition).
J. BRUN, *Héraclite,* Paris, Seghers, 1965.
W. BURKERT, *Weisheit und Wissenschaft,* Nürnberg, Verlag Hans Carl, 1962; traduction anglaise : *Lore and Science in Ancient Pythagoreanism,* Harvard University Press, 1972.
J. BURNET, *L'aurore de la philosophie grecque,* Paris, Payot, 1970.
R. BURTON, *The Anatomy of Melancholy,* 6e édition, 1651 ; dernier reprint : Londres-Toronto, J.M. Dent & Sons Ltd, 1977.
J.G. CABANIS, *Les rapports du physique et du moral de l'homme,* Paris, Baillière, nouvelle édition 1824, précédée d'une table analytique par M. le Cte Destutt de Tracy, 3 vol.
H. CARDAN, *Commentaires des Aphorismes d'Hippocrate,* 1592.
A. CANCRINI, *Syneidesis,* Rome, Edizioni dell'Ateneo, 1970.
G. CANGUILHEM, *Le normal et le pathologique,* Paris, P.U.F., 1966.
– *Connaissance de la vie,* Paris, Vrin, 1967, 2e édition.
R. CASTEL, *L'ordre psychiatrique,* Paris, Minuit, 1976.
B. CASTELLI, *Lexicon medicum graeco-latinum,* Genève, 1746.
P. CHANTRAINE, *Dictionnaire étymologique de la langue grecque,* Paris, Klincksieck, 1970-1980.
– *Remarques sur la langue et le vocabulaire du Corpus hippocratique,* in *La Collection hippocratique et son rôle dans l'histoire de la médecine,* Colloque de Strasbourg, oct. 1972, Leyden, Brill, 1975, p. 34-40.
E. CHAUVET, *Mémoire sur le traité de Galien intitulé 'les dogmes d'Hippocrate et de Platon',* Paris, Durand, 1857.
– *La théologie de Galien,* Caen, 1873.
– *Des théories de l'entendement humain dans l'Antiquité,* Paris, Durand, 1855.

E. CHAUVET, *La psychologie de Galien,* Caen, Hardel, 1860.
N. CHOMSKY, *Linguistique cartésienne,* Paris, Seuil, 1969.
J. CROISSANT, *Aristote et les mystères,* Bibliothèque de la Faculté de Philosophie et Lettres de l'Université de Liège, fasc. LI, 1932.
G. CUPAIVOLO, *Introduzione al «De Ira» di Seneca,* Naples, 1975.
R. DAILLY et H. van EFFENTERRE, *Le cas Marc-Aurèle – essai de psychosomatique historique,* in *R.E.A.*, tome 56, 1954.
Ch. DAREMBERG, *Galien considéré comme philosophe,* in *La Gazette Médicale,* tome 3, 3e section, p. 591-595, p. 603-609, p. 643-651.
– *La médecine, histoire et doctrines,* Paris, Baillière, 1865.
– *Histoire des sciences médicales,* 2 vol., Paris, Baillière, 1870.
Y. DAVID-PEYRE, *Le personnage du médecin et la relation médecin-malade dans la littérature ibérique XVIe et XVIIe siècle,* Paris, Ediciones Hispano-Americanas, 1971.
– *La peste et la maladie vénérienne dans la littérature ibérique du XVIe et XVIIe siècle,* thèse Poitiers, 1967.
A. DELATTE, *Études sur la littérature pythagoricienne,* Paris, 1915; Genève, Slatkine Reprints, 1974.
– *Faba Pythagorae cognota. Serta Leodiensia,* Liège-Paris, 1930.
– *Les conceptions de l'enthousiasme chez les philosophes présocratiques,* Paris, Belles Lettres, 1934.
K. DEICHGRÄBER, *Die Epidemien und das Corpus Hippocraticum,* Berlin, 1933, reprint Berlin-New York, de Gruyter, 1971.
G. DELEUZE, *La logique du sens,* Paris, Minuit, 1969.
A. DELPEUCH, *La goutte et le rhumatisme,* Paris, 1900.
J. DERRIDA, *La pharmacie de Platon,* in *La dissémination,* Paris, Seuil, 1972, p. 71-197.
M. DÉTIENNE, *La notion de Daimôn dans le pythagorisme ancien,* Paris, Belles Lettres, 1963.
– *Les maîtres de vérité dans la Grèce archaïque,* Paris, Maspéro, 1967.
– *Les jardins d'Adonis,* Paris, Gallimard, 1972.
G. DEVEREUX, *Essais d'ethnopsychiatrie générale,* Paris, N.R.F., 1970.
– *The psychotherapy scene in Euripides' Bacchae,* in *Journal of Hellenic Studies,* vol. XL, 1970.
– *The nature of Sappho's seizure in Fr. 31 LP as evidence of her inversion,* in *Classical Quarterly,* n° 20, 1970, p. 17-31.
– *Tragédie et poésie grecque,* Paris, Flammarion, 1975.
– *Dreams in Greek Tragedy,* Oxford, Blackwell, 1976.
C. DIANO, *Le problème du libre arbitre dans le περὶ φύσεως,* in *Actes du 8e Congrès de l'Association G. Budé 1968,* Paris, Belles Lettres, 1969, p. 337-341.
A. DIÈS, *Autour de Platon,* Paris, Belles Lettres, 1972 (2e édition).
A. DIETERICH, *Kleine Schriften,* Leipzig, Berlin, 1911.
H. DILLER, *Die sogenannte 2. Fassung des 19.Hippokratesbriefes,* in *Quellen und Studien zur Geschichte der Naturwissenschaften und der Medizin,* 1933.
– *Θυμὸς δὲ κρείσσων ἐμῶν βουλευμάτων,* in *Hermes* 94, Heft 3, juillet 1966.

H. DILLER, *Kleine Schriften zur antiken Medizin,* Berlin, de Gruyter, 1973.
– *Hippokratische Medizin und attische Philosophie,* in *Hermes* 80, 1952, repris in *Kleine Schriften ...*
– *Empirie und Logos : Galens Stellung zu Hippokrates und Platon,* in *Studia Platonica, Festschrift für H. Gundert,* Amsterdam, 1975, p. 227-238.
– Compte rendu de R. Blum, *La composizione dello scritto ippocrateo* Περὶ διαίτης ὀξέων, in *Gnomon* 14, 1938, p. 297-305.
E.R. DODDS, *Les Grecs et l'irrationnel,* Paris, Aubier, 1965.
– *The ancient concept of progress,* Oxford, 1973.
I.E. DRABKIN, *Remarks on ancient psychopathology,* in *Isis,* vol. 46, part 3, n° 145, sept. 1955, p. 223 ss.
Th. DOBZHANSKY, *Le droit à l'intelligence, génétique et égalité,* Paris, 1978.
J. DUCATILLON, *Qui est l'auteur du traité hippocratique* De l'art *?,* in *Corpus Hippocraticum,* Mons, 1975, p. 148 ss.
G. DUMÉZIL, *Heur et malheur du guerrier,* Paris, P.U.F., 1969.
M.P. DUMINIL, *Le sang, les vaisseaux, le cœur dans la Collection hippocratique,* thèse, Sorbonne, 1977.
J.P. DUMONT, *Les Sophistes, fragments et témoignages,* Paris, P.U.F., 1969.
– *La main de Zénon,* in *Revue de l'Enseignement philosophique,* 19e année, n° 4, avril-mai 1969, p. 1-8.
– *Le scepticisme et le phénomène,* Paris, Vrin, 1972.
J. DUMORTIER, *Le vocabulaire médical d'Eschyle et les écrits hippocratiques,* Paris, Belles Lettres, 1935.
F. DUPONT, *Le personnage et son mythe dans les tragédies de Sénèque,* in *Actes du 9e Congrès de l'Association G. Budé,* Rome, 1973, Paris, Belles Lettres, 1975, tome 1, p. 447-458.
– *Le plaisir et la loi,* Paris, Maspéro, 1977.
O. DYROFF, *Demokritstudien,* Leipzig, 1899.
L. EDELSTEIN, *Ancient Medicine, selected Papers,* édité par O. Temkin et C.L. Temkin, The John Hopkins Press, Baltimore, 1967.
– *The meaning of Stoicism,* in *Martin Classical Lectures,* vol. 1, Harvard University Press, 1968.
H.F. ELLENBERGER, *A la découverte de l'inconscient,* traduction par J. Feisthauer, Paris, Simep, 1974.
E. ENG, *Body, consciousness and violence,* in *Analecta Husserliana,* vol. II, Dordrecht, 1972, p. 267-277.
– *Modern Psychotherapy and Ancient Rhetoric,* in *Psychotherapy and Psychosomatics,* San Francisco, 1974, p. 493-496.
– *The significance of the Rhetorical Tradition for the self-understanding of psychotherapy,* in *The human context,* vol. 5, n° 3, 1973, p. 569-576.
H. ERBSE, *Zum Orestes des Euripides,* in *Hermes* 103, 1975, Heft 4, p. 434-459.
E. ESQUIROL, *Des maladies mentales,* Paris, Baillière, 1838.
– *De la lypémanie ou mélancolie,* Toulouse, Privat, 1976.
B. FARRINGTON, *The faith of Epicurus,* Londres, 1967.
P. FÉDIDA, *L'Absence,* Paris, Gallimard, 1978.
P.R. FERNÁNDEZ, *Séneca enfermo,* Instituto 'Bernaldo de Quirós', Mieres del Camino, 1976.

A.J. FESTUGIÈRE, O.P., *Épicure et ses dieux*, Paris, P.U.F., 1946.
– *La révélation d'Hermès Trismégiste*, Paris, Gabalda, 4 vol., 1949-1954.
– *Contemplation et vie contemplative selon Platon*, Paris, Vrin, 1950.
– *L'enfant d'Agrigente*, Paris, Plon, 1950.
– *Personal religion among the Greeks*, University of California Press, 1954.
– *De l'essence de la tragédie grecque*, Paris, Aubier, 1969.
– *Études de philosophie grecque*, Paris, Vrin, 1971.
– *Études de religion grecque et hellénistique*, Paris, Vrin, 1972.
– *Études d'histoire et de philologie*, Paris, Vrin, 1975.
R. FLACELIÈRE, *Sagesse de Plutarque*, Paris, P.U.F., 1964.
H. FLASHAR, *Melancholie und Melancholiker in den medizinischen Theorien der Antike*, Berlin, de Gruyter, 1966.
– *Die medizinischen Grundlagen der Lehren von der Wirkung der Dichtung in der griechischen Poetik*, in *Hermes* 84, 1956.
– *Antike Medizin*, articles réunis par H. Flashar, Darmstadt, 1971.
W.W. FORTENBAUGH, *Aristotle on emotion*, Londres, Duckworth, 1975.
– *On the antecedents of Aristotle's bipartite psychology*, in *Greek, roman and byzantine studies*, vol. II, 1970, n° 3, p. 233-250.
M. FOUCAULT, *Histoire de la folie à l'âge classique*, Paris, Plon, 1961.
C. FREDRICH, *Hippokratische Untersuchungen*, in *Philologische Untersuchungen*, Heft 15, Berlin, Weidmann, 1899.
B. de FRÉMINVILLE, *La raison du plus fort. Traiter ou maltraiter les fous ?*, Paris, Seuil, 1977.
S. FREUD, *Deuil et mélancolie*, in *Metapsychologie*, Paris, N.R.F., 1968.
K. von FRITZ, *Philosophie und sprachlicher Ausdruck bei Demokritos, Plato und Aristoteles*, New-York, nouvelle édition, 1939.
L. FUCHS, *Commentaire des Aphorismes d'Hippocrate*, Paris, 1545.
M. FUHRMANN, *Das systematische Lehrbuch*, Göttingen, 1960.
D. FURLEY, *Empedocles and the Clepsydra*, in *The journal of hellenic studies*, 1957, p. 31-34.
– *Two studies in Greek atomism*, Princeton University Press, 1967.
G.K. GALINSKY, *The Herakles Theme*, Oxford, 1972.
G. GARBARINO, *Roma e la filosofia greca dalle origini alla fine del II seculo A. C.*, 2 vol., Torino, Paravia, 1971/1973.
E. GEORGET, *De la folie*, textes choisis et présentés par J. Postel, Toulouse, Privat, 1972.
L. GERNET, *Recherches sur le développement de la pensée juridique et morale en Grèce*, Paris, 1917.
Ch. GILL, *The death of Socrates*, in *Classical Quarterly*, mai 1973, p. 25-28.
R.D. GILLEPSIE, *Sleep and the treatment of its disorders*, New-York, 1930.
R. GIRARD, *Des choses cachées depuis la fondation du monde*, Paris, Grasset, 1978.
C. GIUSSANI, *Studi Lucretiani*, Turin, 1896.
V. GOLDSCHMIDT, *La religion de Platon*, Paris, P.U.F., 1949.
– *Le système stoïcien et l'idée de temps*, Paris, Vrin, 1953.
– *L'ancien stoïcisme*, in *Histoire de la philosophie*, Encyclopédie de la Pléiade, Paris, 1959, p. 724-751.
– *Questions platoniciennes*, Paris, Vrin, 1970.

V. GOLDSCHMIDT, *La doctrine d'Épicure et le droit*, Paris, Vrin, 1977.
– *Remarques sur l'origine épicurienne de la prénotion*, in *Les Stoïciens et leur logique*, Paris, Vrin, 1978, p. 155-169.
Th. GOMPERZ, *Les penseurs de la Grèce*, 3 vol., Paris, Payot, 1910, traduction A. Reymond.
J.B. GOULD, *The philosophy of Chrysippos*, Leiden, Brill, 1970.
D. GOURÉVITCH, *Abandon des malades et refus de soins dans l'Antiquité*, XXIIe Congrès international d'Histoire de la médecine, Bucarest, 1970, p. 63-64.
– *Les noms latins de l'estomac*, in *Revue de Philologie*, tome 50, 1976, fasc. 1, p. 85-110.
– *Stomachus et l'humeur*, in *Revue de Philologie*, tome 51, 1977, p. 56-74.
P. GRIMAL, *De constantia sapientis de Sénèque, Commentaire*, Paris, Belles Lettres, 1953.
– *Sénèque, sa vie, sa philosophie, son œuvre; extraits*, 2e édition, Paris, P.U.F., 1957.
– *L'originalité de Sénèque dans la tragédie de Phèdre*, in *R.E.L.* 61, 1963, p. 297-314.
– *Sénèque ou la conscience de l'Empire*, Paris, Belles Lettres, 1978.
– *Le lyrisme à Rome*, Paris, P.U.F., 1978.
M.D. GRMEK, *L'introduction de l'expérience quantitative dans les sciences biologiques*, Conférence donnée au Palais de la Découverte, le 7 avril 1962.
– *Préliminaires d'une étude historique des maladies*, in *Annales, E.S.C.*, 1969, p. 1473-1483 (Introduction du néologisme Pathocénose).
– *La réalité nosologique au temps d'Hippocrate*, in *Travaux du Centre de recherches sur le Proche-Orient et la Grèce antique*, Publications de l'Université des Sciences Humaines de Strasbourg, Leiden, Brill, 1975.
– *A survey of the mechanical interpretations of life from the Greek atomists to the followers of Descartes*, in *Biology, History and Natural Philosophy*, New-York, p. 181-195.
– et A. ROUSSEAU, *Les passions comme moyens thérapeutiques dans l'œuvre cardiologique de L. Rostan*, in *Revue d'Histoire des Sciences*, tome XIX, 1966.
– et R. WITTERN, *Die Krankheit des attischen Strategen Nikias und die Nierenleiden im Corpus hippocraticum*, in *Archives internationales des Sciences*, vol. 26, n° 100, juin 1977, p. 3-32.
C. G. GRUNER, *Morborum antiquitates*, Vratislaviae, 1774.
A. M. GUILLEMIN, *Sénèque directeur d'âmes*, in *R.E.L.* 30, 31, 32 (1952, 1953, 1954).
L. GUILLERMIT et J. VUILLEMIN, *Le sens du destin*, Neuchâtel, 1948.
W.K.C. GUTHRIE, *A history of Greek philosophy*, Cambridge University Press, 1965.
– *Les Sophistes*, Paris, Payot, 1976.
H. GUYOT, *L'infinité divine depuis Philon le juif jusqu'à Plotin*, Paris, Alcan, 1906.
I. HADOT, *Seneca und die griechisch-römische Tradition der Seelenleitung*, Berlin, de Gruyter, 1969.
O. HAMELIN, *Sur le De fato*, publié et annoté par M. Conche, Paris, éditions de MEGARE, 1978.

W.F.R. HARDIE, *Concepts of consciousness in Aristotle*, in *Mind*, vol. LXXXV, n° 339, juillet 1976, p. 388-411.

Fondation HARDT, *Pseudepigrapha I, Entretiens sur l'Antiquité classique*, tome XVIII, 1972.

E. HARTMANN, *Substance, body and soul*, Princeton University Press, 1977.

J.L. HEIBERG, *Geisteskrankheiten im klassischen Altertum*, in *Allgemeine Zeitschrift für Psychiatrie* 86, 1925, p. 1-44.

F. HEINIMANN, *Nomos und Physis*, Bâle, 1965.

K. HELDMANN, *Untersuchungen zu den Tragödien Senecas*, in *Hermes Einzelschriften*, Heft 31, 1974.

D. HENRY et B. WALKER, *Loss of identity : Medea superest ? A study of Seneca's Medea*, in *Cahier de Philologie* LXII, 1967, p. 169-181.

R. HIRZEL, *Demokrits Schrift περὶ εὐθυμίας*, in *Hermes* XIV, 1878, p. 354 ss.

F. HÖLDERLIN, *Remarques sur Œdipe et Antigone*, Paris, U.G.E., 1965, traduction F. Fédier.

E. HOLLER, *Seneca und die Seelenteilungslehre und Affektpsychologie der Mittelstoa*, Diss. Munich, 1934.

J. HUARTE de SAN JUAN, *Examen de Ingenios para las Ciencias*, 1ère édition, Baeza, 1575, 1ère édition française, Lyon, 1580, 1ère édition anglaise, Londres, 1594, traduction latine, Leipzig, 1622, dernière édition par Esteban Torre, Madrid, 1977.

J. HUMBERT, *Socrate et les petits socratiques*, Paris, P.U.F., 1967.

M. DE IRIARTE, *El Doctor Huarte de San Juan y su examen de ingenios, contribución a la historia de la psicología diferencial*, 3e édition corrigée, Madrid, 1948.

G. JACHMANN, *Binneninterpolationen II*, n° 6, 6, 1936.

W. JAEGER, *Paideia*, 3 vol., Oxford University Press, New-York, 1944, vol. 1, traduction française de A. et S. Devyver, Paris, N.R.F., 1964.

A. JAGU, *Epictète et Platon*, Paris, Vrin, 1946.

R. JAKOBSON, *Essais de linguistique générale*, Paris, Minuit, 1963.

H. JEANMAIRE, *Dionysos, histoire du culte de Bacchus*, Paris, Payot, 1951.

R. JOLY, *Notes hippocratiques*, in *R.E.A.* LVIII, 1956, p. 204 ss.

– *Recherches sur le traité hippocratique 'Du régime'*, Paris-Liège, 1961.

– *La question hippocratique et le témoignage du Phèdre*, in *R.E.G.* 74, 1961, p. 69-92.

– *Le niveau de la science hippocratique*, Paris, Belles Lettres, 1966.

– *Sur une nouvelle édition de la 'Nature de l'homme'*, in *Antiquité Classique* XXXVIII, 1969, p. 151-154.

– *Le système cnidien des humeurs*, in *Colloque hippocratique de Strasbourg*, 1972, Leiden, Brill, 1975, p. 107-127.

J. JONES, *On Aristotle in Greek tragedy*, Londres, 1962.

W.H.S. JONES, *Malaria and Greek history*, Manchester, 1909.

J. JOUANNA, *Hippocrate et l'école de Cnide*, Paris, Belles Lettres, 1974.

– *La Collection hippocratique et Platon*, in *R.E.G.*, tome 90, janvier-juin 1977, p. 15-28.

– *La problématique du changement dans le* Régime des maladies aiguës *et chez Thucydide (Livre VI)*, in *Hippocratica*, Colloques internationaux du CNRS N° 583, Éd. du CNRS, 1980, p. 299-318.

G.B. KERFELD, *Epicurus' doctrine of the soul,* in *Phronesis,* vol. 16, 1971.

I.G. KIDD, *Posidonius on emotion,* in *Problems in Stoïcism,* édité par A.A. Long, Londres, The Athlone Press, 1971, p. 200-215.

S. KIERKEGAARD, *Le concept d'ironie,* Paris, 1975.

H.D.F. KITTO, *Form and meaning in drama,* Londres, Methuen, 1956.

– *Greek tragedy,* 3e édition, New-York, 1961.

J. KOLLESCH, *Untersuchungen zu den pseudogalenischen Definitiones Medicae,* Akademieverlag, Berlin, 1973.

P. KUCHARSKI, *La spéculation platonicienne,* Publications de la Sorbonne, Paris-Louvain, 1971.

F. KUDLIEN, *Der Arzt des Körpers und der Arzt der Seele,* in *Clio Medica,* vol. 3, n° 1, février 1968, p. 1-20.

K. KUMANIECKI, *A propos de la consolation perdue de Cicéron,* in *Annales de la Faculté des Lettres et Sciences humaines d'Aix-en-Provence,* XLVI, 1969, p. 369-402.

J. LABORDERIE, *Le dialogue platonicien de la maturité,* Paris, Belles Lettres, 1978.

P.H. de LACY, *Lucretius and the history of Epicureanism,* in *TAPA,* 1948, vol. XXIX, p. 12-23.

– *La recherche épicurienne de la certitude,* in *Actes du 8e Congrès de l'Association G. Budé 1968,* Paris, Belles Lettres, 1969, p. 172-174.

– *Limit and variation in the epicurean philosophy,* in *Phoenix,* vol. 23, n° 1, 1969, p. 104-113.

R. LAENNEC, *Propositions sur la doctrine d'Hippocrate,* Paris, Didot Jeune, 1804.

M. LAFFRANQUE, *Poseidonios d'Apamée,* Paris, P.U.F., 1964.

P. LAÍN ENTRALGO, *La curación por la palabra en la Antigüedad clásica,* Madrid, 1958.

– *Le médecin et le malade,* Paris, Hachette, 1969.

A. LEBIGRE, *Quelques aspects de la responsabilité pénale en droit romain classique,* Paris, P.U.F., 1967.

J.M. LE BLOND, *Logique et méthode chez Aristote,* Paris, Vrin, 1970.

L. LECLERC, *Médecine arabe,* 1876, reprint New-York, Burt Franklin, 1976.

A.D. LEEMAN, *Seneca and Posidonius, a philosophical commentary on Sen. Ep. CII, 3-19,* in *Mnémosyne,* 4e série, 5 (1952), p. 57 ss.

F. LÉLUT, *Le démon de Socrate,* Paris, Trinquart, 1836.

R. LENOBLE, *Les obstacles épistémologiques dans l'Histoire naturelle de Pline,* in *Thales,* tome 8, 1955, p. 87-106.

– *Le thème du poison. Recherches objectives et aspects psychologiques,* in *Archives internationales d'histoire des sciences,* janvier-mars 1955, p. 41-52.

Y. LEPAGE, *Cicéron devant la mort de Tullia d'après sa correspondance,* in *Les Études classiques,* tome XLIV, n° 3, juillet 1976.

G. LEVESQUE, *Bergson, vie et mort de l'homme et de Dieu,* Paris, Cerf, 1973.

Ch. LICHTENTHAELER, *Études hippocratiques,* Genève, Droz, 1960-1963.

– *Thucydide et Hippocrate vus par un historien-médecin,* Genève, Droz, 1965.

E. LITTRÉ, *Dictionnaire de médecine,* Paris, Baillière, 1898 (18e édition).

J.F. LOCKWOOD, *The metaphorical vocabulary of Dionysius of Halicarnassus*, in *Classical Quarterly* 31 (1937), p. 192-203.

Dr. LOGRE, *L'anxiété de Lucrèce*, Paris, Janin, 1946.

A.A. LONG, *Problems in Stoïcism*, articles réunis par A.A. Long, Londres, The Athlone Press, 1971.

I.M. LONIE, *The* ἌΝΑΡΜΟΙ ὌΓΚΟΙ *of Heraclides of Pontus*, in *Phronesis*, vol. 9, 1964, part 2, p. 156-164.

– *Medical theory in Heraclides of Pontus*, in *Mnemosyne* 5/IV, vol. 18.2, 1965, p. 126-143.

– *Hippocrates and the historians*, in *History of Science*, vol. 16, part 1, n° 31, mars 1978, p. 42-75 et juin 1978, n° 32, p. 77-92.

W. LÜCK, *Die Quellenfrage im 5. und 6. Buch des Lukrez*, diss. Breslau, 1932.

S. LURIA, *Zur Frage der materialistischen Begründung der Ethik bei Demokrit*, Berlin, 1964.

V. MAGNIEN, *Quelques mots du vocabulaire grec exprimant des opérations ou des états d'âme*, in *R.E.G.*, 40, 1927, p. 117 ss.

M. MALHERBE, *La matière et le plaisir*, in *Critique*, avril 1976, n° 347, p. 402-417.

C.E. MANNING, *Seneca's 98th letter and the «praemeditatio futuri mali»*, in *Mnemosyne*, vol. XXIX, fasc. 3, 1976, p. 301-304.

B. MARTI, *Seneca's tragedies, a new interpretation*, in *TAPA*, vol. 26, 1945, p. 216-243.

J. MARTIN, *Antike Rhetorik*, Munich, 1974.

Dr. P. MENIÈRE, *Cicéron médecin*, Paris, Baillière, 1862.

A. MICHEL, *La philosophie en Grèce et à Rome de -130 à 250*, in *Histoire de la philosophie*, tome 1, Encyclopédie de la Pléiade, Paris, 1959, p. 773-885.

– *Rhétorique et philosophie chez Cicéron, essai sur les fondements philosophiques de l'art de persuader*, Paris, P.U.F., 1960.

– *Rhétorique et philosophie dans les Tusculanes*, in *R.E.L.*, tome XXXIX, 1961, p. 155-171.

– *Tacite et le destin de l'Empire*, Paris, Arthaud, 1966.

– *L'épicurisme et la dialectique de Cicéron*, in *Actes du 8e Congrès de l'Association G. Budé 1968*, Paris, Belles Lettres, 1968, p. 393-411.

– *Rhétorique, tragédie, philosophie. Sénèque et le sublime, in memoriam E. V. Marmorale*, vol. II, *Giornale Italiano di Filologia*, 1969, p. 245-257.

– *La théorie du sublime de Platon aux Modernes*, in *R.E.L.*, 1976, tome 54, p. 278-307.

– *Dialogue philosophique et vie intérieure*, in *Helmantica*, 1977.

H. MILLER, *Medical terms in Greek tragedy*, in *TAPA*, tome 44, n° 1, 1944, p. 1-24.

– *A medical theory of cognition*, in *TAPA*, 1948, tome 79, p. 168-183.

– *The aetiology of disease in Plato's Timaeus*, in *TAPA*, tome 93, 1962, p. 175-187.

A. MOMIGLIANO, *The development of Greek biography*, Cambridge-Massach., Harvard University Press, 1972.

J. MOREAU DE TOURS, *La psychologie morbide dans ses rapports avec la phi-*

– *losophie de l'histoire, ou de l'influence des névropathies sur le dynamisme intellectuel,* Paris, Masson, 1859.
B. MORTUREUX, *Recherches sur le 'De clementia' de Sénèque,* Collection Latomus, vol. 128, 1973.
L. MOULINIER, *Le pur et l'impur dans la pensée et la sensibilité des Grecs, jusqu'à la fin du IVe siècle avant J.-C.,* Paris, 1950.
Ch. MUGLER, *Démocrite et les dangers d'irradiation cosmique,* in *Revue d'histoire des sciences,* tome XX, n° 3, juillet-sept. 1967, p. 221-228.
W. MÜRI, *Melancholie und schwarze Galle,* in *Museum Helveticum,* fasc. 1, 1953, p. 21-38.
P. NOYEN, *Marc-Aurèle et le problème de l'irresponsabilité,* in *Nouvelle Clio,* 1954 (Mélanges R. Goossens).
F. NUYENS, *L'évolution de la psychologie d'Aristote,* Louvain, 1973.
J. OROZ RETA, *Séneca y el estilo «nuevo»,* in *Helmantica,* n° 49, 1965, p. 319-356.
E. ORTH, *Cicero und die Medizin,* Coblenz, 1925.
A. PALM, *Studien zur hippokratischen Schrift περὶ διαίτης,* Tübingen, 1933.
E. PANOFSKY et F. SAXL, *Dürers Melancolia I, Studien der Bibliothek Wartburg,* Leipzig, Teubner, 1923.
ST. PEASE, *On the authenticity of the H.O.,* in *TAPA,* 1918, tome 49, p. 3-26.
Y. PELICIER, *Histoire de la psychiatrie,* Paris, P.U.F., Que sais-je ?
S.G. PEMBROKE, *Oikeiōsis,* in *Problems in Stoicism,* édité par A.A. Long, University of London, The Athlone Press, 1971, p. 114 ss.
J. PÉPIN, *Mythe et allégorie,* Paris, Aubier, 1958.
L. PERELLI, *Lucrezio poeta dell'angoscia,* Florence, La nuova Italia, 1969.
J. PERRET, *Horace,* Connaissance des Lettres, Paris, Hatier.
– *Virgile,* Connaissance des Lettres, Paris, Hatier.
V. PESET LLORCA, *Enfermedad mental y enfermedad del alma según los Estóicos,* in *Clínica y Laboratorio* 67, 1959, p. 2-12.
E.D. PHILIPPS, *Mental illness and abnormality in Greek medical writers, Paper read to the Hellenic Society,* le 7 juin 1973.
R. PHILIPPSON, *Verfasser und Abfassungszeit der sogenannten Hippokratesbriefe,* in *Rheinisches Museum,* 1928, p. 293-328.
– *Das dritte und vierte Buch der Tusculanen,* in *Hermes,* vol. 67, fasc. 1, 1932, p. 245-294.
– *Zur Psychologie der Stoa,* in *Rheinisches Museum* 86, 1937, p. 140-179.
J. PIGEAUD, *Euripide, peintre du morbide et de l'anormal,* Mémoire d'Études supérieures, Paris, Sorbonne, 1962.
– *Quel Dieu est Épicure ?,* in *R.E.L.,* tome L, 1973, p. 139-162.
– *La présure et le lait,* in *Les Études Classiques,* tome XLIII, n° 1, 1975, p. 3-17.
– *Un médecin humaniste : Celse,* in *Les Études Classiques,* tome XL, n° 3-4, 1972, p. 302-310.
– *L'hippocratisme de Laënnec,* in *B.A.G.B.,* 1975, n° 3, p. 357-363.
– *Euripide et la connaissance de soi,* in *Les Études Classiques,* tome XLIV, n° 1, 1976, p. 3 ss.
– *Nature, culture et poésie dans les Géorgiques de Virgile,* in *Helmantica,* 1977, p. 431-473.

J. PIGEAUD, *Qu'est-ce qu'être malade ? Quelques réflexions sur le sens de la maladie dans Ancienne médecine*, in *Corpus Hippocraticum*, Université de Mons, 1977, p. 196-219.
– *Une physiologie de l'inspiration poétique; de l'humeur au trope*, in *Les Études Classiques*, tome XLVI, n° 1, 1978, p. 23-31.
– *Écriture et médecine hippocratique*, in *Texte et Langage I*, Université de Nantes, 1978, p. 134-165.
– *Du rythme dans le corps, quelques notes sur l'interprétation du pouls par le médecin Hérophile*, in *B.A.G.B.*, 1978, n° 3, p. 258-267.
– *Quelques aspects du rapport de l'âme et du corps dans le Corpus hippocratique et la tradition médico-philosophique*, 3e Congrès hippocratique, Paris, septembre 1978.
– *Fatalisme des tempéraments et liberté spirituelle dans «l'Examen des Esprits» de Huarte de San Juan*, in *Littérature, Médecine et Société*, N° 1. Université de Nantes, 1979, p. 115-159.
Ph. PINEL, *Traité médico-philosophique sur l'aliénation mentale*, Paris, An IX, reprod. photogr. Tchou, 1965.
– *Nosographie philosophique*, 5e édition, Paris, 1813.
D.M. PIPPIDI, *Autour de Tibère*, Rome, L'Erma di Bretschneider, 1965.
M. POHLENZ, *De Posidonii libris περὶ παθῶν*, in *Jahrbücher für classische Philologie*, Suppl. 24, Leipzig, 1898.
– *Zu den hippokratischen Briefen*, in *Hermes* 52, 1917, p. 348-353.
– *Philosophie und Erlebnis in Senecas Dialogen*, in *N.A.G., phil.-hist. Klasse I*, 4.3, 1941, p. 55-108.
– *Die Stoa*, 2e édition, Göttingen, 1959.
K. POPPER et J. ECCLES, *The self and its brain*, Heidelberg, New-York, Londres, Springer International, 1977.
G. PRANTL, *Über die Probleme des Aristoteles*, in *Abhandlungen der bayer. Akademie*, 1850.
N.T. PRATT, jr., *The Stoic base of Seneca's drama*, in *TAPA* 79, 1948, p. 1-11.
C. PRÉAUX, *La philosophie et la science dans la pensée grecque*, in *Académie royale de Belgique, Connaissance scientifique et philosophie*, Colloque organisé en mai 1973, p. 39-107.
J. PSICHARI, *Sophocle et Hippocrate à propos de Philoctète à Lemnos*, in *Revue de Philologie* XXXII, Paris, 1908, p. 95-128.
P. RABBOW, *Antike Schriften über Seelenheilung und Seelenleitung. Die Therapie des Zorns*, Berlin, Leipzig, 1914.
– *Seelenführung. Methodik der Exerzitien in der Antike*, Munich, 1954.
H.R. RAWLINGS, *A semantic study of prophasis to 400 B.C.*, in *Hermes*, Einzelschriften, 1975.
W. REGENBOGEN, *Schmerz und Tod in den Tragödien Senecas*, Sonderausgabe, Darmstadt, 1963.
– *Symbola hippocratea*, Diss. Berlin, 1914.
K. REINHARDT, *Sophocle*, Paris, Minuit, 1971.
– *Eschyle, Euripide*, Paris, Minuit, 1972.
E. RÉNIER, *Terminologie de l'aliénation mentale*, in *Revue internationale des droits de l'Antiquité* IV, 1956, p. 429-453.
J. REVEL et J.P. PETER, *Le corps. L'homme malade et son histoire*, in *Faire*

de l'histoire, édité sous la direction de J. Le Goff et P. Nora, Paris, N.R.F., 1974, tome III, p. 169-191.
P. RICŒUR, *De l'interprétation, essai sur Freud,* Paris, Seuil, 1965.
W. RIESE, *Pensée causale en médecine,* Paris, P.U.F., 1950.
– *The conception of disease,* New York, Philosophical Library, 1953.
– *La pensée morale en médecine,* Paris, P.U.F., 1954.
– *Galen on the Passions and Errors of the Soul,* traduction P.W. Harkins, Ohio, 1963.
– *La théorie des passions à la lumière de la pensée médicale du XVII*e *siècle,* Bâle, New-York, 1965.
– *P. Pinel. His views on human nature and disease. His medical thought,* in *J. Nerv. and med. dis.* 114, 1951, p. 313-323.
– *La pensée morale de Galien,* in *Revue philosophique,* n° 3, juillet-sept. 1963, p. 331-346.
– *A history of ideas on psychotherapy,* in *Bulletin of History of Medicine,* tome XXV, p. 442-456.
– *La méthode analytique de Condillac et ses rapports avec l'œuvre de Pinel,* in *Revue philosophique,* n° 3, juillet-sept. 1968, p. 321-336.
J.M. RIST, *Epicurus,* Cambridge University Press, 1972.
– *Stoic philosophy,* Cambridge University Press, 1969.
A. RIVAUD, *Les grands courants de la pensée antique,* Paris, 6e édition, Colin, 1953.
A. RIVIER, *Essai sur le tragique d'Euripide,* Lausanne, 1944.
– *Études de littérature grecque,* Genève, Droz, 1975.
F. ROBERT, *Prophasis,* in *R.E.G.,* tome 89, juillet-déc. 1976, p. 317-342.
L. ROBIN, *La morale antique,* 3e édition, Paris, P.U.F., 1963.
– *La théorie platonicienne de l'amour,* nouvelle édition, Paris, P.U.F., 1964.
– *Platon,* nouvelle édition, Paris, P.U.F., 1968.
H.M. ROBINSON, *Mind and body in Aristotle,* in *Classical Quarterly,* new series, vol. XXVIII, 1978, n° 1, p. 105-124.
G. RODIER, *Études de philosophie grecque,* 2e édition, Paris, Vrin, 1957.
G. RODIS-LEWIS, *La morale stoïcienne,* Paris, P.U.F., 1970.
– *Épicure et son école,* Paris, Gallimard, N.R.F., 1975.
E. RHODE, *Psyché,* Paris, Payot, 1952.
G. ROMEYER DHERBEY, *Maine de Biran,* Paris, Seghers, 1974.
J. de ROMILLY, *L'évolution du pathétique d'Eschyle à Euripide,* Paris, P.U.F., 1961.
– *La tragédie grecque,* Paris, P.U.F., 1970.
– *Le temps dans la tragédie grecque,* Paris, Vrin, 1971.
– *Gorgias et le pouvoir de la poésie,* in *Journal of Hellenic Studies,* 1973, p. 155-162.
M. RUCH, *L'Hortensius de Cicéron,* Paris, Belles Lettres, 1958.
S. RYLE, *Concept of the mind,* Londres, Hutchinson, 1949.
S. SAÏD, *La faute tragique,* Paris, Maspéro, 1978.
K. SALLMANN, *Die Natur bei Lukrez,* Bonn, Bouvier & Co.-Verlag, 1961.
S. SAMBURSKY, *Physics of the Stoics,* Londres, 1959/1971.
T.J. SAUNDERS, *The Socratic paradoxes in Plato's laws,* in *Hermes* 96, fasc. 4, sept. 1968.

F. SAUSSURE, *Cours de linguistique générale,* Paris, Payot, 1960.
J. SCARBOROUGH, *Roman medicine,* Londres, Thames and Hudson, 1969.
G. SCARPAT, *Lettere a Lucilio, libro primo,* Brescia, Paideia editrice, 1975.
– *La lettera 65 di Seneca,* 2e édition, 1970, Brescia, Paideia editrice, 1970.
W. SCHADEWALDT, *Monolog und Selbstgespräch,* in *Neue Philologische Untersuchungen* 2, 1926.
R. SCHAERER, *Dieu, l'homme et la vie d'après Platon,* Neuchâtel, 1944.
– *La question platonicienne,* 2e édition, Paris, Vrin, 1969.
E. SCHLESINGER, *Zu Euripides Medea,* in *Hermes* 94, fasc. 1, janvier 1966, p. 27-53.
Dr. SCHNEIDER, *Psychosomatik in der Pariser Klinik von Pinel bis Trousseau,* Zurich, 1964.
P. SCHÖNLEIN, *Sittliches Bewusstsein als Handlungsmotiv bei römischen Historikern,* Erlangen, 1963.
P.H. SCHRIJVERS, *Horror ac diuina uoluptas,* Amsterdam, Hakkert, 1970.
– *La pensée d'Épicure et de Lucrèce sur le sommeil,* in *Cahiers de philologie,* publiés par le Centre de recherches philologiques de l'Université de Lille III, n° 1 : *Études sur l'Épicurisme antique,* 1976, p. 231-259.
P.M. SCHUHL, *Essai sur la formation de la pensée grecque,* Paris, P.U.F., 1949.
– *Platon et l'idée d'exploitation pharmaco-dynamique,* in *Le merveilleux, la pensée et l'action,* Paris, Flammarion, 1952.
Dr. SÉMELAIGNE, *Aliénation mentale dans l'Antiquité,* Paris, Asselin, 1869.
H.E. SIGERIST, *Introduction à la médecine,* Paris, Payot, 1932.
M. SIMON, *Hercule et le Christianisme,* Strasbourg, 1955.
W.D.S. SMITH, *Disease in Euripides' Orestes,* in *Hermes* 95, 1967, p. 291-307.
B. SNELL, *Scenes from Greek drama,* 1964.
– *The discovery of the mind,* New-York, Harper Torchbooks, 1960.
– *Das früheste Zeugnis über Sokrates,* in *Philologus* 97, 1948, p. 125-134.
S. SOLAZZI, *Furor vel dementia,* in *Mousseion* 2, 1924.
F. SOLMSEN, *Greek philosophy and the discovery of the nerves,* in *Museum Helveticum,* vol. 18, fasc. 4, 1961, repris in *Kleine Schriften,* Hildesheim, Olms, 1968, tome 1.
G. SOURY, *Le problème de la providence et Plutarque,* in *R.E.G.,* 1945, p. 163-179.
J. STAROBINSKI, *Histoire du traitement de la mélancolie des origines à 1900,* Bâle, 1960.
– *Les trois fureurs,* Paris, Gallimard, 1974.
G. SWAIN, *Le sujet de la folie. Naissance de la psychiatrie,* Toulouse, Rhadamanthe, Privat, 1977.
Th. SYDENHAM, *Médecine pratique,* traduction par A.F. Jault, Paris, 1799.
C.C.W. TAYLOR, *Pleasure, knowledge and sensation in Democritus,* in *Phronesis,* vol. XII, 1967, p. 6-27.
A.E. TAYLOR, *A commentary on Plato's Timaeus,* Oxford, 1928.
H. TELLENBACH, *Melancholie. Zur Problemgeschichte, Typologie, Pathogenese und Klinik,* Berlin-Göttingen-Heidelberg, Springer-Verlag, 1961. Traduction française, Paris, P.U.F., 1979.
O. TEMKIN, *Celsus 'On medicine' and the ancient medical sects,* in *Bulletin Hist. Med.,* 1935, tome 13, p. 249-264.

– *The falling sickness,* Baltimore, 1945. 2nd ed. 1971.
– *What is health ? Looking back and ahead,* in *Jago Galdston Epidemiology of health,* Academy of Medicine, 1953.
A. THIVEL, *Cnide et Cos, essai sur les doctrines médicales dans la Collection hippocratique,* thèse Paris-Sorbonne, 1977.
P. THÉVENAZ, *L'intériorité chez Sénèque,* hommages à M. Niedermann, Bruxelles, 1956, p. 189 ss.
M. TIMPANARO CARDINI, *La clessidra di Empedocle e l'esperienza di Toricelli,* in *Congresso di Studi Torricelliani,* Faenza, 1958.
Dr. TISSOT, *De la santé des gens de lettres,* 1768.
K.H. TRABERT, *Studien zur Darstellung des Pathologischen in den Tragödien des Seneca,* Dissertation Erlangen, 1953.
Th. TRACY S.J., *Physiological theory and the doctrine of the mean in Plato and Aristotle,* La Haye, Paris, Mouton, 1969.
J. TRÉMOLIERES, *Partager le pain,* Paris, Laffont, 1975.
P. TROTIGNON, *Sur la mort de Socrate,* in *Revue de Métaphysique et de Morale,* n° 1, 1976, p. 1-10.
M. UNAMUNO, *La vie de Don Quichotte et de Sancho Pança,* Paris, 1959.
M. VALENTE, *L'éthique stoïcienne chez Cicéron,* Paris, Librairie St Paul, Porto Allegre, Brésil, Livrario Selbach, 1956.
J. VEITH, *Psychiatric Nosology. From Hippocrates to Kraepelin,* in *Am. J. Psychiatry* 114, 1957, p. 385-391.
– *Galen's psychology,* in *Perspect. Biol. Med.* 4, 1961, p. 316-323.
G. VERBEKE, *L'évolution de la doctrine du pneuma du Stoïcisme à St Augustin,* Paris, Louvain, 1945.
– *La philosophie du signe chez les Stoïciens,* in *Les Stoïciens et leur logique,* Paris, Vrin, 1975, p. 402 ss.
J.P. VERNANT, *Mythe et société en Grèce ancienne,* Paris, Maspéro, 1974.
– *Mythe et pensée chez les Grecs,* Paris, Maspéro, 1965.
– et P. VIDAL-NAQUET, *Mythe et tragédie en Grèce ancienne,* Paris, Maspéro, 1972.
Y. VERNIÈRE, *Symboles et mythes dans la pensée de Plutarque,* Paris, Belles Lettres, 1977.
G. VLASTOS, *Ethics and Physics in Democritus,* in *Philosophical Review,* 1945, p. 578 ss. et 1946, p. 53 ss., repris in *Studies in Presocratic Philosophy,* vol. II : *Eleatics and Pluralists,* édité par Allen et Furley.
A.J. VOELKE, *L'idée de volonté dans le Stoïcisme,* Paris, P.U.F., 1973.
C.J. de VOGEL, *Greek philosophy, a collection of texts with notes and explanations,* 3 vol., Leiden, Brill, 1964 (2e édition).
– *Philosophia, part I, studies in Greek philosophy,* Assen, van Gorkum, 1969.
J. VUILLEMIN, *Essai sur la signification de la mort,* Paris, P.U.F., 1948.
– *De la logique à la théologie, 5 études sur Aristote,* Paris, Flammarion, 1967.
F. WEHRLI, *Ethik und Medizin. Zur Vorgeschichte der aristotelischen Mesonlehre,* in *Museum Helveticum* 8, 1951, p. 36-62.
M. WELLMANN, *Die pneumatische Schule bis auf Archigenes in ihrer Entwicklung dargestellt,* Berlin, 1895.

– *Bolos de Mendès,* article in *Real-Enzyklopädie.*
– *Asclepiades,* article in *Real-Enzyklopädie.*
– *Die Schrift π.ί.ν. des Corpus hippocraticum,* in *Sudhoffs Archiv für Geschichte der Medizin,* herausgegeben von F. Sigerist, 1929/1965, p. 290-312.

J.E.G. WHITEHORNE, *Was Marcus Aurelius an hypochondriac ?,* in *Latomus,* tome XXXVI, fasc. 2, avril-juin 1977.

U. von WILAMOWITZ-MÖLLENDORF, *Die hippokratische Schrift π.ί.ν.,* in *Sitzungsbericht der königlich-preussischen Akademie der Wissenschaften,* Berlin, 1901.

M. WINOCK, *L'incendie du Bazar de la Charité,* in *L'histoire,* n° 2, Paris, juin 1978.

N. de WITT, *Epicurus and his philosophy,* Mineapolis, 1964.

F.A. YATES, *L'art de la mémoire,* Paris, Gallimard, N.R.F., 1975.

E. ZELLER, *La philosophie des Grecs, considérée dans son développement historique,* 3 vol., traduction Boutroux-Belot, Paris, Hachette, 1877/1882/1884.

ADDENDUM

GALIEN, *On the Doctrines of Hippocrates and Plato* (C.M.G., V, 4, 1, 2), édition, traduction anglaise et commentaire par Ph. De Lacy. Première partie : livres I-V, Berlin, Akademie-Verlag, 1978; deuxième partie : livres VI-IX, *ibidem,* 1980.

J.H.G. GEINERT, *Caelius Aurelianus als Überlieferer des Soranus,* Inaugural-Dissertation, Bonn, 1978.

B. SIMON, *Mind and Madness in ancient Greece,* Cornell University Press, Ithaca-Londres, 1979.

W.D. SMITH, *The Hippocratic tradition,* Cornell University Press, Ithaca-Londres, 1978.

HIPPOCRATICA, *Actes du Colloque hippocratique de Paris,* édition préparée par M.D. GRMEK, éditions du CNRS, 1980.

INDEX LOCORUM

INDEX NOMINUM

INDEX RERUM

TABLE DES MATIÈRES

Maquette, composition et mise en page
réalisées par
le Centre de Recherches et d'Études Linguistiques
(C.R.E.L.-France)
Aix-en-Provence

ACHEVÉ D'IMPRIMER
EN MAI 1981
SUR LES PRESSES
DE
L'IMPRIMERIE F. PAILLART
À ABBEVILLE

Dépôt légal : 2e trimestre 1981.
N° imp. : 5068, n° édit. : 2242.